按摩方法

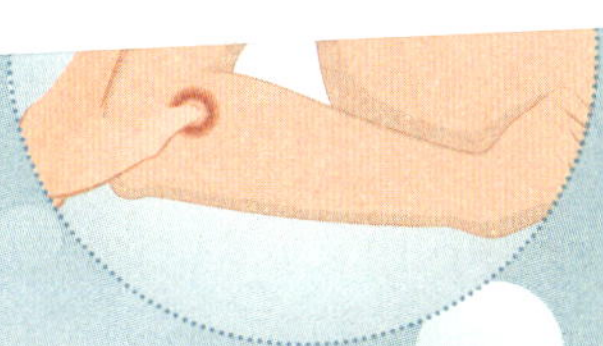

主编 陆亚麟 陈默

取穴按摩速查大全：视频版

功效主治

精准定位

3秒取穴

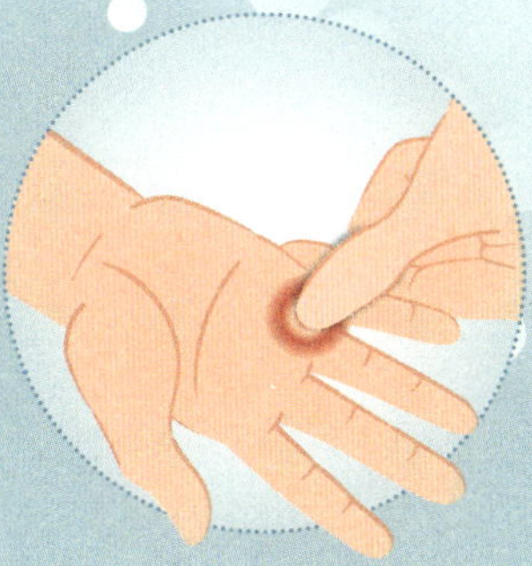

扫一扫 学取穴

江苏凤凰科学技术出版社 · 南京

图书在版编目（CIP）数据

取穴按摩速查大全：视频版 / 陆亚麟，陈默主编. 南京：江苏凤凰科学技术出版社，2025. 4. -- ISBN 978-7-5713-4998-1

Ⅰ. R245.9

中国国家版本馆 CIP 数据核字第 2025XP6136 号

凤凰汉竹

中国健康生活图书实力品牌

取穴按摩速查大全：视频版

主　　编	陆亚麟　陈　默
全书设计	汉　竹
责任编辑	刘玉锋　王　超
特邀编辑	蒋静丽　石　秀　黄少泉
责任设计	蒋佳佳
责任校对	仲　敏
责任监制	刘文洋
出版发行	江苏凤凰科学技术出版社
出版社地址	南京市湖南路 1 号 A 楼，邮编：210009
出版社网址	http://www.pspress.cn
印　　刷	苏州工业园区美柯乐制版印务有限责任公司
开　　本	720 mm × 1 000 mm　1/16
印　　张	15
字　　数	280 000
版　　次	2025 年 4 月第 1 版
印　　次	2025 年 4 月第 1 次印刷
标准书号	ISBN 978-7-5713-4998-1
定　　价	42.00 元

图书如有印装质量问题，可向我社印务部调换。

导读

身体不适要怎么按？

取穴如何又快又准？

……

穴位是人体脏腑经络气血输注出入的特殊部位，按摩穴位有助于养生祛病，但是在实际操作中可能会遇到一些问题，比如，生病了不知该用什么穴位或是如何精确地找到需要的穴位。

本书是一本人人都能看得懂的取穴按摩速查宝典，书中共介绍了401个穴位的名解、取穴方法、按摩手法和功效主治，并配有定位示意图。取穴手法简洁、明确，适合居家操作。

另外，书中还配有专家取穴视频，如果对图解和文字描述有不清楚的地方，可以通过视频学习，再也不用担心穴位找不准了。

取穴定位说明

书中对于穴位的定位主要采用体表解剖标志定位法和骨度折量定位法，对少量难以完全采用上述两种方法定位的腧穴，则配合使用指寸定位法。骨度折量定位法，是以《黄帝内经》规定的人体各部分寸为基础，结合后世医家创用的折量分寸（将设定的两骨节点之间的长度折量为一定的等份，每1等份为1寸）作为定穴的依据，用以确定穴位位置的方法。

目录

第一章 取穴、按摩有方法

第二章 手太阴肺经，主管呼吸顺畅

第三章 手阳明大肠经，排毒多按揉

第四章　足阳明胃经，胃肠的保护者

第五章 足太阴脾经，生化气血养身体

第六章 手少阴心经，除火养心神

第七章 手太阳小肠经，心脏问题的“检测仪”

第八章 足太阳膀胱经，常按强身健体

第九章 足少阴肾经，人体健康的根本

第十章 手厥阴心包经，护卫心脏的大将军

第十一章 手少阳三焦经，人体代谢的通道

第十二章　足少阳胆经，肝胆的守护神

第十三章 足厥阴肝经，助力修身养性

第十四章 督脉，统率人体阳气

第十五章 任脉，掌管一身之阴

第十六章 经外奇穴，奇妙的特效穴

常用取穴方法

想要迅速学会穴位按摩，就要做到精准取穴。在取穴过程中，有一些特定的方法能准确定位，比如指寸定位法、体表解剖标志定位法等。此外，还有一些简单的小技巧，能让取穴更便捷。

指寸定位法

指寸定位法是将被取穴者本人手指的某些部位折作一定分寸用以审定腧穴位置的方法。

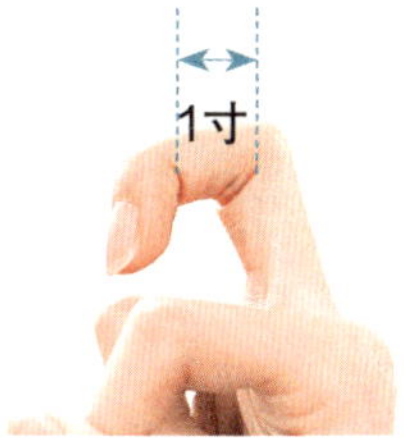

中指同身寸，以被取穴者中指中节屈曲时内侧两端纹头之间距离为 1 寸。此法可用于腰背和四肢等部位。

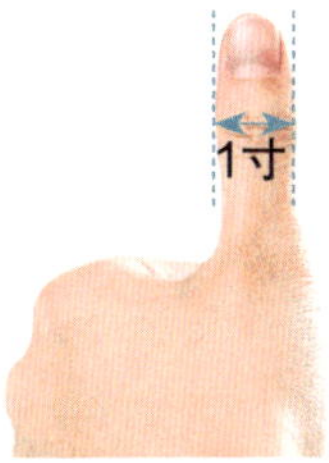

拇指同身寸，以被取穴者拇指指间关节的横向宽度为 1 寸。此法常用于四肢。

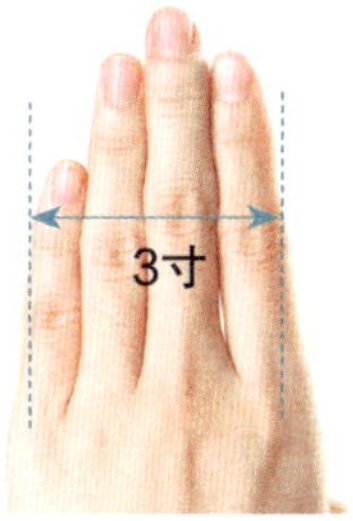

横指同身寸，将被取穴者的食指、中指、无名指、小指并拢，以中指中节横纹处为标准，其四指的宽度为 3 寸。此法可用于四肢、下腹部和背部。

体表解剖标志定位法

体表解剖标志定位法是依据解剖学体表标志审定腧穴位置的方法。体表标志可分为固定标志和活动标志两种。

固定标志：由骨节和肌肉所形成的突起或凹陷、五官轮廓、发际、指（趾）甲、乳头、脐窝等。如，两眉间取印堂，两乳头间取膻中，腓骨头（位于小腿外侧部）前下方凹陷处取阳陵泉。

活动标志：各部位的关节、肌腱、肌肉、皮肤在活动过程中出现的空隙、凹陷、皱纹、尖端等。如，屈肘时，在肘横纹外侧端凹陷处取曲池；张口时，在耳屏与下颌关节之间的凹陷处取听宫。

简易取穴法

简易取穴法是临床上常用的简便易行的取穴方法，虽然不适用于所有的穴位，但是操作方便，容易记忆。

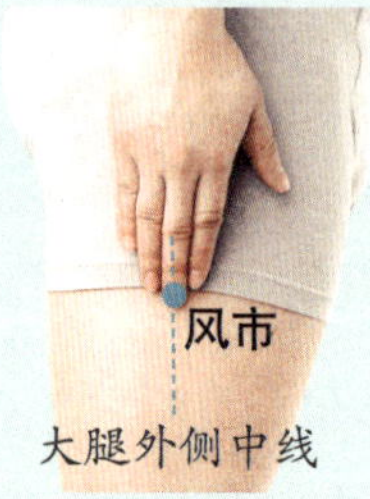

风市

直立垂手，手掌并拢伸直，中指指尖处即是。

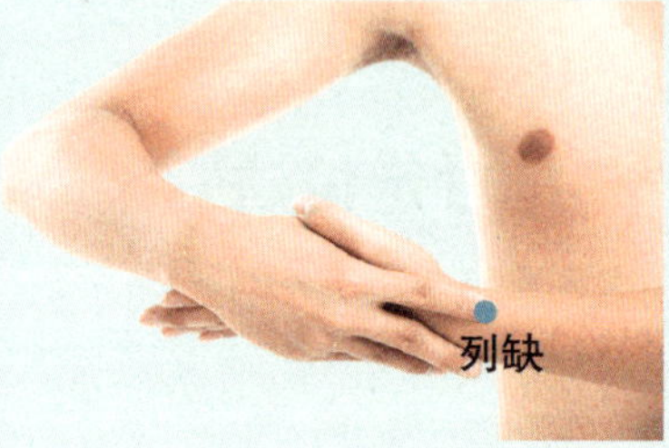

列缺

双手虎口相交，一手食指压另一手桡骨茎突上，食指指尖到达处即是。

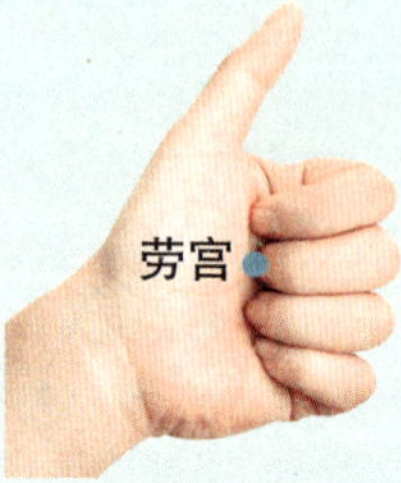

劳宫

握拳屈指，中指指尖处即是。

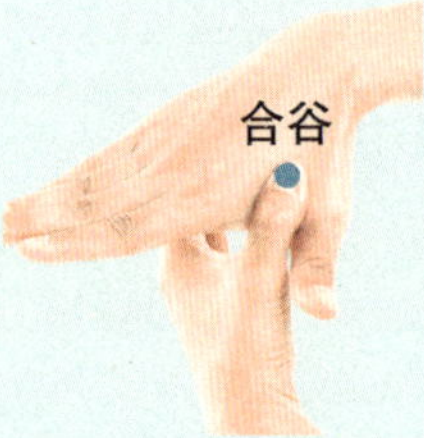

合谷

右手拇指、食指张开呈 90°，左手拇指指间关节横纹压在右手虎口上，指尖点到处即是。

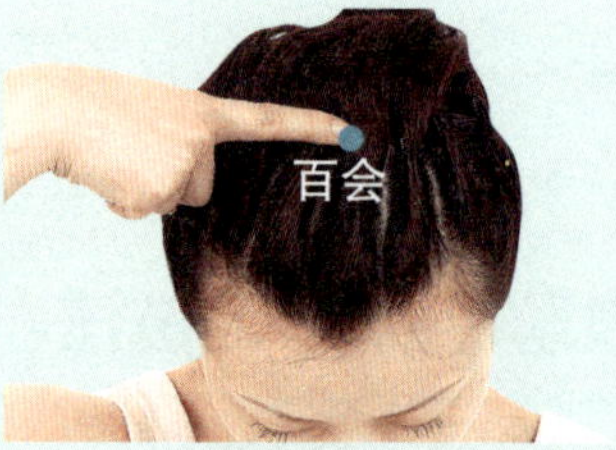

百会

两耳尖与头正中线相交处，按压有凹陷处即是。

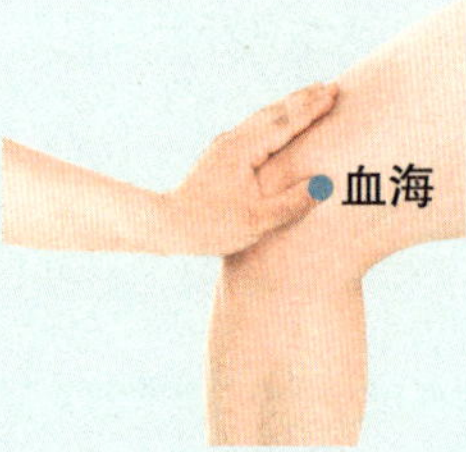

血海

屈膝呈 90°，手掌伏于对侧膝盖上，虎口朝上，拇指与其他四指呈 45°，拇指指尖处即是。

扫一扫 学按摩

常见按摩手法

按摩手法的种类很多，如按法、摩法、推法、拿法、揉法等，在实际应用中常把两种或多种手法结合起来，形成各种复合手法。如，揉法常与按法、点法、掐法等结合，组成按揉法、点揉法、掐揉法等。其他复合手法还有拿捏法、揉捏法、拔伸法等。虽然按摩手法复杂繁多，但都有共同的要求，即持久、有力、均匀、柔和。为了方便学习和应用，现列举几种常用的基本按摩手法。

按法 按法是用手指、掌根或肘部着力于受术部位上，由浅而深逐渐用力反复按压、深压的手法。

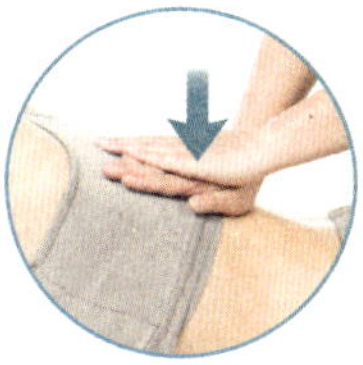

按法

擦法 擦法是用掌根、鱼际等部位贴附于受术部位，做直线往返摩擦，使局部产生热感的手法。

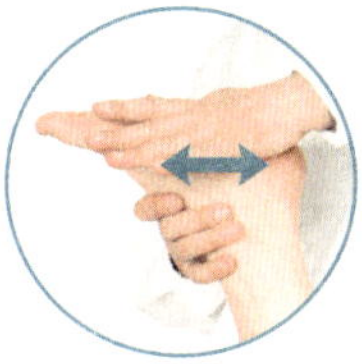

擦法

点法 点法是用指腹、指端、指间关节或肘尖点压受术部位的手法。

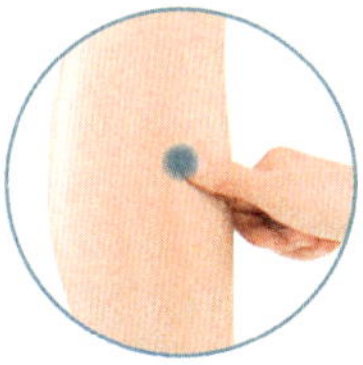

点法

拿法 拿法是拇指指腹和其余手指指腹相对用力，捏掐而提起肌肤的手法。

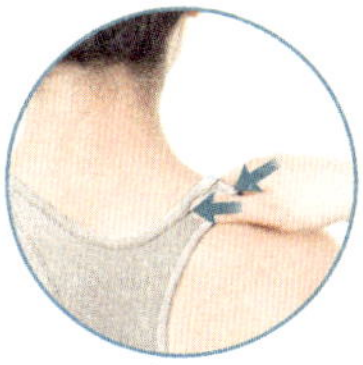

拿法

搓法 搓法是用双手掌面夹住受术部位，相对用力地快速来回搓动，并做上下往返运动的手法。

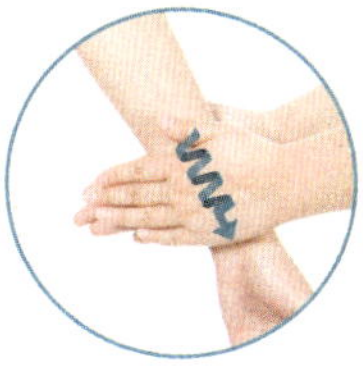

搓法

摩法 摩法是用指或掌在受术部位做环形摩动的手法。

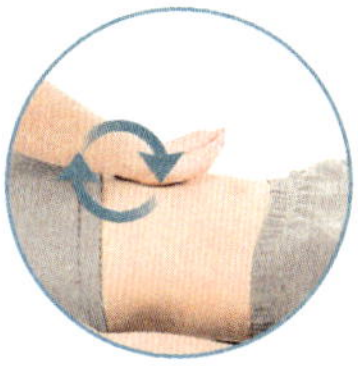

摩法

推法 推法是用指、掌、肘等部位，着力于受术部位上，做单向直线推动的手法。

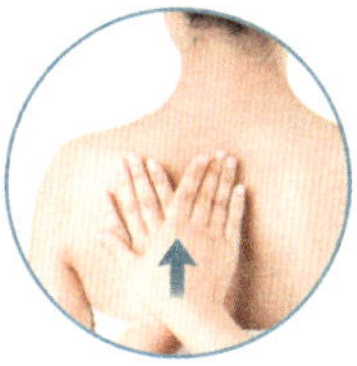

推法

拨法 拨法是用指、肘或其他部位按于受术部位，做单向或往返拨动的手法。

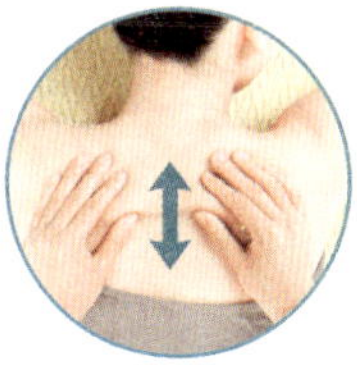

拨法

揉法 揉法是用手掌、手指或鱼际着力于受术部位上，做轻柔和缓揉动的手法。

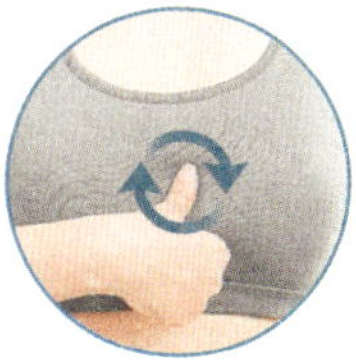

揉法

手太阴肺经的保养

手太阴肺经[①]是十二经脉循行的起始经脉，经脉的循行与肺相连，并向下与大肠相联络。肺经与肺脏密切相关，而肺脏与呼吸功能直接相关，因此肺经可以用于缓解多种呼吸系统疾病，比如咽痛、咳嗽、哮喘、气短、胸闷、胸胀、鼻炎等。

主治病症

本经腧穴主要调理喉、胸、肺及经脉循行部位的病症。调理咳喘常用中府、太渊、鱼际；调理咯血常用孔最；调理咽喉痛常用少商、鱼际；调理热病常用尺泽；调理头项痛常用列缺。

寅时（3:00—5:00）

肺经当令

该时段时值深夜，
不宜进行保养。
肺经应秋季，秋季多见肺病，
护肺、补肺关键在秋季。

肺经上潜伏的疾病

肩臂痛

肺经不通时，其所经过的部位（上肢内侧、锁骨上窝等）可能出现肿痛、麻木、发冷、酸胀等异常。

胸闷、咳嗽

肺主呼吸，肺经不通时会出现咳嗽、气喘、气短、胸闷、胸胀痛等症状。

鼻炎、鼻塞

肺与口鼻相通，肺经不通时会影响到鼻的功能，容易出现鼻炎、鼻塞、流鼻涕等症状。

情志病

肺经不通时，会出现忧思、悲伤等负面情绪。

①以下简称为“肺经”，后面的经络采取相似处理方式。

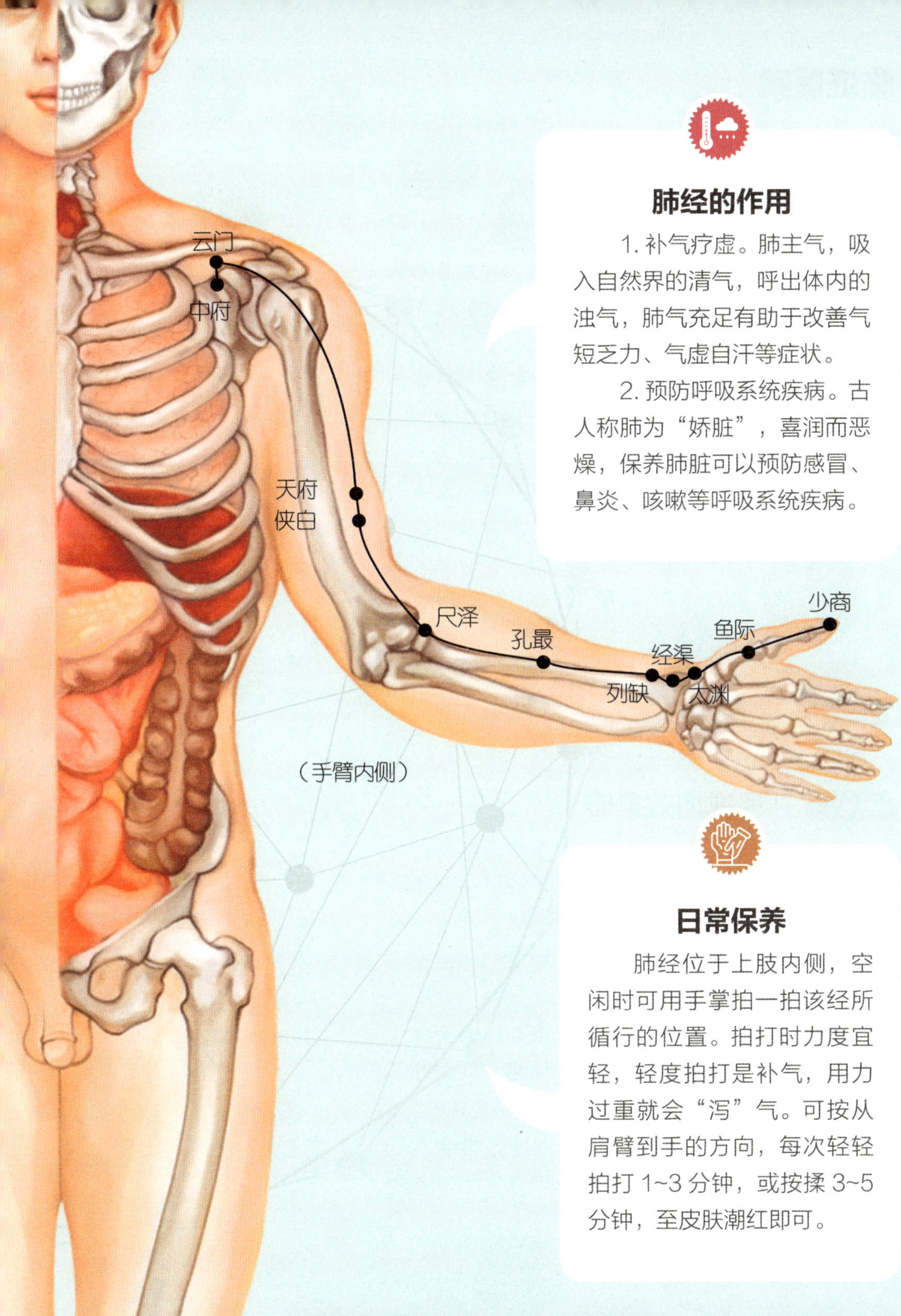

肺经的作用

1. 补气疗虚。肺主气，吸入自然界的清气，呼出体内的浊气，肺气充足有助于改善气短乏力、气虚自汗等症状。

2. 预防呼吸系统疾病。古人称肺为“娇脏”，喜润而恶燥，保养肺脏可以预防感冒、鼻炎、咳嗽等呼吸系统疾病。

日常保养

肺经位于上肢内侧，空闲时可用手掌拍一拍该经所循行的位置。拍打时力度宜轻，轻度拍打是补气，用力过重就会“泻”气。可按从肩臂到手的方向，每次轻轻拍打 1~3 分钟，或按揉 3~5 分钟，至皮肤潮红即可。

注意事项 **拍打肺经时要避免受风，不可用电扇或空调直吹，以免风寒之邪通过开泄的汗孔进入体内，引起新的疾病。**

医案一 巧用列缺头痛除

李某某，女，27岁，主因“头痛2周”就诊。患者诉2周前吹空调受凉后出现头痛，休息后稍缓解，无头晕、恶心、呕吐等，既往有过敏性鼻炎病史，现仍有鼻塞、流鼻涕等症状，多于吹空调后发作。查见肺经循行路线上可触及多个压痛点（阳性反应点），舌淡红，苔薄白，脉浮紧。考虑头痛与鼻炎有一定联系，感寒、受风而发，嘱咐患者避免吹空调受凉，每日按摩列缺。左手拇指指腹在右侧列缺上定住后，保持压力做小幅度直线往返揉动，以局部有酸胀感为宜，两侧交替，每日2次，每次30秒。连续7日后，患者复诊，诉头痛基本缓解，鼻炎症状亦有改善。

医生有话说

列缺善治头痛，且属肺经，可缓解鼻炎。在按摩的过程中，可调整呼吸节奏配合，呼一吸三，意思是呼出一分气，吸入三分气，以达到补益肺气的效果。

每天坚持按摩列缺1~3分钟，有助于缓解三叉神经痛。

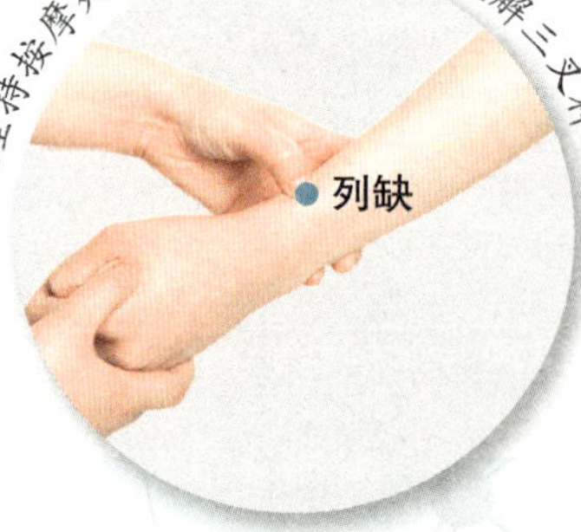

医案二 孔最戒烟效果奇

张某，男，60岁，吸烟史30余年，平均每日20支，按其夫人的话说就是“一刻不抽就浑身难受”。近期咳嗽频繁，无明显咳痰、咯血，体检查出“肺结节、肺气肿、支气管炎”，医生建议戒烟。其夫人与我倾诉其戒烟之痛苦。我思索片刻，建议患者按摩孔最以辅助戒烟。左手拇指指腹按揉右侧孔最，以局部有酸胀感，偶向肘部或虎口处放射为宜，每侧3~5分钟，交替进行，每日2次。2个月后见面偶然提及此事，患者夫人啧啧称奇，说老张现在吸烟次数大大减少，大概平均每天5支，咳嗽也有所缓解。

医生有话说

对于一些烟瘾比较大的人，可以在烟瘾控制不住的时候按摩孔最，往往有效果。另外，除了戒烟，各种急慢性咳嗽、慢性咯血，都可以通过按摩孔最来改善症状。

经常按摩孔最，有助于保护心肺。

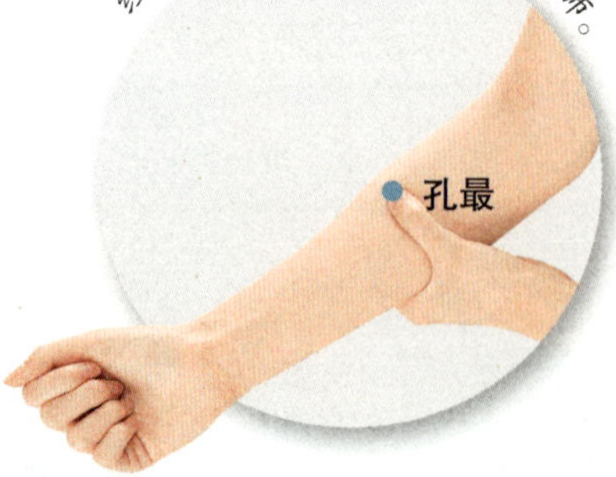

中府：病后气虚不用怕

扫一扫 学取穴

中，指中气、中焦；府，处所。本穴是经气由体内输出到四肢体表之处，也是肺气外出的处所，故本穴有很好的调达肺气之功。

- 精准定位 在前胸部，横平第1肋间隙，锁骨下窝外侧，前正中线旁开6寸。
- 3秒取穴 正立，锁骨外侧端下方有一凹陷，即云门，再向下1横指[①]处即是。
- 按摩手法 用拇指指腹按揉中府，每次1~2分钟。
- 功效主治 降逆止咳、行气止痛、补益肺气。主治肺炎、哮喘、胸痛、肺结核、支气管扩张。

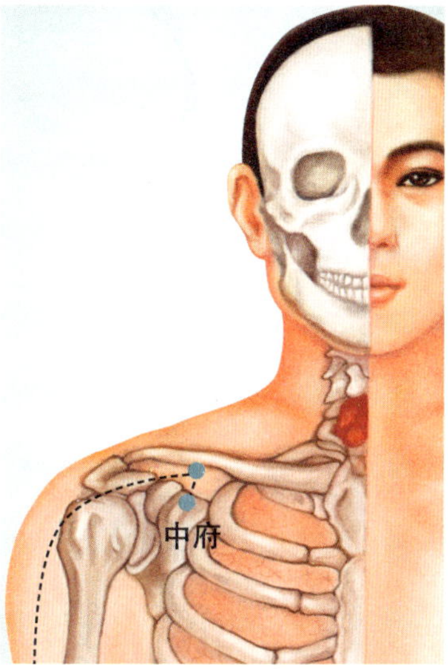

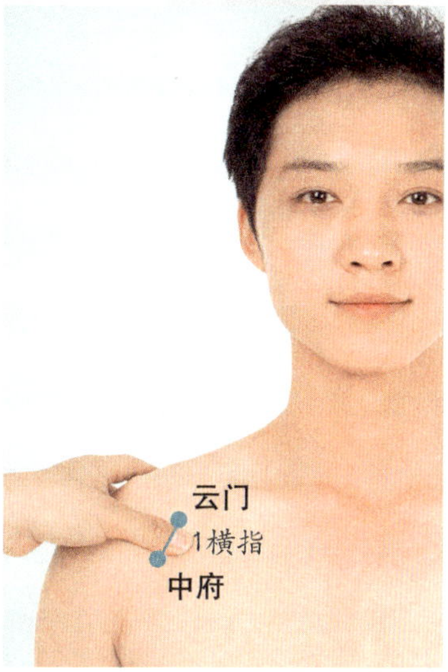

云门：消气解闷通肺气

云，云雾，指肺气；门，门户。穴在胸上部，如肺气出入的门户。

- 精准定位 在前胸部，锁骨下窝凹陷处，肩胛骨喙突内缘，前正中线旁开6寸。
- 3秒取穴 正立，挺胸，锁骨外侧端下方的三角形凹陷处即是。
- 按摩手法 每天早晚用食指指腹点揉云门，每次1~3分钟。
- 功效主治 止咳平喘、宣肺理气、清热止痛。主治咳嗽、气喘、胸痛、肩痛、肩关节内侧痛。

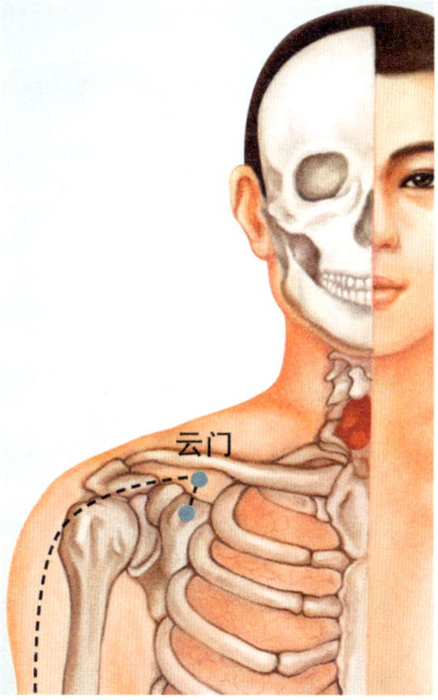

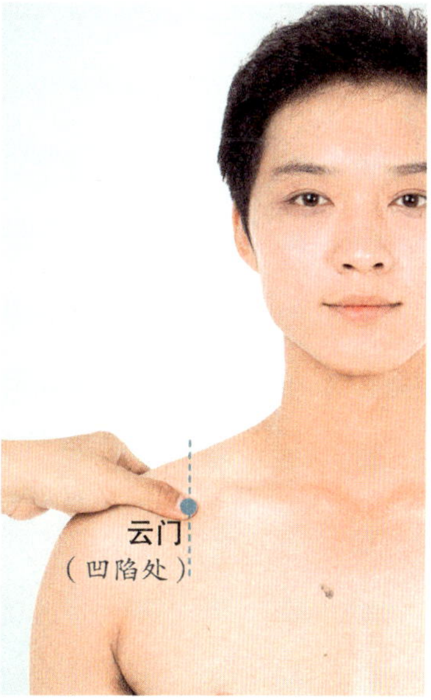

①除有特殊标明，本书的1横指，为1拇指同身寸之意。半横指亦类似。

天府：鼻血不止是要穴

扫一扫 学取穴

天，天空，指上端；府，处所。穴在臂之上端，是肺气聚集之处。

- 精准定位 在臂前外侧，腋前纹头下3寸，肱二头肌桡侧缘处。
- 3秒取穴 臂向前平举，俯头。鼻尖接触上臂内侧处即是。
- 按摩手法 用食指指腹按揉天府，每次左右各1~3分钟。
- 功效主治 调理肺气、安神定志。主治咳嗽、气喘、鼻塞、上臂内侧疼痛、鼻出血、吐血。

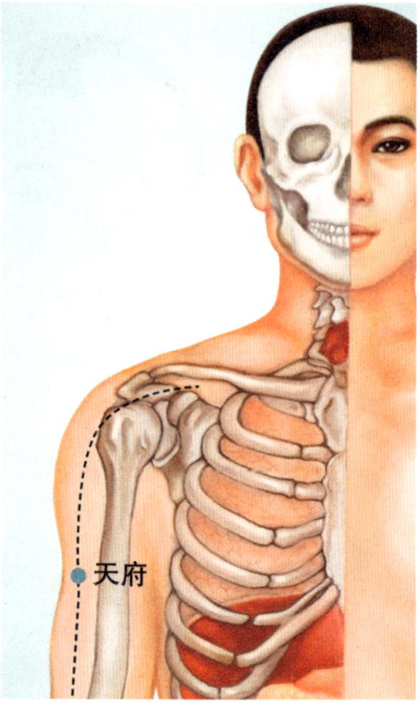

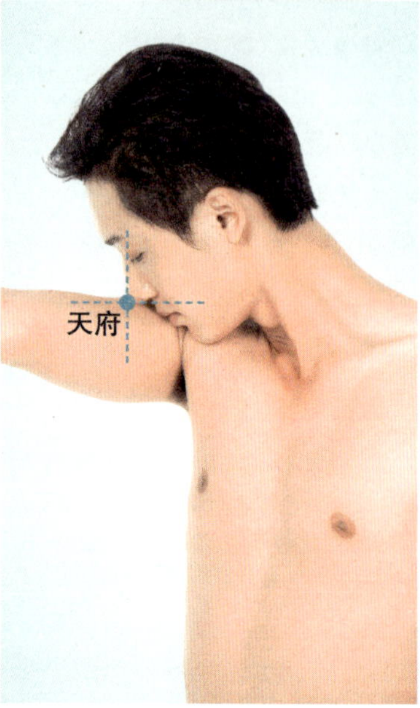

侠白：缓解紧张止干呕

扫一扫 学取穴

侠，通“夹”；白，白色属肺。两臂下垂后，本穴夹于肺之两旁。

- 精准定位 在臂前外侧，腋前纹头下4寸，肱二头肌桡侧缘处。
- 3秒取穴 先找到天府穴，向下1横指处即是。
- 按摩手法 用拇指指腹按揉侠白，每次左右各1~3分钟。
- 功效主治 止咳平喘、宣肺理气。主治咳嗽、气喘、胸闷、干呕、上臂内侧神经痛。

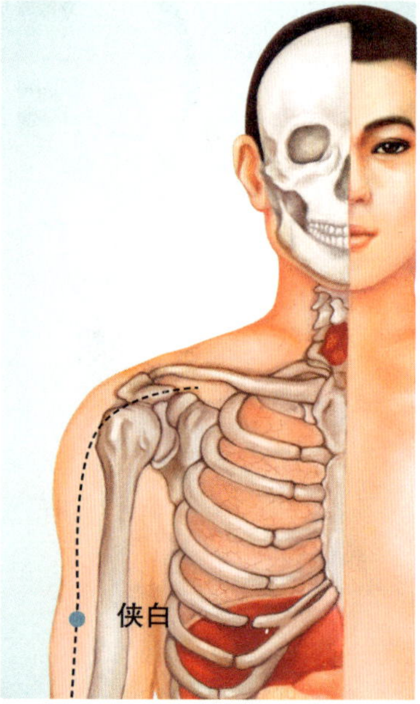

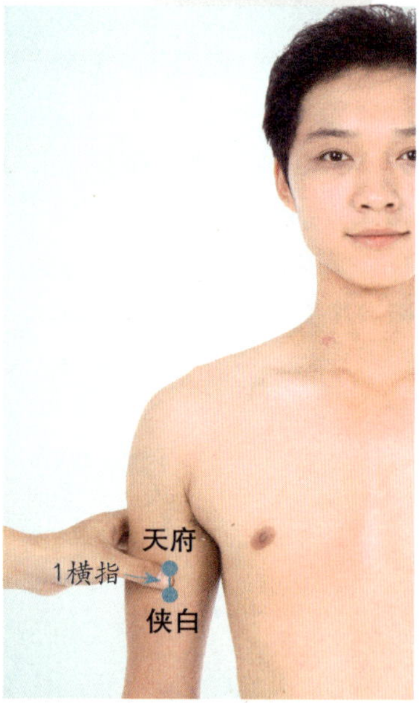

尺泽：清热平喘止咳灵

尺，指尺部，即腕至肘之间这一部位；泽，沼泽。穴在尺部肘窝凹陷中，脉气流注入此，如水注沼泽，故得此名。

扫一扫 学取穴

- 精准定位 在肘前侧，肘横纹上，肱二头肌腱桡侧缘凹陷中。
- 3秒取穴 先找到肱二头肌肌腱，在其桡侧的肘横纹中取穴。
- 按摩手法 弯曲拇指，以指腹按压尺泽，每次左右各 2~3 分钟。
- 功效主治 清热和胃、止咳平喘。主治咳嗽、气喘、咯血、胸部胀满、热病、咽喉肿痛、呕吐、腹泻。

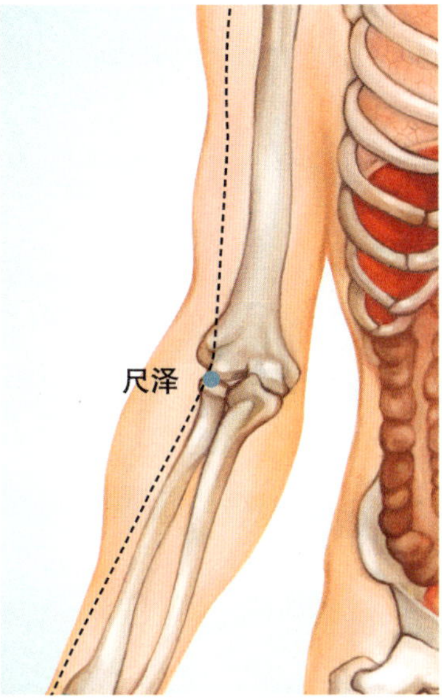

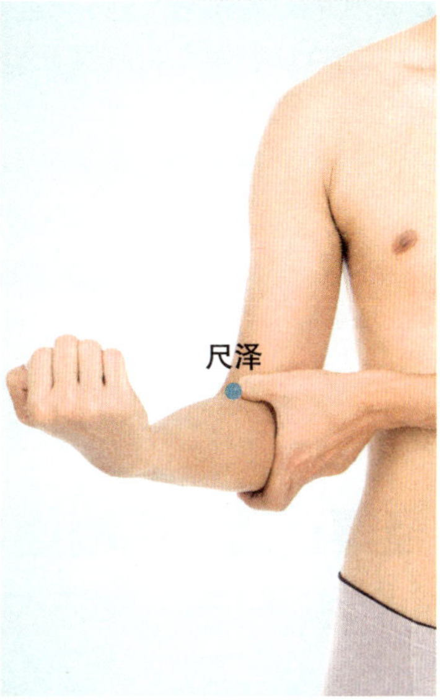

孔最：清肺热，调咯血

孔，孔隙；最，副词。意指本穴孔隙最深，故得此名。

扫一扫 学取穴

- 精准定位 在前臂前外侧，腕掌侧远端横纹上 7 寸，尺泽与太渊连线上。
- 3秒取穴 手臂前伸，于腕掌侧远端横纹处定太渊，太渊上 7 寸即是。
- 按摩手法 用拇指指腹按压孔最，每次左右各 1~3 分钟。
- 功效主治 清热止血、润肺理气、平喘利咽。主治气管炎、咳嗽、咯血、咽喉肿痛、肘臂痛、痔疮。

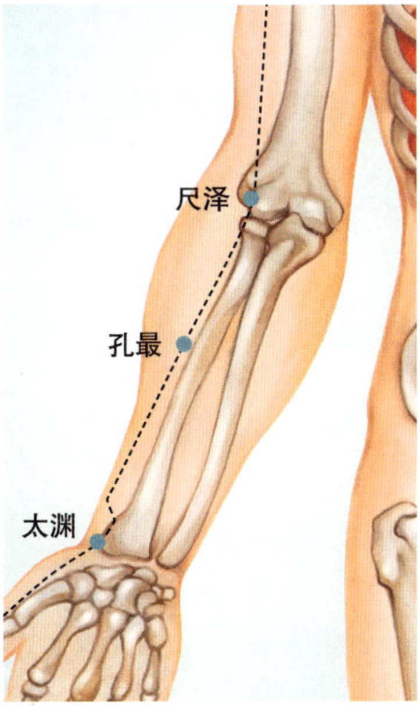

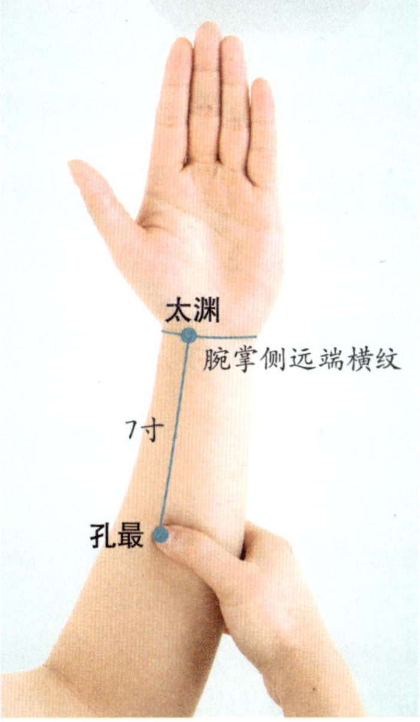

列缺：不怕头痛、颈椎病

扫一扫 学取穴

列，指陈列、裂开；缺，指缺口、空隙。穴在腕上之裂隙与衣袖之边缘处，可使头目清爽，立清昏沉，故得此名。

- （精准定位）在前臂外侧，腕掌侧远端横纹上 1.5 寸，拇短伸肌腱与拇长展肌腱之间，拇长展肌腱沟的凹陷中。
- （3 秒取穴）双手虎口相交，一手食指压另一手桡骨茎突上，食指指尖到达处即是。
- （按摩手法）用食指指腹按揉列缺，每次左右各 1~3 分钟。
- （功效主治）清利头目、通经活络、止痛。主治偏头痛、正头痛、咽喉痛、落枕。

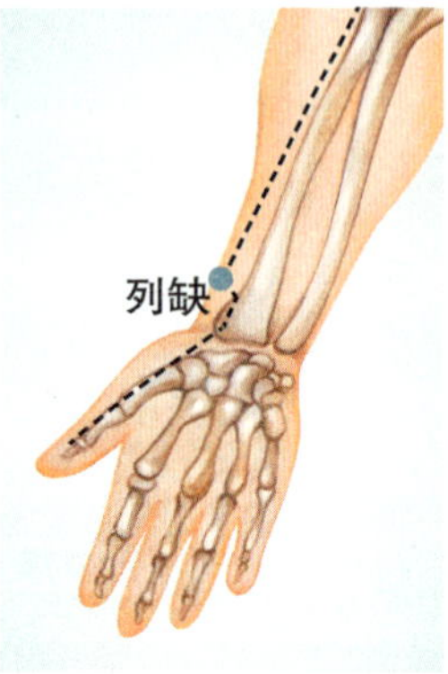

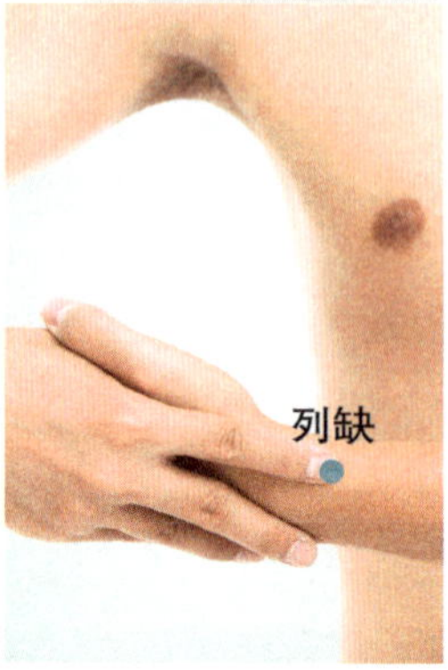

经渠：清利咽喉通络止痛

扫一扫 学取穴

经，经过；渠，沟渠。意指本穴为经脉通过的渠道。

- （精准定位）在前臂前外侧，腕掌侧远端横纹上 1 寸，桡骨茎突与桡动脉之间。
- （3 秒取穴）伸手，掌心向内，用一只手给另一只手把脉，中指指尖所在位置即是。
- （按摩手法）用食指指腹按揉经渠，每次左右各 4~5 分钟。
- （功效主治）宣肺利咽、降逆平喘、通经活络。主治咳嗽、气喘、咽喉肿痛、牙痛、胸痛。

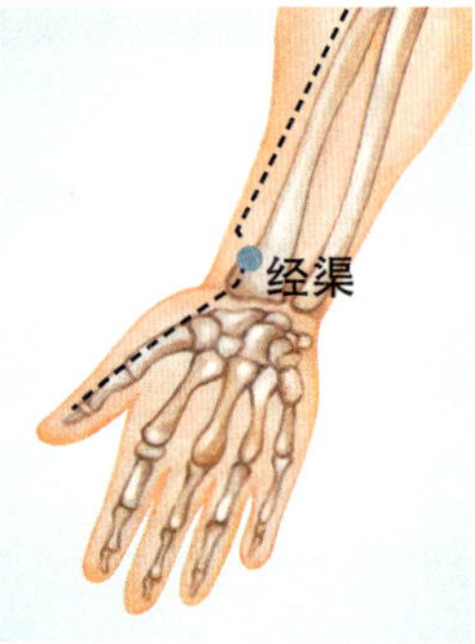

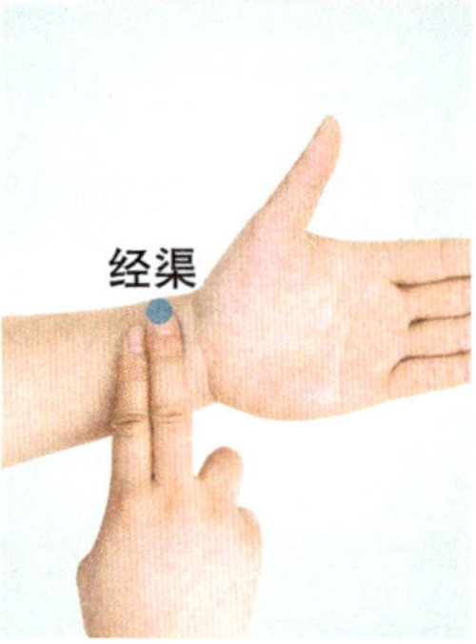

太渊：补足气血调血脉

扫一扫 学取穴

太，高大与尊贵之意；渊，深水、深潭。意指本穴经气深如潭水。

- （精准定位）在腕前外侧，桡骨茎突与腕舟状骨之间，拇长展肌腱尺侧凹陷中。
- （3 秒取穴）掌心向内，腕横纹外侧摸到桡动脉，其外侧即是。
- （按摩手法）用拇指指腹用力点揉太渊，每次 3 分钟，直至穴位处有酸胀感。
- （功效主治）补益肺气、通调血脉、止咳祛痰。主治脉搏无力、手腕痛、咳嗽、气喘、胸痛。

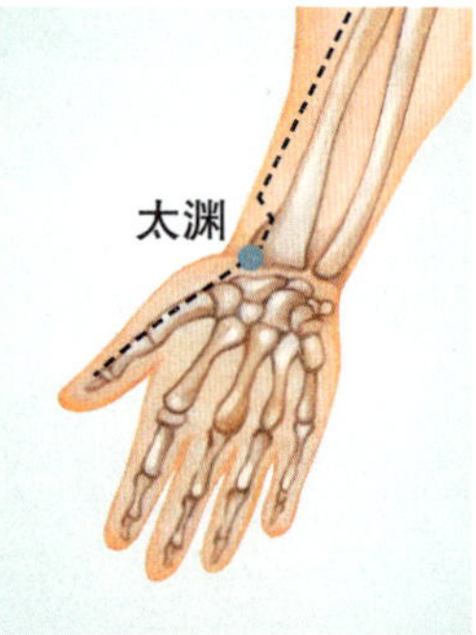

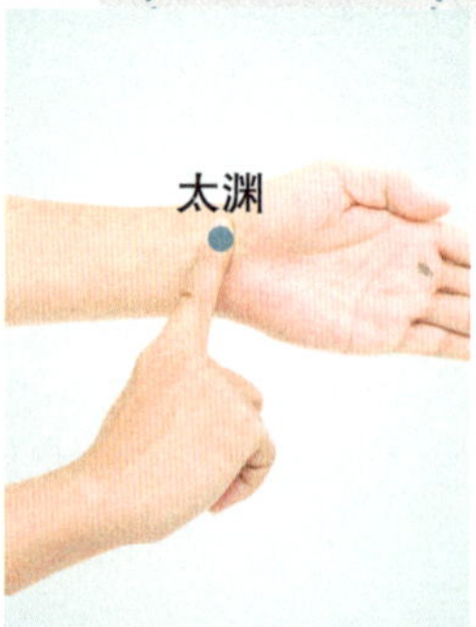

鱼际：喉咙疼痛别担心

手掌拇指侧肌肉肥厚，其形似鱼，穴位位于它的边际，故得此名。

- 精准定位 在手掌，第1掌骨桡侧中点赤白肉际处。
- 3秒取穴 手掌大鱼际隆起处外侧中点赤白肉际处即是。
- 按摩手法 平时可用双手鱼际对搓，也可用一手拇指指腹按压另一手的鱼际。
- 功效主治 清热利咽、止咳平喘、通经活络。主治咳嗽、咽喉肿痛、失音、咯血、拇指根部疼痛。

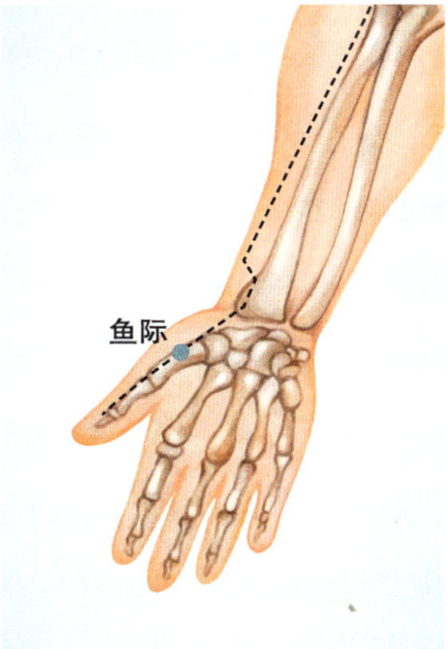

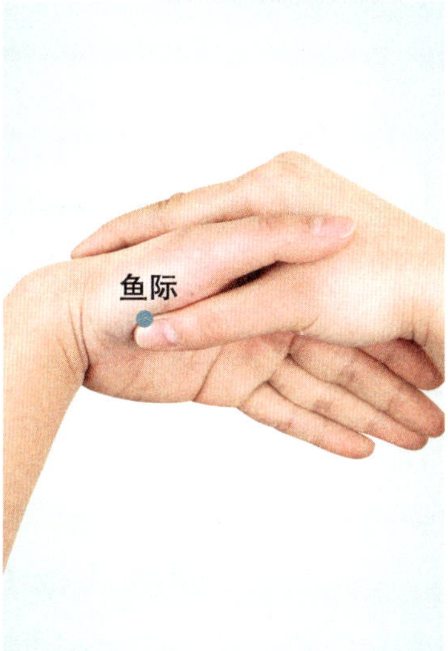

少商：止咳治感冒

少，幼小、微小之意；商，古代五音之一，属金，属肺。少商，是商的高音，意指肺气所止或为肺气初生之处也。

- 精准定位 在手指，拇指末节桡侧，指甲根角侧上方0.1寸。
- 3秒取穴 将拇指伸直，沿拇指指甲桡侧缘和下缘各作一切线，两线交点处即是。
- 按摩手法 用拇指指尖轻轻掐揉少商，揉到少商不痛为止。
- 功效主治 解表清热、通利咽喉、苏厥开窍。主治咳嗽、咽喉肿痛、慢性咽炎、扁桃体炎、小儿惊风、热病、中暑。

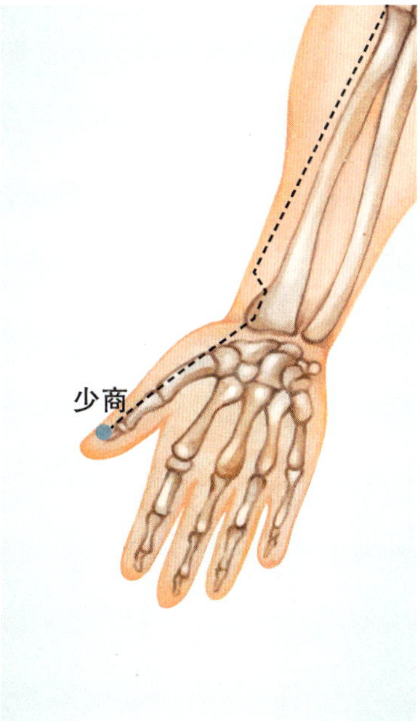

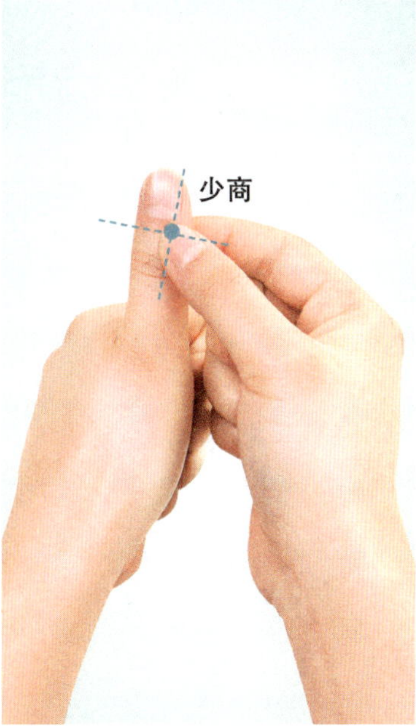

手阳明大肠经的保养

手阳明大肠经在食指与手太阴肺经衔接，关联的器官有口、下齿、鼻，该经络属大肠，络肺，在鼻旁与足阳明胃经相接。大肠在人体的作用是排泄食物残渣，帮助肺气、胃气通降，大肠经异常会出现排便异常、胀气等症状。

主治病症

本经腧穴主要调理头面、五官、咽喉及经脉循行部位（肩、臂、颈等）的病症。缓解头面痛常用合谷；调理鼻炎常用迎香；缓解上火常用曲池；缓解手臂酸麻痛常用手三里。

卯时（5:00—7:00）

大肠经当令

适宜起床，
喝一杯温水唤醒肠道，
排出毒素。

大肠经上潜伏的疾病

头面痛

大肠经过面颊入下齿，止于对侧的鼻翼旁，大肠经不通时可见头面痛。

肠胃病

肠与胃功能也密不可分，大肠经不通，可见腹胀、腹痛、肠鸣、腹泻等症状。

皮肤过敏

肺主皮毛，大肠与肺相表里，大肠经不通时，可见皮肤过敏的症状。

咽痛、牙痛、鼻塞流涕

大肠经与咽、齿、鼻关系密切，大肠经不通，可见咽喉肿痛、牙痛、鼻塞、流涕等症状。

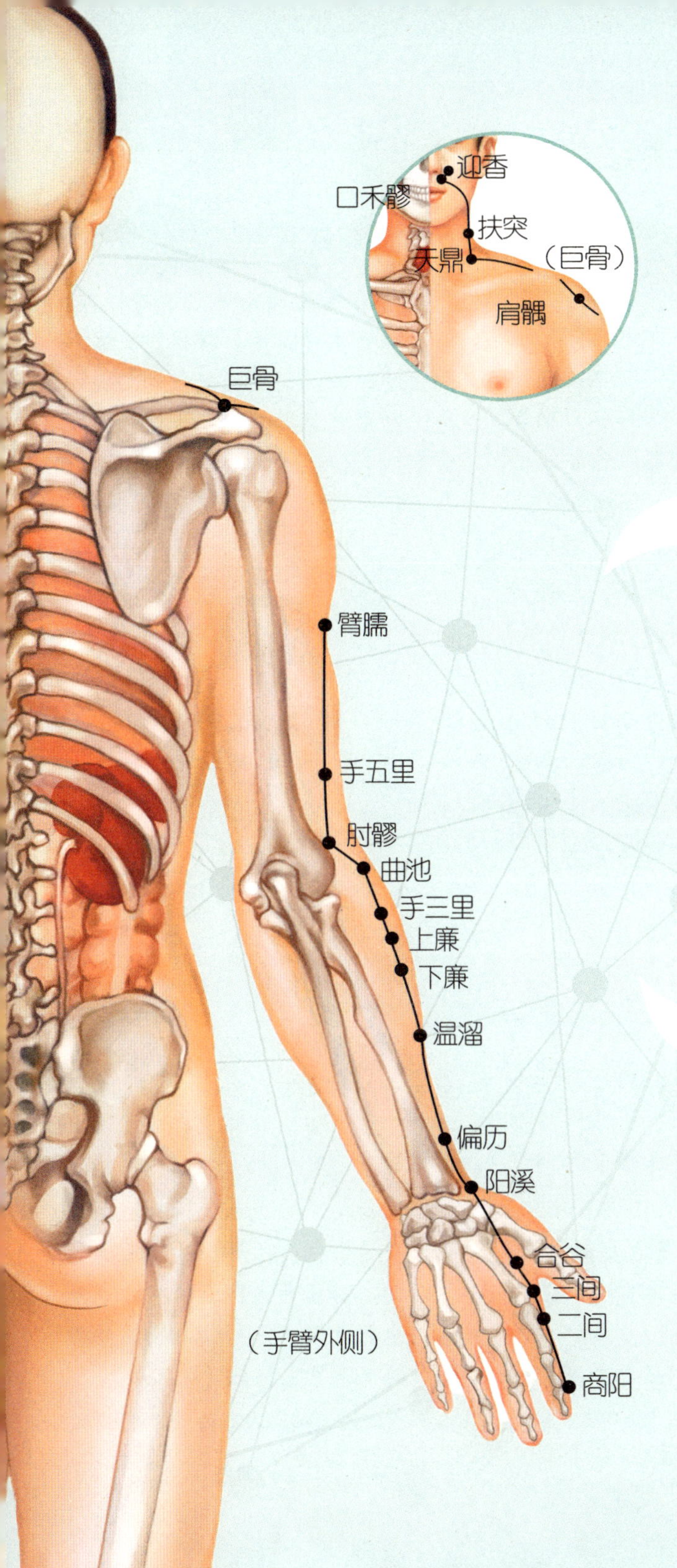

大肠经的作用

大肠经是与肺经相辅相成的经络。大肠经主要负责排出废物和毒素，调节水液代谢以及维持身体的正常排泄功能。通过保养大肠经，可以促进便秘问题的缓解，维持消化系统的平衡。

日常保养

拍打刺激大肠经是日常保养的好办法，沿大肠经的循行路线拍打，每天拍打 1 次，每次 12 分钟左右，双手交替进行。另外，多摄入富含膳食纤维的食物、饮用足够的水、保持规律的排便习惯以及避免长时间久坐不动，也有助于保养大肠经。

注意事项 **大肠经上的合谷，有行气活血、促产的作用，孕妇不宜按揉、针灸。**

医案一 鼻炎一穴妙手除

李某，女，35 岁，主因“流涕 14 日”就诊。患者 14 日前外出游玩归家后出现鼻塞、流涕，鼻瘙痒，常打喷嚏，室外走路时明显。查见双侧鼻黏膜苍白，轻度充血，双上肢阳明经循行路线上可触及多处压痛点，双侧合谷可触及条索，舌红，苔薄白，脉数。追问患者病史，患者诉每年春夏交替的季节都会发作，症状都相似。曾诊断为“过敏性鼻炎”，激素喷鼻后可缓解，停药后复发。考虑病在阳明经，嘱咐患者出门佩戴口罩，勤洗口鼻，按摩双侧迎香。局部涂抹适量润肤乳后，以食指指腹点揉迎香，向鼻根方向斜上方用力，以局部酸胀为度，每日 2 次，每次 3~5 分钟，交替进行。1 周后，患者复诊，诉鼻塞、流鼻涕稍缓解，打喷嚏明显改善，鼻痒也有所缓解。

医生有话说

迎香是缓解鼻炎症状的要穴，各类鼻炎均可使用。在操作头面部穴位的时候，因头面部皮肤较为娇嫩，可在穴位局部皮肤上涂抹适量的润肤乳，保护皮肤，同时注意修剪指甲。

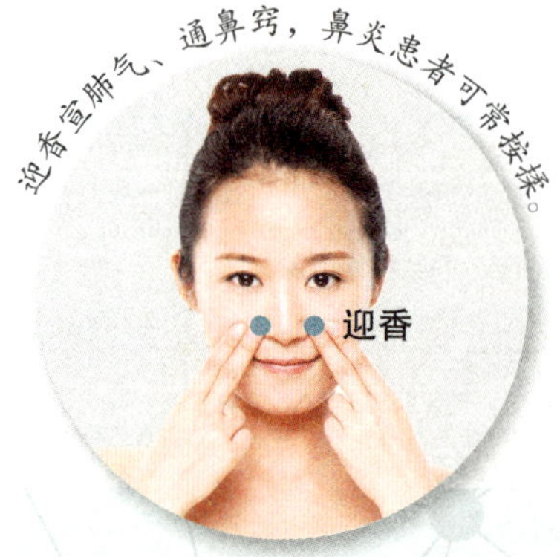

医案二 曲池降火又祛痘

张某某，女，17 岁，主要因为反复长痘由家长陪同就诊。患者青春期后反复长痘，自觉影响形象，很是苦恼。查见双侧下颌、下巴附近散见红色皮疹，隆起，活动度差，按压轻度疼痛，双侧曲池附近可触及条索，舌红，苔薄黄，脉数。嘱咐患者避免使用刺激性化妆品，避免进食辛辣、寒凉、发散之物，按摩曲池。按摩时，屈肘，以拇指指腹点揉 3~5 分钟，每日 2 次，交替进行。1 个月后，患者复诊，查见下巴处痘痘减少，颜色变淡。

医生有话说

因手阳明大肠经“还出挟口，交人中，左之右，右之左，上挟鼻孔”，故口周的一些皮肤问题多与此经相关。该患者青春痘多在口周，以下巴为主，查见曲池附近压痛，触及条索，结合舌脉，故取曲池退热之功。对于曲池附近可触及条索者，也可让患者以拇指、食指指尖掐捻局部条索以增强功效。

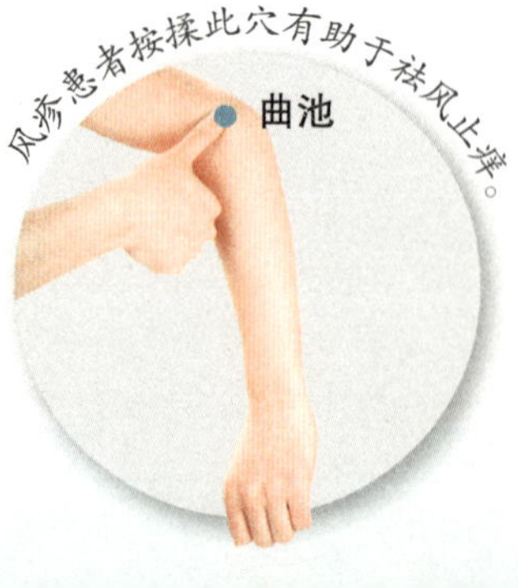

商阳：牙痛、咽肿此穴疗

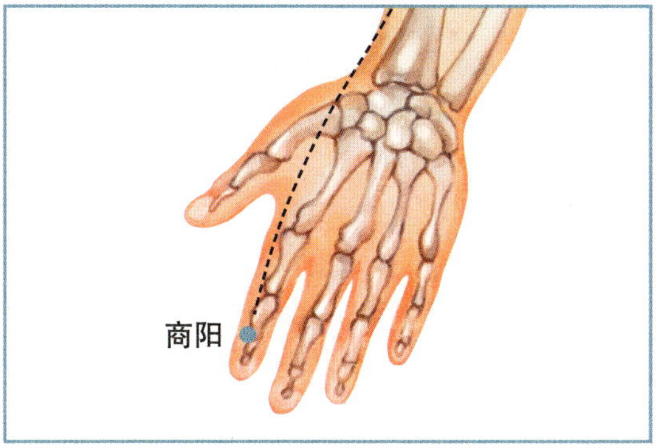

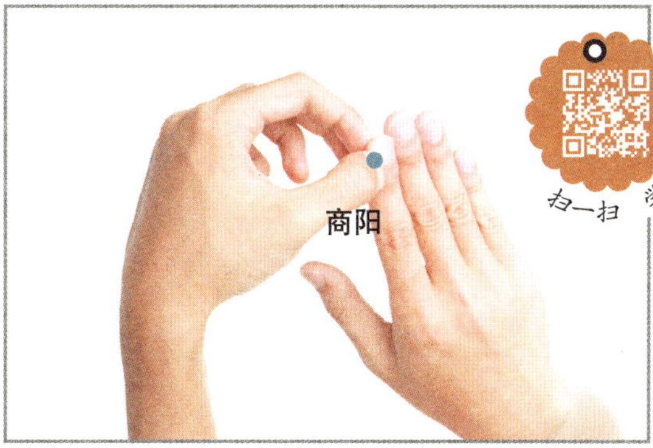

商，大肠属金，在音为商；阳，指阳明经。商阳为大肠经首穴。

精准定位 在手指，食指末节桡侧，指甲根角侧上方 0.1 寸。

3 秒取穴 食指末节指甲根角，靠拇指侧的位置即是。

按摩方法 用拇指指尖掐商阳，每次 1~3 分钟。

功效主治 清热止痛、苏厥开窍。主治齿痛、咽喉肿痛、昏厥、发热。

二间：发热冷战找二间

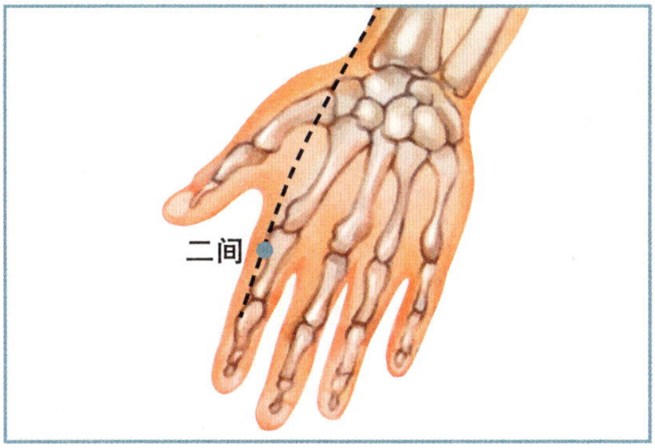

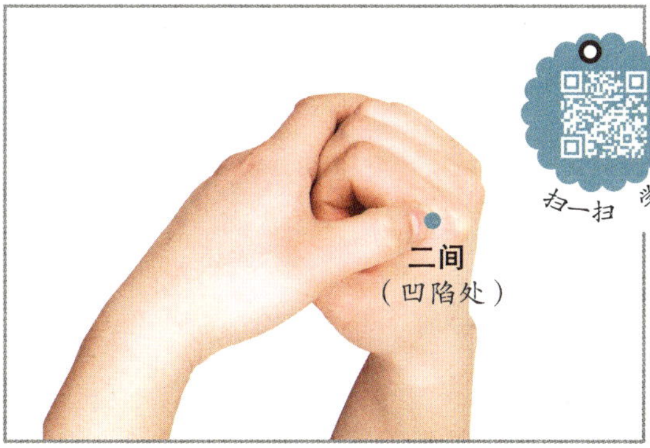

二，第二；间，间隙，指穴。此为大肠经第二穴。

精准定位 在手指，第 2 掌指关节桡侧远端赤白肉际处。

3 秒取穴 握拳，第 2 掌指关节前缘，靠拇指侧，触之有凹陷处即是。

按摩方法 用拇指指腹按揉二间数次，每次 1~3 分钟。

功效主治 清热下火、解表、清利头目。主治牙痛、咽喉肿痛、鼻出血、发热、打冷战、视物昏花。

三间：不怕“刀片嗓”

扫一扫 学取穴

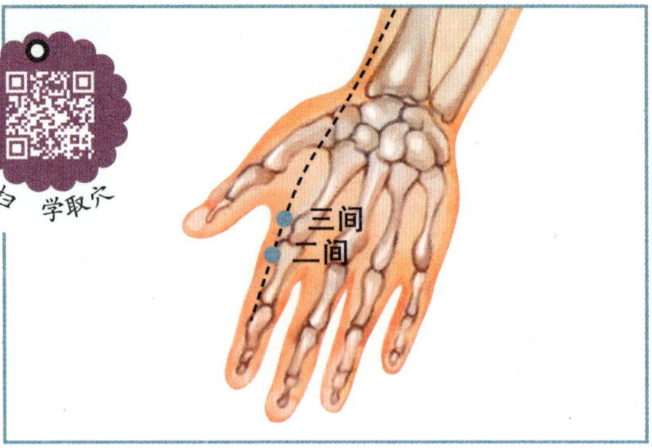

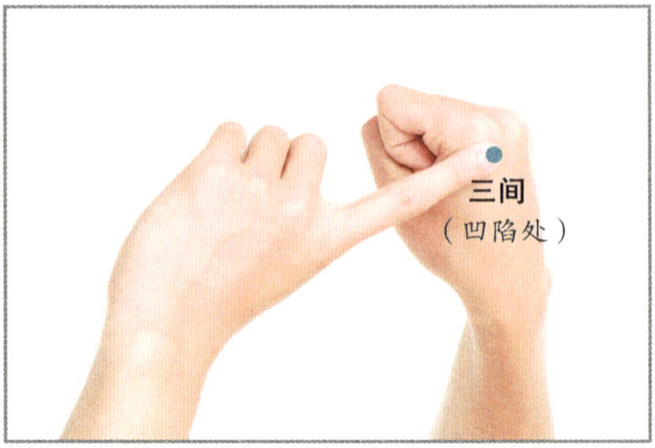

三，第三；间，间隙，指穴。此为大肠经第三穴，故得此名。

精准定位 在手背，第 2 掌指关节桡侧近端凹陷中。

3 秒取穴 微握拳，第 2 掌指关节后缘，触之有凹陷处即是。

按摩方法 用拇指指腹按揉三间，每次 1~3 分钟。

功效主治 清利咽喉、调和肠胃、消胀止痛。主治牙痛、咽喉肿痛、身热胸闷、腹痛、腹泻。

合谷：通用止痛穴

扫一扫 学取穴

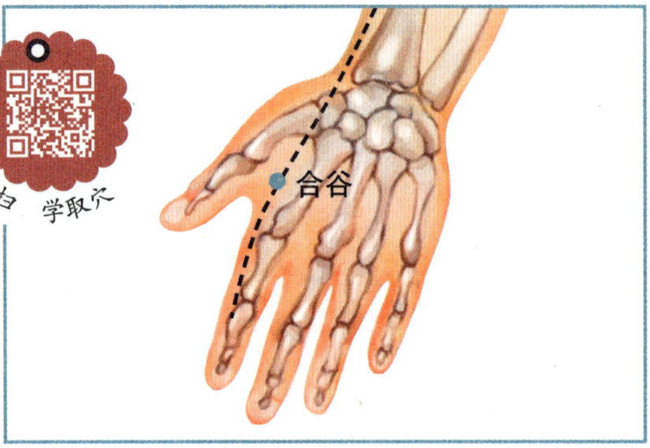

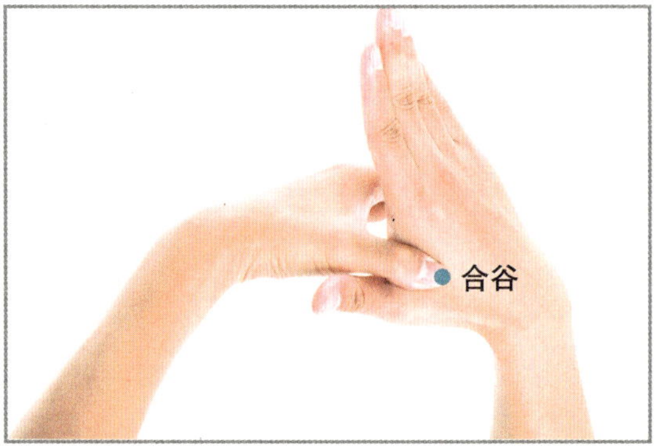

合，结合；谷，山谷。穴在第 1、第 2 掌骨之间，局部呈山谷样凹陷，故得此名。

精准定位 在手背，第 1 掌骨和第 2 掌骨之间，约平第 2 掌骨桡侧的中点。

3 秒取穴 右手拇指、食指张开呈 90°，左手拇指指间关节横纹压在右手虎口上，指尖点到处即是。

按摩方法 用拇指和食指掐捏合谷，每次 2~3 分钟。

功效主治 镇静止痛、疏经通络、清热解表。主治头痛、齿痛、目痛、咽喉肿痛、痛经、口眼歪斜。

阳溪：耳鸣按这里

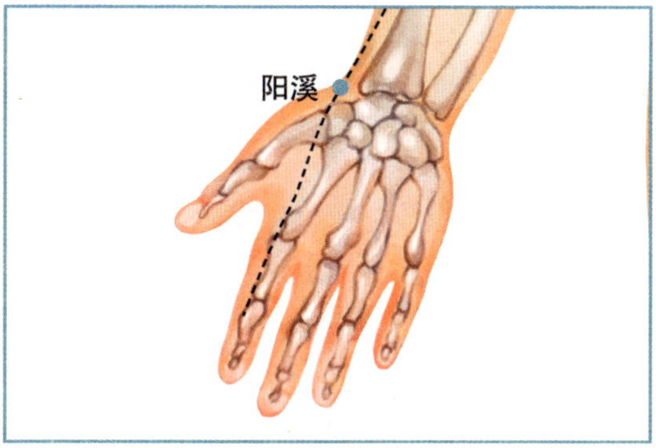

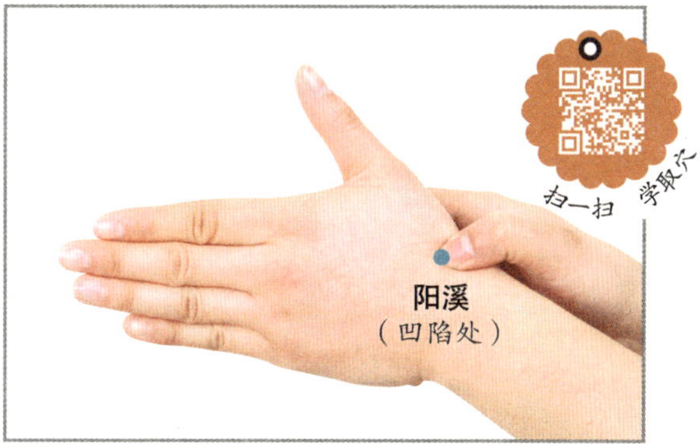

阳，指阳明经；溪，山洼流水之沟。本穴局部凹陷，像山间沟溪，故得此名。

精准定位 在腕后外侧，腕背侧远端横纹桡侧，桡骨茎突远端，解剖学“鼻烟窝”凹陷中。

3秒取穴 手掌侧放，拇指伸直向上翘起，腕背桡侧有一凹陷处即是。

按摩方法 用拇指指尖垂直掐按阳溪，每次1~3分钟。

功效主治 清热散风、通利关节。主治头痛、耳鸣、牙痛、目赤肿痛、上肢无力。

偏历：腹痛、身肿按一按

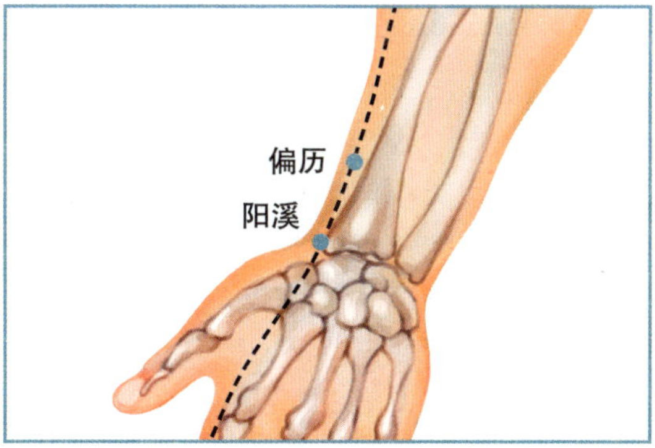

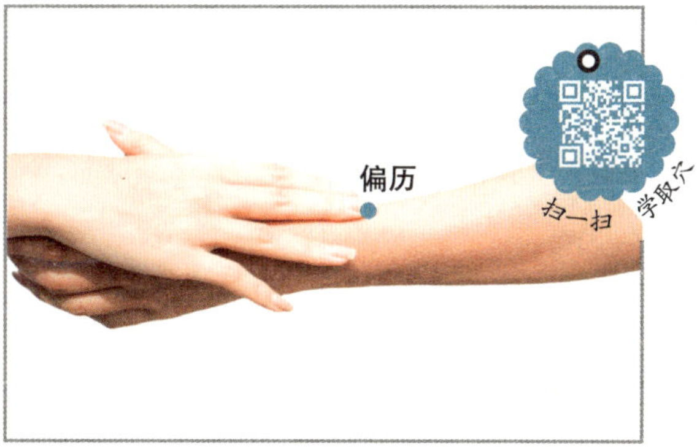

偏，偏离；历，行经。大肠经从这里分出络脉，偏行肺经，故得此名。

精准定位 在前臂后外侧，腕背侧远端横纹上3寸，阳溪与曲池连线上。

3秒取穴 双手虎口垂直交叉，中指指端处即是。

按摩方法 用拇指指腹按揉偏历，每次1~3分钟。

功效主治 通经活络、利水消肿、清热止痛。主治口眼歪斜、鼻出血、耳鸣、上肢无力、腹胀腹痛、肢体水肿。

温溜：肠鸣腹痛疗效好

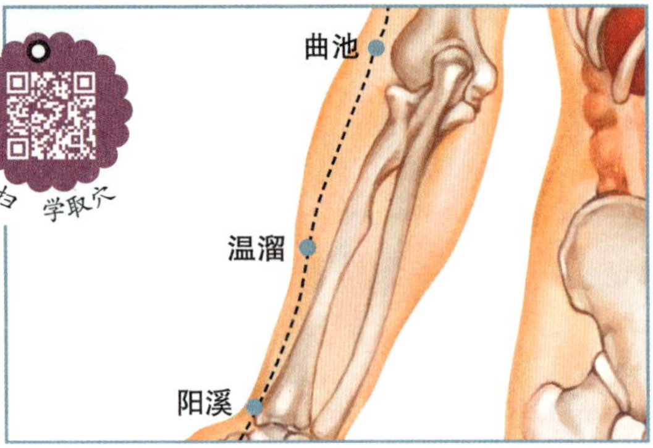

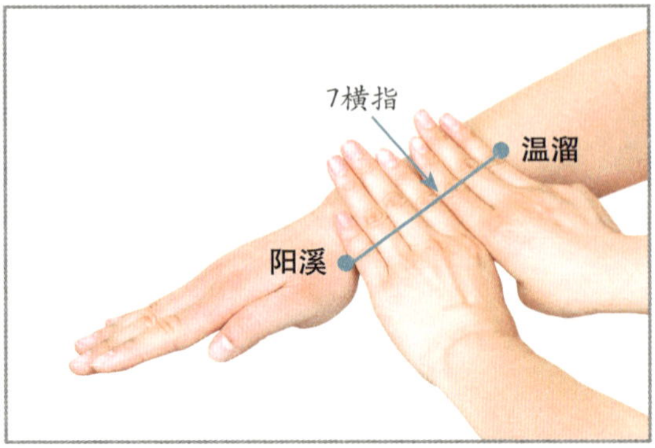

温，温暖；溜，流通。本穴有温通经脉之功，善治肘臂寒痛，故得此名。

精准定位 在前臂后外侧，腕背侧远端横纹上5寸，阳溪与曲池连线上。

3秒取穴 先确定阳溪的位置，向上7横指处即是。

按摩方法 用拇指指腹按揉或用中间三指轻推温溜，每次1~3分钟。

功效主治 理气和胃、温经止痛。主治肠鸣腹痛、呕哕、颜面肿胀、头痛、肩背肘臂疼痛。

下廉：缓解肘臂痛要穴

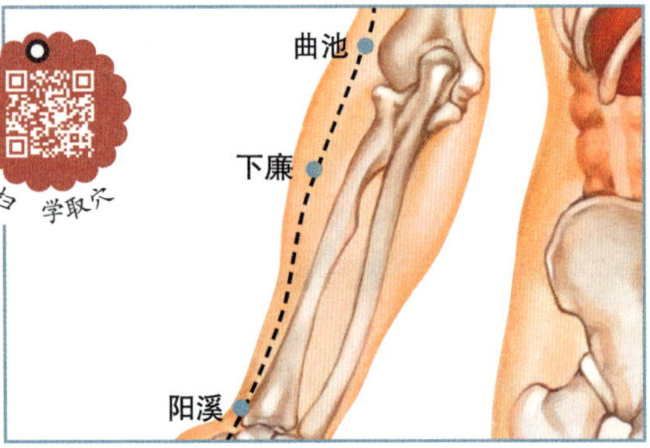

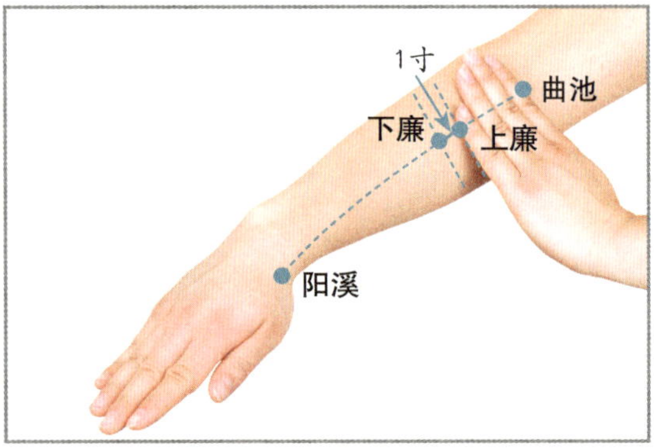

下，下方；廉，边缘。穴在前臂背面近桡侧缘，上廉之下，故得此名。

精准定位 在前臂后外侧，肘横纹下4寸，阳溪与曲池连线上。

3秒取穴 先找到上廉，向下1寸即是。

按摩方法 将食指与中指并拢，以指腹垂直按压下廉，每次1~3分钟。

功效主治 调理肠胃、通经活络、止痛。主治眩晕、腹痛、上肢不遂、肘臂痛、手肘肩无力。

上廉：清肠毒，治腹胀

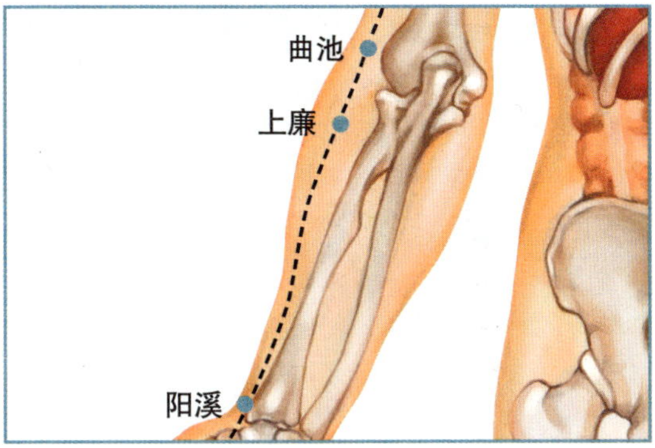

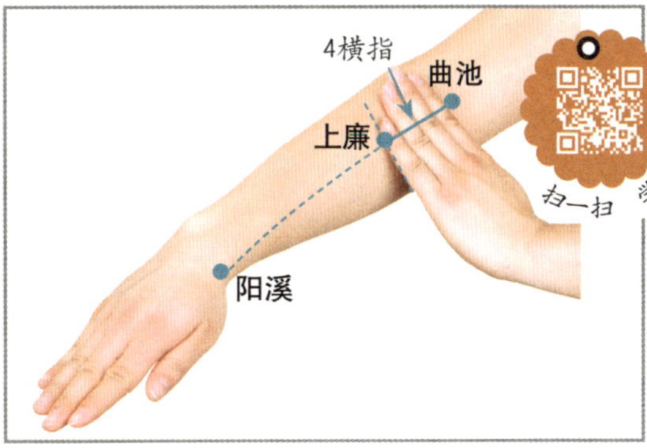

上，上方；廉，边缘。穴在前臂背面近桡侧缘，下廉之上，故得此名。

精准定位 在前臂后外侧，肘横纹下 3 寸，阳溪与曲池连线上。

3 秒取穴 先找到曲池、阳溪，两者连线，曲池向下 4 横指处即是。

按摩方法 用拇指指腹按揉上廉，每次 1~3 分钟。

功效主治 调理肠胃、通经活络。主治偏瘫、肘臂疼痛无力、肠鸣腹痛、腹胀、头痛。

手三里：通络止痛疗肩肘

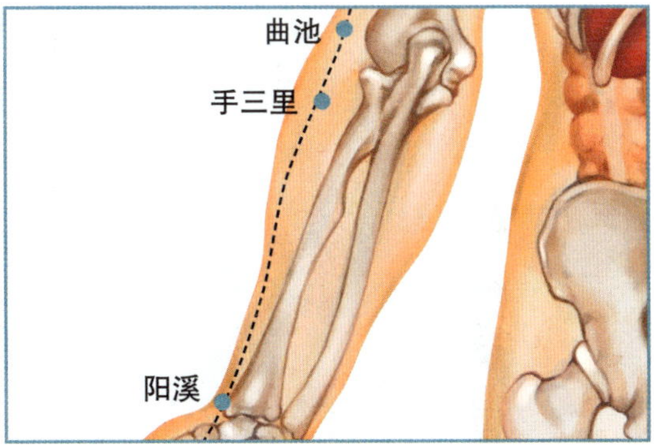

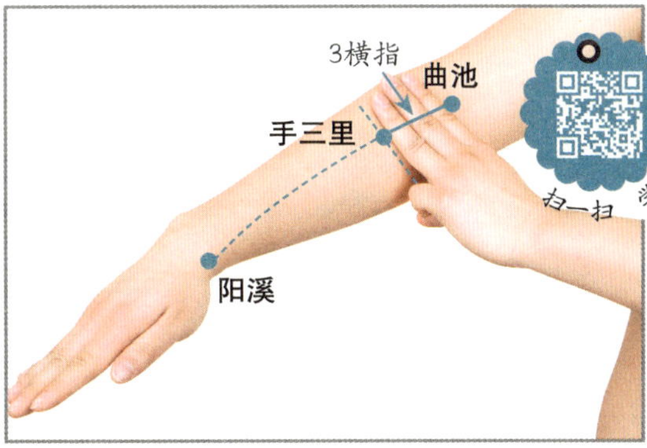

手，上肢；三里，指穴内气血物质所覆盖的范围。

精准定位 在前臂后外侧，肘横纹下 2 寸，阳溪与曲池连线上。

3 秒取穴 先找到曲池、阳溪，两者连线，曲池向下 3 横指处即是。

按摩方法 用拇指指腹按揉手三里，每次 1~3 分钟。

功效主治 调理肠胃、清热明目。主治腹痛、腹泻、肩周炎、上肢不遂、牙痛。

曲池：皮肤诸病多按揉

扫一扫 学取穴

曲，弯曲；池，坑洼之处。穴在肘臂屈曲时肘横纹端凹陷处，故得此名。

- 精准定位 在肘外侧，尺泽与肱骨外上髁连线的中点处。
- 3秒取穴 先找到尺泽和肱骨外上髁，其连线中点处即是。
- 按摩手法 用拇指指腹按揉曲池，每次3~5分钟。
- 功效主治 清热凉血、祛风通络。主治头痛、目赤、咽喉肿痛、上肢不遂、感冒发热、肘臂疼痛以及湿疹、荨麻疹、神经性皮炎、丹毒等皮肤病。

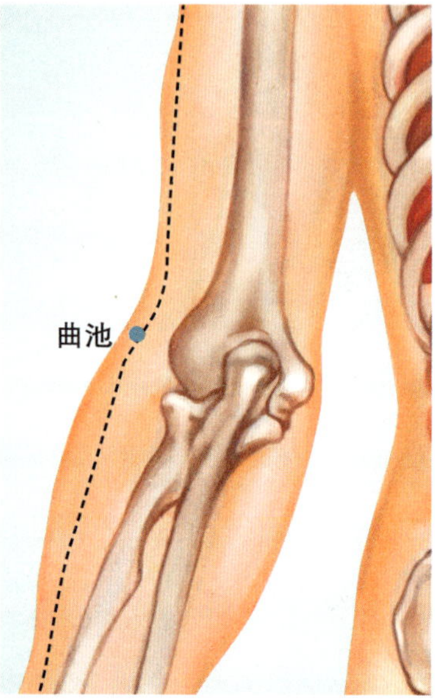

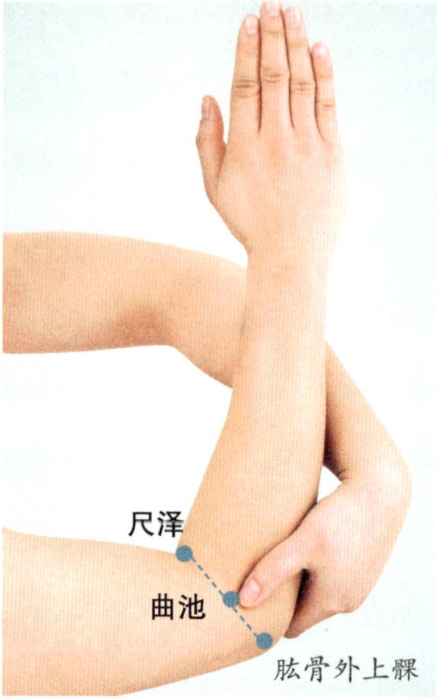

肘髎：肩膀酸疼按这里

扫一扫 学取穴

肘，肘部；髎，骨隙。穴在肘部，靠近骨隙处，故得此名。

- 精准定位 在肘后外侧，肱骨外上髁上缘，髁上嵴的前缘。
- 3秒取穴 先找到曲池，向上1横指处即是。
- 按摩手法 每天早晚用拇指指腹按揉肘髎，每次1~3分钟。
- 功效主治 疏经通络、缓急止痛。主治肩臂肘疼痛、麻木、拘挛。

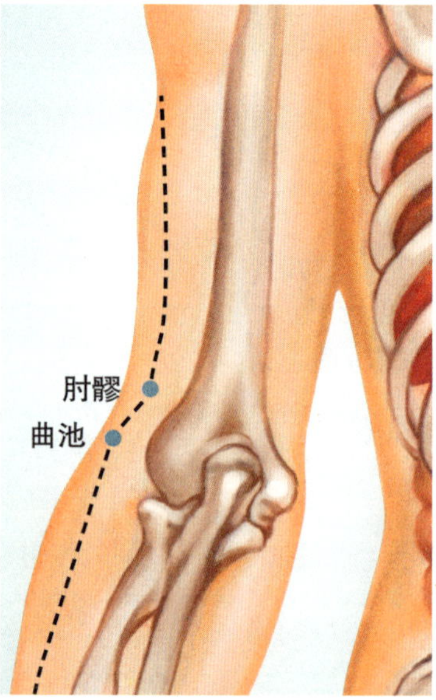

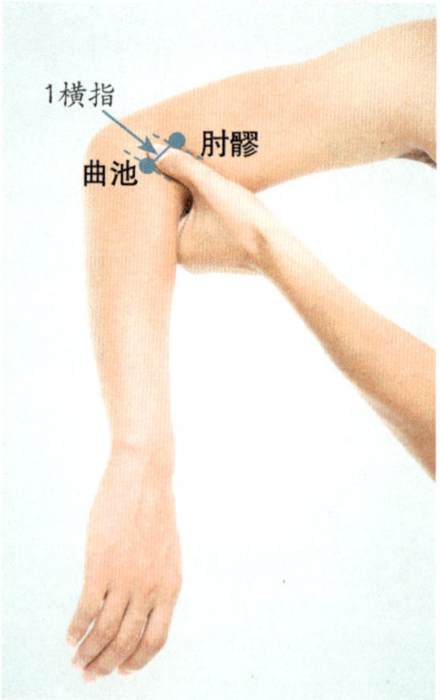

手五里：护肩止痛小能手

手，上肢；五，数词；里，古代有以里为寸之说。

- 精准定位 在臂外侧，肘横纹上 3 寸，曲池与肩髃连线上。
- 3 秒取穴 手臂外侧，曲池上 4 横指处即是。
- 按摩手法 用拇指指腹按揉手五里，每次 1~3 分钟。
- 功效主治 理气散结、疏经活络。主治肩周炎、手臂肿痛、上肢不遂、疟疾。

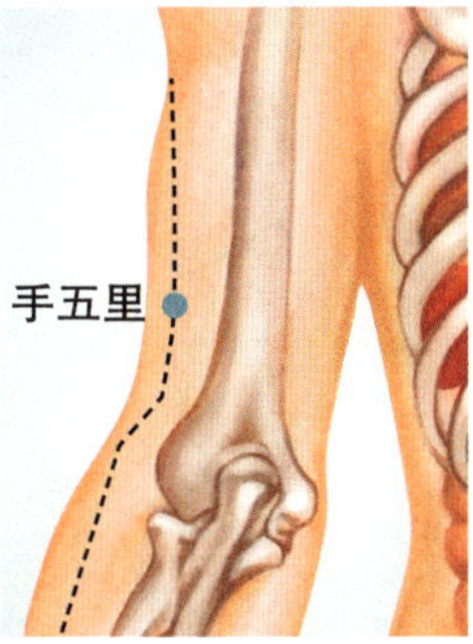

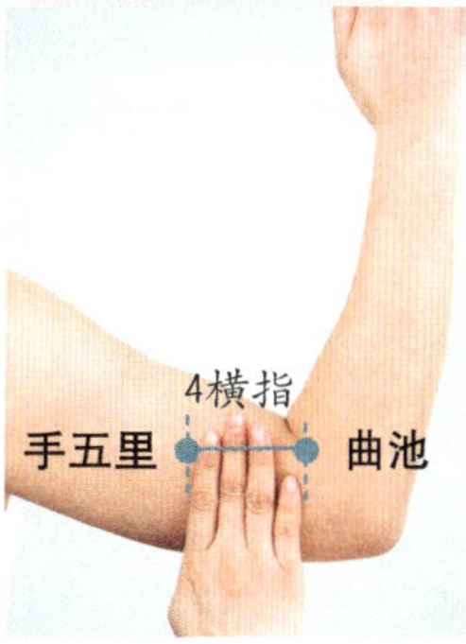

臂臑：视力下降揉一揉

臂，通指上肢；臑，上臂肌肉隆起处。

- 精准定位 在臂外侧，曲池上 7 寸，三角肌前缘处。
- 3 秒取穴 屈肘，紧握拳，在三角肌下端偏内侧取穴，约曲池上 7 寸即是。
- 按摩手法 用拇指指腹点揉臂臑，每次 1~3 分钟。
- 功效主治 疏经通络、活血止痛、清热明目。主治肩痛、臂痛、颈项强痛、视物昏花。

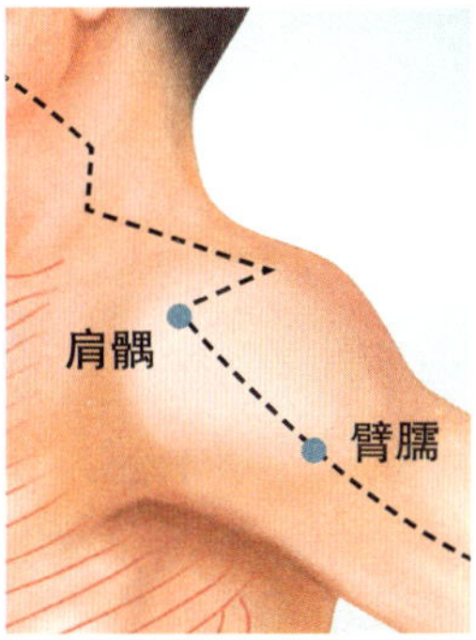

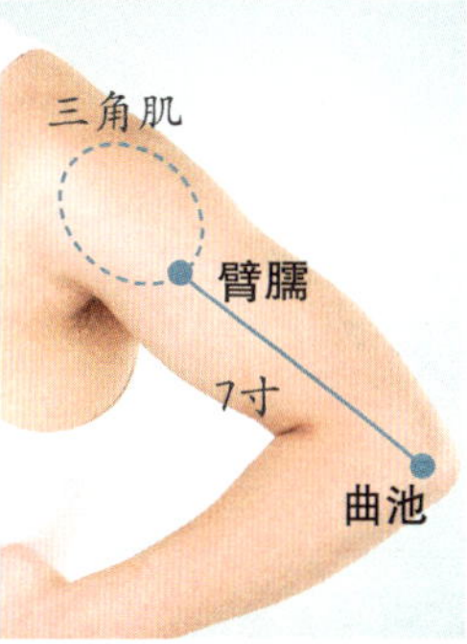

肩髃：常按预防肩周炎

肩，肩部；髃，髃骨，即肩胛骨。穴在肩胛骨肩峰端前下方，故得此名。

- 精准定位 在肩带部，肩峰外侧缘前端与肱骨大结节两骨间凹陷中。
- 3 秒取穴 正坐，屈肘抬臂与肩同高，肩前呈现的凹陷处即是。
- 按摩手法 用食指或中指点按肩髃 30 次，每日早晚各 1 遍。
- 功效主治 疏经活络、通经止痛、祛风活血。主治肩臂疼痛、肩周炎、肩痛。

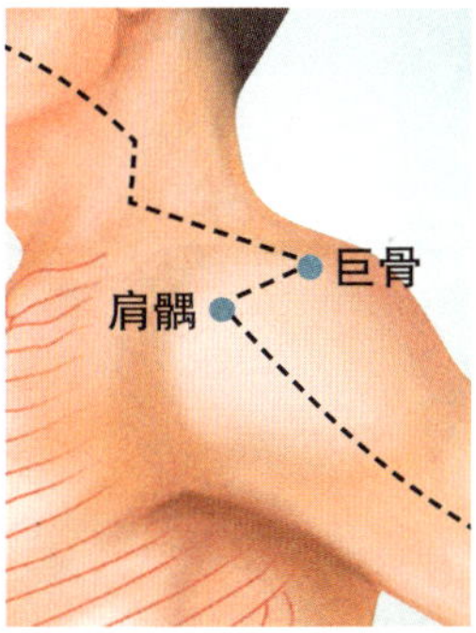

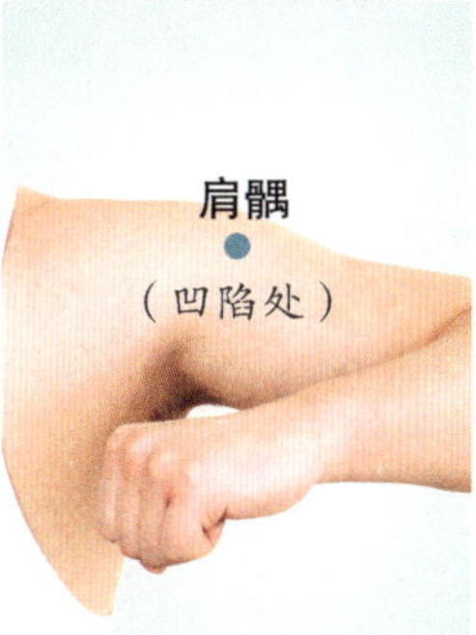

巨骨：缓解上臂疼痛

扫一扫 学取穴

巨骨，古代称“锁骨”，穴在锁骨与肩胛骨凹陷处，故得此名。

- 精准定位 在肩带部，锁骨肩峰端与肩胛冈之间凹陷中。
- 3秒取穴 沿着锁骨向外摸至肩峰端，再找背部肩胛冈，两者之间凹陷处。
- 按摩手法 用食指指腹按摩巨骨，每次1~3分钟。
- 功效主治 通络止痛、消肿散结、祛风活血。主治肩背及上臂疼痛、手臂挛急。

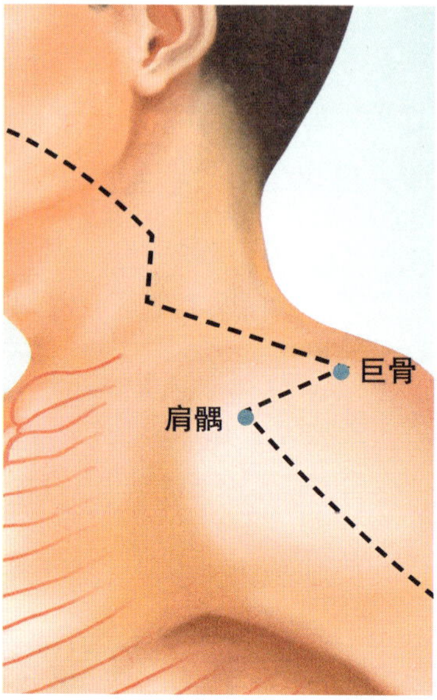

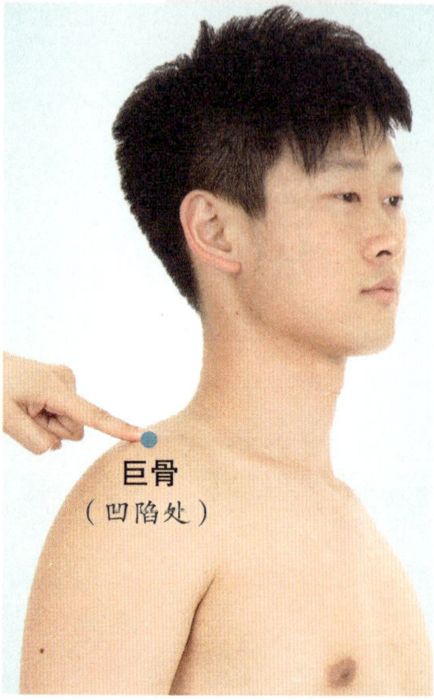

天鼎：行气散结利咽喉

扫一扫 学取穴

天鼎，颈以上形似鼎。穴在颈部，相当于鼎足之处，故得此名。

- 精准定位 在颈前部，横平环状软骨，胸锁乳突肌后缘。
- 3秒取穴 先找到扶突，再找到锁骨上窝中央，两者连线中点处即是。
- 按摩手法 用拇指指腹按摩天鼎50次。
- 功效主治 利喉清咽、理气散结。主治咽喉肿痛、扁桃体炎、呃逆、颈肩痛。

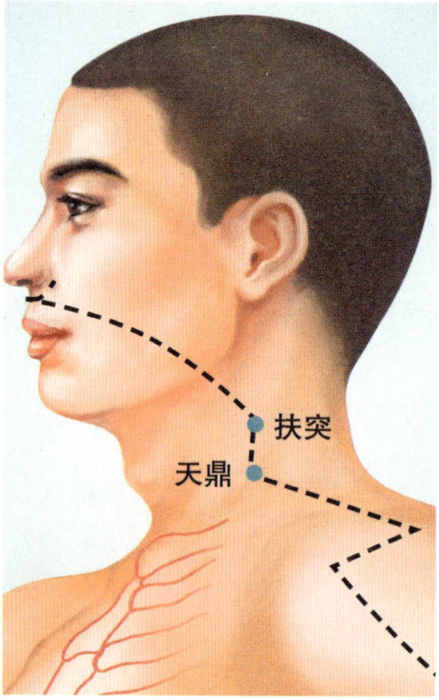

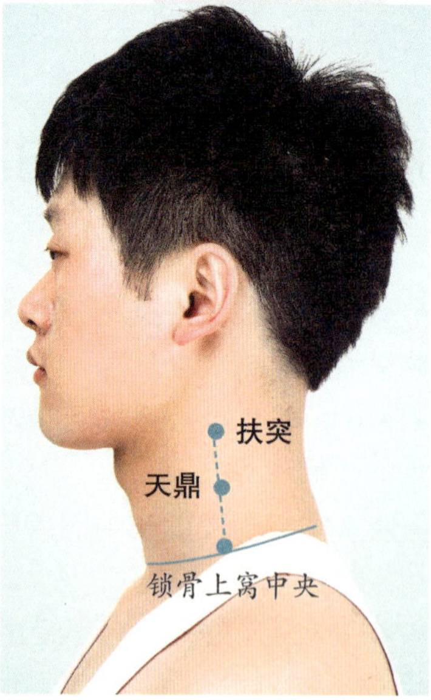

扶突：止咳平喘有方法

扶，旁边；突，隆起，指喉结，故得此名。

- 精准定位 在颈前部，横平甲状软骨上缘（约相当于喉结处），胸锁乳突肌前、后缘中间。
- 3秒取穴 正坐，拇指弯曲，其余四指并拢，手心向内，小指位于喉结旁，食指所在处即是。
- 按摩手法 食指和中指并拢，以指腹轻压或轻揉扶突，左右各3分钟。要注意力度，不可重压。
- 功效主治 利咽消肿、理气降逆。主治咳嗽、气喘、咽喉肿痛、打嗝。

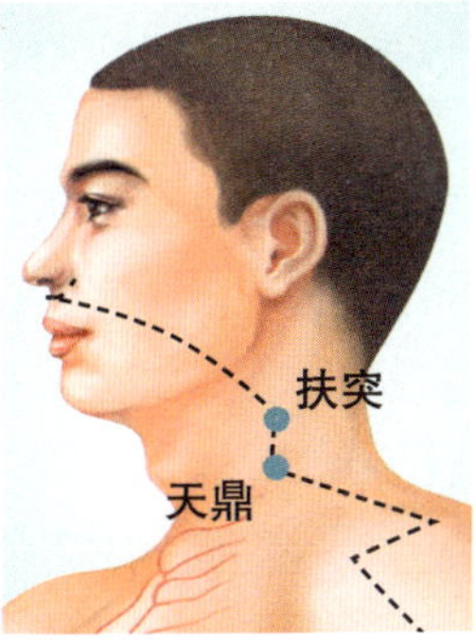

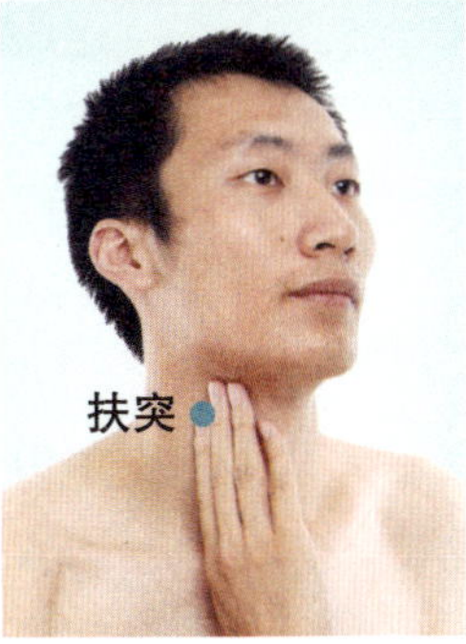

口禾髎：预防口鼻部病变

口，口部；禾，谷物；髎，间隙。谷物从口入胃，穴在口旁骨隙中，故得此名。

- 精准定位 在面部，横平人中沟上1/3处，鼻孔外缘直下。
- 3秒取穴 鼻孔外缘直下，平鼻唇沟上1/3处即是。
- 按摩手法 用食指指腹按压口禾髎，每次5~10分钟。
- 功效主治 祛风清热、牵正通窍。主治鼻塞流涕、鼻出血、口歪。

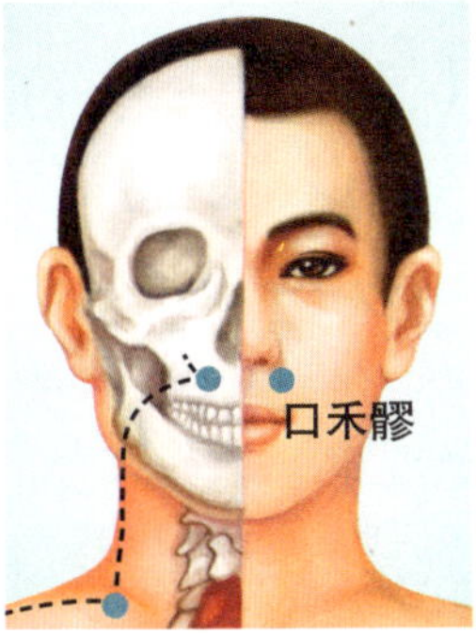

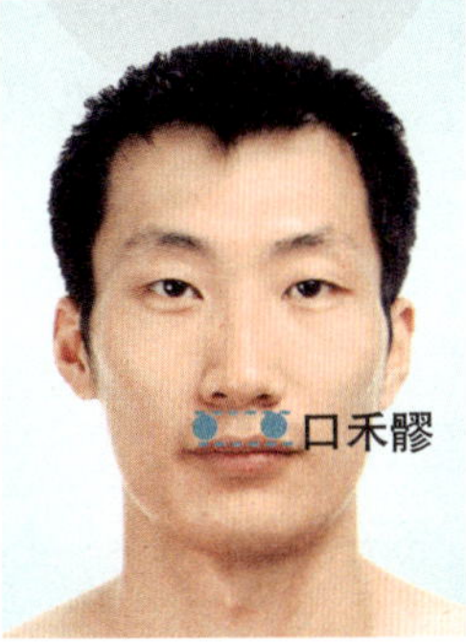

迎香：鼻炎鼻塞奇效穴

迎，迎接；香，香气。本穴在鼻旁，能治鼻病，改善嗅觉，进而迎来香气，故得此名。

- 精准定位 在面部，鼻翼外缘中点旁，鼻唇沟中。
- 3秒取穴 于鼻翼外缘中点的鼻唇沟中取穴。
- 按摩手法 用食指指腹点按迎香，每次1~3分钟。
- 功效主治 通利鼻窍、祛风通络、疏散风热。主治鼻塞、过敏性鼻炎、鼻出血、面神经麻痹、黄褐斑、酒糟鼻。

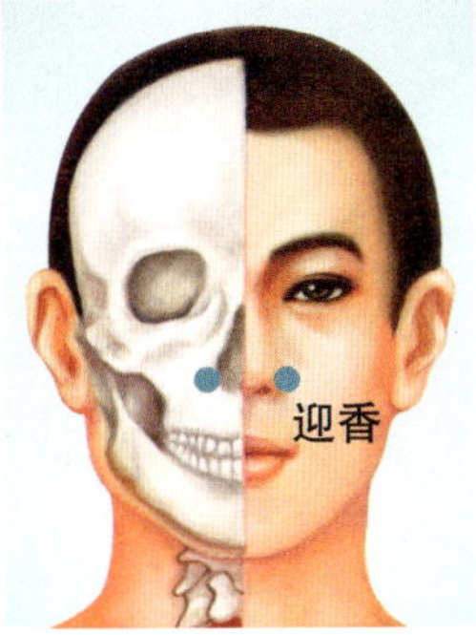

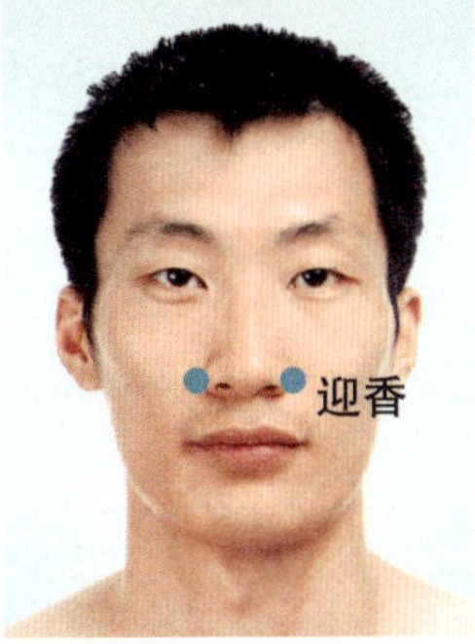

足阳明胃经的保养

足阳明胃经起于头面，循行经过颈项、胸腹及下肢前侧，最后终于足趾，是十二经脉中分支最多、分布最广的经脉，关联的器官有鼻、目、上齿、口唇、喉咙和乳房，特别与胃、脾关系密切。脾胃主管消化吸收饮食、水谷，化生气血布散人体全身，滋养人体各脏腑、组织、官窍。胃经不通多见腹胀、胃痛、呕吐、不思饮食、倦怠等脾胃病。

主治病症

本经腧穴主要调理胃肠，头面、目、鼻、口、齿，神志及经脉循行部位（下肢外前侧）的病症。缓解眼干眼痒常取承泣、四白；调理牙痛常取颊车、下关；缓解胃肠功能紊乱常取足三里、梁丘。

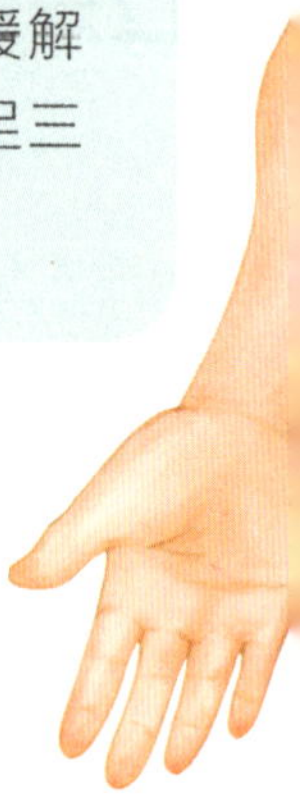

辰时（7:00—9:00）

胃经当令

此时宜吃早餐，
为身体的消耗提供能量，
宜食温和养胃的食物。

胃经上潜伏的疾病

胃胀

胃经淤堵致胃气不降，食物积滞胃内，出现胃胀、反酸烧心等症状。

腹痛

气滞、感受寒凉、过食辛辣引起胃中气滞血淤，出现腹绞痛。

便秘

胃肠蠕动减慢，食物在肠道内积存，大便干硬不易排出，就会出现便秘。

恶心、呕吐、嗳气

胃经不通，胃气不降，浊气上逆，表现为恶心、呕吐、嗳气。

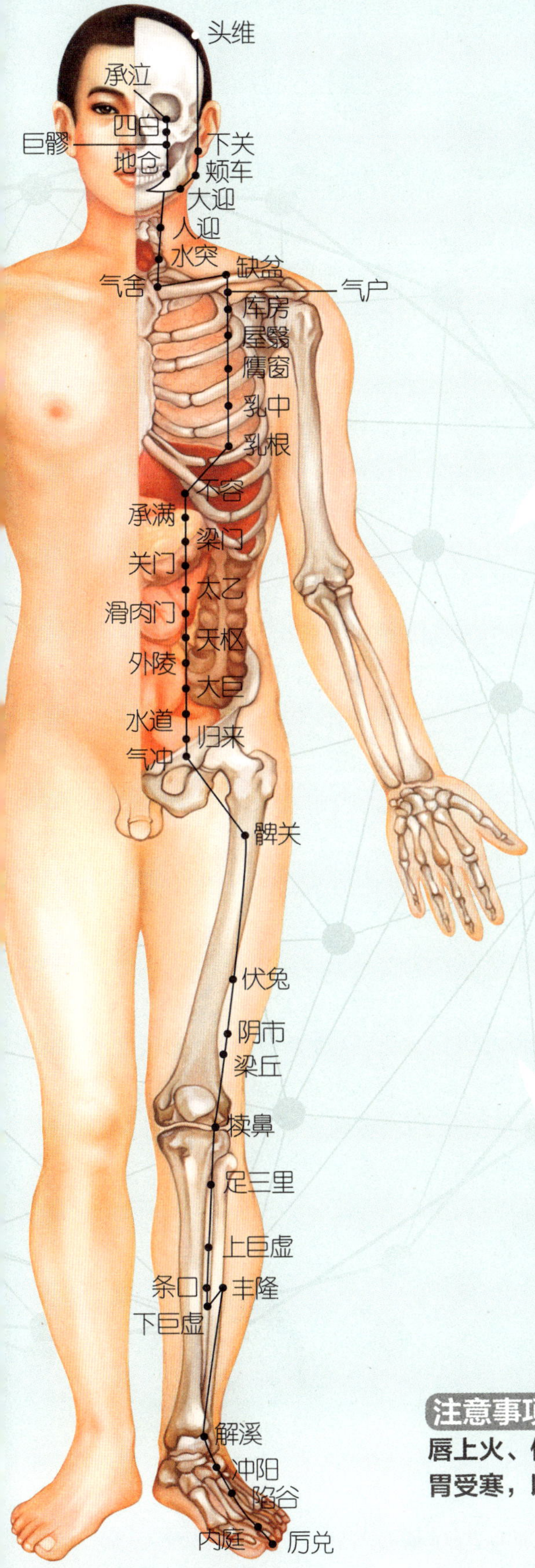

胃经的作用

脾胃为气血生化之源，全身的脏腑、筋脉都需要胃经来濡养。保养胃经有利于改善胃的消化功能，使食物在胃内得到充分的消化分解，并改善脾的运输功能。调理胃经可以帮助祛除身体内的湿邪和痰浊，保持体内环境的洁净和平衡。

日常保养

可以采取拍打刺激胃经的方式来疏通经络气血，要掌握拍打力度，脸部穴位可用食指或中指按揉 1 分钟；腿部可适当加重，每天多次（辰时、饭后 1 小时、睡前 1 小时），每次 5~10 分钟即可。用艾条来保养胃经效果更好，有助于补气血。

注意事项 **过于燥热的食物容易引起胃火盛，引发口唇上火、便秘等问题，不宜多食。另外，也要尽量避免胃受寒，以免影响保养效果。**

医案一 急性胃痛梁丘解

本案例发生在笔者上学时期，有次考试前夕，备考不充分，精神紧张，在临睡前突发胃脘绞痛难忍，喝少量温水后缓解不明显。遂想起梁丘一穴可止胃痛，尤其是急性胃痛。立刻用拇指指端按压梁丘，感到局部酸胀难忍，并向髌骨方向放射，凝神静气，配合呼吸，并想象有一只手缓缓地抚摸紧张痉挛的胃脘部，30分钟后，疼痛渐渐消退。

医生有话说

很多急性胃痉挛会表现为胃脘部绞痛或紧痛，痛势明显，发病急骤，多与情绪紧张有关。梁丘对于各种胃痛均有缓急止痛的效果，尤其是对于应激引起的胃痛。如果痛势较急，可以用力点按，使酸痛感向髌骨方向放射，同时配合呼吸、冥想，加强效果。

梁丘也可用于缓解胃酸过多。

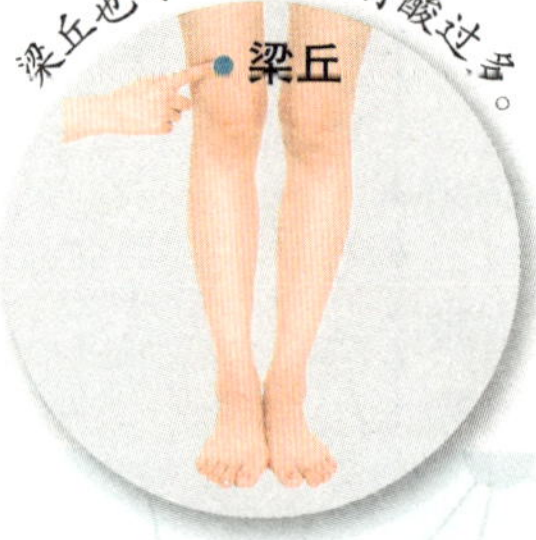

医案二 巧用四白缓目倦

马某某，女，18岁，主因“颈背痛伴双目酸胀3个月”就诊。经过一段推拿治疗后，患者颈部症状明显缓解，仍自觉目酸、目胀，长时间看书、看手机后会加重，闭目休息后可缓解。查见患者双眼轻度充血，瞳孔大小、形态无异常，无水肿，舌淡红，苔薄白，脉弦。嘱咐患者每日临睡前用热毛巾熨眼部，同时按摩四白。双手食指指腹按揉双侧四白，以局部出现酸胀感并微微向眼眶放射为宜，每日间断操作，尤其是长时间看书、看手机后。半年后复诊提及此事，患者诉症状较之前有所缓解。

医生有话说

四白可使目“明见四方”，能有效地缓解视疲劳，睡前用热毛巾熨眼部是为了改善眼周血液循环，加强疗效。除了缓解目倦，四白还能改善目痛、迎风流泪、视物模糊等症状。

按摩四白时注意保持手部干净。

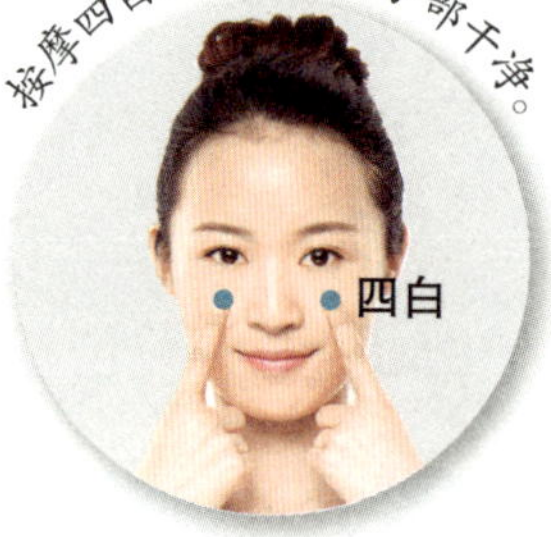

承泣：迎风流泪按承泣

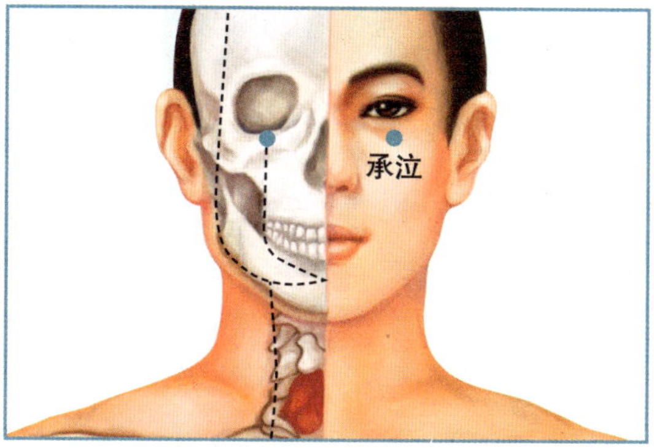

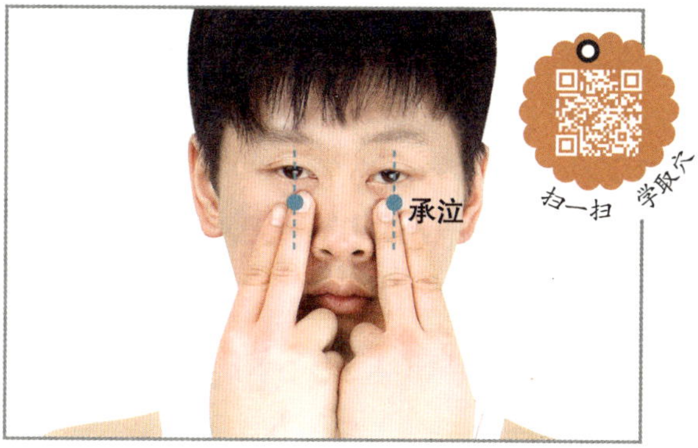

承，承受；泣，泪水。穴在目下，犹如承受泪水的部位，故得此名。

精准定位 在面部，眼球与眶下缘之间，瞳孔直下。

3秒取穴 目视前方，瞳孔正下方，眼眶下缘即是。

按摩方法 用食指指腹按揉承泣，每次1~3分钟。

功效主治 散风清热、明目止泪、通经活络。主治目赤肿痛、视力模糊、夜盲、迎风流泪、口眼歪斜。

四白：缓解目痒干涩

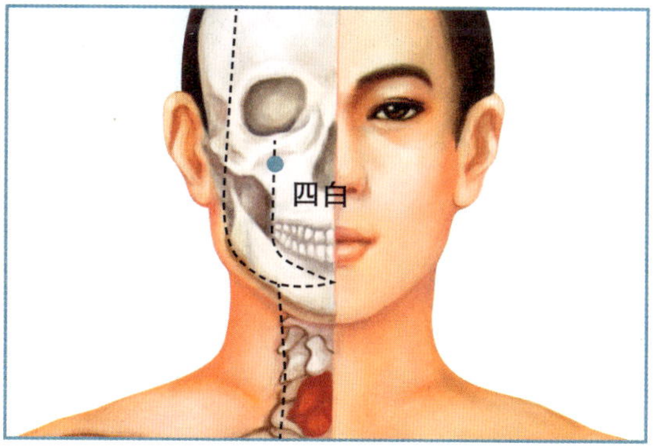

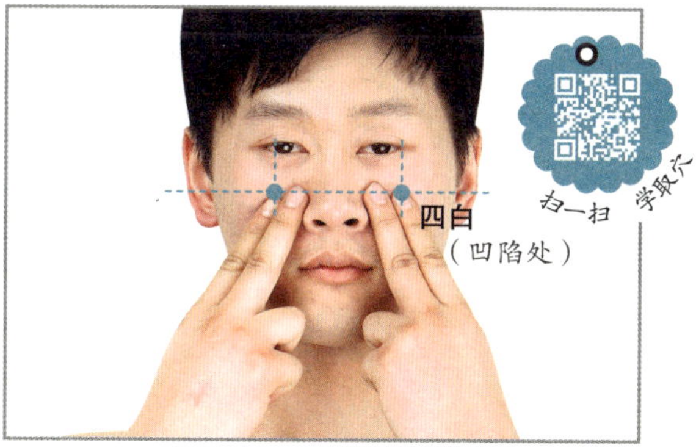

四，四方；白，光明。穴在目下，能治眼病，改善视力，使目明见四方，故得此名。

精准定位 在面部，眶下孔处。

3秒取穴 食指、中指伸直并拢，中指贴于两侧鼻翼，食指指尖所按处有一凹陷处即是。

按摩方法 用食指指腹按揉四白，每次1~3分钟。

功效主治 清热解毒、祛风明目、通经活络。主治目赤痛痒、迎风流泪、眼睑跳动、口眼歪斜、面瘫。

巨髎：促进面部血液循环

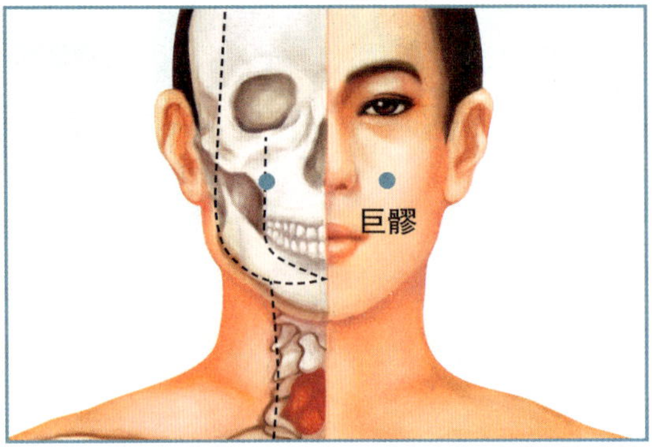

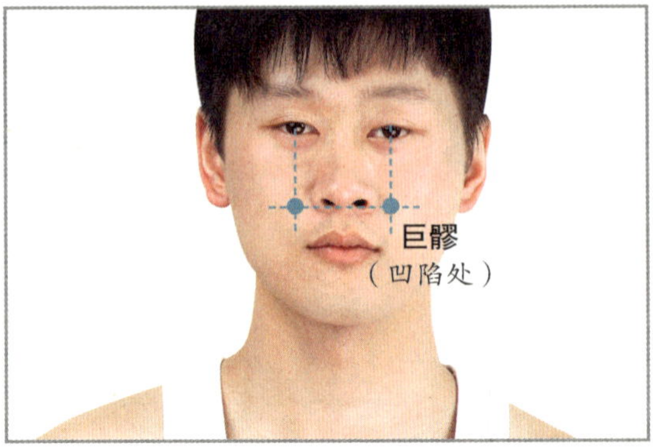

巨，大；髎，孔隙。穴在上颌骨与颧骨交接之巨大孔隙中，故得此名。

精准定位 在面部，横平鼻翼下缘，瞳孔直下。

3 秒取穴 直视前方，沿瞳孔作垂线向下，与鼻翼下缘水平线交点凹陷处即是。

按摩方法 用食指指腹按压巨髎，每次 1~3 分钟。

功效主治 清热息风、明目退翳、通经活络。主治视力障碍、口眼歪斜、眼睑跳动、鼻出血、齿痛、面痛。

地仓：不怕口歪、口水多

扫一扫 学取穴

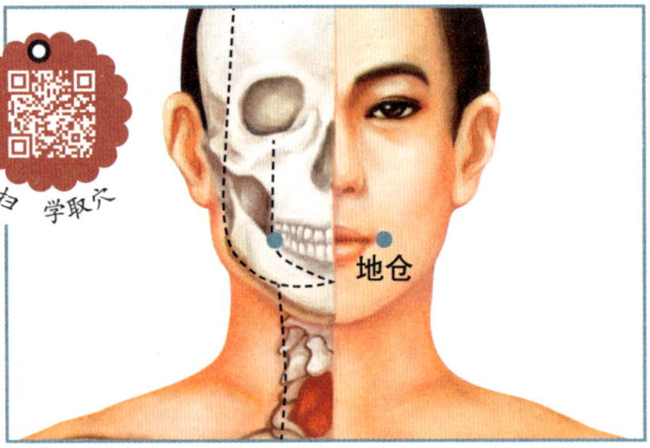

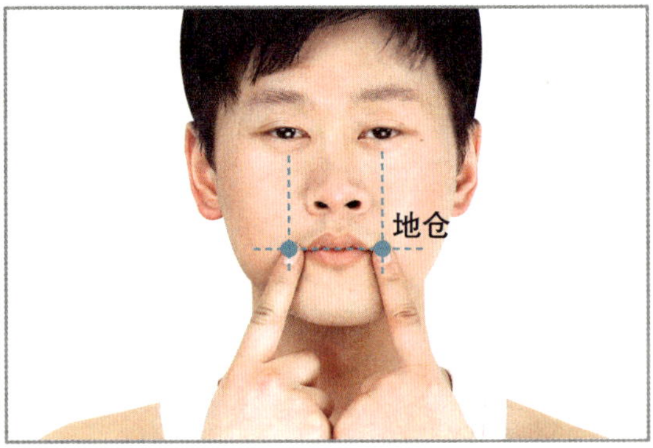

地，指土地所产之谷物；仓，仓廪、仓库。穴在口旁，谷从口入，如入仓库一般，故得此名。

精准定位 在面部，口角旁开 0.4 寸。

3 秒取穴 轻闭口，举双手，用食指指甲垂直下压唇角外侧两旁即是。

按摩方法 用食指指甲垂直下压双侧地仓，稍用力掐揉，每次 1~3 分钟。

功效主治 祛风止痛、安神利窍、疏经活络。主治口角歪斜、齿痛、流涎、眼睑跳动。

大迎：口歪、颊肿用大迎

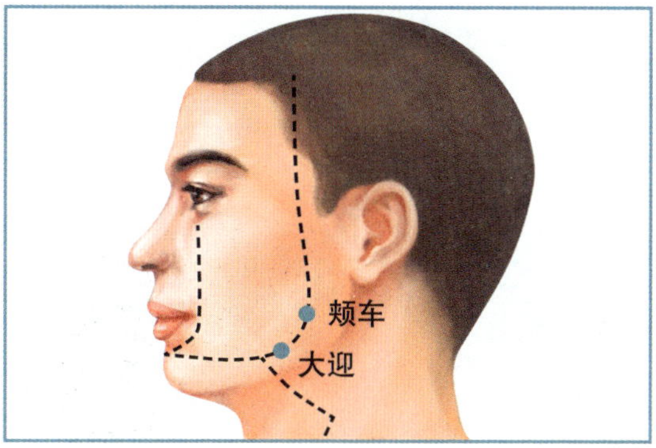

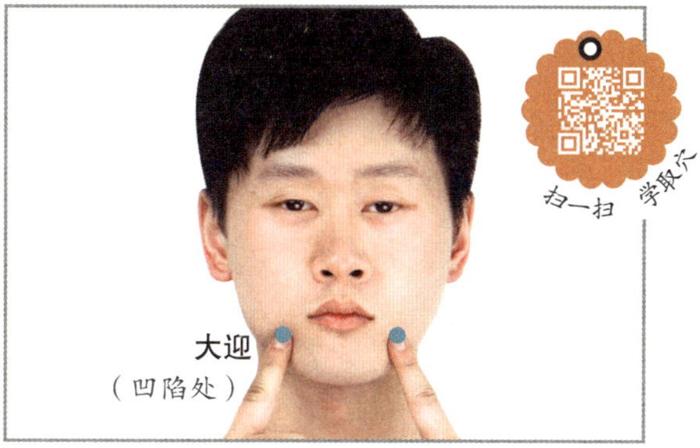

大迎，大迎脉，即面动脉。穴在面动脉旁，故得此名。

精准定位 在面部，下颌角前方，咬肌附着部的前缘凹陷中，面动脉搏动处。

3秒取穴 正坐，闭口咬牙，咬肌前下方有一凹陷，按之有搏动感处即是。

按摩方法 用食指指腹按揉大迎，每次1~3分钟。

功效主治 祛风通络、利喉开音、消肿止痛。主治口角歪斜、失音、颊肿、牙痛。

颊车：牙痛颊肿用颊车

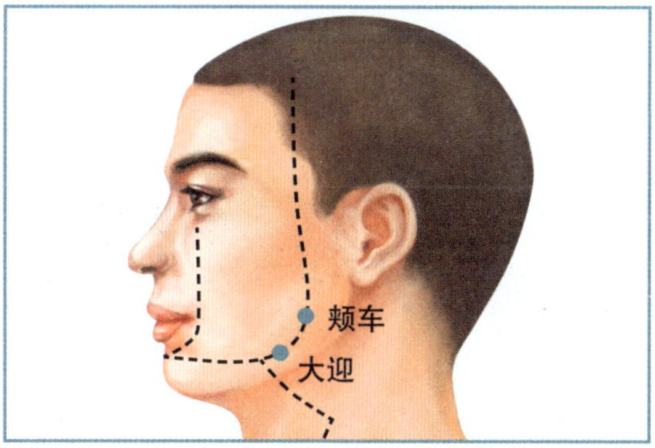

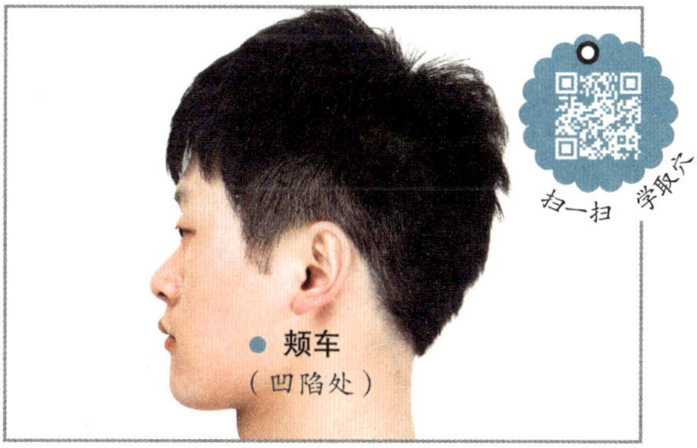

颊车，古人称下颌骨为“颊车骨”，穴在骨旁，故得此名。

精准定位 在面部，下颌角前上方1横指。

3秒取穴 上下牙关咬紧时，咬肌隆起，放松时按之有凹陷处即是。

按摩方法 用食指与中指相叠，按揉颊车，每次1~3分钟。

功效主治 祛风清热、消肿止痛。主治口眼歪斜、牙关紧闭、牙痛颊肿、面部痉挛。

下关：张口受限选下关

下，与上相对；关，关节。穴在下颌关节颧弓下方，与上关互相对峙，故得此名。

- 精准定位 在面部，颧弓下缘中央与下颌切迹之间凹陷中。
- 3 秒取穴 闭口，食指、中指并拢，食指贴于耳垂旁，中指指腹处即是。
- 按摩手法 食指和中指相叠，按揉下关 1~3 分钟。
- 功效主治 通经活络、消肿止痛、聪耳通窍。主治牙关不利、张口受限、牙痛、口眼歪斜、面痛、耳鸣。

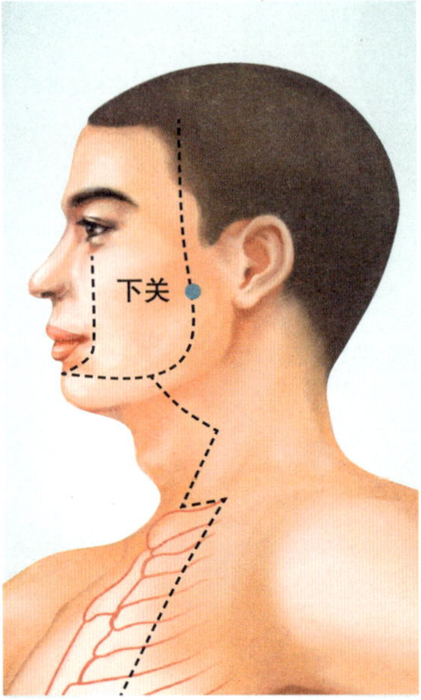

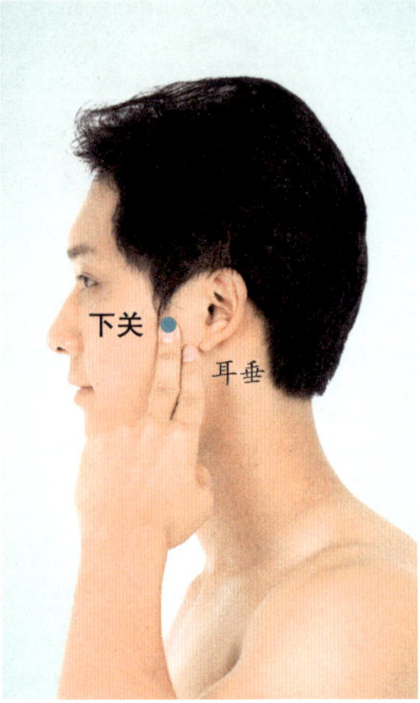

头维：祛风通络缓头痛

头，头部；维，隅角、维系、维护。穴在头之额角，是维系头冠之处，故得此名。

- 精准定位 在头部，额角发际直上 0.5 寸，头正中线旁开 4.5 寸。
- 3 秒取穴 在额头上，距额角 1 横指处。
- 按摩手法 用双手拇指指腹强压头维，每秒钟按压 1 次，如此重复 10~20 次。
- 功效主治 祛风和络、通窍止痛。主治各种急慢性头痛、头晕、迎风流泪、视物不明。

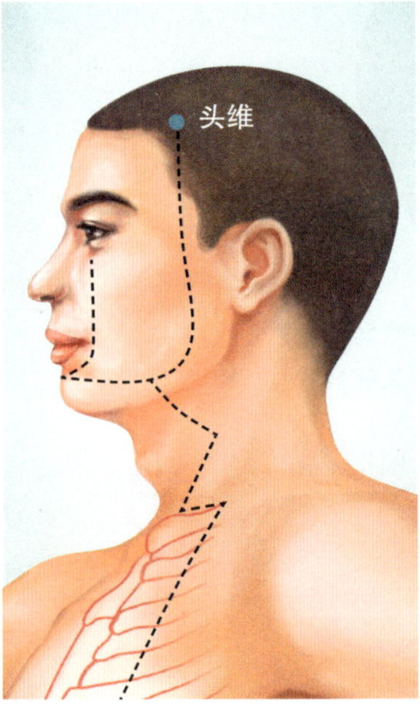

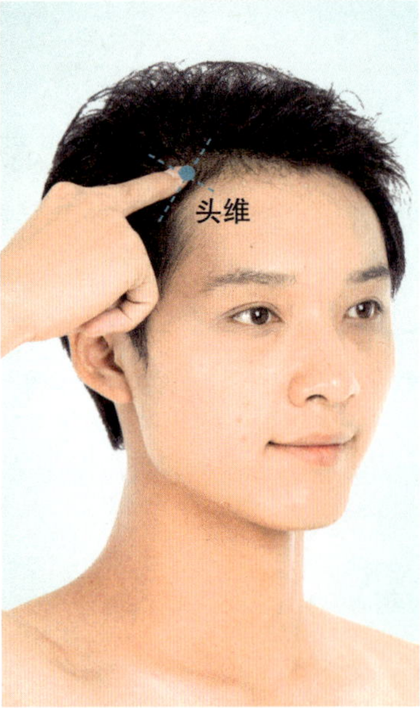

人迎：辅助降血压

扫一扫 学取穴

人，此处指人的胸腹部；迎，迎受也。胃经气血由本穴向胸腹传输，故得此名。

- 精准定位 在颈前部，横平甲状软骨上缘，胸锁乳突肌前缘，颈总动脉搏动处。
- 3秒取穴 正坐，从喉结往外侧量2横指，胸锁乳突肌前缘动脉搏动处即是。
- 按摩手法 拇指、食指指腹相对用力，轻轻掐揉人迎，每次1~2分钟。
- 功效主治 利咽散结、理气降逆。主治胸满气逆、咽喉肿痛、饮食难以下咽、高血压。

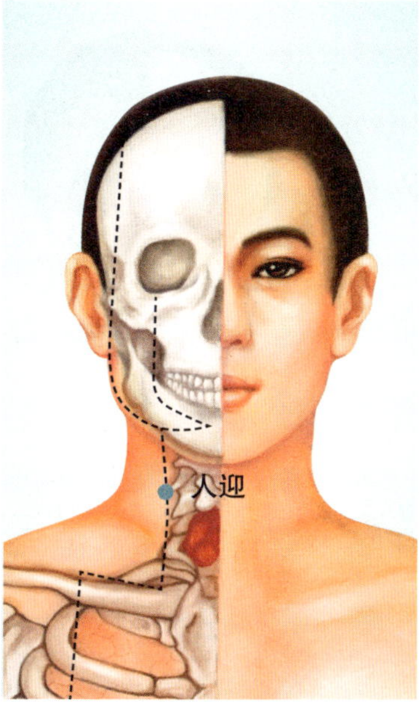

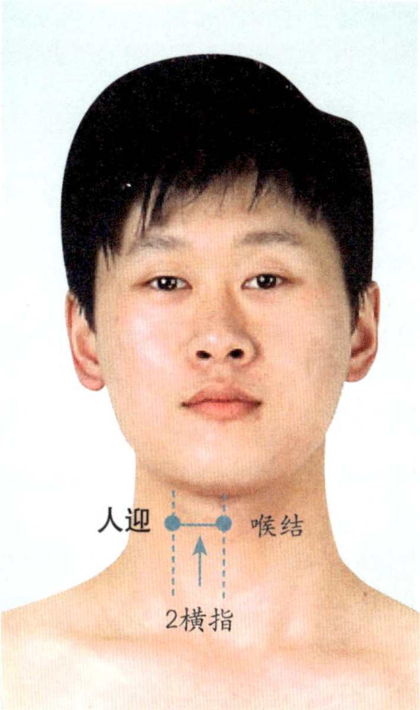

水突：缓解呼吸困难

扫一扫 学取穴

水，水谷；突，穿过。穴在颈部，邻近通过食物的食管，故得此名。

- 精准定位 在颈前部，横平环状软骨，胸锁乳突肌前缘。
- 3秒取穴 找到人迎、气舍，两者连线中点处即是。
- 按摩手法 拇指、食指指腹相对用力，轻轻掐揉水突，每次1~2分钟。
- 功效主治 清热利咽、降逆平喘。主治咳嗽、气喘、咽喉肿痛、打嗝。

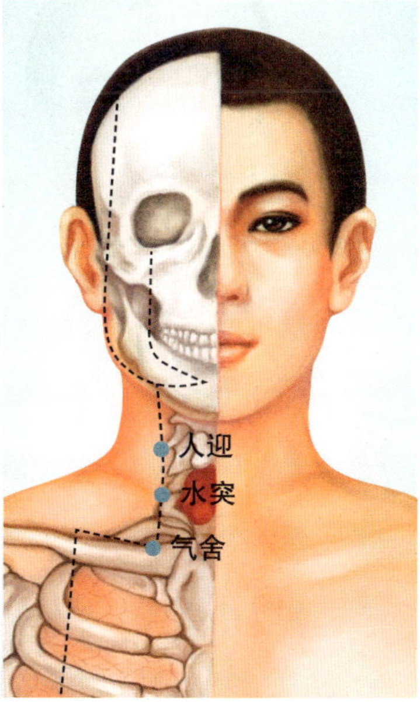

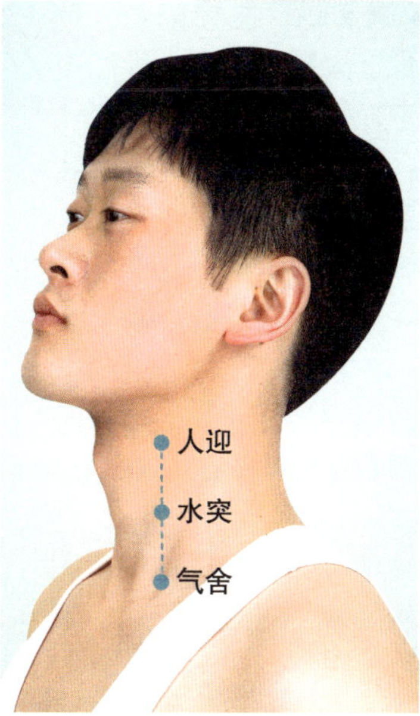

气舍：缓解颈项咽喉痛

扫一扫 学取穴

气，空气，指肺胃之气；舍，宅舍。穴在气管旁，犹如气之宅舍，故得此名。

- 精准定位 在颈前部，锁骨上小窝，锁骨胸骨端上缘，胸锁乳突肌胸骨头与锁骨头中间的凹陷中。
- 3 秒取穴 人迎直下与锁骨内侧端上缘交点的凹陷处即是。
- 按摩手法 用食指指腹按揉气舍，每次 1~3 分钟。
- 功效主治 通经活络、消肿止痛、聪耳通窍。主治咽喉肿痛、饮食难下、颈项强痛、打嗝。

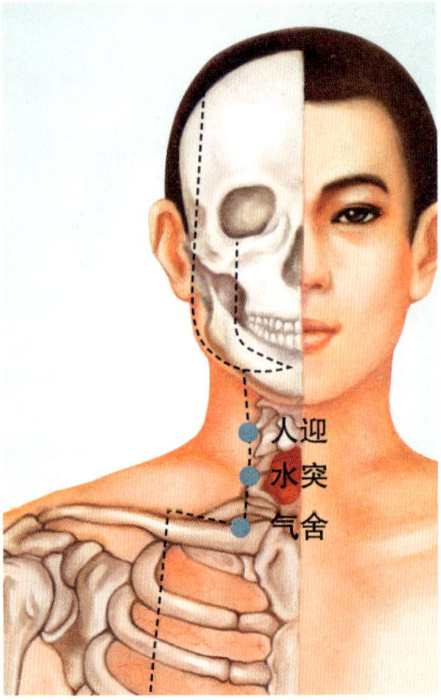

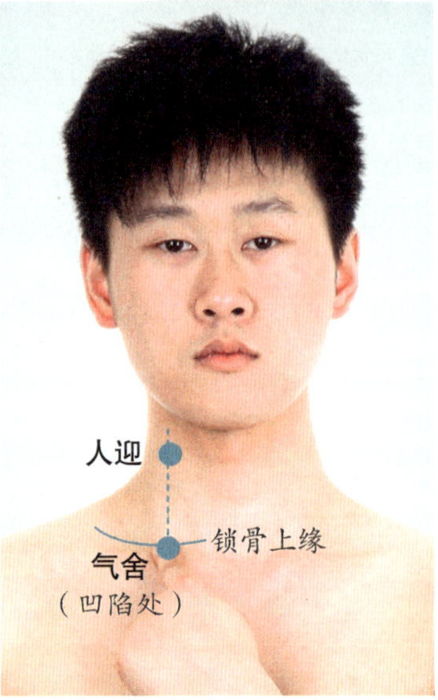

缺盆：胸闷、咳喘不再愁

扫一扫 学取穴

缺，空缺、空虚；盆，阔口容器。此穴所在之处犹如空缺的容器，故得此名。

- 精准定位 在颈前部，锁骨上大窝，锁骨上缘凹陷中，前正中线旁开 4 寸。
- 3 秒取穴 正坐，乳中线直上锁骨上方有一凹陷，凹陷中点按压有酸胀感处即是。
- 按摩手法 用对侧手的拇指指腹按压缺盆，每次左右各 3 分钟。
- 功效主治 宽胸散结、止咳平喘。主治颈肩痛、胸闷胸痛、咳嗽、气喘、咽喉肿痛。

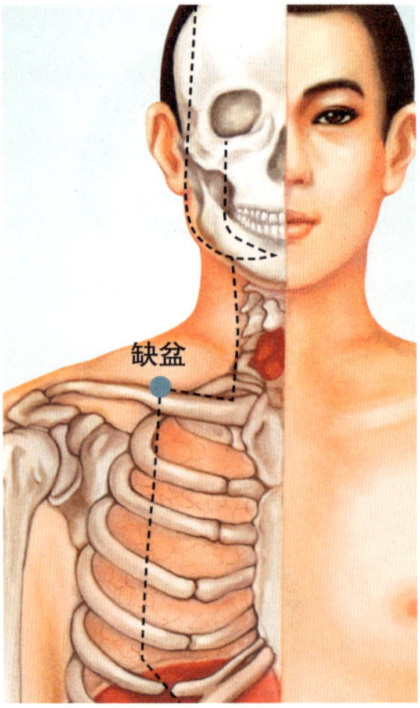

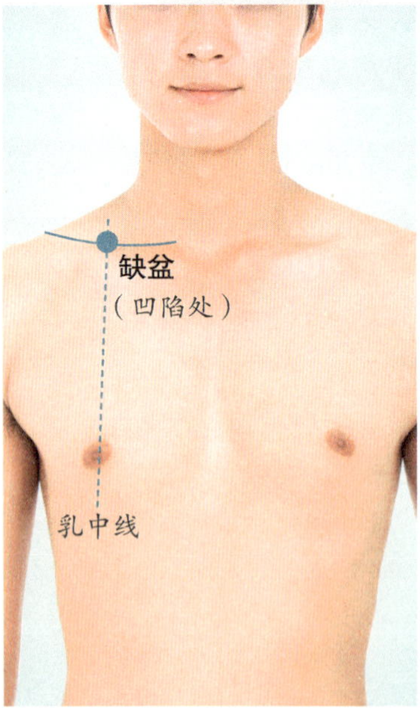

气户：胸背急痛好帮手

扫一扫 学取穴

气，空气，指肺胃之气；户，门户。穴在胸上部，喻为气的门户，故得此名。

- 精准定位 在前胸部，锁骨下缘，前正中线旁开4寸。
- 3秒取穴 正坐或仰卧，乳中线与锁骨下缘相交的凹陷中，按压有酸胀感处即是。
- 按摩手法 用食指指腹点按气户，以上胸部有胀痛感为宜。
- 功效主治 理气宽胸、止咳平喘。主治胸痛、背痛、打嗝上气、呼吸喘鸣、咽喉肿痛。

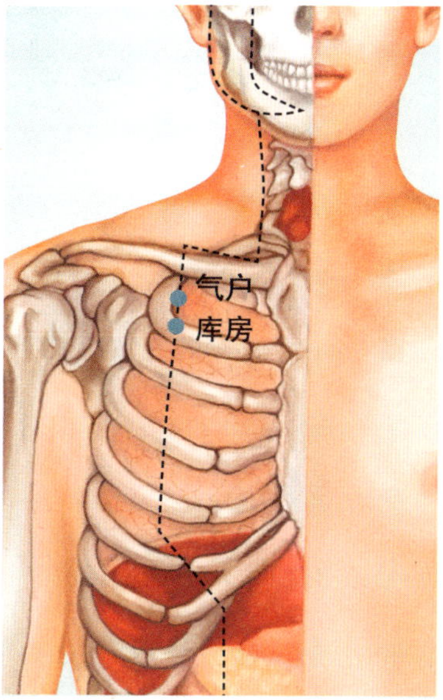

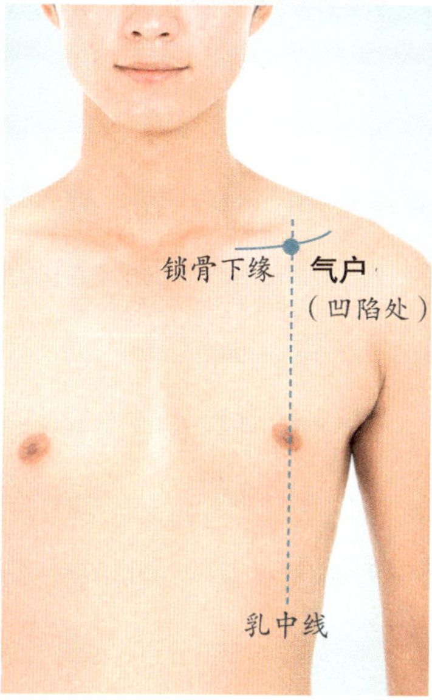

库房：缓解气喘、胸胀

扫一扫 学取穴

库房，储物之所，穴在气户之下，由户入库，喻脉气渐深，故得此名。

- 精准定位 在前胸部，第1肋间隙，前正中线旁开4寸。
- 3秒取穴 正坐或仰卧，从乳头沿直线向上推3个肋间隙，按压有酸胀感处即是。
- 按摩手法 用食指指腹点揉库房，每次1~2分钟。
- 功效主治 理气宽胸、清热化痰。主治胸胁胀痛、胸满气逆、气喘、咳嗽。

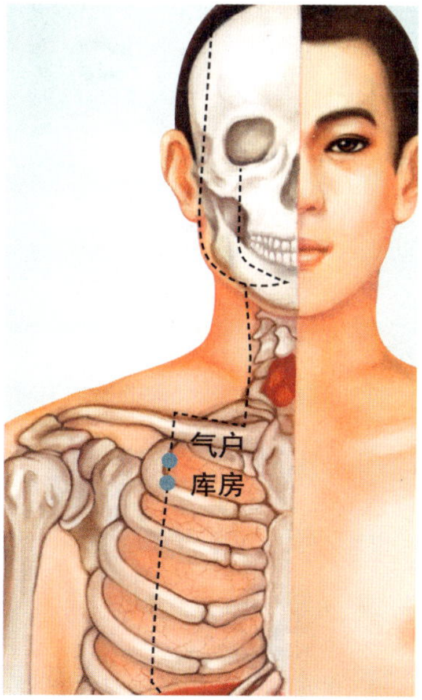

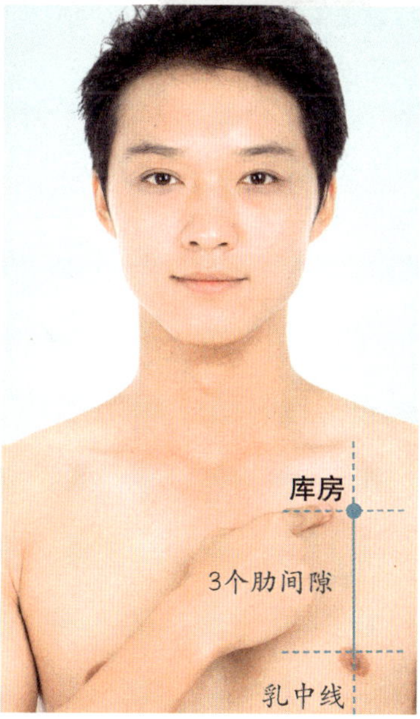

屋翳：消结散结按这里

扫一扫 学取穴

屋，深室；翳，隐蔽。呼吸之气至此穴处如达深室般隐蔽，故得此名。

- 精准定位 在前胸部，第2肋间隙，前正中线旁开4寸。
- 3秒取穴 正坐或仰卧，从乳头沿直线向上推2个肋间隙，按压有酸胀感处即是。
- 按摩手法 用手掌小鱼际或大鱼际，在屋翳施以轻揉手法，反复揉压数次。
- 功效主治 行气解郁、宽胸理气、化痰散结、止咳化痰。主治乳痈、乳腺增生、胸满气逆、咳嗽喘息。

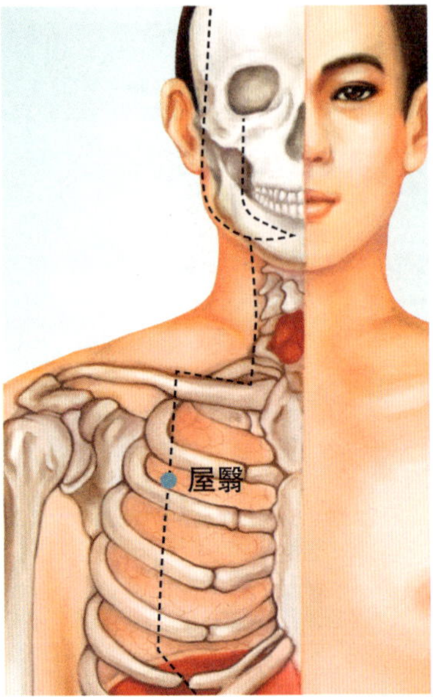

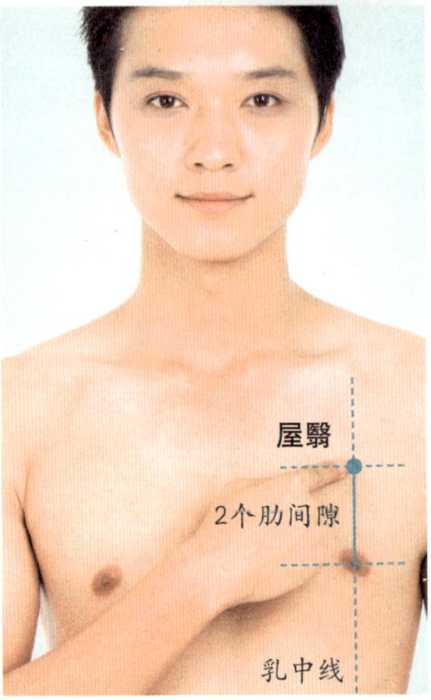

膺窗：消气解胸闷

扫一扫 学取穴

膺，前胸部，又称“胸膺”；窗，窗户。穴在胸膺部，犹如胸室之窗，故得此名。

- 精准定位 在前胸部，第3肋间隙，前正中线旁开4寸。
- 3秒取穴 正坐或仰卧，从乳头沿直线向上推1个肋间隙，按压有酸胀感处即是。
- 按摩手法 用拇指指腹按揉膺窗，每次1~3分钟。
- 功效主治 降逆止咳、行气消胀、清热散结、消痈。主治胸满气逆、呼吸喘鸣、咳嗽喘息、乳痈。

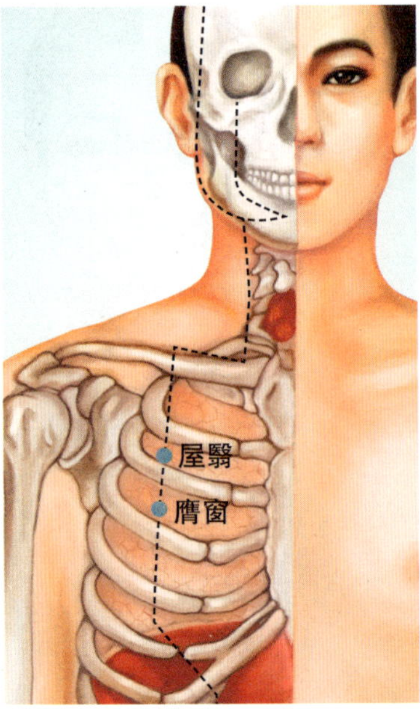

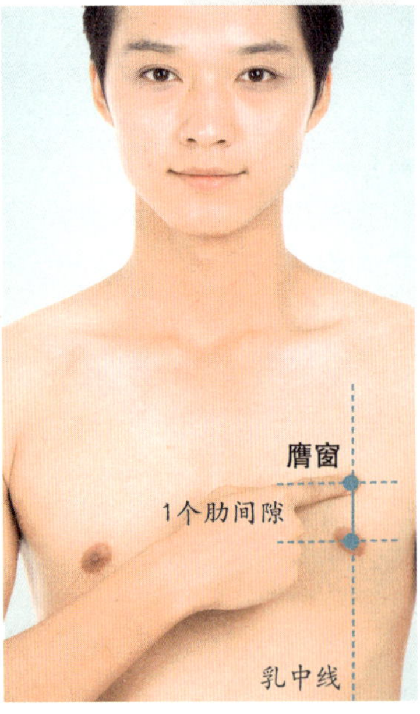

乳中：辅助定位胸腹穴位

乳，乳头；中，正中。穴在乳头正中，故得此名。

扫一扫 学取穴

- 精准定位 在前胸部，乳头中央。
- 按摩手法 仅作为定位标志，一般不做按揉操作。

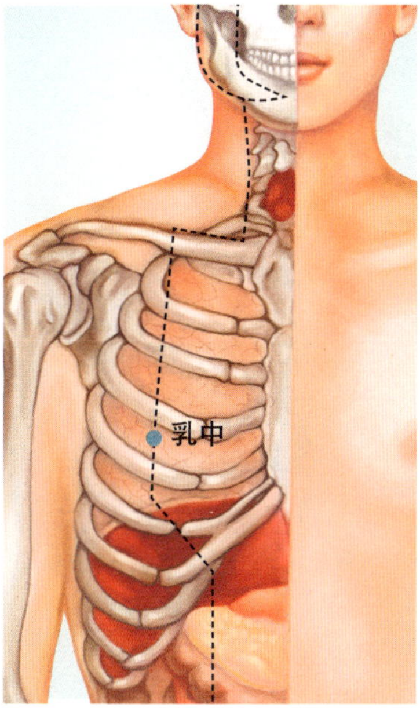

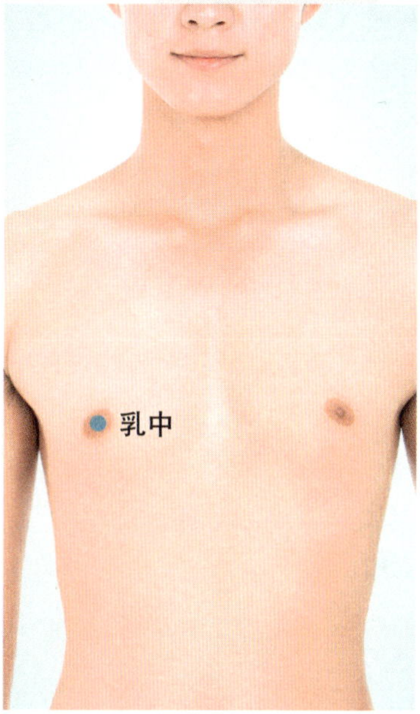

乳根：疏通乳络护乳房

乳，乳房；根，根部。穴在乳房根部，故得此名。

- 精准定位 在前胸部，第5肋间隙，前正中线旁开4寸。
- 3秒取穴 正坐或仰卧，从乳中直向下推1个肋间隙，按压有酸胀感处即是。
- 按摩手法 用中指和食指指腹着力按压乳根，每天早晚3~5分钟。
- 功效主治 疏通乳络、行气散结、降逆止咳。主治乳房肿痛、乳汁不足、胸满胀痛、咳喘。

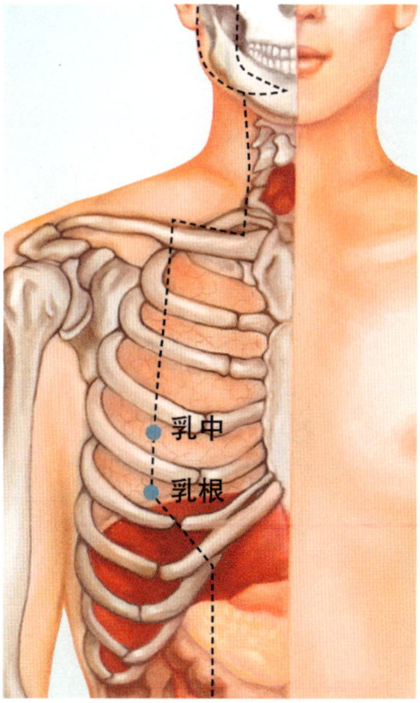

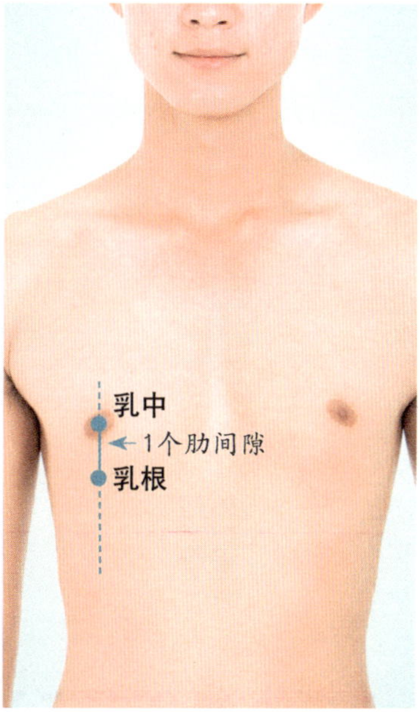

不容：消食助消化

扫一扫 学取穴

不容，不能容纳。胃中水谷至此穴位置已不可再纳，故得此名。

- 精准定位 在上腹部，脐中上6寸，前正中线旁开2寸。
- 3秒取穴 仰卧，从肚脐向上2个4横指，再水平旁开3横指，按压有酸胀感处即是。
- 按摩手法 用食指指腹按压不容，每次3~5分钟。
- 功效主治 调中和胃、理气止痛。主治腹胀、胃痛、呕吐、食欲不振。

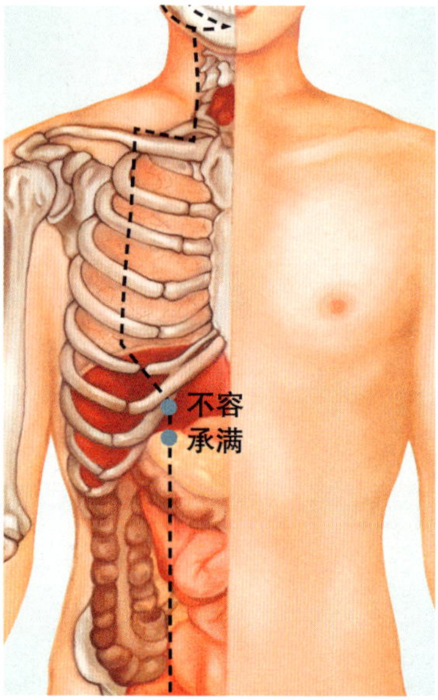

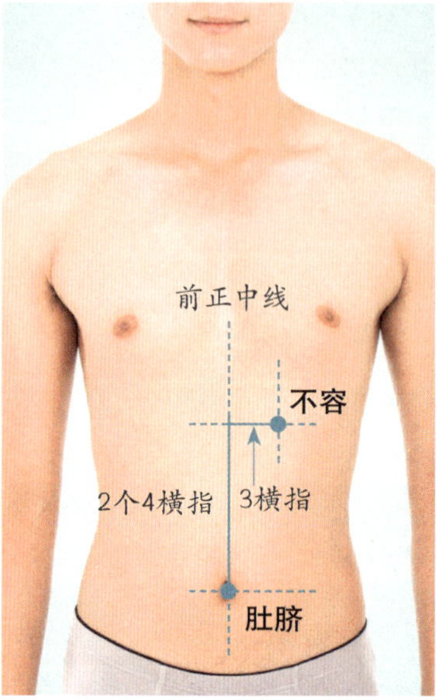

承满：胃口差按一按

扫一扫 学取穴

承，承受；满，充满。胃中水谷至此穴位置已充满，故得此名。

- 精准定位 在上腹部，脐中上5寸，前正中线旁开2寸。
- 3秒取穴 仰卧，先找到不容垂直向下1横指，按压有酸胀感处即是。
- 按摩手法 用食指指腹按压承满，每次3~5分钟。
- 功效主治 理气和胃、降逆止呕。主治胃痛、呕吐、腹胀、胃十二指肠溃疡。

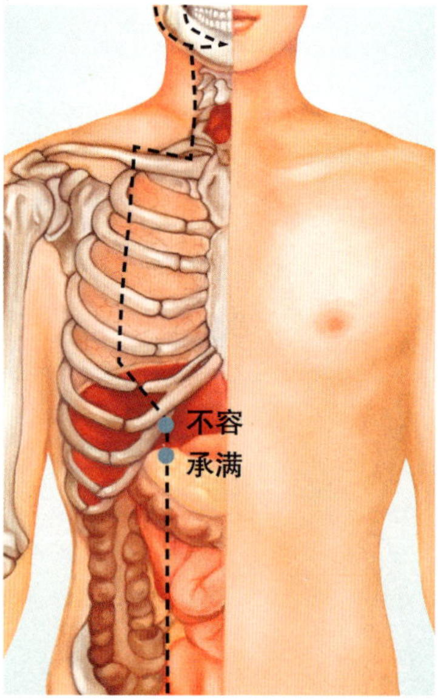

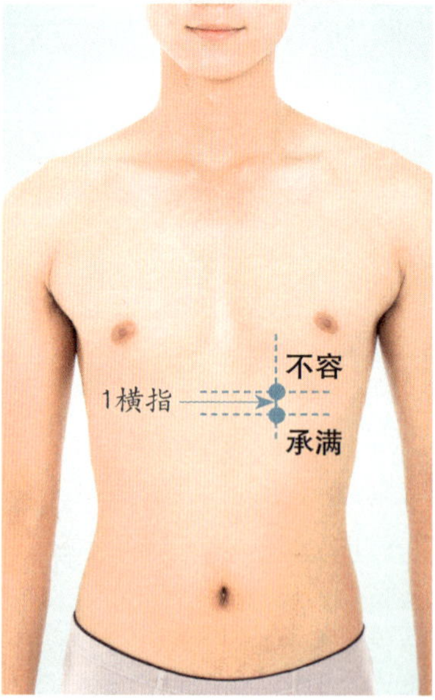

梁门：缓解急性胃痛

扫一扫 学取穴

梁，指谷物；门，门户。穴在上腹部，喻指饮食入胃之门户。

- 精准定位 在上腹部，脐中上 4 寸，前正中线旁开 2 寸。
- 3 秒取穴 仰卧，取肚脐与剑胸结合连线的中点，再水平旁开 3 横指处即是。
- 按摩手法 用食指指腹按压梁门，每次 3~5 分钟。
- 功效主治 理气和胃、和中止泻。主治胃痛、呕吐、腹胀、食欲不振、便溏、呕血。

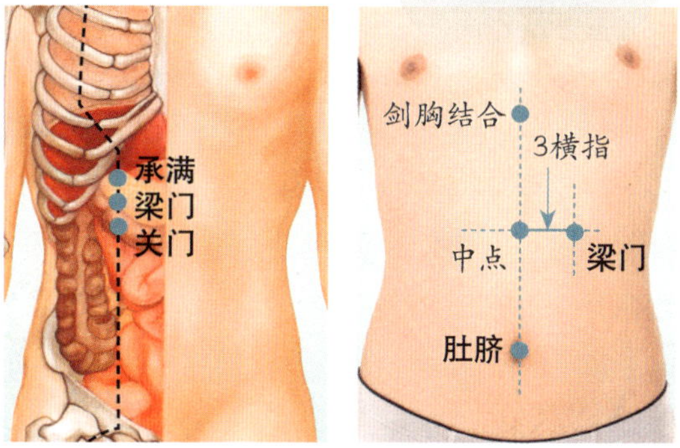

关门：胃肠不适就找它

扫一扫 学取穴

关，关隘；门，门户。穴近胃脘下部，约当胃肠交界之关，如同门户，故得此名。

- 精准定位 在上腹部，脐中上 3 寸，前正中线旁开 2 寸。
- 3 秒取穴 仰卧，从肚脐沿前正中线向上 4 横指，再水平旁开 3 横指处即是。
- 按摩手法 用食指指腹按压关门，每次 3~5 分钟。
- 功效主治 调理肠胃、利水消肿。主治胃痛、呕吐、腹胀、食欲不振、便秘、遗尿。

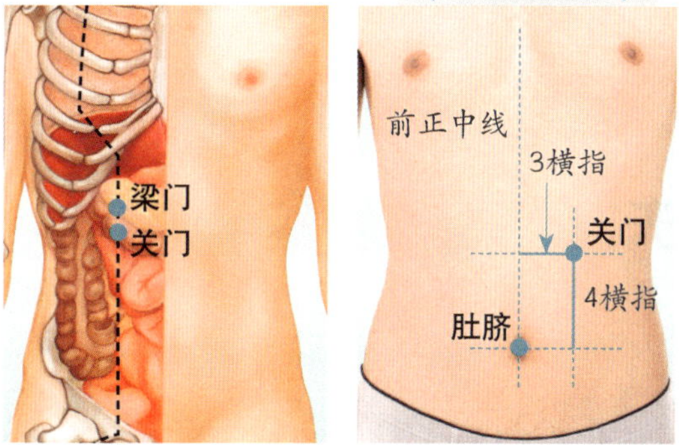

太乙：恶心按这里

扫一扫 学取穴

古以中央为太乙，脾土居中，寓腹中央为太乙，穴位接近腹中央，故得此名。

- 精准定位 在上腹部，脐中上 2 寸，前正中线旁开 2 寸。
- 3 秒取穴 仰卧，从肚脐沿前正中线向上 3 横指，再水平旁开 3 横指处即是。
- 按摩手法 用拇指指腹按揉太乙，每次 3~5 分钟。
- 功效主治 清心安神、和胃止痛。主治癫狂、吐舌、胃痛、呕吐、腹胀、食欲不振。

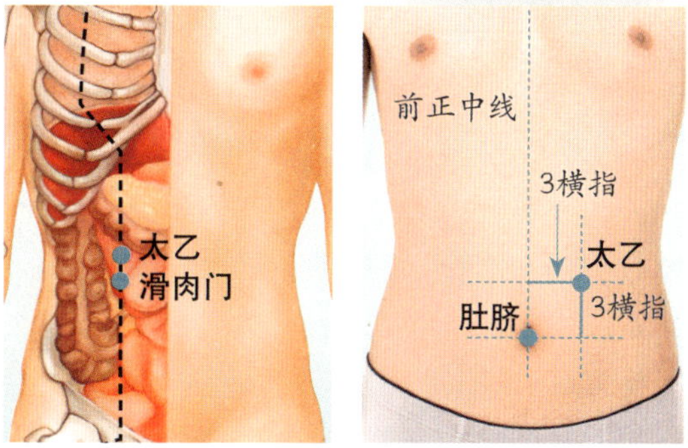

滑肉门：缓解抑郁焦虑

扫一扫 学取穴

滑，灵活、通利；肉，肌肉；门，门户。穴为通利肠胃之门，故得此名。

- 精准定位 在上腹部，脐中上1寸，前正中线旁开2寸。
- 3秒取穴 仰卧，从肚脐沿前正中线向上1横指，再水平旁开3横指处即是。
- 按摩手法 用中间三指指腹垂直下按，再向上托，用力按揉1~3分钟。
- 功效主治 镇惊安神、降逆止呕、和胃止痛、行气消胀。主治癫狂、胃痛、呕吐、腹胀、食欲不振、月经不调。

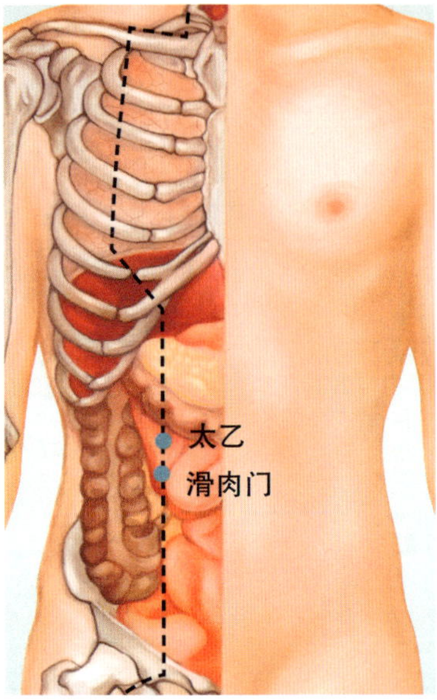

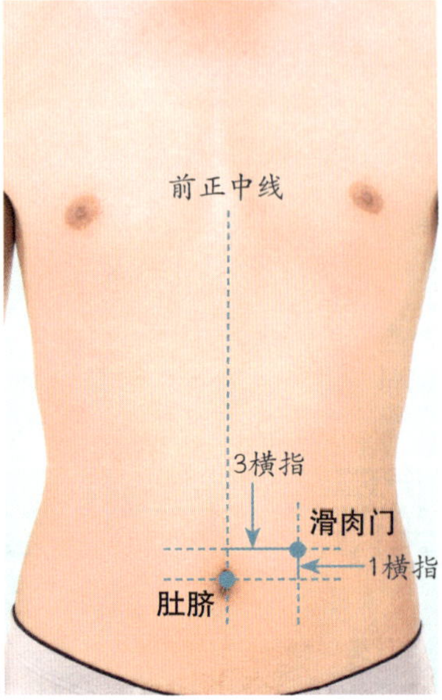

天枢：腹泻便秘都能调节

扫一扫 学取穴

天，天空；枢，枢纽。穴位平脐，犹如天地之枢纽，故得此名。

- 精准定位 在上腹部，横平脐中，前正中线旁开2寸。
- 3秒取穴 仰卧，肚脐旁开3横指，按压有酸胀感处即是。
- 按摩手法 仰卧，用双手拇指指腹按压天枢，每次3~5分钟。
- 功效主治 理气调中、调和肠胃、调经止痛。主治呕吐、腹胀肠鸣、腹泻不止、痢疾、便秘、口腔溃疡、月经不调。

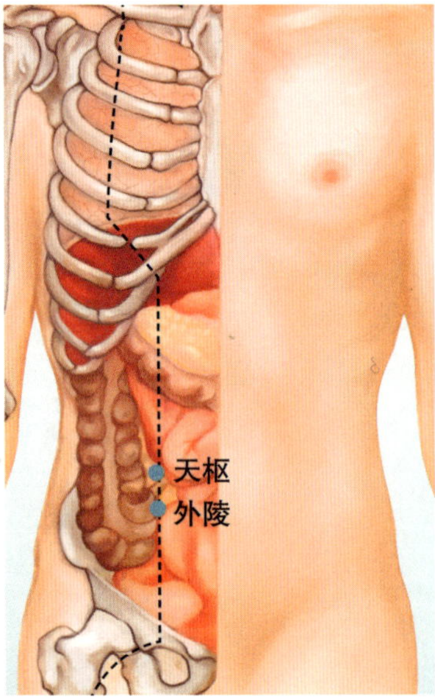

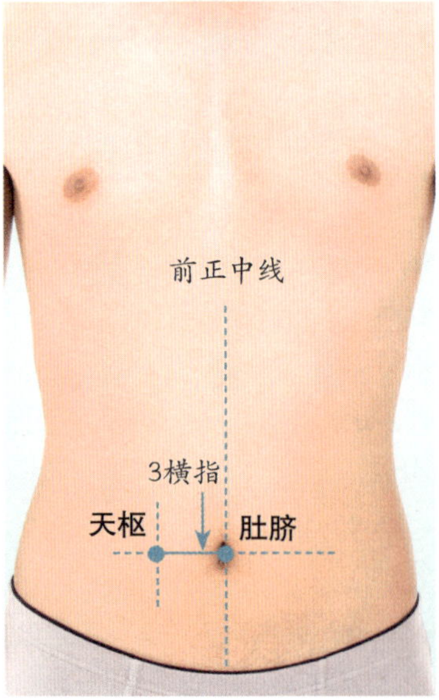

外陵：祛湿消肚腩

穴位局部隆起如山陵，故得此名。

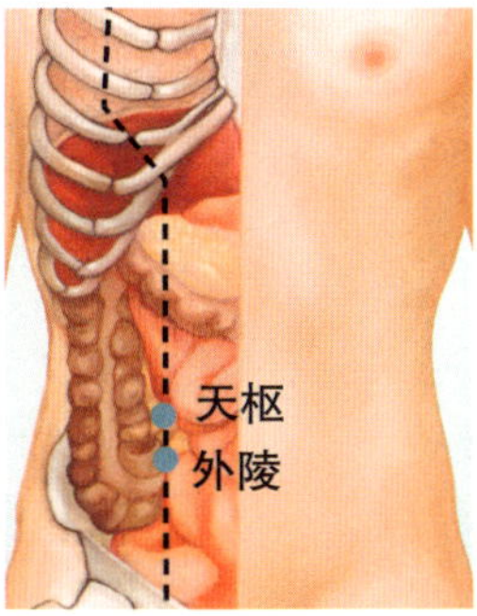

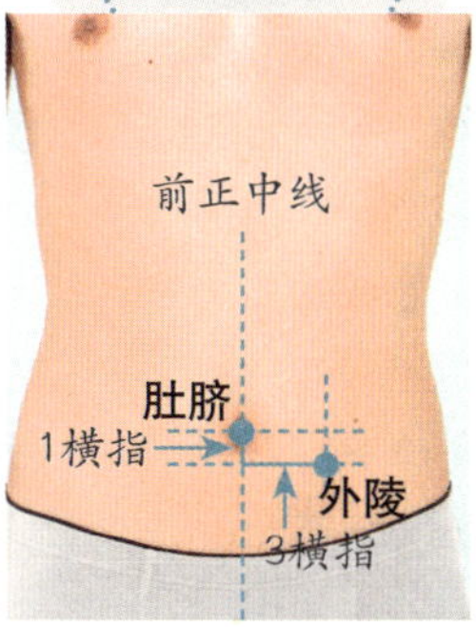

- 精准定位 在下腹部，脐中下 1 寸，前正中线旁开 2 寸。
- 3 秒取穴 仰卧，从肚脐沿前正中线向下 1 横指，再水平旁开 3 横指处即是。
- 按摩手法 仰卧，用中间三指指腹按揉外陵，每次 1~3 分钟。
- 功效主治 和胃化湿、理气止痛。主治胃痛、腹痛、腹胀、疝气、痛经。

大巨：调和肠胃固肾气

穴在腹壁最大隆起的部位，故得此名。

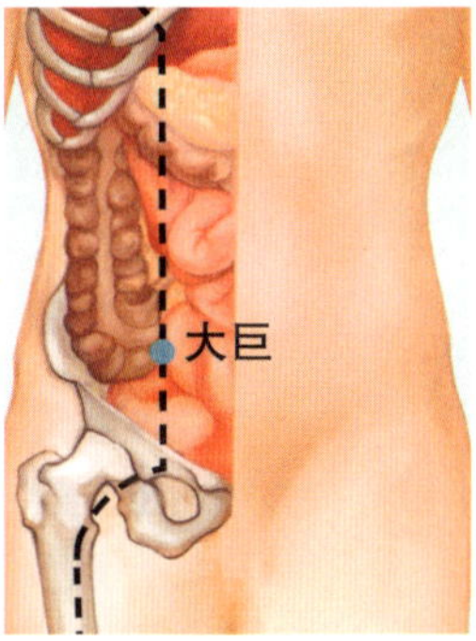

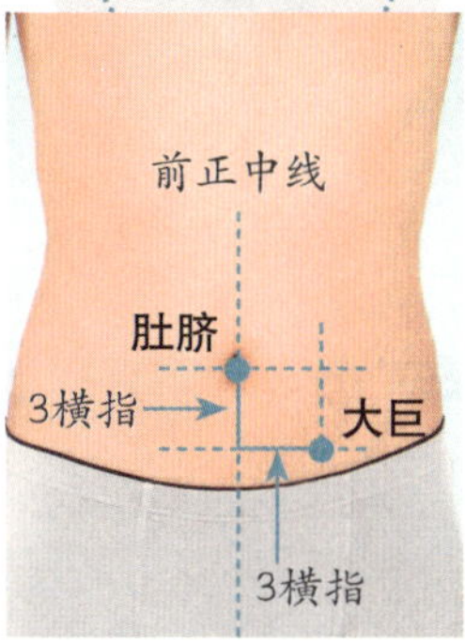

- 精准定位 在下腹部，脐中下 2 寸，前正中线旁开 2 寸。
- 3 秒取穴 仰卧，从肚脐沿前正中线向下 3 横指，再水平旁开 3 横指处即是。
- 按摩手法 仰卧，用中间三指指腹按揉大巨，每次 1~3 分钟。
- 功效主治 调肠胃、固肾气。主治便秘、腹痛、遗精、早泄、阳痿、小便不利。

水道：缓解便秘要靠它

水，水液；道，道路。穴位深部相当于小肠并靠近膀胱，为水道之所出，故得此名。

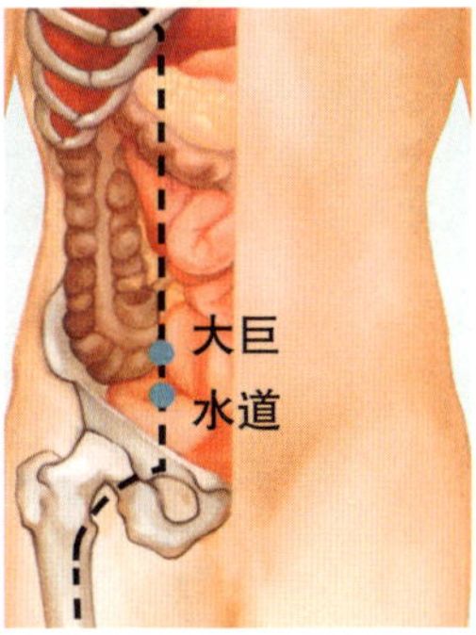

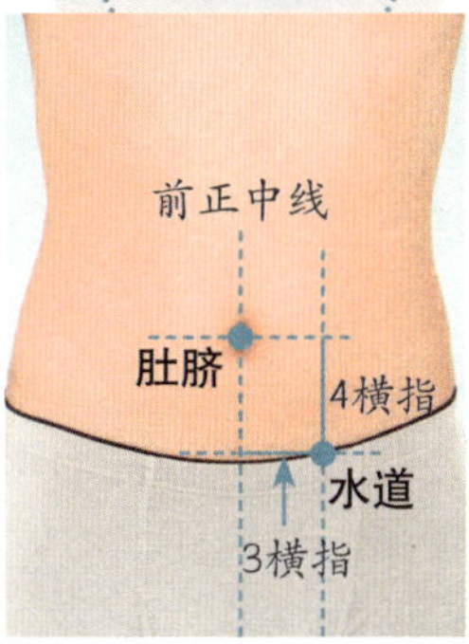

- 精准定位 在下腹部，脐中下 3 寸，前正中线旁开 2 寸。
- 3 秒取穴 仰卧，从肚脐沿前正中线向下 4 横指，再水平旁开 3 横指处即是。
- 按摩手法 仰卧，用中间三指指腹按揉水道，每次 1~3 分钟。
- 功效主治 行气消胀、利尿消肿、调经止痛。主治便秘、腹痛、小腹胀痛、痛经、小便不利。

归来：妇科病好帮手

归，回归；来，到来。本穴能治子宫脱垂、疝气等，有归复还纳之功，故得此名。

扫一扫 学取穴

- 精准定位 在下腹部，脐中下4寸，前正中线旁开2寸。
- 3秒取穴 仰卧，从耻骨联合上缘沿前正中线向上1横指，再水平旁开3横指处即是。
- 按摩手法 用中间三指指腹垂直下按归来，每日早晚各1~3分钟。
- 功效主治 活血化瘀、调经止痛。主治腹痛、痛经、白带过多、子宫脱垂、疝气、小便不利。

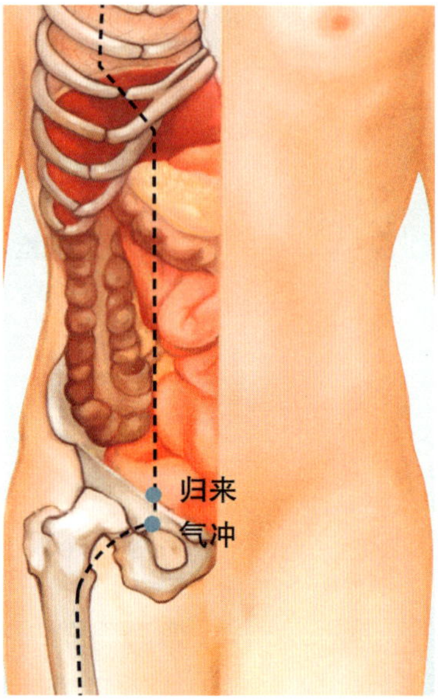

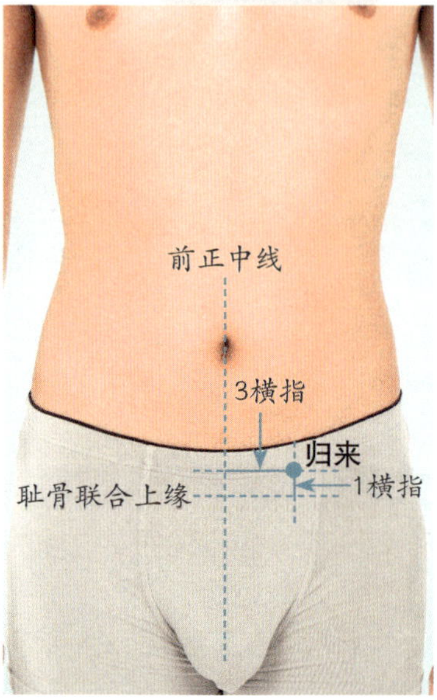

气冲：调理生殖系统疾病

气，指经气；冲，向上运动。呼吸时腹气由本穴上冲，故得此名。

扫一扫 学取穴

- 精准定位 在腹股沟，耻骨联合上缘，前正中线旁开2寸，动脉搏动处。
- 3秒取穴 仰卧，从耻骨联合上缘中点水平旁开3横指处即是。
- 按摩手法 用食指指腹按揉气冲，每日早晚各1~3分钟。
- 功效主治 理气止痛、调经血、舒宗筋。主治腹痛、腹胀、月经不调、阳痿、男性前阴痛。

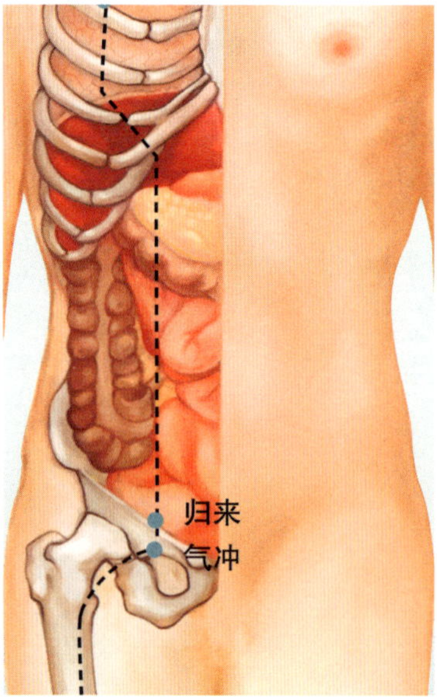

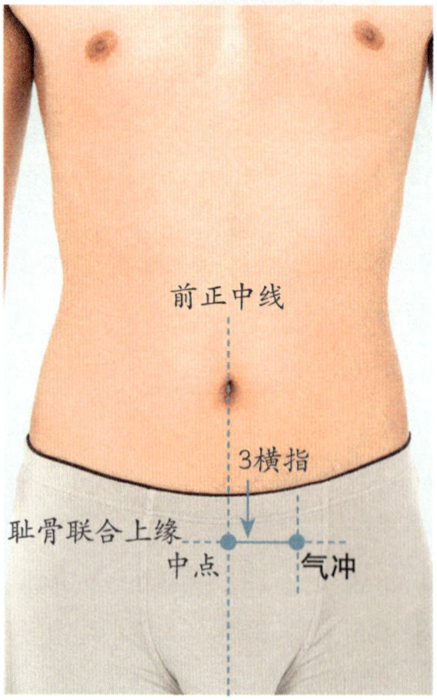

髀关：腰膝疼痛不再怕

髀，指股部及下肢；关，机关。穴处乃下肢运动之机关也，故得此名。

- 精准定位 在股前侧，股直肌近端、缝匠肌与阔筋膜张肌3条肌肉之间凹陷中。
- 3秒取穴 大腿前髂前上棘与髌底外侧端连线和会阴水平线交点处即是。
- 按摩手法 每天用拇指指腹按揉髀关5分钟。
- 功效主治 温经通络、舒筋止痛。主治膝关节痛、腰痛膝冷、下肢屈伸不利、下肢无力、腹痛。

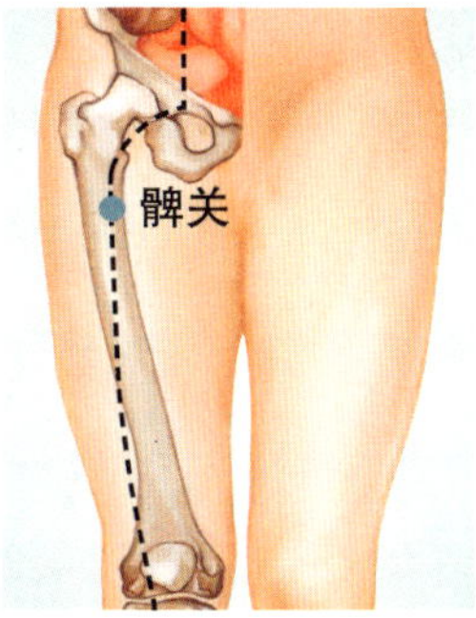

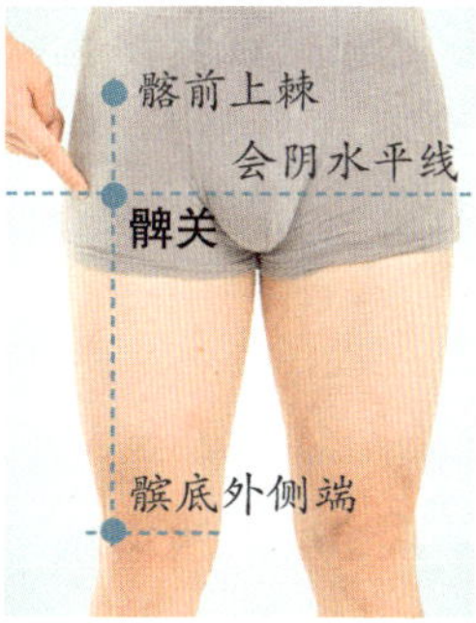

伏兔：不怕老寒腿

伏兔，兔子俯伏于地。穴位于大腿前方肌肉丰厚之处，形如兔子卧于地面，故得此名。

扫一扫 学取穴

- 精准定位 在股前外侧，髌底上6寸，髂前上棘与髌底外侧端的连线上。
- 3秒取穴 髂前上棘与髌底外侧端连线上，髌底上6寸即是。
- 按摩手法 每天用中间三指指腹垂直按揉伏兔，每次1~3分钟。
- 功效主治 祛风散寒、通痹止痛。主治腰痛膝冷、下肢麻痹、腹胀、月经不调。

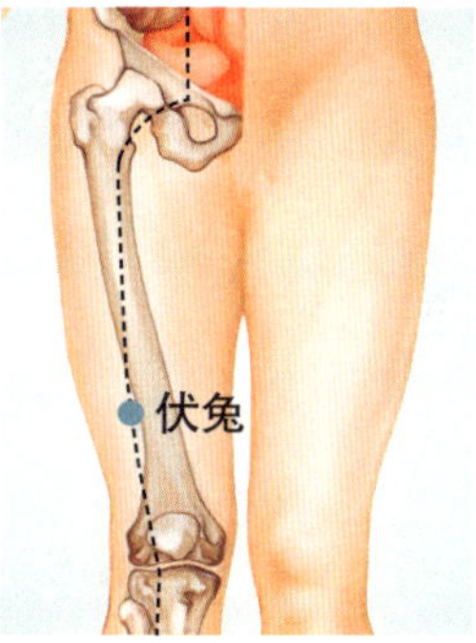

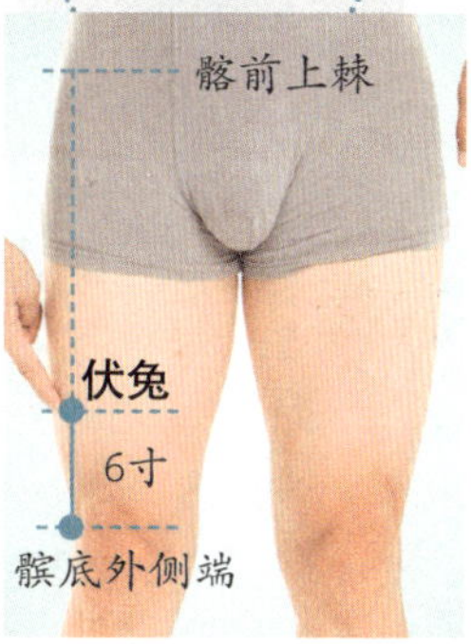

阴市：改善膝关节屈伸不利

阴，指寒邪；市，集市，聚散之意。穴能疏散膝部寒气，故得此名。

扫一扫 学取穴

- 精准定位 在股前外侧，髌底上3寸，股直肌肌腱外侧缘。
- 3秒取穴 下肢伸直，髌底外侧端直上4横指，按压有痛感处即是。
- 按摩手法 用拇指指腹轻轻按揉阴市，每次1~3分钟。
- 功效主治 散寒除湿、通利关节。主治腿膝冷痛、膝关节屈伸不利、下肢无力、脚气、糖尿病。

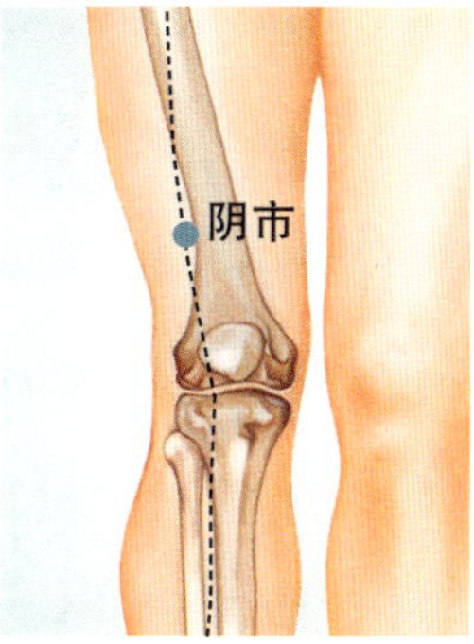

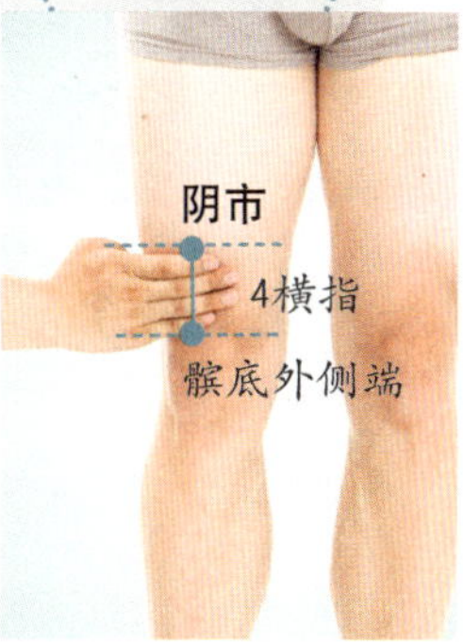

梁丘：理气和胃通经络

扫一扫 学取穴

梁，山梁；丘，丘陵。穴当其处，形如山梁丘陵，故得此名。

- 精准定位 在股前外侧，髌底上 2 寸，股外侧肌与股直肌肌腱之间。
- 3 秒取穴 坐位，下肢用力蹬直，髌骨外上缘上方凹陷正中处即是。
- 按摩手法 用拇指指腹按揉梁丘，每次 1~3 分钟。
- 功效主治 理气和胃、通经活络、止痛。主治胃痛、小腿痛、膝骨关节病、乳房疼痛。

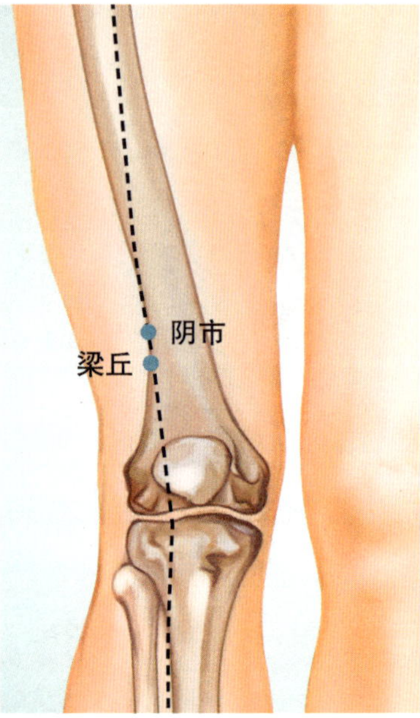

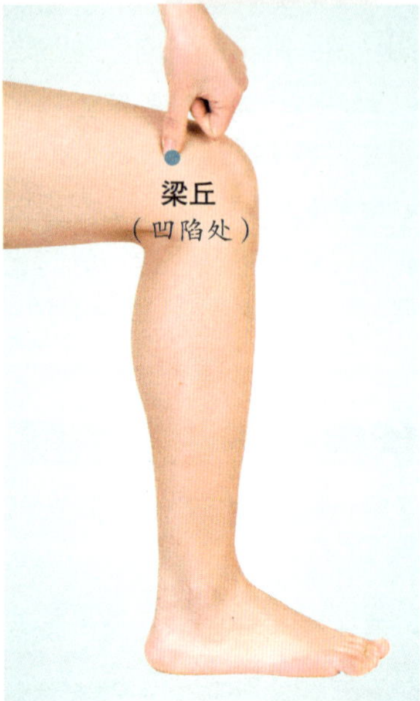

犊鼻：膝关节痛不用愁

扫一扫 学取穴

犊，小牛；鼻，口鼻。膝盖形如牛鼻，穴在膝眼中，故得此名。

- 精准定位 在膝前侧，髌韧带外侧凹陷中。
- 3 秒取穴 坐位，下肢用力蹬直，膝盖外下方凹陷处。
- 按摩手法 用食指指腹按摩犊鼻，每次 1~3 分钟。
- 功效主治 消肿止痛、通经活络。主治膝痛、下肢麻痹、腰痛、足跟痛、脚气。

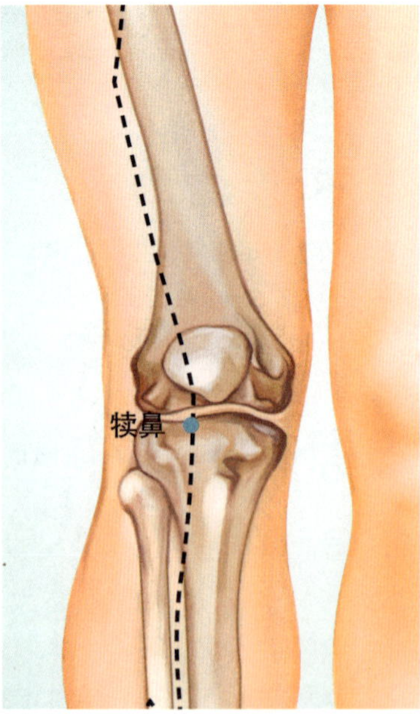

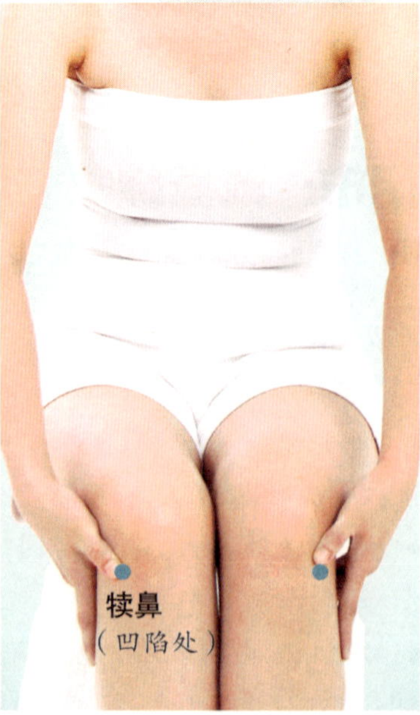

足三里：人体营养“补给站”

扫一扫 学取穴

足，下肢；三里，即三寸。穴在下肢，位于外膝眼下三寸，故得此名。

- 精准定位 在小腿外侧，犊鼻下3寸，犊鼻与解溪连线上。
- 3秒取穴 站位弯腰，同侧手虎口围住髌骨上外缘，余四指向下，中指指尖处即是。
- 按摩手法 用双手拇指指腹同时按揉双侧足三里，每次5~10分钟。
- 功效主治 化痰祛湿、健运脾胃、消食导滞、安神助眠。主治腹胀、腹痛、胃痛、消化不良、呕吐、腹泻、便秘、下肢活动不利。

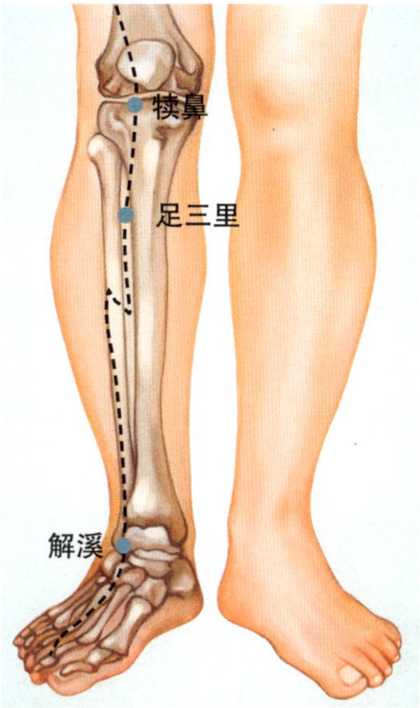

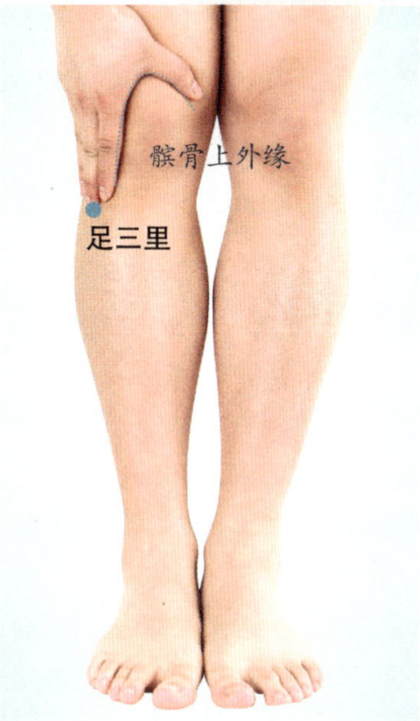

上巨虚：肠胃健康少生病

扫一扫 学取穴

上，上方；巨虚，指胫骨和腓骨之间形成的较大空隙。穴在此空隙上方，故得此名。

- 精准定位 在小腿外侧，犊鼻下6寸，犊鼻与解溪连线上。
- 3秒取穴 先找到足三里，向下4横指，凹陷处即是。
- 按摩手法 用拇指指腹按揉上巨虚，每次1~3分钟。
- 功效主治 理气调血、调和肠胃。主治腹胀腹痛、肠鸣腹泻、便秘、下肢酸痛无力。

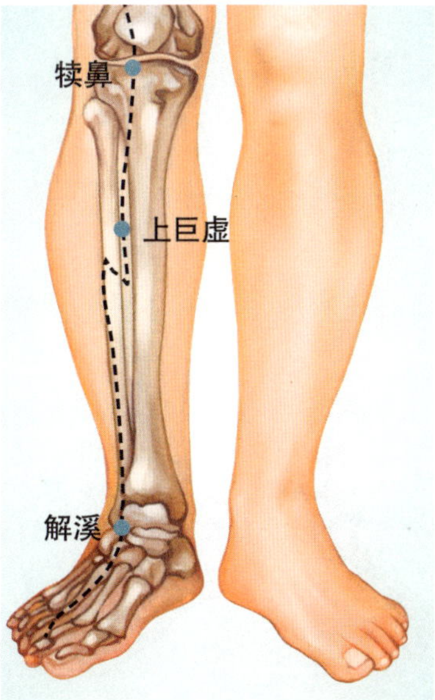

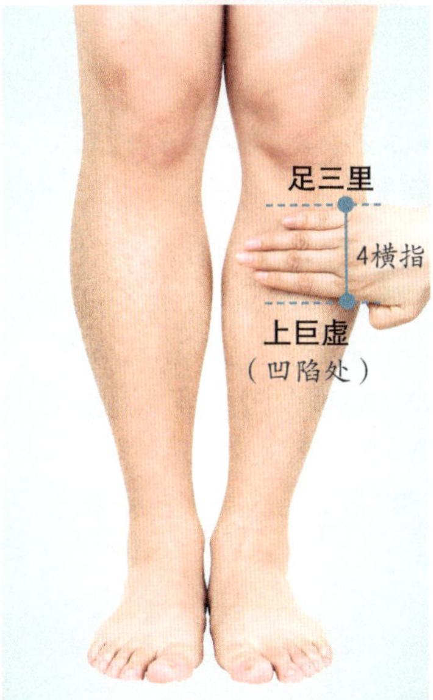

条口：缓解肩周炎

扫一扫 学取穴

条，长条；口，空隙。穴在腓骨和胫骨之间的长条隙之中，故得此名。

- 精准定位 在小腿外侧，犊鼻下8寸，犊鼻与解溪连线上。
- 3秒取穴 于犊鼻与解溪连线的中点取穴。
- 按摩手法 用拇指指腹按揉条口，每次1~3分钟。
- 功效主治 理气和中、疏经活络。主治肩周炎、膝关节痛、下肢行走无力、小腿转筋（即小腿抽筋）。

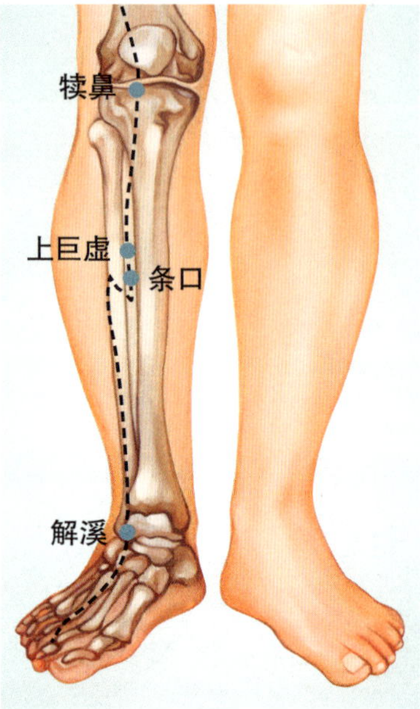

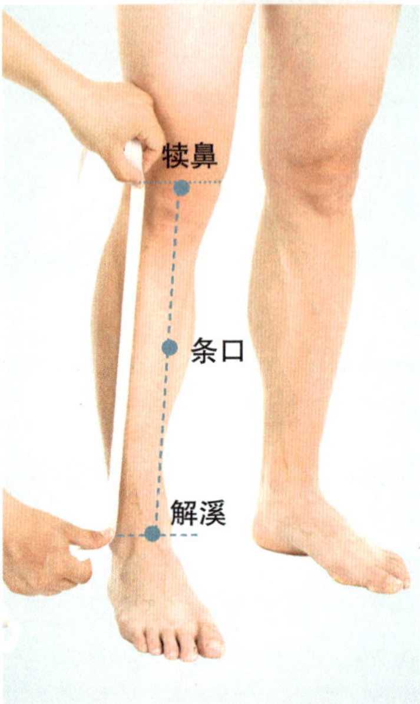

下巨虚：调理肠胃安神志

扫一扫 学取穴

下，下方；巨虚，指胫骨和腓骨之间形成的较大空隙。穴在此空隙下方，故得此名。

- 精准定位 在小腿外侧，犊鼻下9寸，犊鼻与解溪连线上。
- 3秒取穴 先找到条口，向下1横指，凹陷处即是。
- 按摩手法 用拇指指腹按揉下巨虚，每次1~3分钟。
- 功效主治 调肠胃、通经络、安神志。主治小腹痛、腹泻、下肢酸痛无力、下肢浮肿、焦虑躁狂、乳痈。

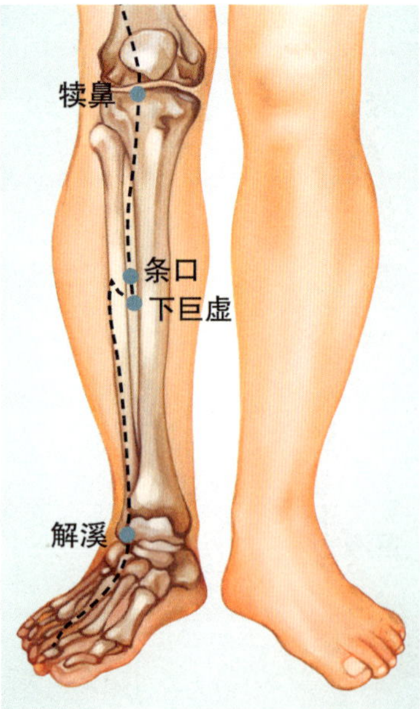

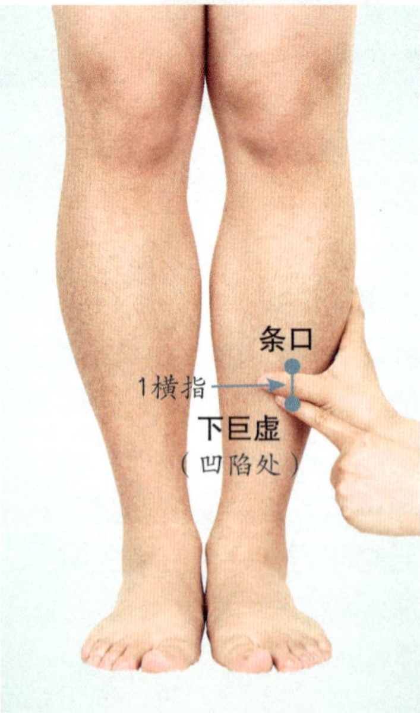

丰隆：祛湿化痰特效穴

扫一扫 学取穴

丰，丰满；隆，隆盛。胃经谷气隆盛，至此处丰满溢出于大络，故得此名。

- 精准定位 在小腿外侧，外踝尖上8寸，胫骨前肌的外缘。
- 3秒取穴 先找到条口，向外1横指，按压有沉重感处即是。
- 按摩手法 用拇指指腹按压丰隆，持续1~3分钟。
- 功效主治 健脾和胃、降逆消胀、祛湿化痰、通经活络。主治呕吐、便秘、水肿、头痛、眩晕、痰多、癫狂、下肢痿痹等。

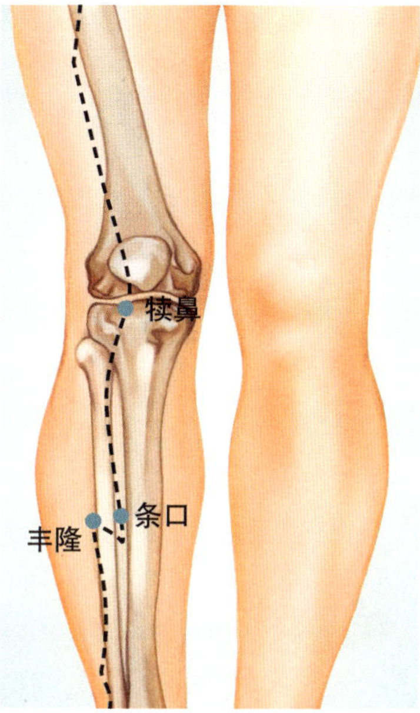

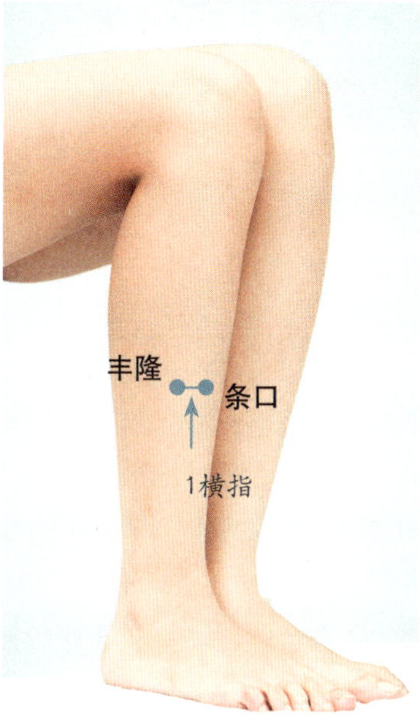

解溪：缓解脑供血不足

扫一扫 学取穴

解，分解；溪，沟溪，指体表较小凹陷。穴在两骨之间的凹隙中，故得此名。

- 精准定位 在踝前侧，踝关节前面中央凹陷中，䠀长伸肌腱与趾长伸肌腱之间。
- 3秒取穴 足背两条肌腱之间，足背与小腿交界处的横纹中央凹陷处即是。
- 按摩手法 用拇指指腹按压解溪，每次1~3分钟。
- 功效主治 清胃化痰、镇惊安神、疏经活络。主治头痛、眩晕、癫狂、目赤肿痛、腹胀。

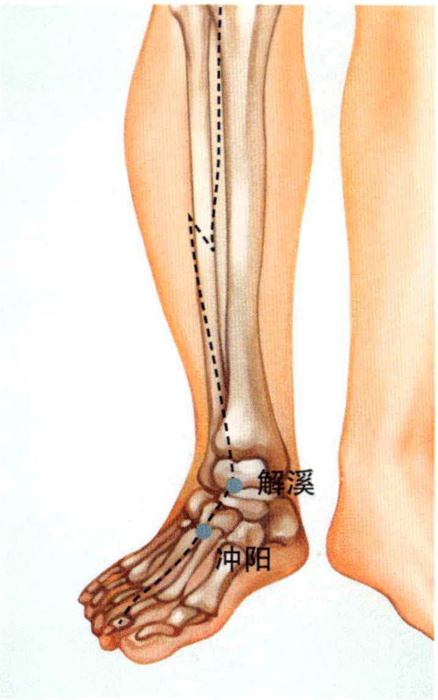

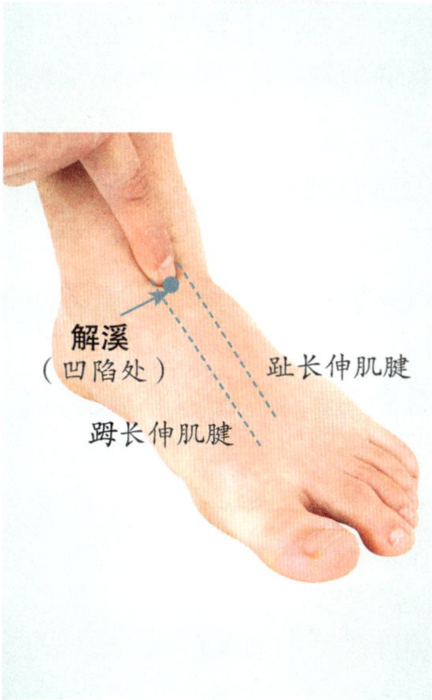

冲阳：调理腹胀胃痛

扫一扫 学取穴

冲阳，指冲阳脉，即足背动脉。穴在足背动脉所在之处，故得此名。

- 精准定位 在足背，第 2 跖骨基底部与中间楔状骨关节处，可触及足背动脉。
- 3 秒取穴 足背最高处，两条肌腱之间，按之有动脉搏动感处即是。
- 按摩手法 用食指指腹用力按压冲阳，每天早晚各 1 次，每次 1~3 分钟。
- 功效主治 和胃化痰、通络宁神、解表清热。主治腹胀、胃痛、口眼歪斜、牙痛、发热恶寒。

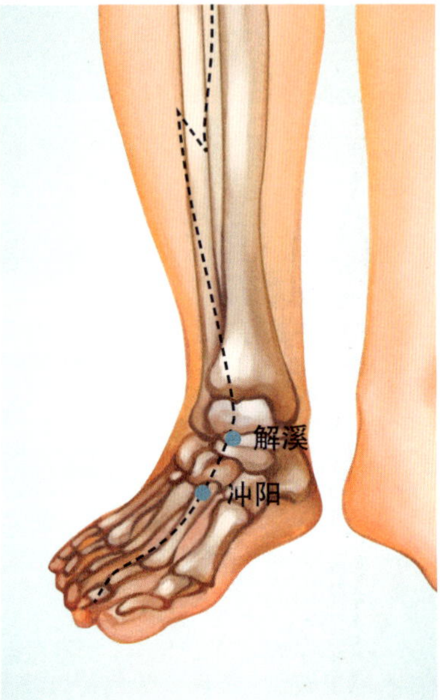

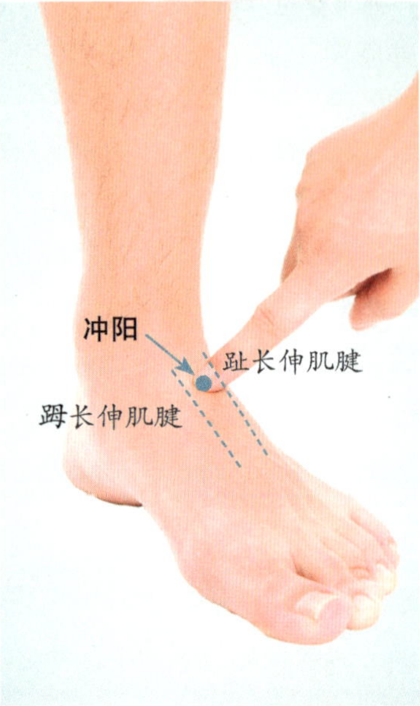

陷谷：消肿利头目

扫一扫 学取穴

陷，凹陷；谷，山谷，指体表凹陷。穴在第 2、第 3 跖骨间隙凹陷中，故得此名。

- 精准定位 在足背，第 2、第 3 跖骨间，第 2 跖趾关节近端凹陷中。
- 3 秒取穴 足背第 2、第 3 跖骨结合部前方凹陷处，按压有酸胀感处即是。
- 按摩手法 弯曲拇指，用指甲下压掐按陷谷，早晚各 1 次，先左后右，各 1~3 分钟。
- 功效主治 清利头目、和胃止痛、利水消肿。主治肠鸣腹痛、目赤肿痛、面目浮肿、肢体浮肿。

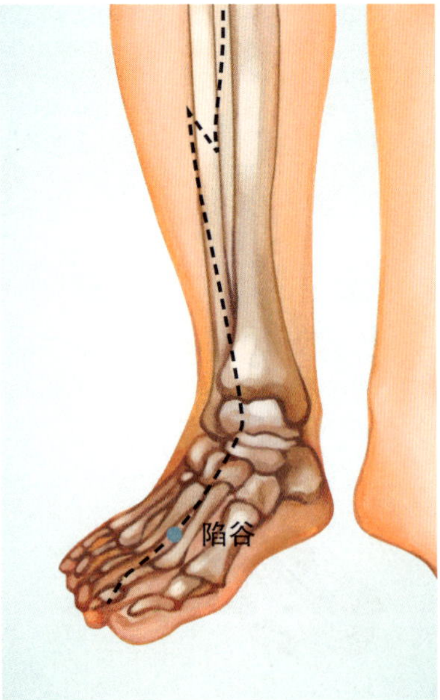

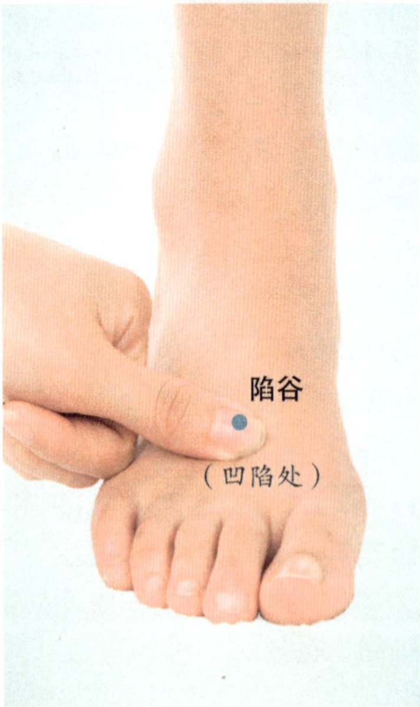

内庭：清热消肿缓痛症

扫一扫 学取穴

内，里边；庭，庭院。本穴在厉兑之里，犹如门内的庭院，故得此名。

- 精准定位 在足背，第2、第3趾间，趾蹼缘后方赤白肉际处。
- 3秒取穴 足背第2、第3趾之间，皮肤颜色深浅交界处即是。
- 按摩手法 拇指按压内庭，持续1~3分钟，也可适当用力上下推动。
- 功效主治 清胃泻火、理气止痛。主治咽喉肿痛、胃痛吐酸、牙龈肿痛、鼻出血、便秘、腹泻。

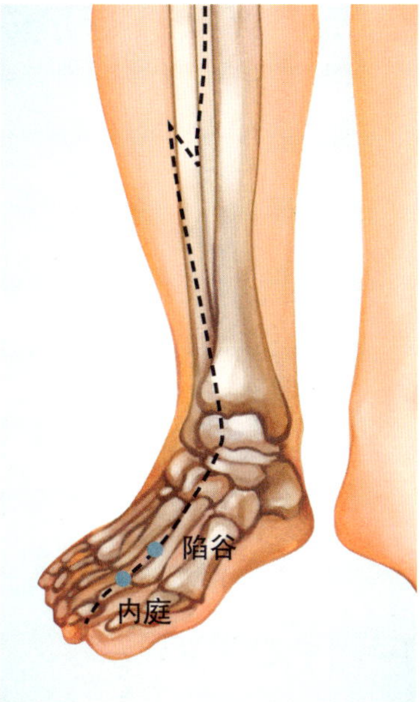

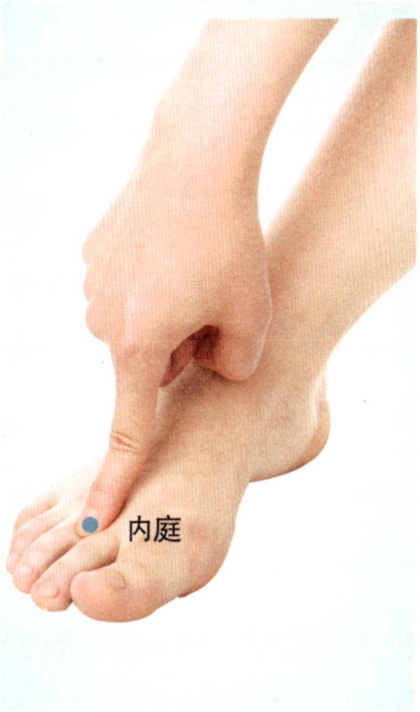

厉兑：常按睡眠好

扫一扫 学取穴

厉，指穴在爪甲处；兑，代表门。本穴在趾端，犹如胃经之门户，故得此名。

- 精准定位 在足趾，第2趾末节外侧，趾甲根角侧后方0.1寸。
- 3秒取穴 足背第2趾趾甲外侧缘与趾甲下缘各作一切线，交点处即是。
- 按摩手法 用拇指指甲尖垂直掐按厉兑，有刺痛感，每次1~3分钟。
- 功效主治 清利头目、安神定惊、行气和胃、苏厥醒神、通经活络。主治眠浅多梦、癫狂、鼻出血、咽喉肿痛、牙痛、胸腹胀满。

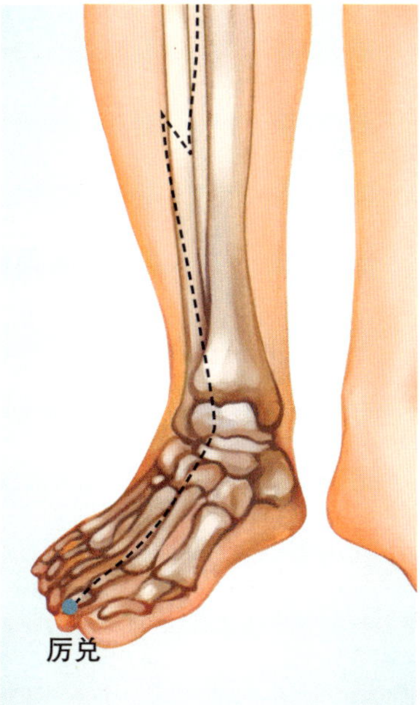

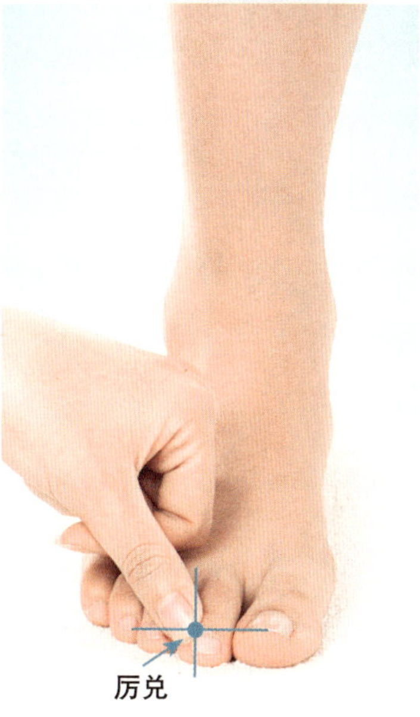

足太阴脾经的保养

足太阴脾经在足大趾与足阳明胃经相衔接，沿内踝前、小腿内进入腹部，关联的器官有咽、舌、脾、胃、心，在胸部与手少阴心经相接。脾与胃相连，二者息息相关，生命所需要的精、气、血、津液等营养物质，均依赖于脾胃的运化，因此脾胃被称作“气血生化之源”。若脾经有问题，常会出现腹胀、胃痛、便溏、身体无力等症状。

主治病症

脾经主治脾胃病、妇科病、前阴病及经脉循行部位的病症。调理脾胃疾病常用太白、公孙；调理妇科病常用三阴交、血海；调理小便不利常用阴陵泉、箕门。

巳时（9:00—11:00）

脾经当令

脾经保健可振奋脾阳，
促进气血生成。
应清淡饮食，
少油腻、生冷。

脾经上潜伏的疾病

胃痛、腹胀

胃主受纳食物，脾主消化吸收，脾经不通先反映到消化系统，可见胃痛、腹胀、呕吐、腹泻等。

月经不调

脾主统摄血液，脾经不通时可出现月经过多、崩漏等妇科疾病。

身重无力

脾主运化水湿，是全身水液代谢正常的保障，脾经不通则水湿不运，留滞肌肉，故肢体沉重无力。

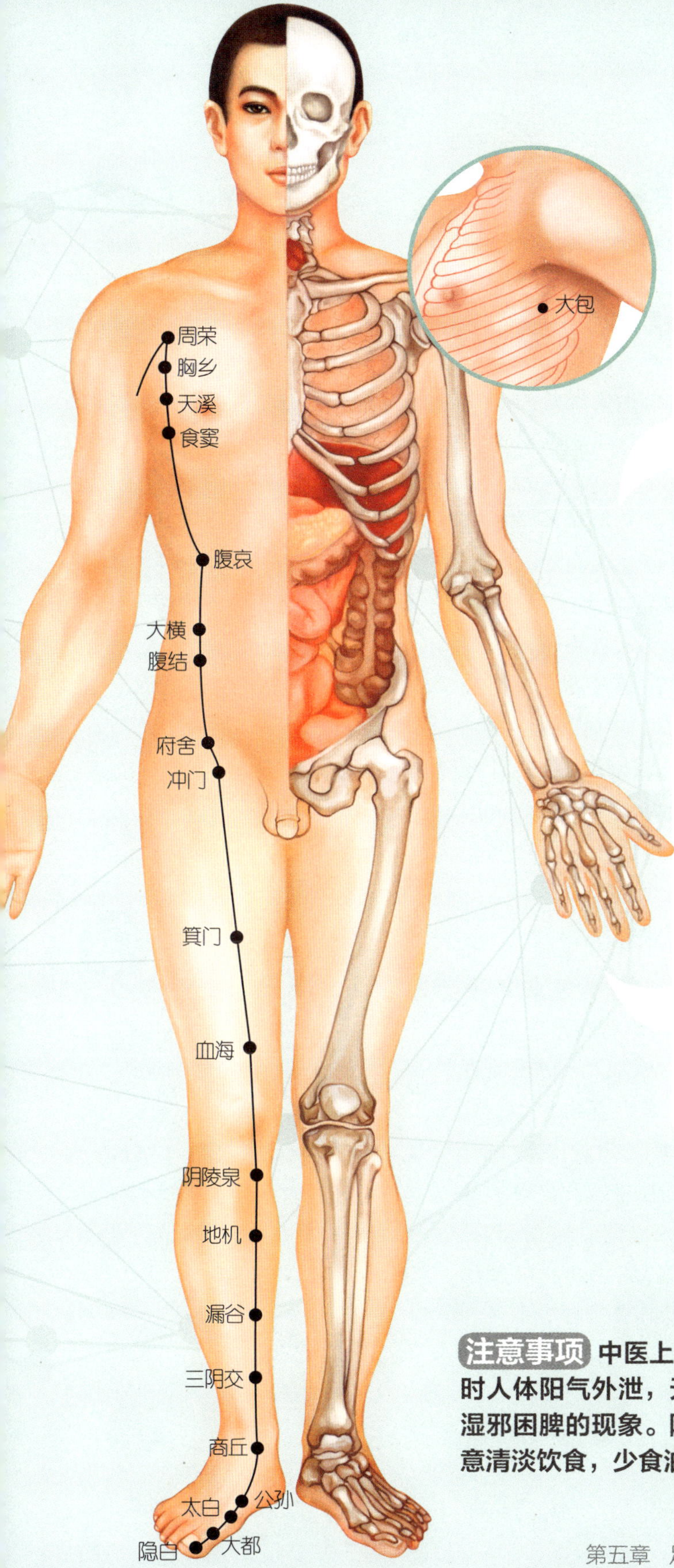

脾经的作用

脾经通畅，经气充足，则人体消化吸收功能好，身体气血足，气血循行通畅，水液代谢正常。

日常保养

脾经循行于人体的正面和内侧面，可采用拍打、按揉、点按的方式来保养，但拍打力度一定要适中，以上午拍打为宜，胸腹部、下肢内侧每个部位 10 分钟。

注意事项 **中医上认为脾主长夏，即农历六月，此时人体阳气外泄，天气湿热，容易出现脾胃虚弱、湿邪困脾的现象。除了每天敲打刺激脾经，还要注意清淡饮食，少食油腻、生冷之物，保持好心情。**

医案一 巧配穴位治痛经

张某某，女，34岁，主诉“间断腰痛伴下腹痛3年”。患者3年前无明显诱因出现腰痛，伴下腹痛，多在来月经前和月经期前几日发作，经后疼痛消失，间断发作，大都与月经有关。曾行妇科检查未见显著异常，外院中医调理后症状改善，后因工作繁忙，疏于就诊，症状反复难愈。查见患者腰部肌肉紧张，轻度压痛，无叩击痛，下腹部轻度压痛，无腹壁紧张，无反跳痛，舌暗红，苔薄白，脉弦涩。常规腰部手法按摩后，嘱咐患者每日进行穴位按摩。取脾经地机、三阴交、血海，以拇指或食指指腹按揉，以感局部酸胀为度，每次3~5分钟，每日2次，早晚各1次，月经前1周及月经期间，每日3次，早中晚各1次。3个月后，患者复诊，诉每日坚持按摩后，月经期间腰痛、腹痛较之前有所缓解，疼痛持续时间缩短。

医生有话说

很多女性有经行腹痛、腰痛的病史，部分人的疼痛随年龄增长可自行缓解，还有一部分人难以忍受，它给生活带来了很大的困扰。脾经和女性月经息息相关，地机、三阴交、血海可健脾活血、化瘀止痛。在按摩时，地机、三阴交可使酸胀感在整个小腿内侧放射，血海可使酸胀感在大腿内侧放射以加强疗效。

在此三穴基础上，也可加按内关以安神定志。

医案二 妙用大包除“心病”

李某某，女，62岁，主因“胸背腹痛10年余”就诊。患者诉10年前无明显诱因却出现胸闷、胀痛，随后腹痛、腹胀，背部酸痛，活动无明显异常，多家医院就诊无明确诊断。查胸背部、腹部视诊无异常，全身关节活动度无异常，舌暗红，苔黄腻，脉弦滑。追问病史，患者诉平素因家庭矛盾情志不舒。考虑患者症状与情志、心理有关，遂嘱咐患者每日按摩大包。用拇指、食指轻轻捏住大包提掐，每日30次，嘱咐患者坚持1个月。次月患者复诊诉疼痛明显缓解，胸闷也有改善。

医生有话说

该患者可能存在一定的心理问题，身体无器质性改变，自觉疼痛，尤其是查体时，基本按哪儿哪儿痛。因“五脏皆主痛”“脾主肌肉”，选用大包，取其属脾经同时联络五脏六腑之特点，用掐提法，以泻为主。

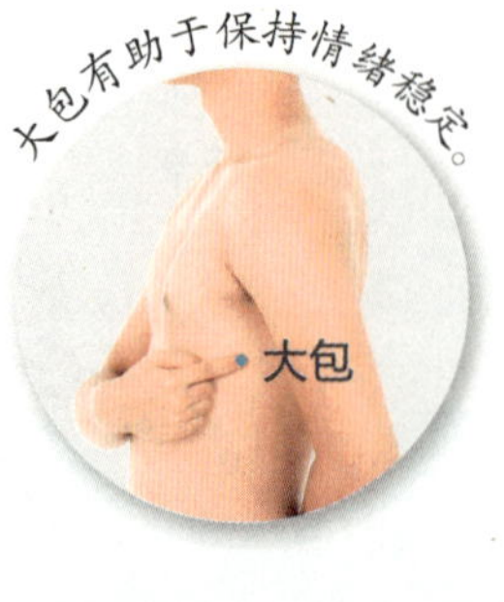

隐白：月经过多不担心

扫一扫 学取穴

隐，隐蔽；白，白色。穴在足大趾内侧赤白肉际处，若隐若现，故得此名。

- 精准定位 在足趾，大趾末节内侧，趾甲根角侧后方 0.1 寸。
- 3 秒取穴 足大趾趾甲内侧缘与下缘各作一切线，交点处即是。
- 按摩手法 用拇指指甲掐按隐白，每次 1~3 分钟。
- 功效主治 调经统血、醒神开窍。主治月经过多、崩漏、腹胀、便血、脑卒中、昏迷。

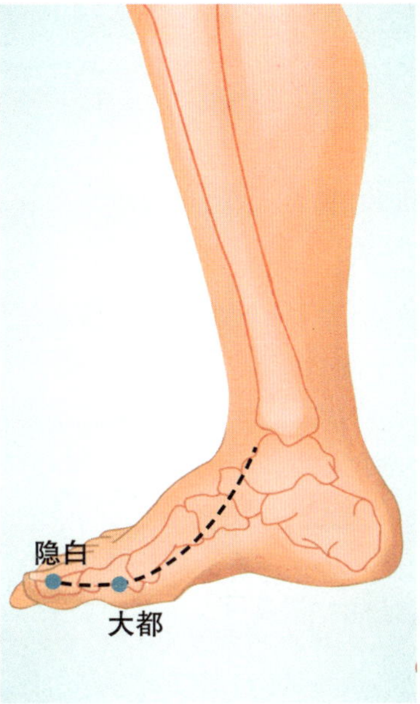

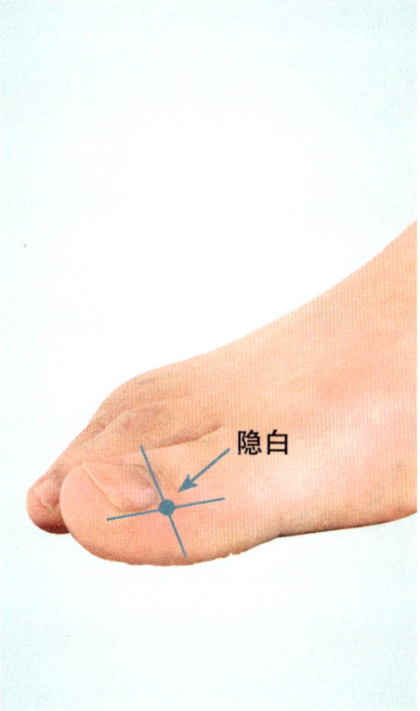

大都：理气和胃缓腹痛

扫一扫 学取穴

穴在足大趾，为经气聚散之处，故得此名。

- 精准定位 在足趾，第 1 跖趾关节远端赤白肉际凹陷中。
- 3 秒取穴 足大趾与足掌关节的下方掌背交界线凹陷处即是。
- 按摩手法 用拇指指甲掐按大都，每次 1~3 分钟。
- 功效主治 调和脾胃、利湿止泻、养阴清热。主治腹胀、腹痛、呕吐、便秘、胃痛、身热汗不出。

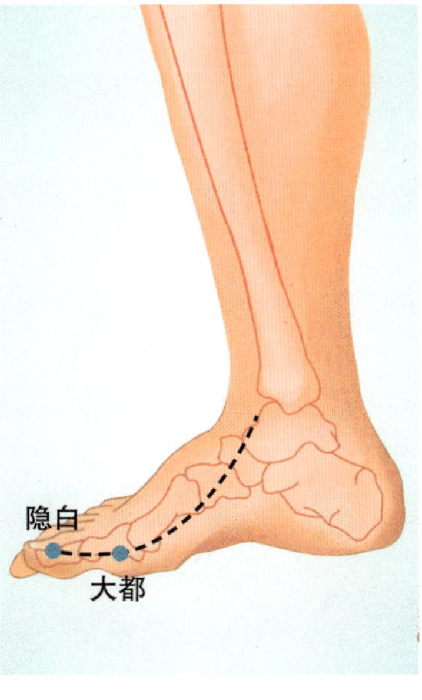

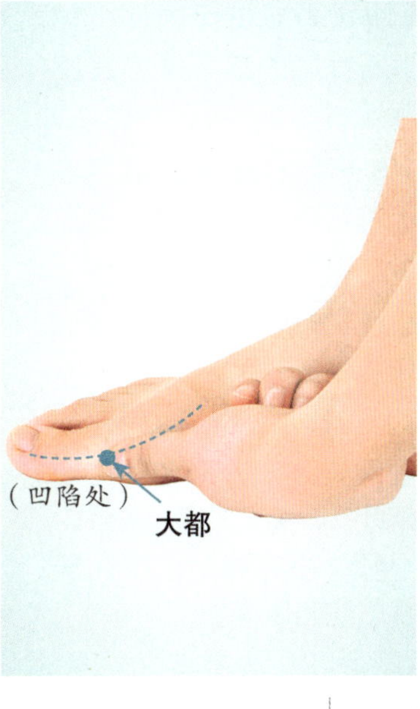

太白：健脾补虚此穴佳

扫一扫 学取穴

太，甚大；白，白色。穴在大趾白肉上，此处之白肉更为开阔，故得此名。

- 精准定位 在足内侧，第1跖趾关节近端赤白肉际凹陷中。
- 3秒取穴 足大趾与足掌所构成的关节后下方，掌背交界线凹陷处即是。
- 按摩手法 用拇指指腹点压太白，每日2~3分钟。
- 功效主治 调和脾胃、补脾益气、祛湿清热。主治脾胃虚弱、胃痛、腹胀、腹痛、腰痛、肠鸣。

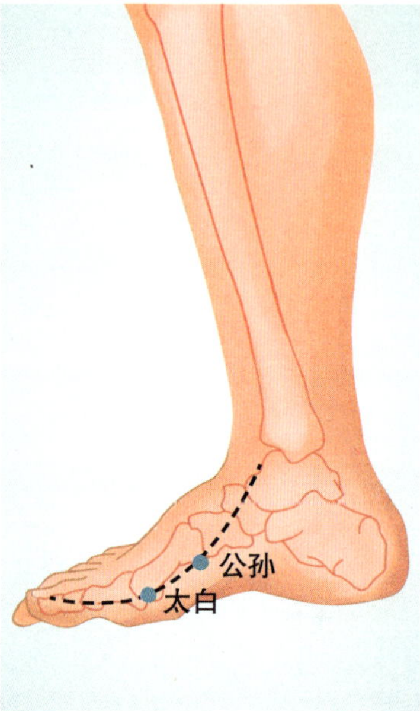

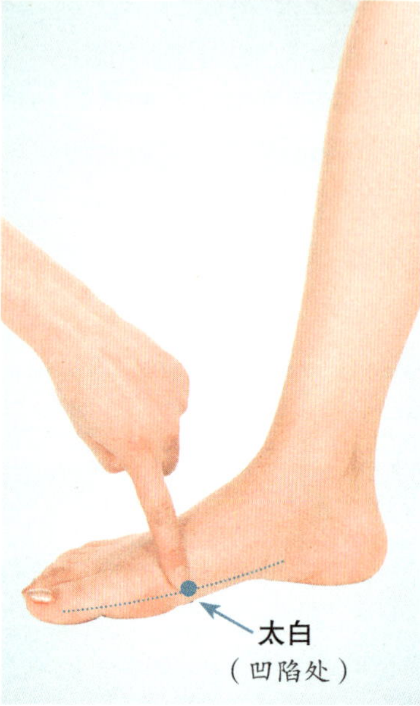

公孙：改善小儿厌食

扫一扫 学取穴

公，有通的意思；孙，在此特指络脉。脾经之络脉是从此穴处通向胃经的，故得此名。

- 精准定位 在足内侧，第1跖骨底的前下缘赤白肉际处。
- 3秒取穴 足大趾与足掌所构成的关节内侧，弓形骨后端下缘凹陷处即是。
- 按摩手法 用拇指指尖掐按公孙，每次1~3分钟。
- 功效主治 健脾祛痰、调理脾胃、平冲降逆。主治呕吐、腹痛、胃痛、失眠、心烦、小儿腹泻、小儿厌食、胸胁胀满。

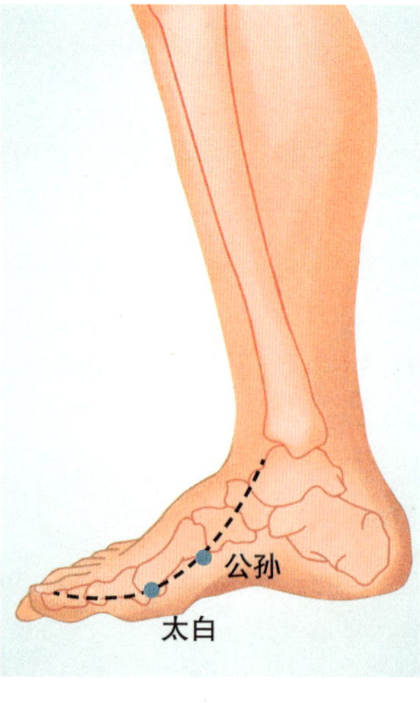

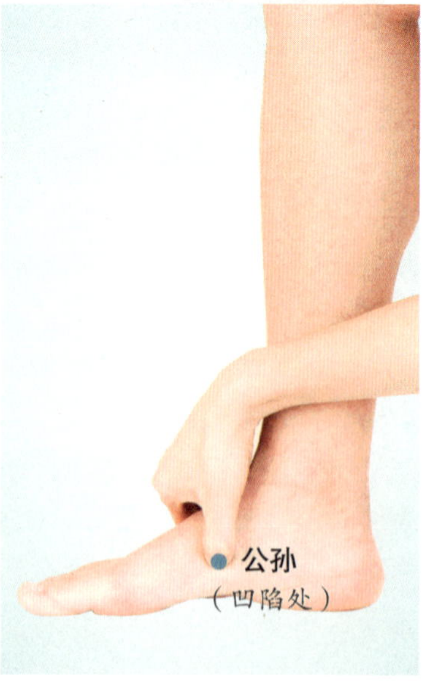

商丘：胃肠的“清道夫”

扫一扫 学取穴

商，五音之一，属金；丘，丘陵。穴在丘陵样内踝的下方，金气已聚，故得此名。

- 精准定位 在足内侧，内踝尖前下方，舟骨粗隆与内踝尖连线中点凹陷中。
- 3秒取穴 足内踝尖前下方凹陷处即是。
- 按摩手法 用拇指指腹按揉商丘，每次1~3分钟。
- 功效主治 健脾化湿、通调肠胃。主治腹胀、肠鸣、便秘、两足无力、足踝痛、小儿腹泻、小儿厌食。

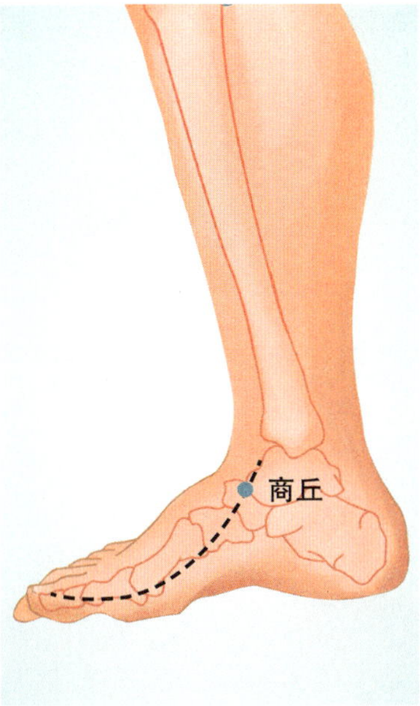

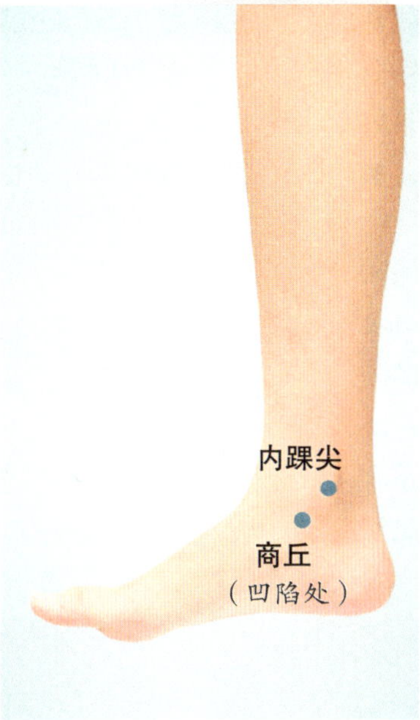

三阴交：肝脾肾保健要穴

扫一扫 学取穴

三阴，指足之三阴经；交，交会。此穴为足之三阴经气血物质交会处，故得此名。

- 精准定位 在小腿内侧，内踝尖上3寸，胫骨内侧缘后际。
- 3秒取穴 正坐或仰卧，胫骨内侧面后缘，内踝尖向上4横指处即是。
- 按摩手法 用拇指指甲掐按三阴交，每次1~3分钟。
- 功效主治 健脾利湿、补益肝肾、清热养阴、调理经带。主治脾胃虚弱、痛经、月经不调、遗精、阳痿、遗尿、心悸。

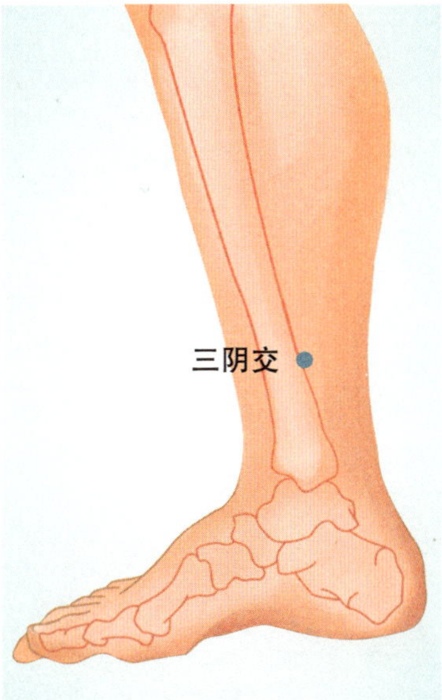

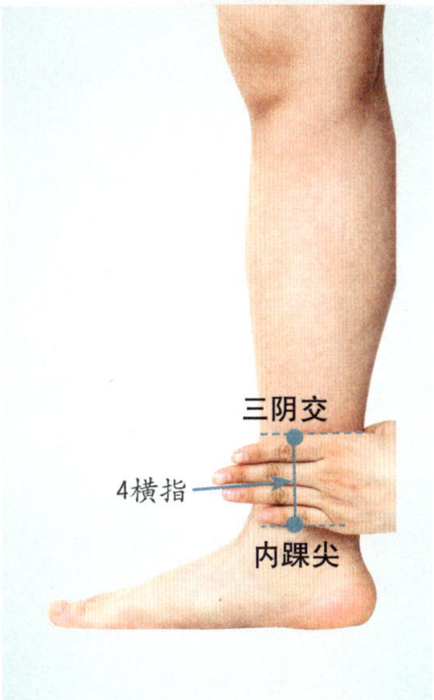

漏谷：小便不利按这里

扫一扫 学取穴

漏，凹陷；谷，山谷。穴居胫骨后内侧缘山谷样凹陷中，故得此名。

- 精准定位 在小腿内侧，内踝尖上6寸，胫骨内侧缘后际。
- 3秒取穴 正坐或仰卧，三阴交直上4横指，胫骨内侧面后缘处即是。
- 按摩手法 用拇指指腹按揉漏谷，每次1~3分钟。
- 功效主治 健脾和胃、祛湿利尿。主治腹胀、腹痛、水肿、小便不利、足踝肿痛。

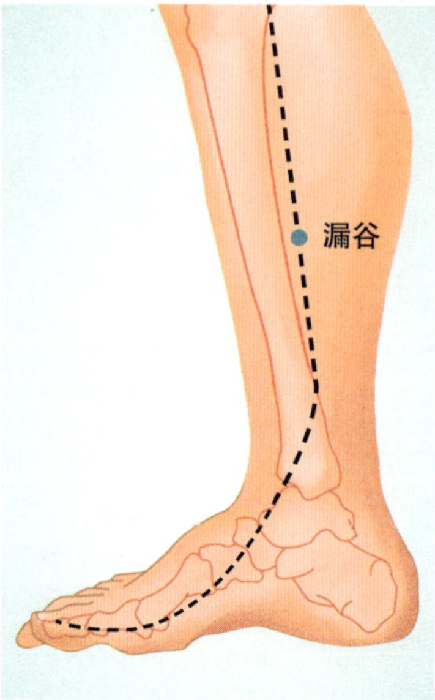

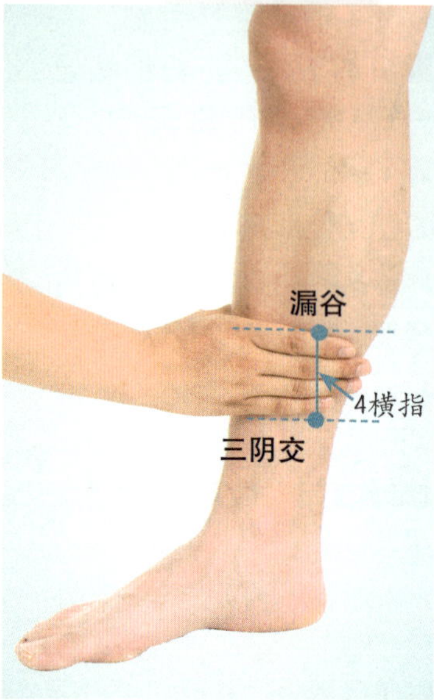

地机：降糖大穴

扫一扫 学取穴

地，土地，指下肢；机，机要。穴在下肢，小腿运动的关键部位，故得此名。

- 精准定位 在小腿内侧，阴陵泉下3寸，胫骨内侧缘后际。
- 3秒取穴 阴陵泉直下4横指处即是。
- 按摩手法 用拇指指腹按揉地机，每次1~3分钟。
- 功效主治 健脾渗湿、调和气血、调经止痛。主治腹胀腹痛、月经不调、痛经、遗精、糖尿病、小便不利、水肿。

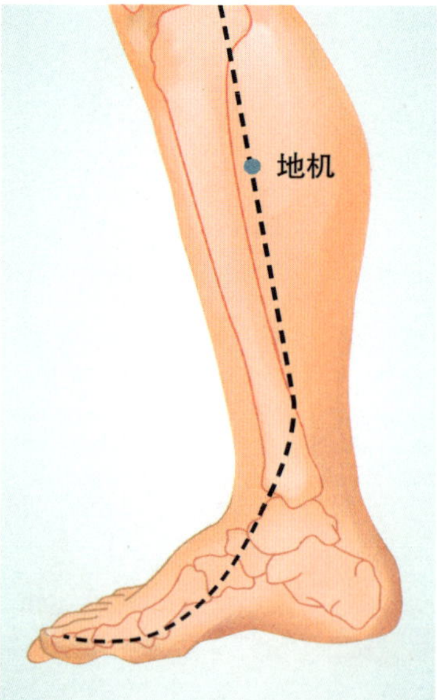

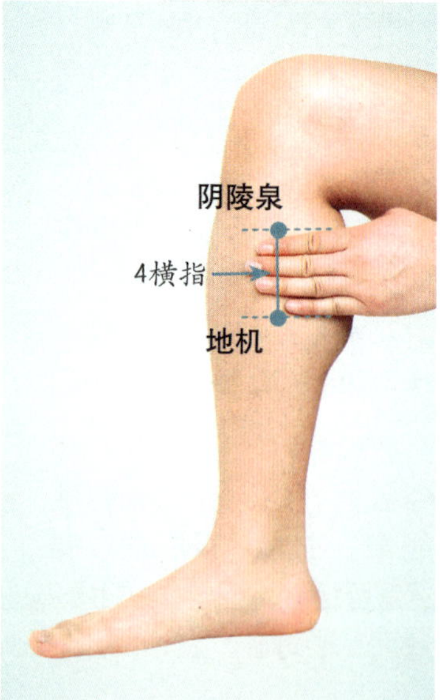

阴陵泉：健脾祛湿常用穴

扫一扫 学取穴

阴，指内侧；陵泉，山陵下的泉水。穴在胫骨内上髁下缘凹陷中，如山陵下之水泉，故得此名。

- 精准定位 在小腿内侧，由胫骨内侧髁下缘与胫骨内侧缘形成的凹陷中。
- 3秒取穴 拇指沿小腿内侧骨内缘向上推，抵膝关节下缘的凹陷处即是。
- 按摩手法 用拇指指腹按压阴陵泉，每次1~3分钟。
- 功效主治 清利湿热、健脾理气、利水消肿、祛瘀通络。主治腹痛、膝痛、水肿、遗尿、脑卒中、失眠。

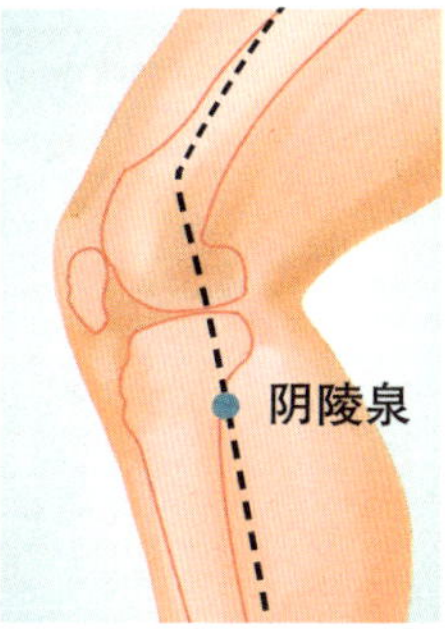

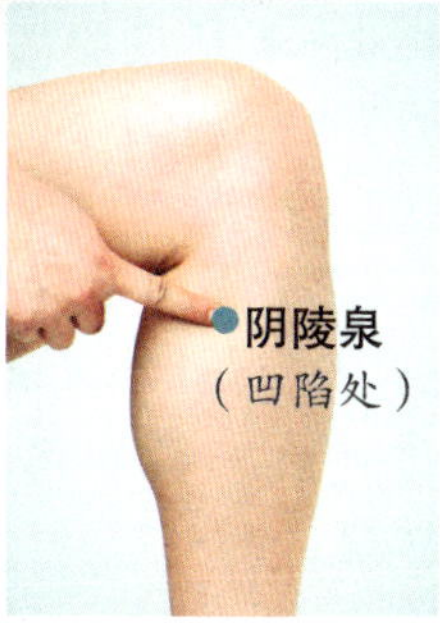

血海：善治月经不调

扫一扫 学取穴

血，指脾经之血；海，海洋。脾经所生之血在此聚集，汇聚成海，故得此名。

- 精准定位 在股前内侧，髌底内侧端上2寸，股内侧肌隆起处。
- 3秒取穴 屈膝呈90°，手掌伏于对侧膝盖骨上，虎口朝上，拇指与其余四指呈45°，拇指指尖处即是。
- 按摩手法 用拇指指腹按揉血海，每次1~3分钟。
- 功效主治 养血行血、凉血调血、祛风除湿、止痒。主治月经不调、痛经、闭经、湿疹、贫血。

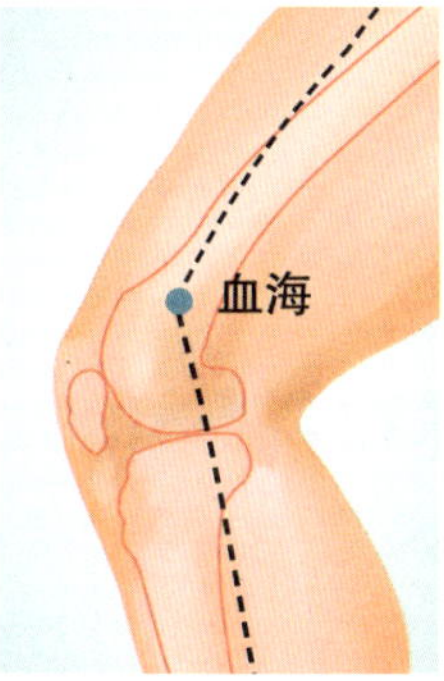

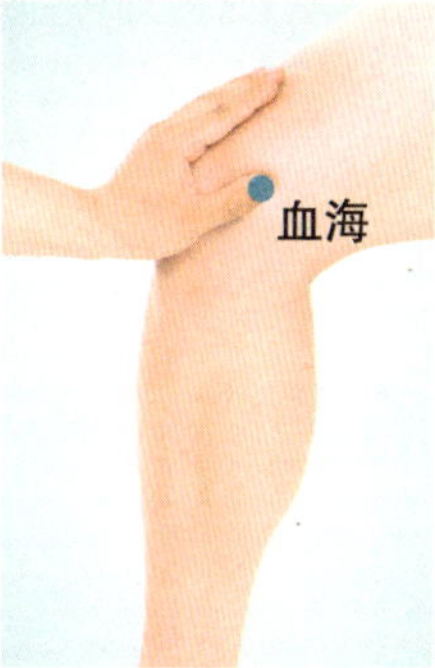

箕门：通利下焦治遗尿

扫一扫 学取穴

箕，簸箕；门，门户。穴在大腿内侧，左右对称，似箕之门户，故得此名。

- 精准定位 在股内侧，髌底内侧端与冲门的连线上1/3处，长收肌和缝匠肌交角的动脉搏动处。
- 3秒取穴 坐位绷腿，大腿内侧有一鱼状肌肉隆起，鱼尾凹陷处即是。
- 按摩手法 用拇指指腹按揉箕门，每次1~3分钟。
- 功效主治 健脾渗湿、利尿通淋。主治两股生疮、阴囊湿痒、小便不利、遗尿。

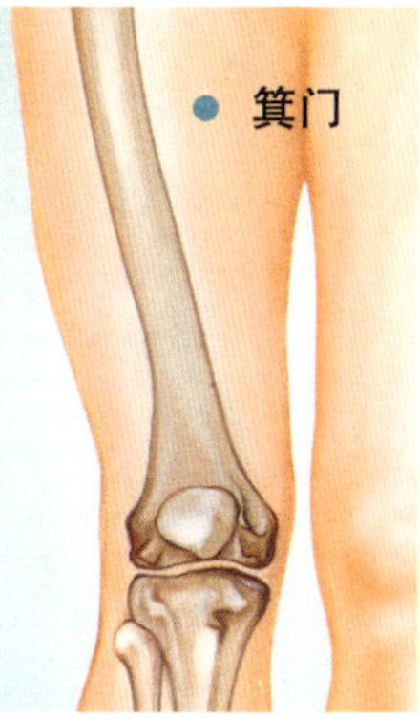

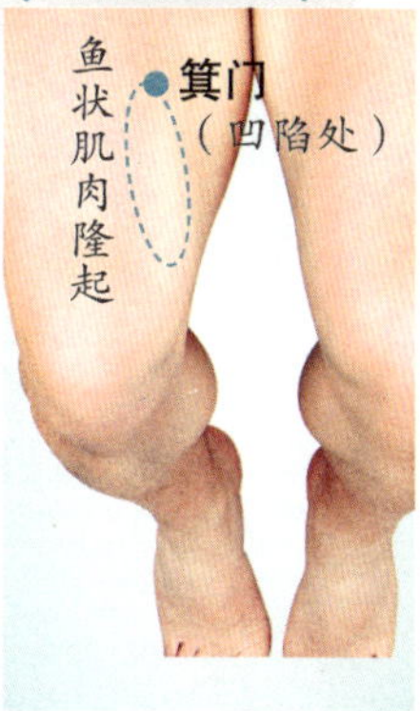

扫一扫 学取穴

冲门：调理妇科疾病

冲，冲要；门，门户。脾经的气血自此上冲进入腹部，故得此名。

- 精准定位 在腹股沟，腹股沟斜纹中，髂外动脉搏动处的外侧。
- 3秒取穴 仰卧，腹股沟外侧可摸到动脉搏动，搏动外侧按压有酸胀感处即是。
- 按摩手法 用拇指指腹按揉冲门，每次1~3分钟。
- 功效主治 健脾化湿、理气解痉。主治腹痛、腹胀、小便不利、妊娠浮肿、崩漏。

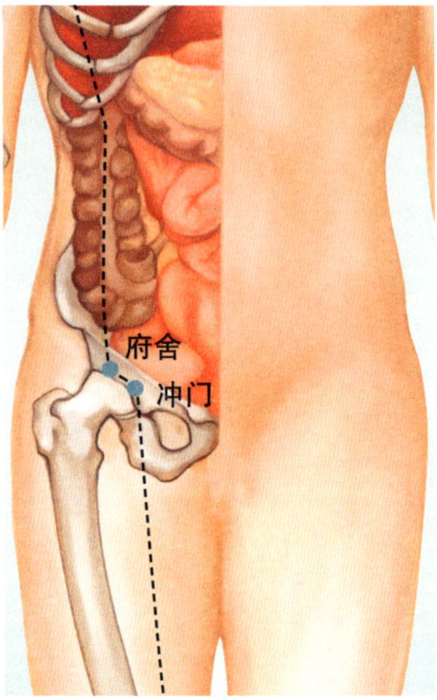

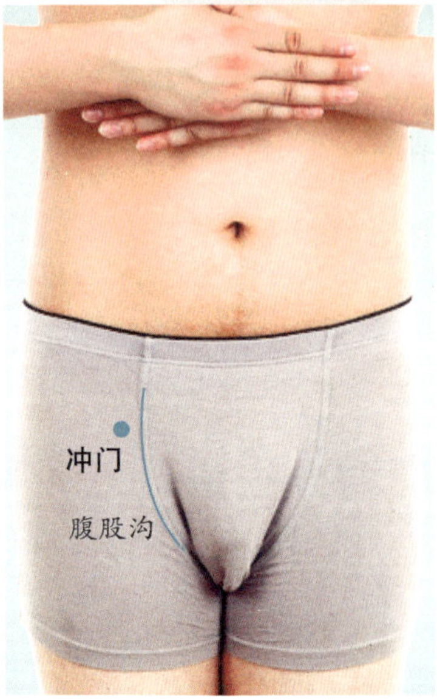

府舍：腹痛难忍按一按

府，聚集之意；舍，居所。足三阴经经气汇聚于此穴处，故得此名。

- 精准定位 在下腹部，脐中下4.3寸，前正中线旁开4寸。
- 3秒取穴 从肚脐沿前正中线向下4.3寸，再水平旁开5横指处即是。
- 按摩手法 仰卧，用中间三指指腹按揉府舍，每次1~3分钟。
- 功效主治 理气化症、散结止痛。主治腹痛、腹中肿块、霍乱吐泻、疝气。

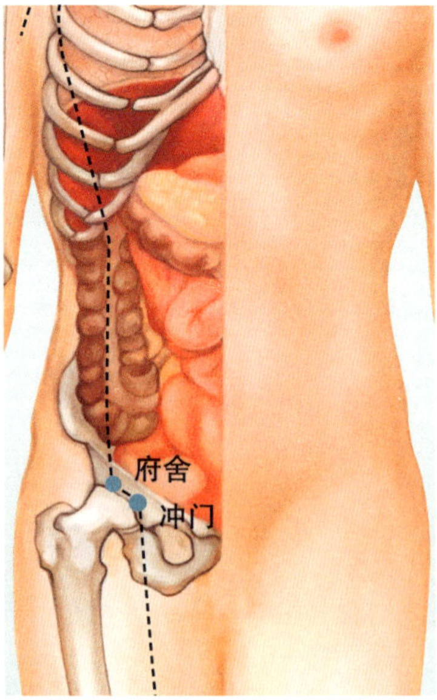

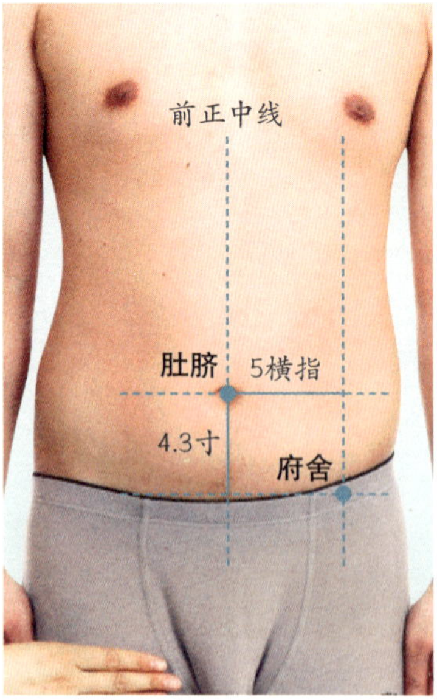

腹结：腹部硬满胀痛不用愁

腹，腹部；结，结聚。本穴善治腹部结聚不通之症，故得此名。

- 精准定位 在下腹部，脐中下 1.3 寸，前正中线旁开 4 寸。
- 3 秒取穴 在肚脐中央下 1.3 寸，再水平旁开 5 横指处即是。
- 按摩手法 用拇指指腹轻轻按揉腹结，每次 1~3 分钟。
- 功效主治 开郁散结、理气调肠。主治便秘、腹泻、腹痛、胁痛、打嗝、疝气。

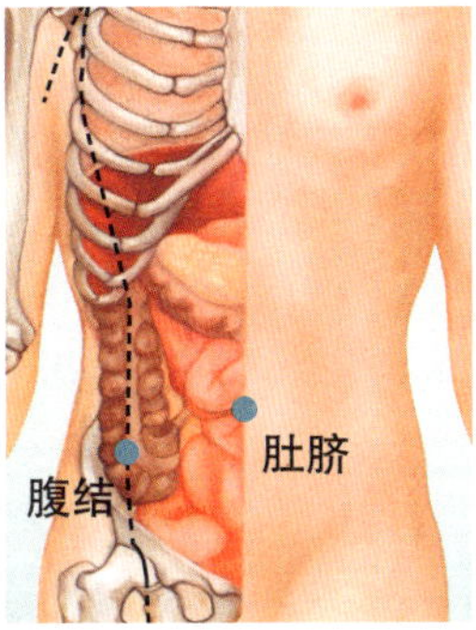

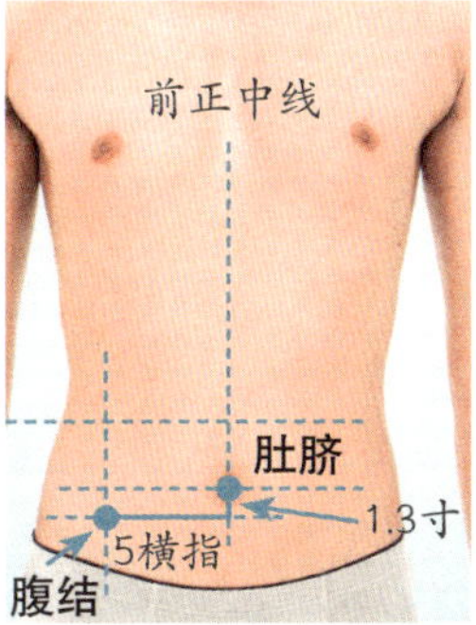

大横：腑气不通按一按

扫一扫 学取穴

穴位气血作用范围广，内应横行的结肠，故得此名。

- 精准定位 在上腹部，脐中旁开 4 寸。
- 3 秒取穴 由乳头向下作与前正中线平行的线，再由脐中央作水平线，交点处即是。
- 按摩手法 每天早晚坚持用食指指腹按压大横，每次 1~3 分钟。
- 功效主治 调理肠胃、宣通腑气。主治腹胀、腹痛、痢疾、腹泻、便秘、高脂血症。

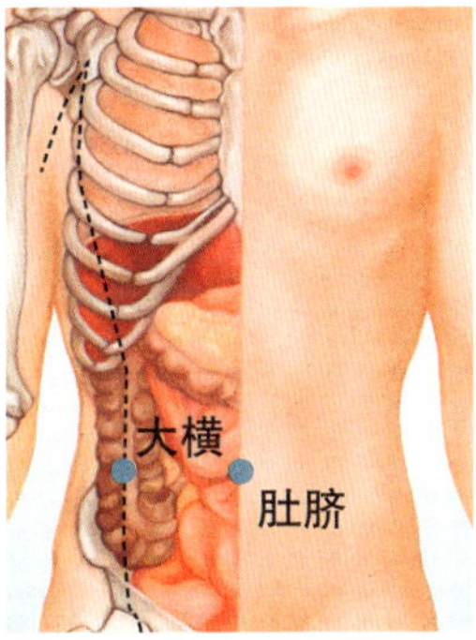

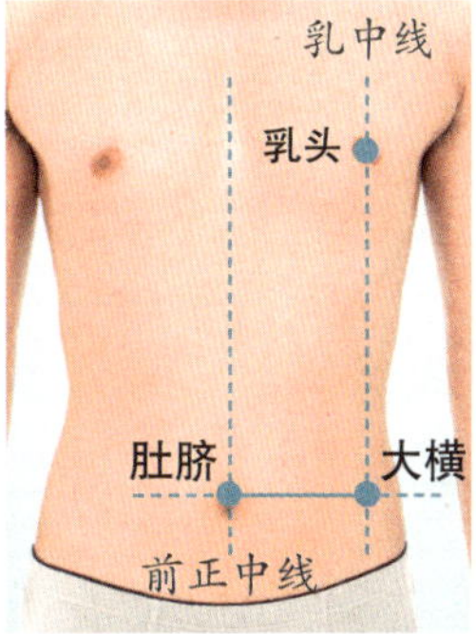

腹哀：消食止腹痛

腹，腹部；哀，伤痛，哀鸣。本穴善治腹部各种伤痛，故得此名。

- 精准定位 在上腹部，脐中上 3 寸，前正中线旁开 4 寸。
- 3 秒取穴 仰卧，先找到大横，再沿乳中线向上 4 横指处即是。
- 按摩手法 用拇指指腹按揉腹哀，每次 1~3 分钟。
- 功效主治 健脾和胃、理气调肠。主治腹痛、消化不良、便秘、痢疾等胃肠病症。

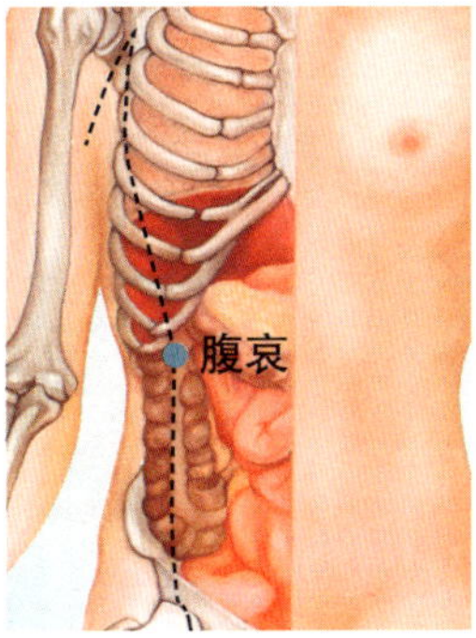

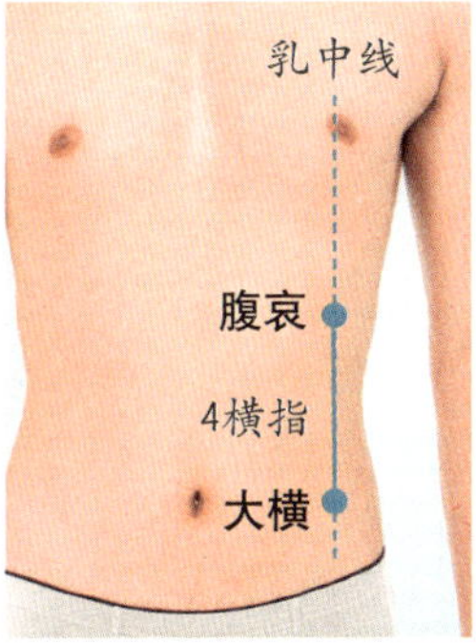

食窦：积食反胃有良效

食，食物；窦，孔洞。本穴能开通饮食下传之路，促进食物消化吸收，为补益之孔穴。

- 精准定位 在前胸部，第5肋间隙，前正中线旁开6寸。
- 3秒取穴 仰卧，乳头旁开3横指，再向下1个肋间隙处即是。
- 按摩手法 用拇指指腹按揉食窦，每次1~3分钟。
- 功效主治 消食导滞、宽胸利膈、健脾和中、利水消肿。主治食积、反胃、嗳气、胸胁胀痛、腹胀、水肿。

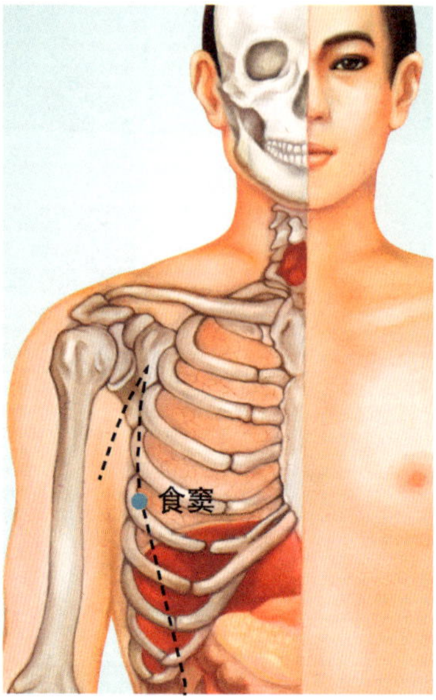

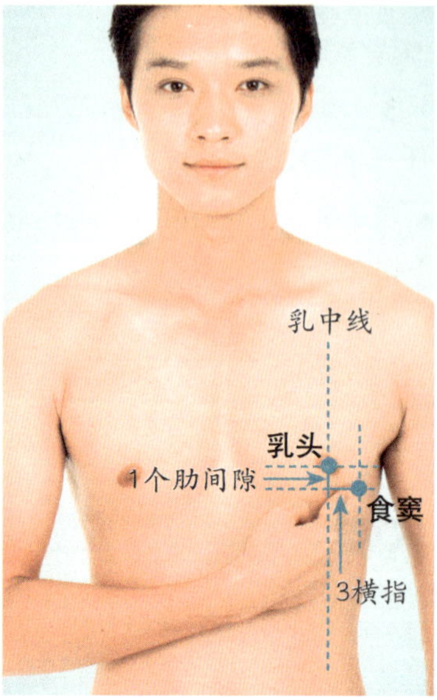

天溪：零成本养护胸部

天，此代指胸腔；溪，溪水。针刺此穴，乳汁自出，犹如溪水，故得此名。

- 精准定位 在前胸部，第4肋间隙，前正中线旁开6寸。
- 3秒取穴 仰卧，乳头所在肋间隙，乳头旁开3横指处即是。
- 按摩手法 用拇指指腹按揉天溪，每次1~3分钟。
- 功效主治 宽胸通乳、理气止咳。主治胸部疼痛、咳嗽、胸胁胀痛、乳房肿痛、乳汁不下。

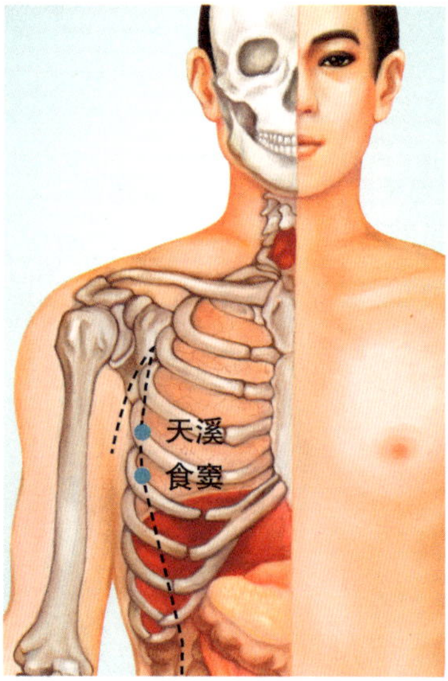

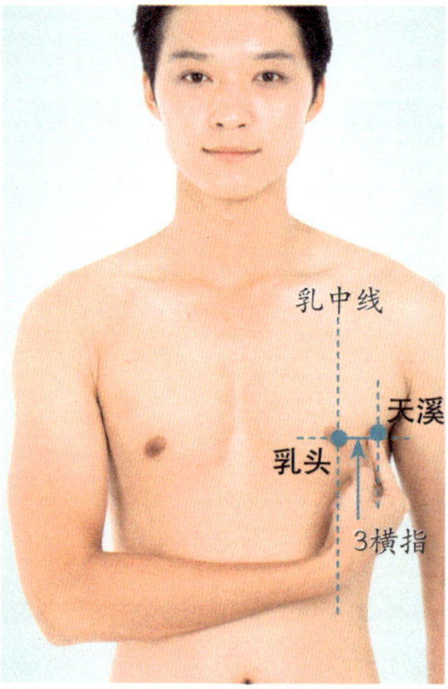

胸乡：胸肋胀痛按这里

胸乡，胸部。穴在胸部，能治胸部疾病，故得此名。

- 精准定位 在前胸部，第3肋间隙，前正中线旁开6寸。
- 3秒取穴 仰卧，乳头旁开3横指，再向上1个肋间隙即是。
- 按摩手法 用拇指指腹按揉胸乡，每次1~3分钟。
- 功效主治 宽胸理气、通络止痛。主治胸部疼痛、咳嗽、胸肋胀痛、肋间神经痛。

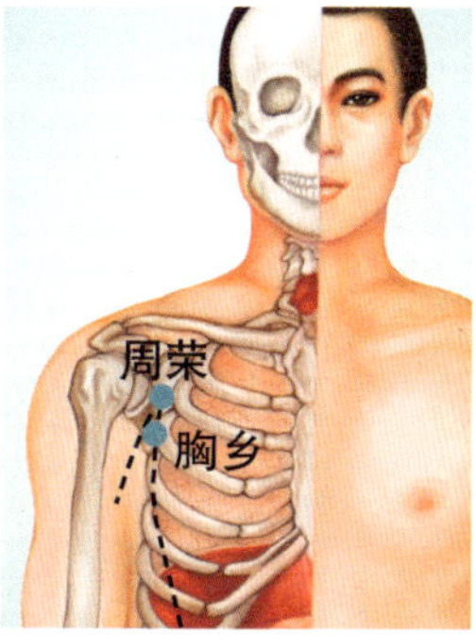

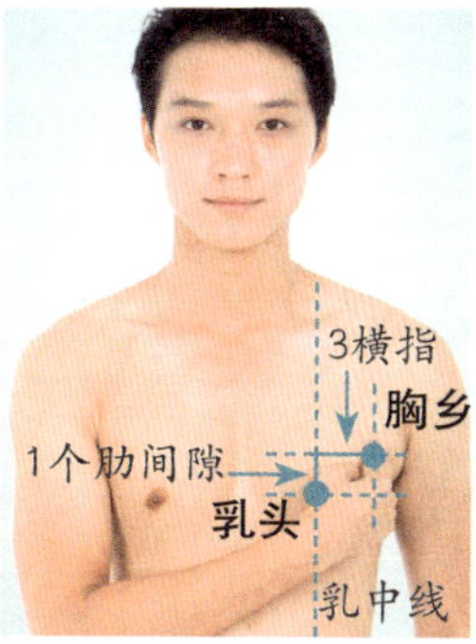

周荣：平喘止咳有特效

周，周身；荣，荣养。本穴可调和营气，荣养周身，故得此名。

- 精准定位 在前胸部，第2肋间隙，前正中线旁开6寸。
- 3秒取穴 仰卧，乳头旁开3横指，再向上2个肋间隙处即是。
- 按摩手法 用拇指指腹按揉周荣，每次1~3分钟。
- 功效主治 宣肺平喘、理气化痰。主治胸胁胀满、胁肋痛、咳嗽、乳汁不下。

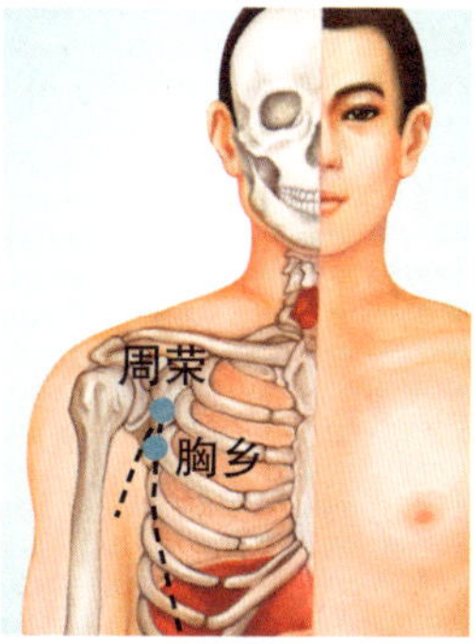

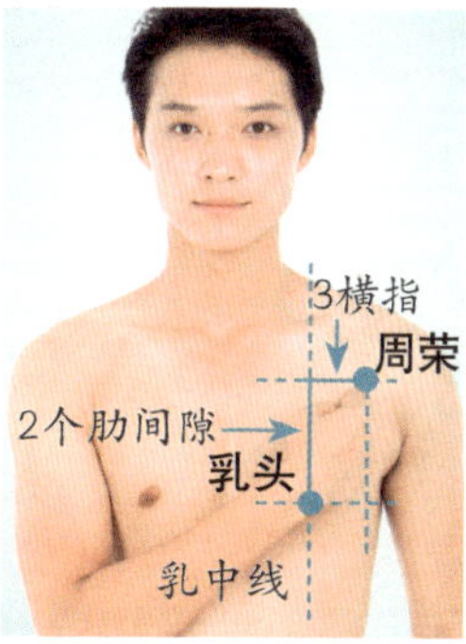

大包：全身胀痛找大包

其为脾经最后一穴，形容脾被其他脏腑包裹，与各脏腑联系密切之象，故得此名。

- 精准定位 在侧胸部，第6肋间隙，腋中线上。
- 3秒取穴 正坐侧身或仰卧，沿腋中线自上而下摸到第6肋间隙处即是。
- 按摩手法 每天早晚用食指及中指指尖掐按大包，每次1~3分钟。
- 功效主治 宽胸利胁、行气止痛、止咳平喘。主治肺炎、胸膜炎、哮喘、气喘、全身胀痛。

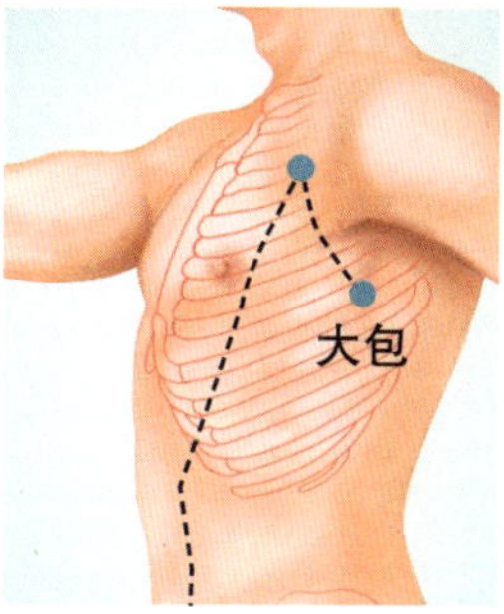

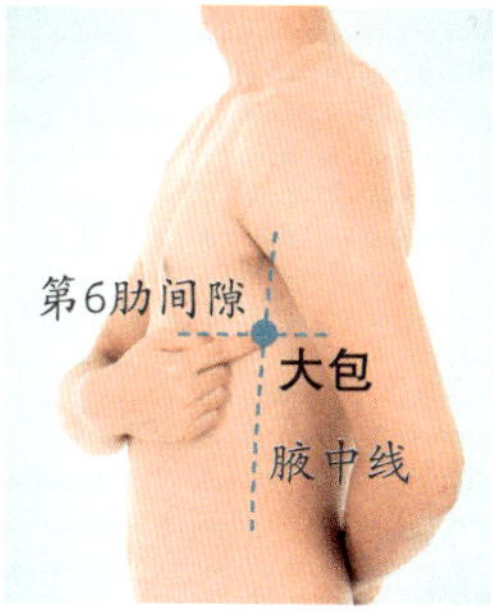

手少阴心经的保养

手少阴心经在心中与足太阴脾经衔接，关联的脏腑和器官有心、小肠、咽喉、眼睛。心主宰人的整个生命活动，主宰五脏六腑、形体官窍，主宰人的意识、思维等精神活动，为五脏六腑之主，关乎生命。心经异常可出现心痛、心慌等不适症状，以及焦虑、抑郁等情绪障碍，拍打按揉有良好的保健作用。

主治病症

本经腧穴主治心、胸、神志以及经脉循行部位的病症。调理心脏不适常用极泉、阴郄；调理神志病常用神门、少冲；调理咽干、咽痛常用通里、少海。

午时（11:00—13:00）

心经当令

宜午睡30分钟或闭目养神。
心经应夏，
宜食用苦味食物，
以清热除烦，养心安神。

心经上潜伏的疾病

咽干、口渴

心经经过咽喉，心经有热，耗伤阴液，会出现口渴、咽干的症状。

手臂内侧疼痛

心经有淤堵，气血运行不畅，则经脉所过之处有痛感，可见上肢内侧疼痛、麻木，掌心热痛。

心痛、心悸

心脏推动血液运行，维持生命活动，心经异常会出现心悸、胸痛、胸闷、气短等。

心烦、失眠

心主意识、思维等精神活动，心经病变，心神失常会出现情绪变动、神志异常。

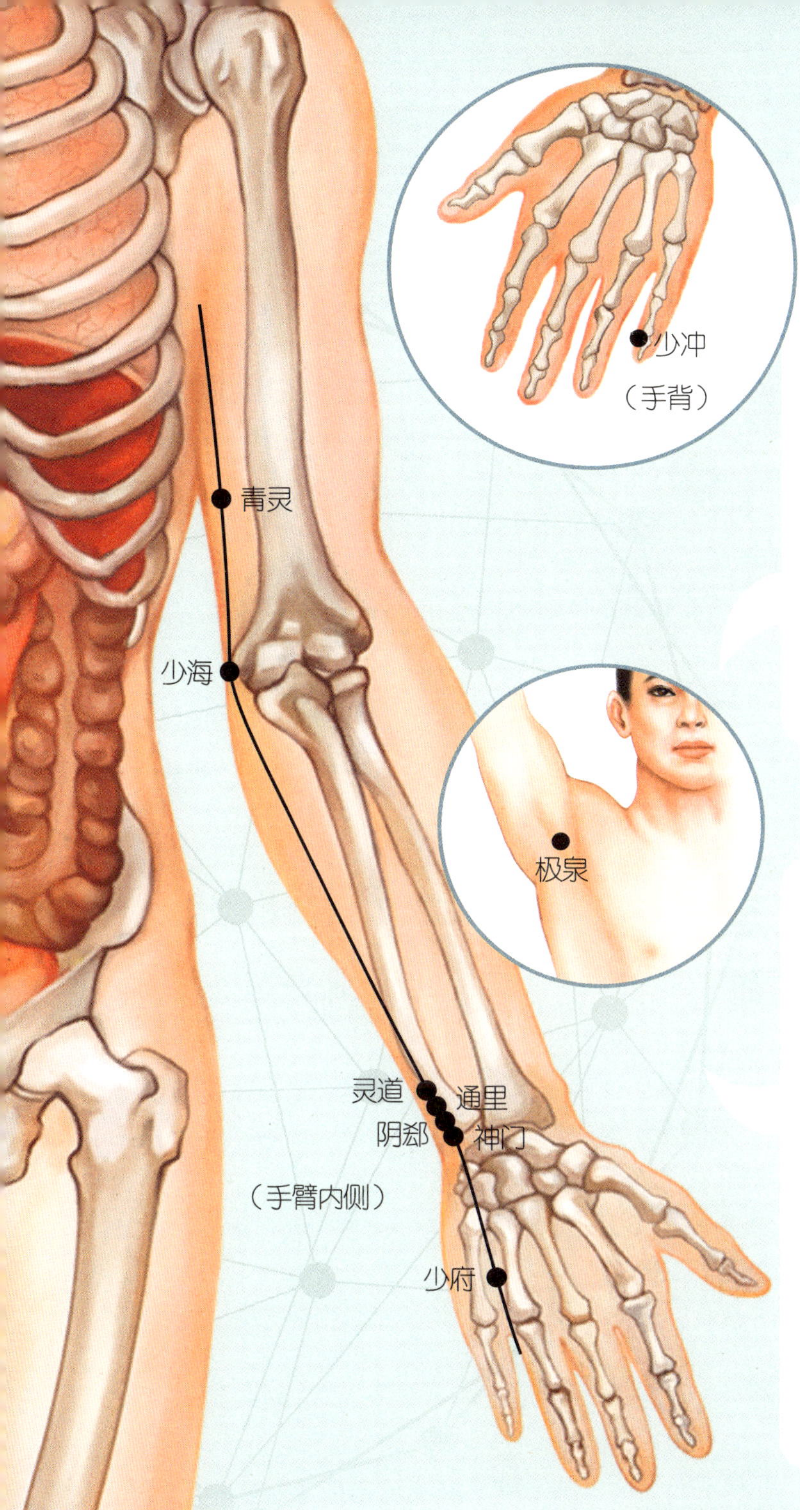

心经的作用

1. 心经与情志关系密切，有很好的安神定志作用，情绪异常可按摩疏通心经来缓解。

2. 心经是调理心脏气血、改善心脏功能的最佳通道，可以养心血、通心气、安心神。

日常保养

心经位于手臂内侧，可在午饭前轻拍心经上的穴位。拍打时五指并拢，微屈叩打，或单手拍打，要顺着心经的循行路线，从胸口开始拍打，直到中指处，以感觉舒适为宜，每次 5~10 分钟即可。

注意事项 **夏季人容易出汗，汗为“心之液”，出汗过多就会消耗心脏阴液。午睡虽好，但宜饭后休息会儿再午睡，且不宜过长，控制在 30~50 分钟即可。**

医案一 “以麻治麻”取极泉

李某某，男，50岁，主因“颈背痛伴右上肢麻痛1个月”就诊。患者1个月前运动后出现颈背痛，伴右上肢麻痛至无名指、小指，休息并外用膏药后缓解不明显。查见颈背部肌肉紧张，颈椎曲度变直，活动轻度受限，舌暗红，苔薄白，脉弦涩。经络触诊见青灵、少海附近压痛明显。施以颈椎病推拿手法治疗6次后，患者颈背痛明显缓解，颈部活动度较之以前改善明显，右上肢麻痛减轻，但仍有间断发作，多在劳累后出现，遂嘱咐患者按摩极泉，用中指指尖点压，每日1次，持续10秒。经过2周治疗后，右上肢麻痛减轻。

医生有话说

极泉可缓解各种上肢症状，如疼痛、活动受限、麻木等。在按摩的时候，以上肢有窜麻感为宜，尤其适宜缓解上肢麻木，效果更佳。

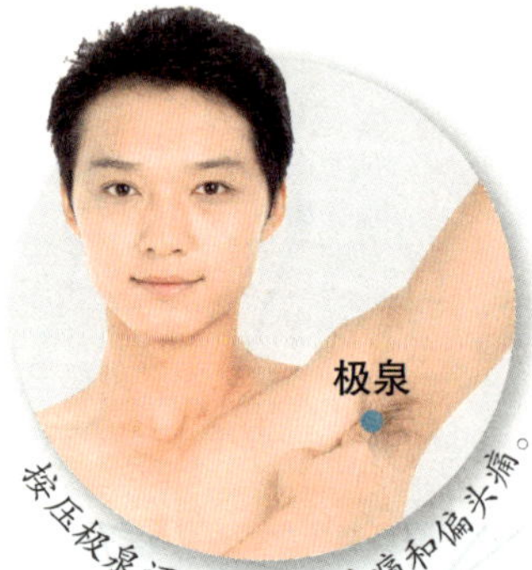

按压极泉还能够舒缓头痛和偏头痛。

医案二 按摩神门梦香甜

杨某某，男，为笔者好友，约10年前电话闲聊中诉近3个月睡眠差，入睡困难，追问近期有无心情、身体或生活上的变化，友人否认，考虑可能是生理上暂时性的失眠，虽不严重，但长此以往可能影响健康。友人问我能不能支一招，遂嘱咐其每日按摩神门。用拇指指尖掐揉，每次1~3分钟，每日睡前1次。2周后，电话反馈，诉睡眠已基本恢复正常。

医生有话说

神门是治疗失眠的要穴，有补心宁心、安神除烦的效果，长期按摩此穴可改善睡眠。生理性失眠可有明确诱因，也可无明确诱因，一般可自我恢复，配合按摩会加快恢复进度，减轻痛苦。

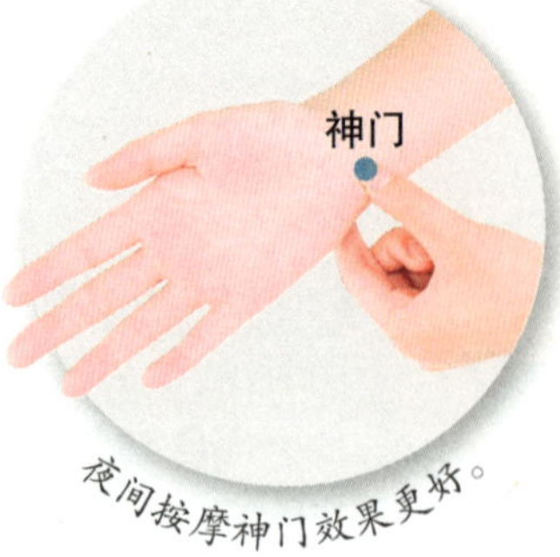

夜间按摩神门效果更好。

极泉：上肢麻木此穴佳

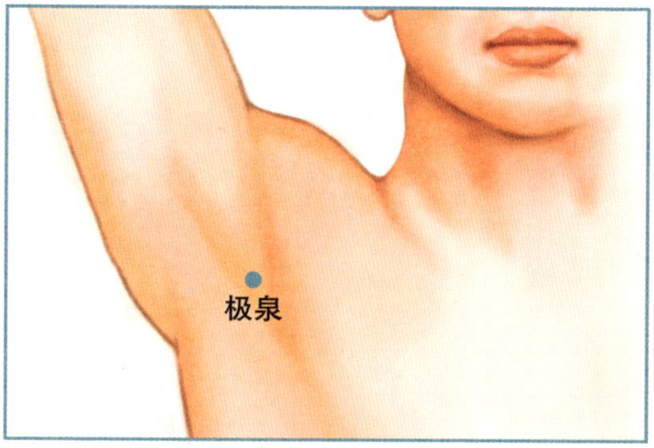

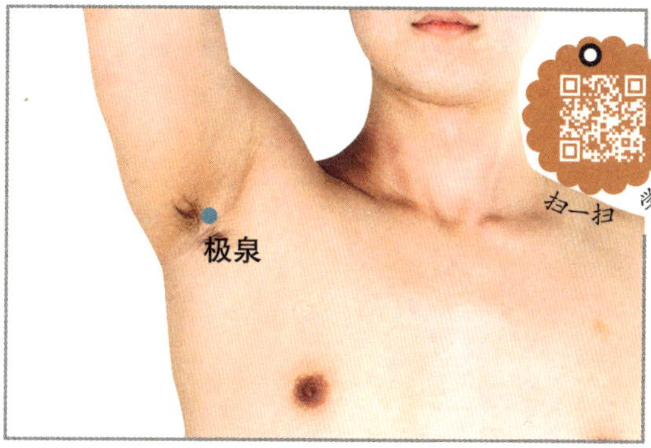

极，高大之意；泉，水泉。穴在腋窝高处，局部凹陷如泉。形容手少阴经气自此从高处向下流，源源不尽，有高处泉水之象，故得此名。

精准定位 在腋窝中央，腋动脉搏动处。

3秒取穴 上臂外展，腋窝顶点可触摸到动脉搏动，按压有酸胀感处即是。

按摩方法 每天早晚用食指、中指指尖点按极泉，每次 1~3 分钟。

功效主治 理气宽胸、通经活络。主治心痛、心悸、胸闷、心烦、肩臂疼痛、上肢麻木、四肢不举、腋臭。

青灵：肩臂疼痛不烦恼

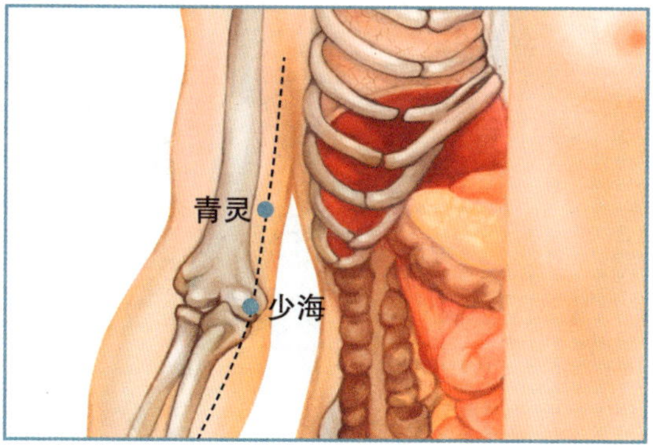

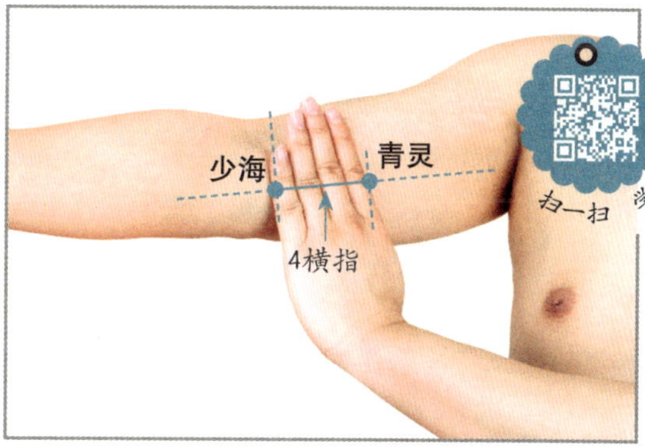

青，生发之象；灵，神灵，心为君主之官，主神志，通灵。此穴是心经第 2 个穴位，经气初起，具有脉气生发之象，故得此名。

精准定位 在臂内侧，肘横纹上 3 寸，肱二头肌的内侧沟中。

3秒取穴 伸臂，确定少海与极泉位置，从少海沿二者连线向上 4 横指处即是。

按摩方法 用拇指指腹按摩青灵，每次 1~3 分钟。

功效主治 养心安神、活血止痛。主治头痛、肩臂红肿、腋下肿痛、全身寒战。

少海：常按心气顺畅情绪好

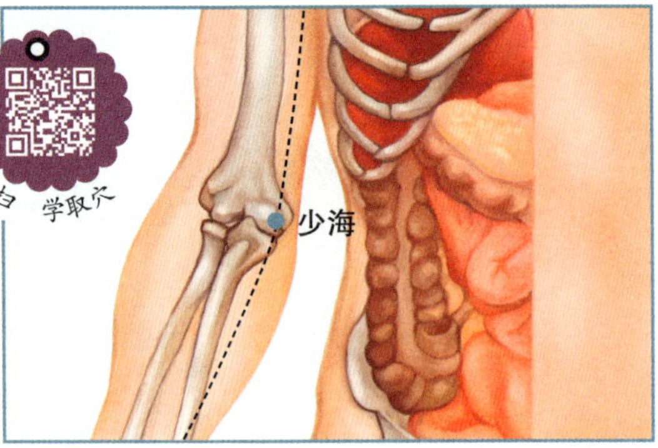

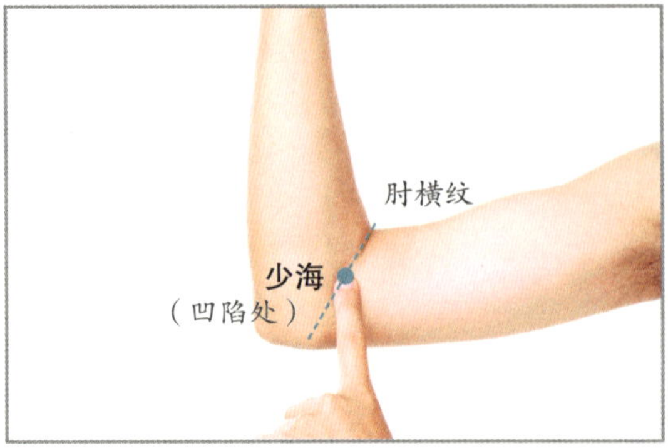

少，指心经；海，海洋。此穴是心经气血汇聚之处，按揉此处能使气血犹如百川之水汇入心中，善治心系病症，故得此名。

精准定位 在肘前内侧，横平肘横纹，肱骨内上髁前缘。

3秒取穴 屈肘呈90°，肘横纹内侧端凹陷处即是。

按摩方法 每天早晚用拇指指腹按压少海，每次1~3分钟。

功效主治 理气通络、宁心安神。主治心痛、心悸等心之病症，以及言语错乱、癔症等神志病及肘臂挛麻。

灵道：主调心脏疾病

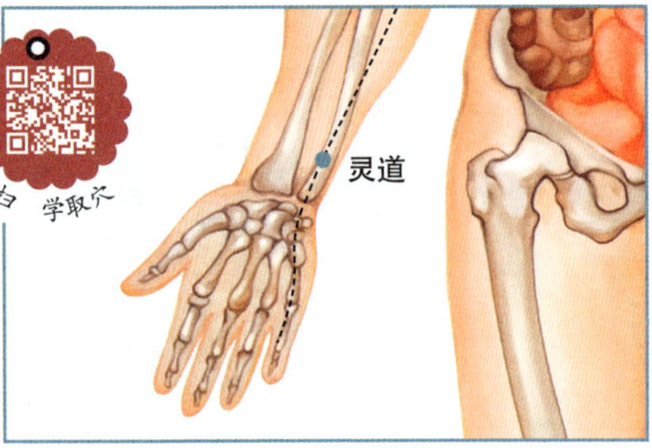

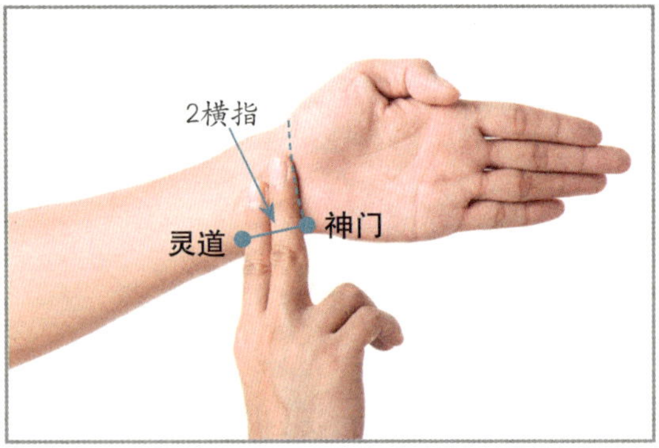

灵，灵通；道，通顺之意。按揉本穴可使心经通畅，脉气充沛，对缓解突然心痛等心脉不通的病症有很好的效果，故得此名。

精准定位 在前臂前内侧，腕掌侧远端横纹上1.5寸，尺侧腕屈肌腱的桡侧缘。

3秒取穴 先找到神门，再向上2横指处即是。

按摩方法 用拇指指腹按压灵道，每次1~3分钟。

功效主治 宁心、安神、通络。主治悲伤、惊恐、痴笑等情志障碍，以及心痛、声哑、肘臂挛痛。

通里：治疗喑哑要穴

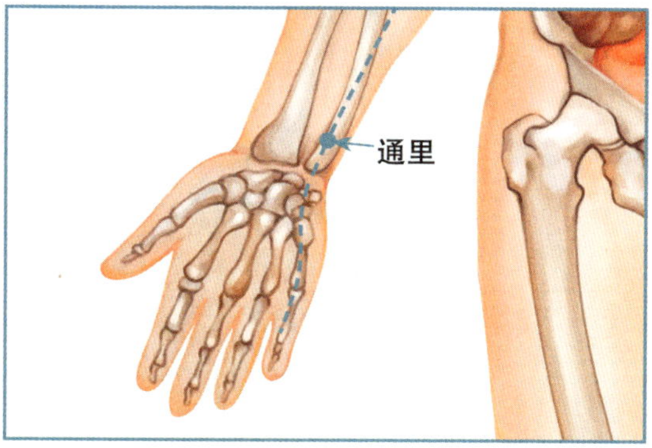

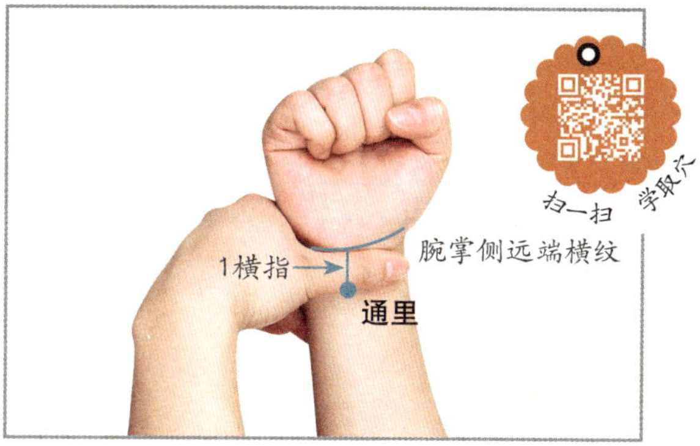

通，畅通；里，内里。本穴能治疗多种气血淤滞、经脉不通所导致的疾病，有很好的“通”的作用，故得此名。

精准定位 在前臂前内侧，腕掌侧远端横纹上1寸，尺侧腕屈肌腱的桡侧缘。

3秒取穴 用力握拳，掌心朝内，从腕掌侧远端横纹向下1横指处即是。

按摩方法 用拇指指腹按揉通里，每次1~3分钟。

功效主治 清热安神、通经活络、宽胸理气。主治喑哑、脑卒中言语障碍、肘臂肿痛、心痛、胸闷心烦、盗汗。

阴郄：盗汗按这里

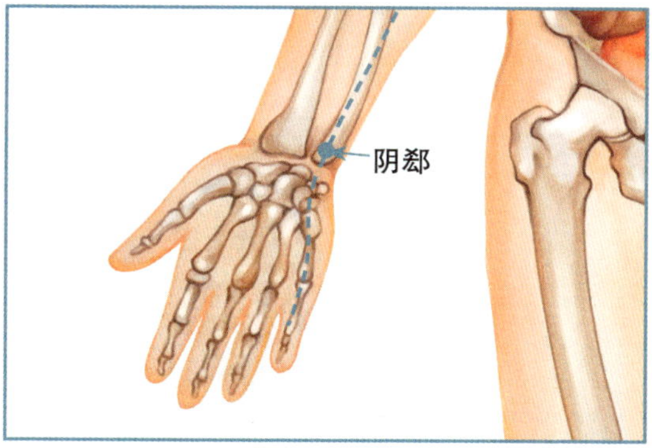

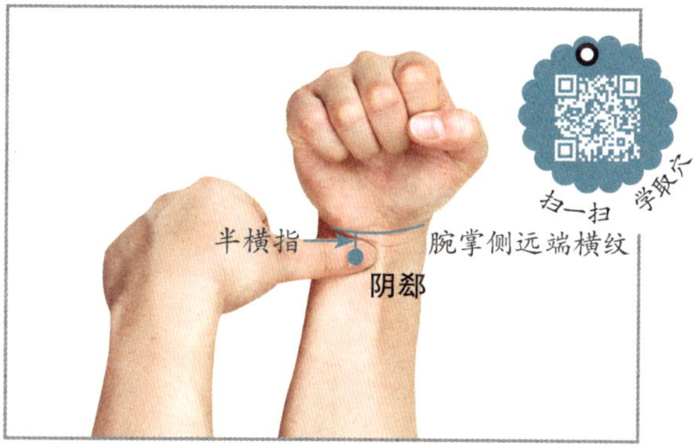

阴，指经水；郄，孔隙。本穴犹如空隙，经水可由此处回流心经，故得此名。

精准定位 在前臂前内侧，腕掌侧远端横纹上0.5寸，尺侧腕屈肌腱的桡侧缘。

3秒取穴 用力握拳，掌心朝内，从腕掌侧远端横纹向下半横指处即是。

按摩方法 用拇指指腹按压阴郄，每次1~3分钟。

功效主治 宁心安神、清心除烦、凉血止血。主治心痛、心烦、心悸等心病，以及失眠、盗汗、吐血等症状。

神门：养心安神治失眠

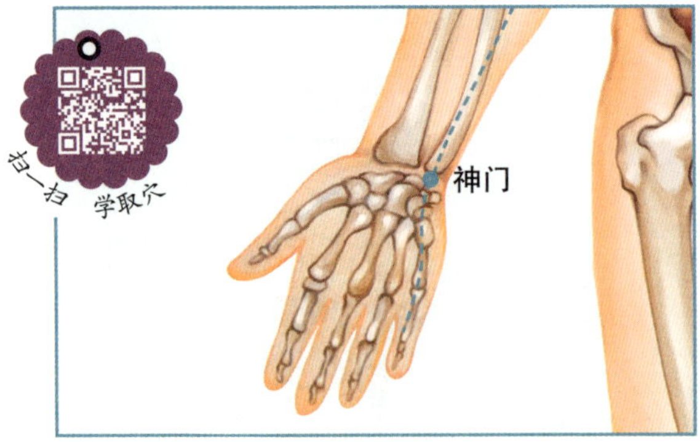

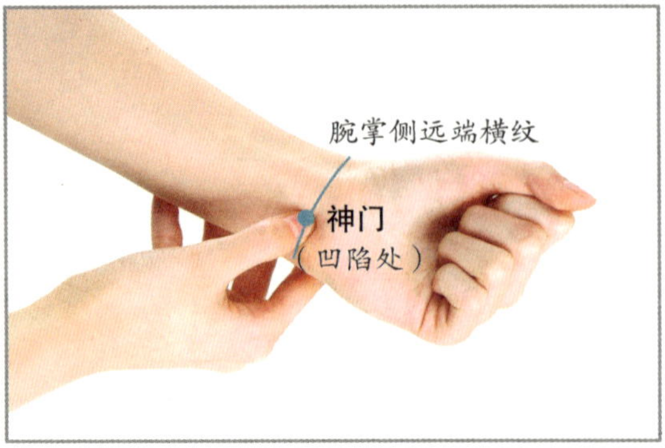

神，心神；门，门户。心藏神，此穴善于开心气之郁结，为心经上治疗情志病的要穴，故得此名。

精准定位 在腕前内侧，腕掌侧远端横纹尺侧端，尺侧腕屈肌腱的桡侧缘。

3秒取穴 沿腕掌侧远端横纹向小指端移动，摸到有一凹陷，按压有酸胀感处即是。

按摩方法 每天睡前用拇指按揉神门，每次1~3分钟。

功效主治 宁心安神、助眠。主治心烦、失眠、心悸、健忘、癫狂、痴呆、高血压、手腕痛。

少府：心经有热要靠它

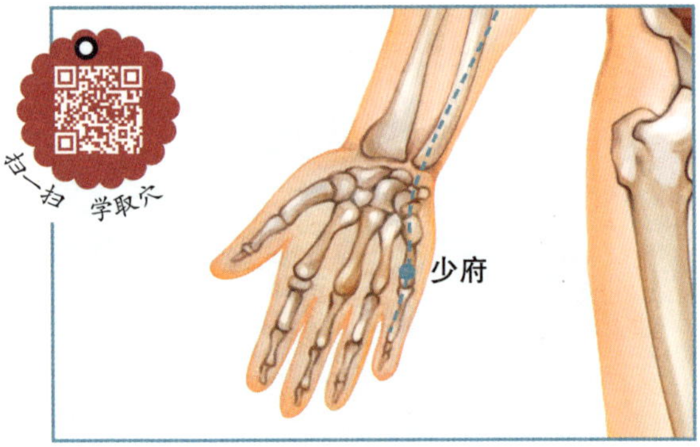

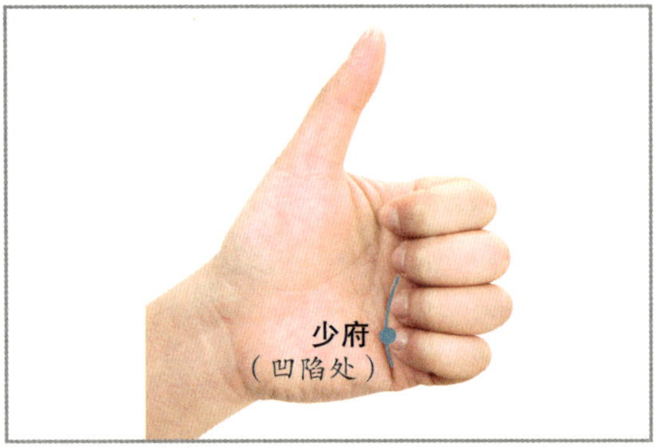

少，指心经、肾经；府，处所。穴在掌中，又通心经、肾经，故得此名。

精准定位 在手掌，横平第5掌指关节近端，第4、第5掌骨之间。

3秒取穴 保持半握拳，手指屈向掌心横纹，小指指尖所指凹陷处，按压有酸胀感处即是。

按摩方法 用拇指指尖掐按少府，每次3~5分钟。

功效主治 清心泻热、理气活络。主治心悸、胸痛、胸中烦闷、口疮、前阴瘙痒、前阴痛、遗尿、小便不利、小指挛痛。

少冲：脑卒中急救掐这里

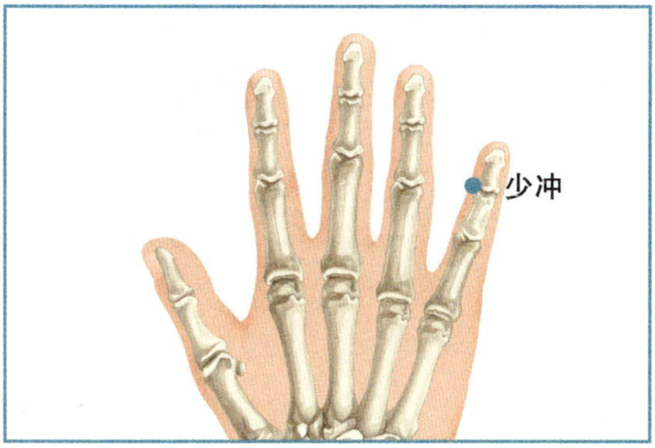

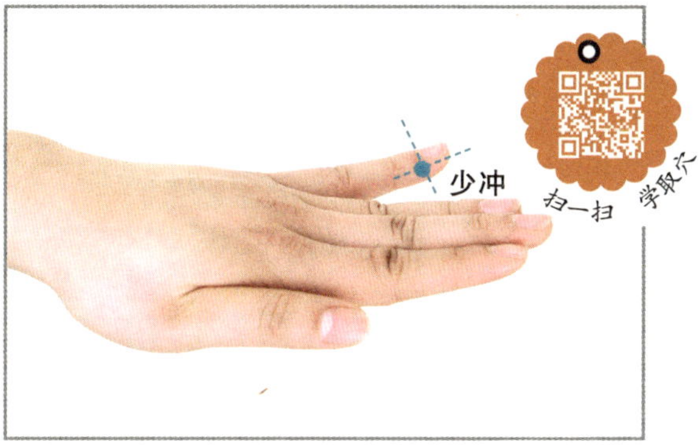

少，指心经；冲，冲动。本穴是心经井穴，脉气由此涌出并沿经脉上行，故得此名。

精准定位 在手指，小指末节桡侧，指甲根角侧上方 0.1 寸。

3 秒取穴 伸小指，沿指甲底部与指甲桡侧引线，交点处即是。

按摩方法 每天早晚用拇指指尖垂直掐按少冲，每次 3~5 分钟。

功效主治 开郁行滞、清热息风、醒神开窍。主治癫狂、热病、脑卒中昏迷、目黄、胸中烦热、胸痛。

手太阳小肠经的保养

手太阳小肠经在手小指与手少阴心经相衔接，关联的脏腑和器官有咽、胃、心、小肠、耳、鼻、眼，在眼内角与足太阳膀胱经相接。手太阳小肠经属小肠，络于心，与心经关系最为密切，拍打小肠经不仅有助于饮食、营养的吸收，也有助于心经的健康。小肠经在肩部循行密集，因此又被称为“肩脉”，对缓解肩关节疾病有很好的效果。

主治病症

本经腧穴主要调理头面五官疾病，如头痛、视物昏花，热病、神志病，如昏迷、发热，以及经脉循行所过部位的病症，如颈项肩臂痛、手肘麻胀。调理头项痛常用前谷、支正；调理耳病常用听宫、腕骨；调理目疾常用后溪、养老。

未时（13:00—15:00）

小肠经当令

午餐搭配要合理，营养要丰富。
宜喝温水，
注意保暖护肩。

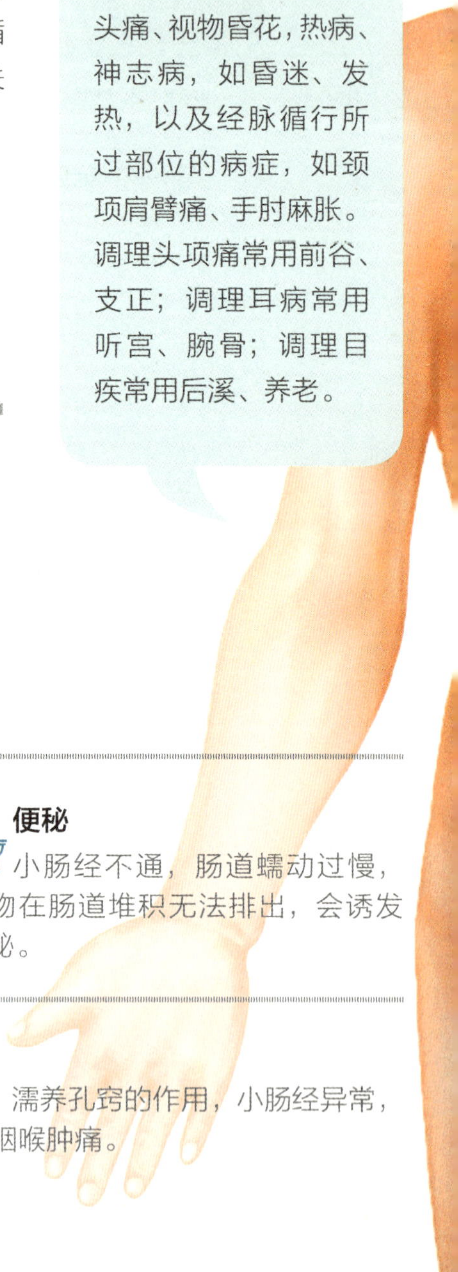

小肠经上潜伏的疾病

腹痛、腹泻

小肠循行小腹，促进消化吸收营养物质，小肠经异常，食物不能及时被消化和吸收，易腹痛、腹泻。

便秘

小肠经不通，肠道蠕动过慢，废物在肠道堆积无法排出，会诱发便秘。

耳聋、目黄

中医理论中，小肠主“液”，有润滑关节、濡养孔窍的作用，小肠经异常，可出现孔窍失养，见耳聋、目黄、面颊疼痛、咽喉肿痛。

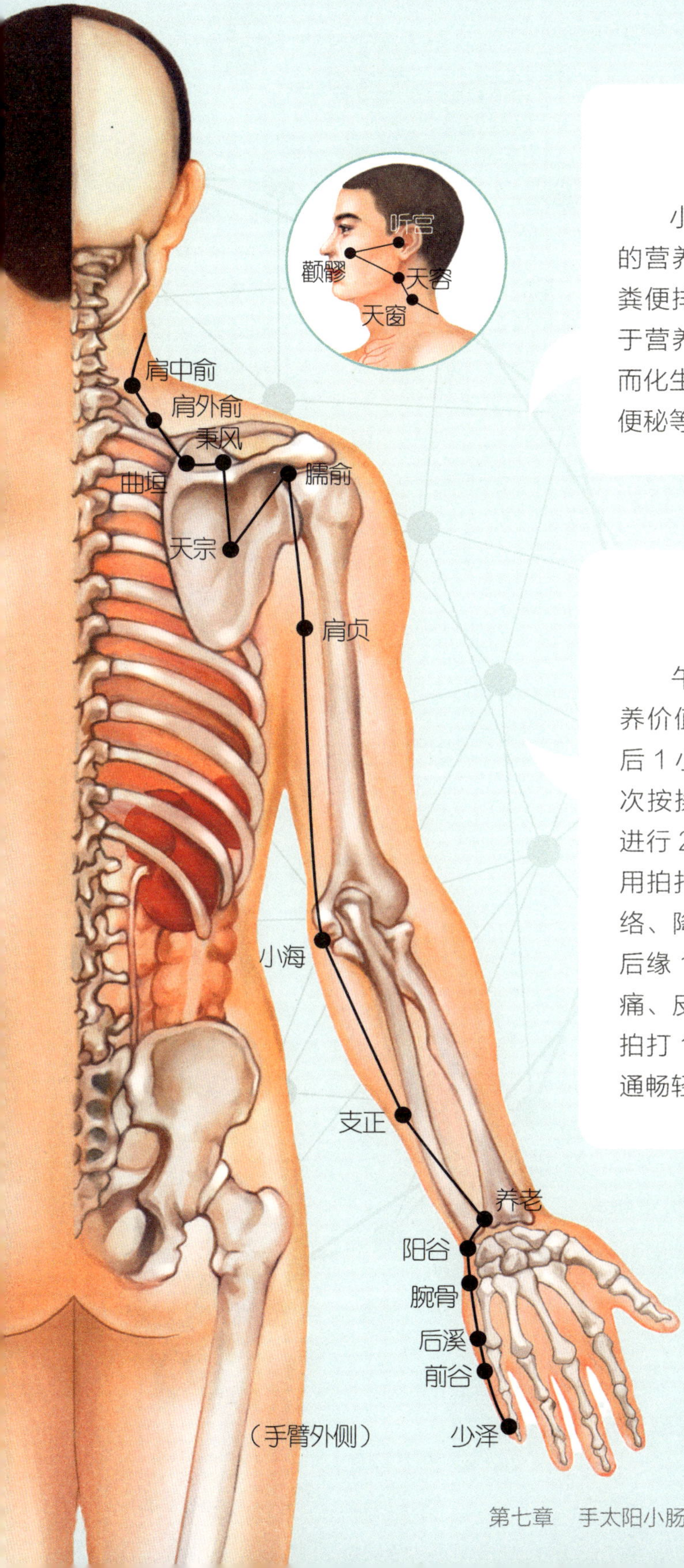

小肠经的作用

小肠吸收被胃腐熟的食物中的营养物质，将所剩糟粕转化成粪便排出体外。小肠经通畅有助于营养的吸收，避免食物堆积进而化生痰湿堆积体内，引起肥胖、便秘等疾病。

日常保养

午餐一定要吃好，饮食的营养价值要高、要精、要丰富。餐后 1 小时按揉小肠经效果佳，每次按揉 5~10 分钟，一般可每天进行 2~3 次。另外，小肠经也可用拍打法，以疏通气血、温通经络、降火排毒。右手拍打左肩臂后缘 1 分钟，力度以感局部微酸痛、皮肤微红为佳，可以早晚各拍打 1 次。拍打后多会感觉上肢通畅轻快，肩背头颈轻松很多。

注意事项 要注意饮食不贪凉，腹部做好保暖，这有助于饮食营养的消化吸收。小肠经与心经密切相关，用餐时要保持心情舒畅，避免用餐时争吵、思考、训诫。

医案一 急性颈痛找后溪

李某某，女，22岁，主因“颈背痛2日”就诊。患者2日前晨起出现颈背疼痛，颈部活动受限，侧屈时明显，休息后缓解欠佳。查见颈背部肌肉紧张，颈椎两旁肌肉压痛明显，颈部侧屈活动受限，舌红，苔薄白，脉涩。小肠经循行路线可触诊多个阳性反应点。立即以手法松解紧张痉挛的肌肉，外用膏药消肿止痛，嘱咐患者每日按摩后溪。用拇指指腹或指端按揉后溪，以感局部酸痛为宜，每次3~5分钟，每日2次。1周后，患者疼痛基本消失，颈部活动自如。

医生有话说

后溪属小肠经，具有疏经活络、缓急止痛的作用，尤其是对于急性的颈腰痛患者，可以通过按摩的方式改善症状。若疼痛明显，按揉力度需加重，以感局部酸痛为宜，若伴随活动受限，可在按揉的同时活动受限部位，以加强效果。

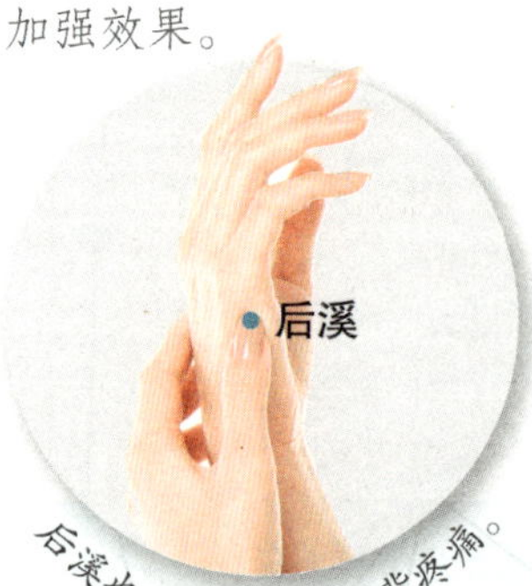

后溪也可用于缓解腰背疼痛。

医案二 耳鸣耳胀听宫除

郭某，女，67岁，耳鸣、耳胀病史多年，间断发作，发作时无明显诱因，如人低语，双侧耳前区胀闷，没有进行系统诊治。查见双侧耳前区轻度压痛，双耳听力正常，舌红，苔薄黄，脉弱。嘱咐患者每日自行按摩听宫，以拇指指腹点揉，局部微有酸胀感为宜，每次3~5分钟，每日3次。数月后，再次提及此事，患者诉近半年坚持每日按摩，耳鸣、耳胀发作次数较去年减少，嘱咐患者继续按摩，可配合掐揉耳垂。

医生有话说

在按摩耳前区的穴位，如听宫时，用力不宜过大，微微有酸胀感即可。很多耳部疾患相对较难缓解或根除，需持之以恒、坚持不懈，方有效果。

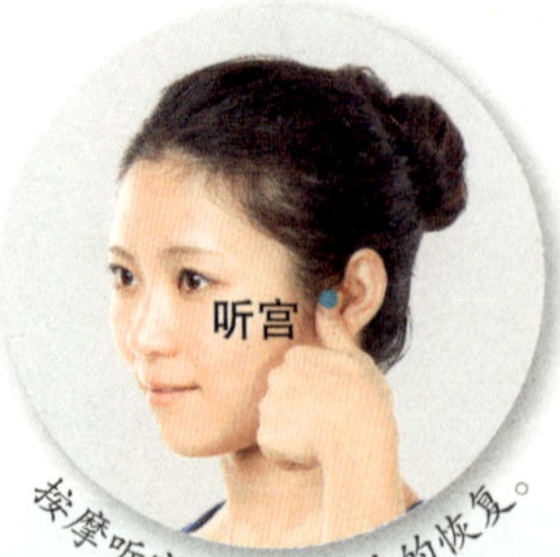

按摩听宫有助于听力的恢复。

少泽：产后乳汁不足压一压

少，幼小；泽，沼泽。穴在小指上，脉气初生之处，如始于小泽，故得此名。

扫一扫 学取穴

- 精准定位 在手指，小指末节尺侧，指甲根角侧上方0.1寸。
- 3秒取穴 伸小指，沿指甲底部与指甲尺侧引线，交点处即是。
- 按摩手法 用拇指指甲垂直下压少泽，每次1~3分钟。
- 功效主治 清心开窍、清热利咽、通络下乳。主治乳汁不足、乳痈疼痛、头痛、颈项痛、咽喉肿痛、脑卒中昏迷、发热心烦。

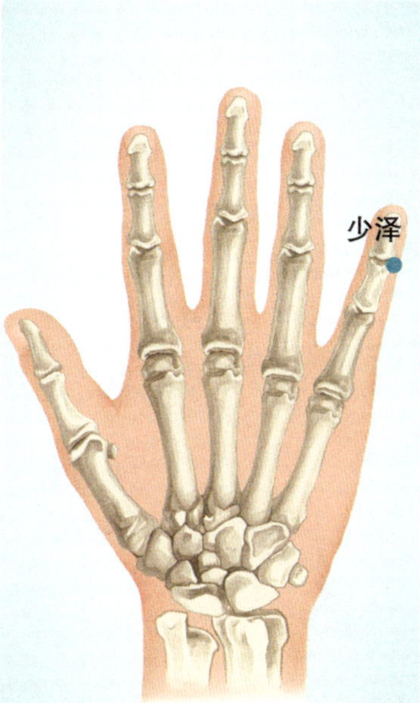

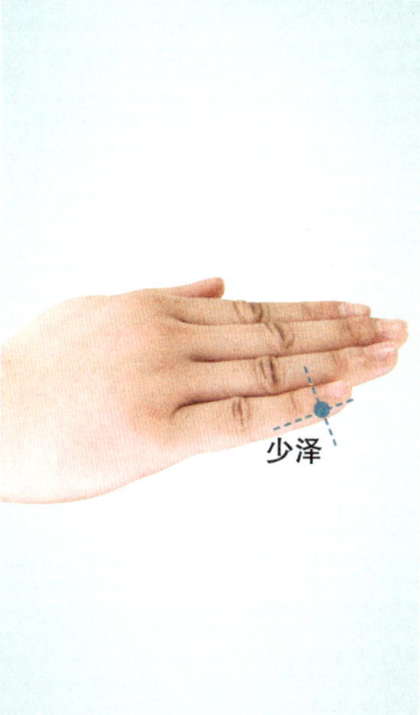

前谷：手指麻痒找前谷

第5掌指关节前有一凹陷如谷，穴在其处，故得此名。

扫一扫 学取穴

- 精准定位 在手指，第5掌指关节尺侧远端赤白肉际凹陷中。
- 3秒取穴 握拳，小指掌指关节前有一皮肤褶皱突起，其尖端处即是。
- 按摩手法 用拇指指腹按揉前谷，每次1~3分钟。
- 功效主治 清利头目、疏经活络。主治头项急痛、口疮、咽喉肿痛、耳鸣、目赤肿痛、手指麻痒、臂痛不得举。

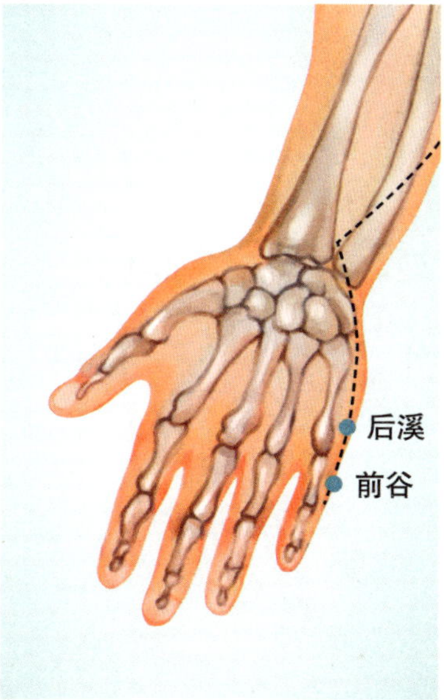

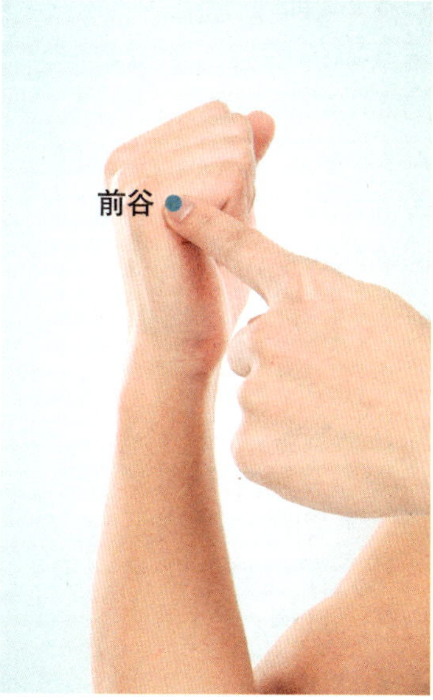

后溪：颈痛落枕掐这里

后，关节后的意思；溪，山洼流水之沟。第 5 掌指关节后有一凹陷如沟，故得此名。

- 精准定位 在手背，第 5 掌指关节尺侧近端赤白肉际凹陷中。
- 3 秒取穴 握拳，小指掌指关节后有一皮肤褶皱突起，其尖端处即是。
- 按摩手法 用拇指指尖掐揉后溪，每次 3~5 分钟。
- 功效主治 清热散邪、疏经活络、止痛安神。主治落枕、头痛、目赤肿痛、耳鸣、肘臂手指痛、急性腰扭伤、癫狂。

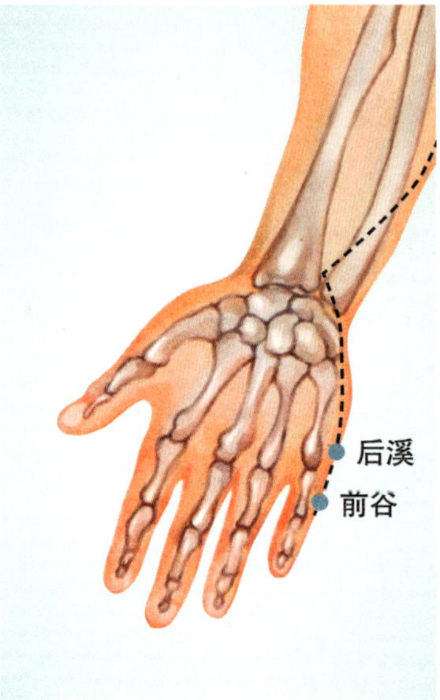

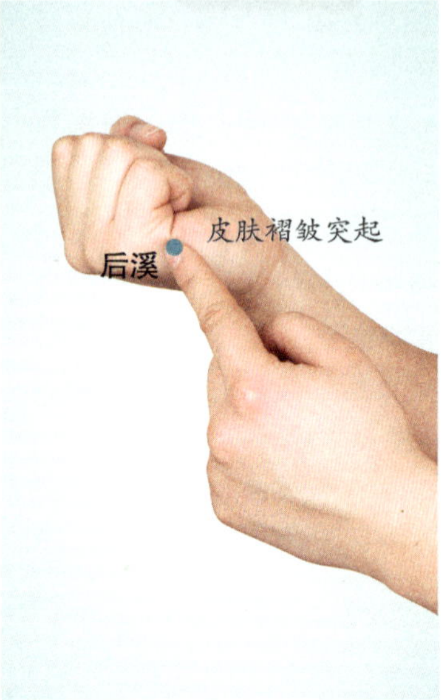

腕骨：鼠标手多按按

腕，腕部；骨，骨头。穴在腕部骨间，故得此名。

- 精准定位 在腕后内侧，第 5 掌骨底与三角骨之间的赤白肉际凹陷中。
- 3 秒取穴 微握拳，由后溪向腕部推，摸到两骨间凹陷处即是。
- 按摩手法 用拇指指腹按揉腕骨，每次 1~3 分钟。
- 功效主治 通经活络、清热疏风。主治手指拘挛疼痛、手腕痛、握物无力、落枕、前臂痛、头痛、不出汗、耳鸣。

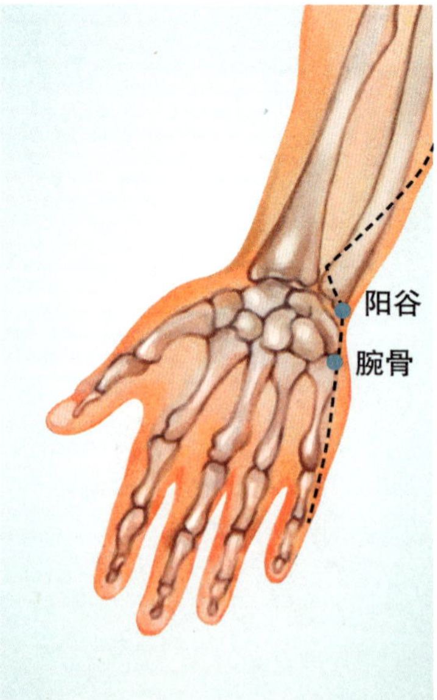

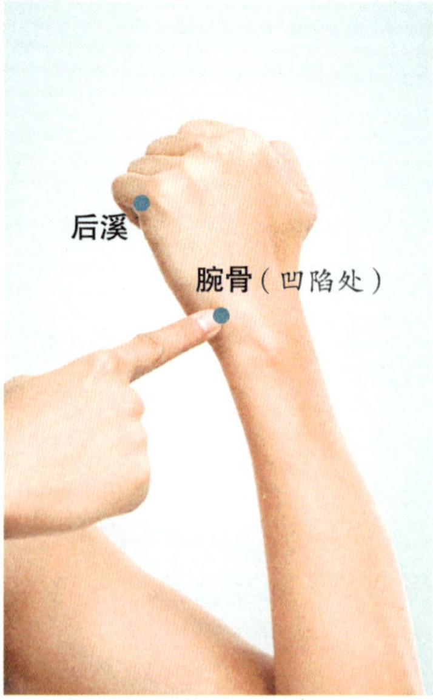

阳谷：颈项痛用阳谷

外为阳，腕外骨隙形如山谷，穴当其处，故得此名。

扫一扫 学取穴

- 精准定位 在腕后内侧，尺骨茎突与三角骨之间的凹陷中。
- 3秒取穴 位于尺骨茎突远端凹陷中。
- 按摩手法 用拇指指腹按压阳谷，每次1~3分钟。
- 功效主治 疏经活络、止痛安神。主治头痛、颈项痛、手腕痛、癫狂、牙痛。

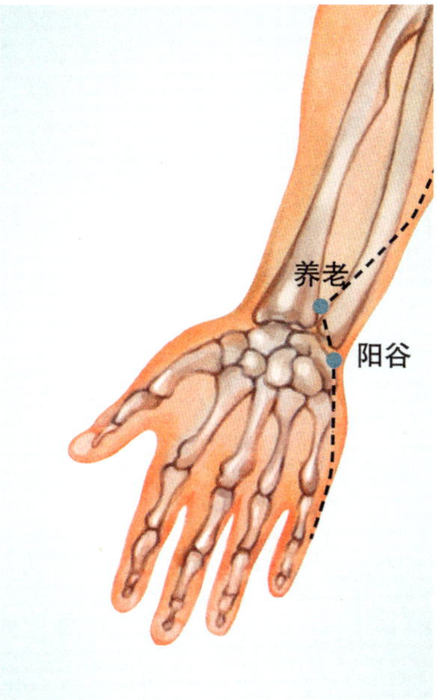

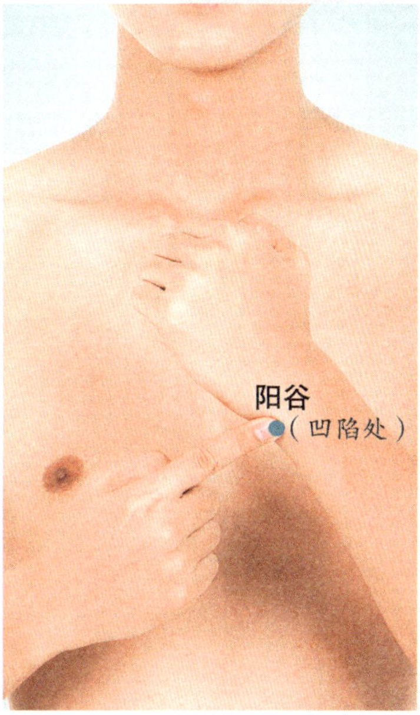

养老：视物昏花用养老

养，赡养；老，老人。本穴善治眼花、腰酸和肩痛等老年人常见病症，故得此名。

扫一扫 学取穴

- 精准定位 在前臂后侧，腕背横纹上1寸，尺骨头桡侧凹陷中。
- 3秒取穴 掌心向下，用一只手的手指按在另一只手尺骨头的高点上，然后掌心向内转，手指滑入的骨缝处即是。
- 按摩手法 用拇指指腹轻推养老，每次1~3分钟。
- 功效主治 清头明目、疏经活络、缓急止痛。主治目视不明、视物昏花、急性腰痛、肩背肘臂酸痛。

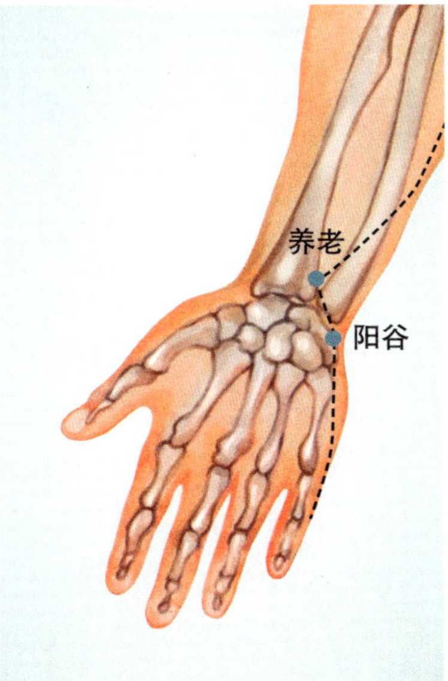

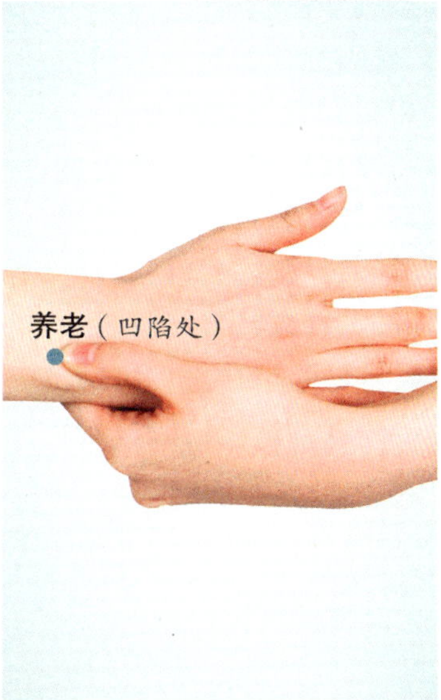

支正：善治关节无力

扫一扫 学取穴

支，支别；正，正经。小肠经之络脉由此别离正经，走向心经，故得此名。

- 精准定位 在前臂外侧，腕背侧远端横纹上5寸，尺骨尺侧与尺侧腕屈肌之间。
- 3秒取穴 屈肘，取阳谷与小海连线中点，向阳谷侧上1横指处即是。
- 按摩手法 用拇指指腹点按支正，每次1~3分钟。
- 功效主治 通经活络、清热解表、安神定志。主治关节无力、肘臂酸痛、颈项痛、头痛。

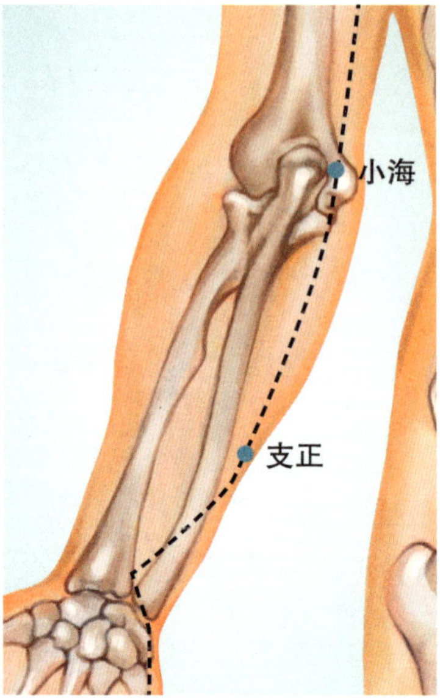

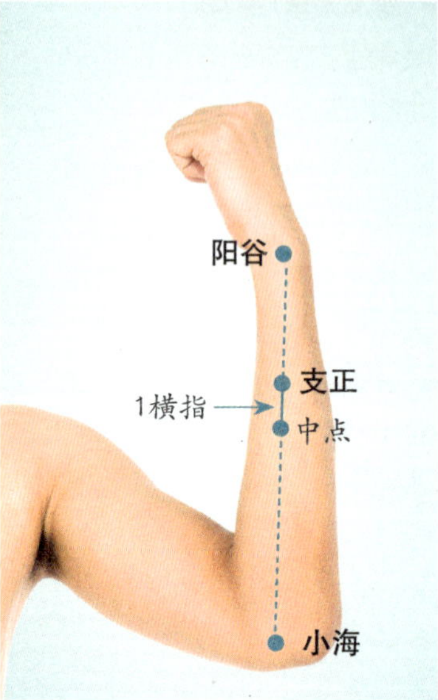

小海：肘臂疼痛此穴佳

扫一扫 学取穴

小，指小肠经；海，海洋。此穴为小肠经合穴，气血至此犹如水流入海，故得此名。

- 精准定位 在肘后内侧，尺骨鹰嘴（即肘尖）与肱骨内上髁之间凹陷中。
- 3秒取穴 屈肘，肘尖最高点与肘部内侧高骨最高点间的凹陷处即是。
- 按摩手法 用拇指指腹按揉小海，每次1~3分钟。
- 功效主治 通经活络、祛风行血、安神定志。主治肘臂疼痛、上肢麻木、癫狂、颊肿齿痛。

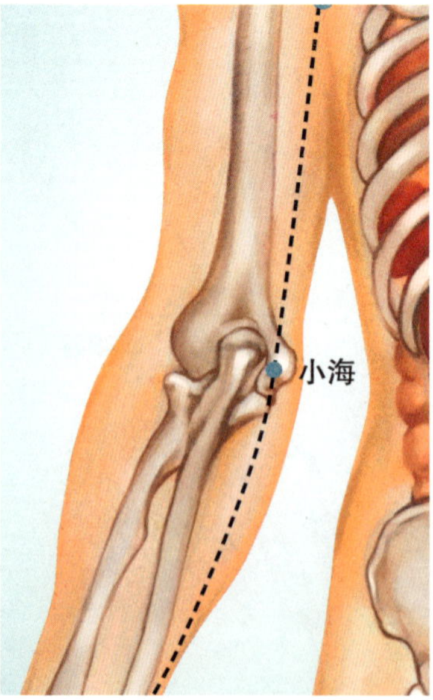

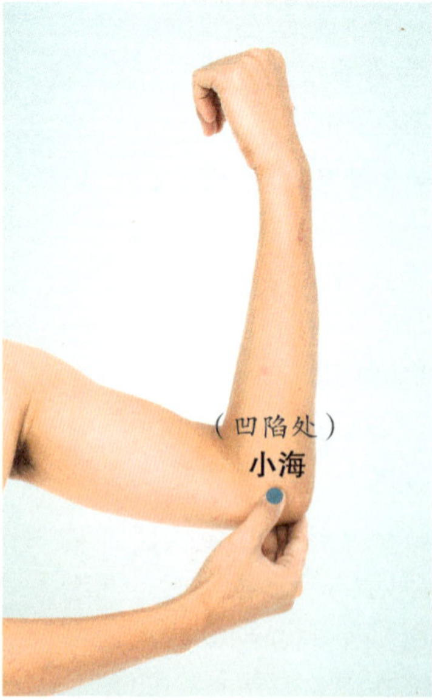

肩贞：肩膀疼痛按这里

肩，肩部；贞，第一。穴在肩部，为小肠经入肩的第一穴，故得此名。

- 精准定位 在肩带部，肩关节后下方，腋后纹头直上1寸。
- 3秒取穴 正坐垂臂，从腋后纹头向上1横指处。
- 按摩手法 用食指指腹按压肩贞，每次1~3分钟。
- 功效主治 疏经活络、通经止痛。主治肩周炎、肩胛痛、手臂麻痛、耳鸣。

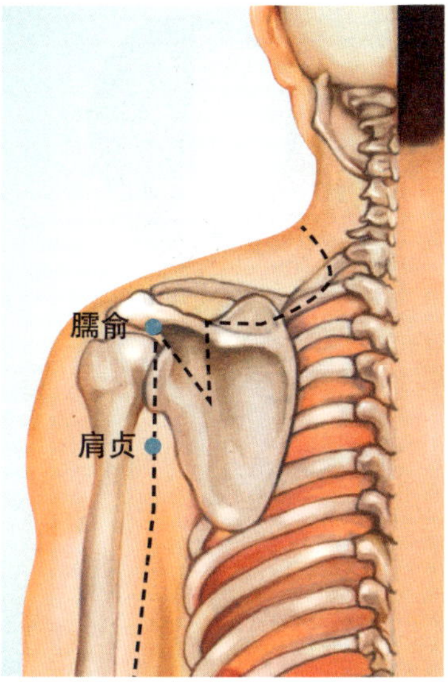

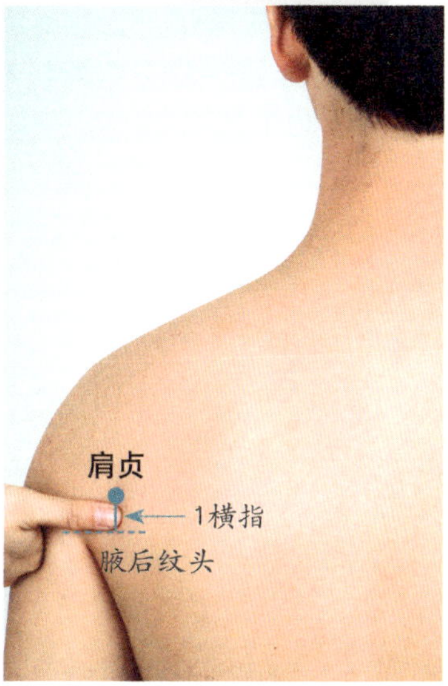

臑俞：肩臂酸痛按一按

臑，上臂肌肉隆起处；俞，穴。穴在上臂，为经气输注之处，故得此名。

- 精准定位 在肩带部，腋后纹头直上，肩胛冈下缘凹陷中。
- 3秒取穴 手臂内收，沿肩贞向上推至肩胛冈下缘处即是。
- 按摩手法 用拇指指腹按揉臑俞，每次1~3分钟。
- 功效主治 疏经活络、通利关节、散结消症。主治肩臂酸痛无力、肩胛区背痛。

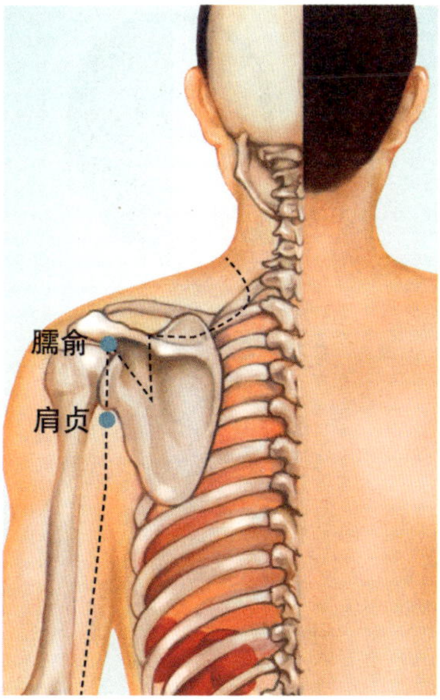

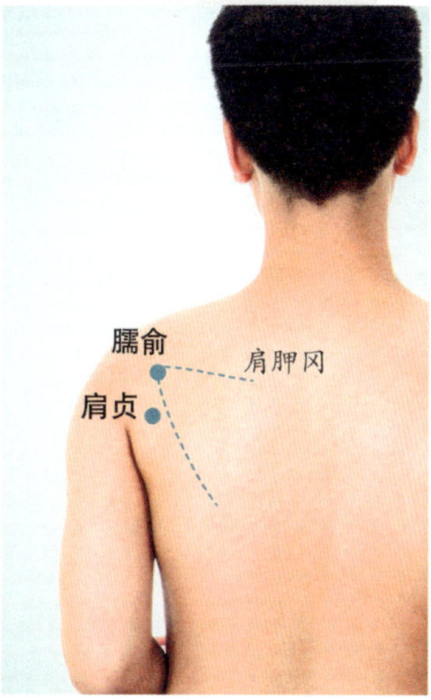

天宗：肩胛背痛此穴常揉

天，指身体上部；宗，中心。穴在肩胛冈中点下窝正中，故得此名。

扫一扫 学取穴

- 精准定位 在肩带部，肩胛冈中点与肩胛骨下角连线上1/3处的凹陷中。
- 3秒取穴 以对侧手，由颈下过肩，手伸向肩胛骨处，中指指腹所在处即是。
- 按摩手法 用拇指指腹按揉天宗，每次1~3分钟。
- 功效主治 疏经活络、温经止痛、理气消肿。主治颈部酸痛、肩胛背痛、肩胛疼痛、肩周炎、肘酸痛、乳房胀痛等。

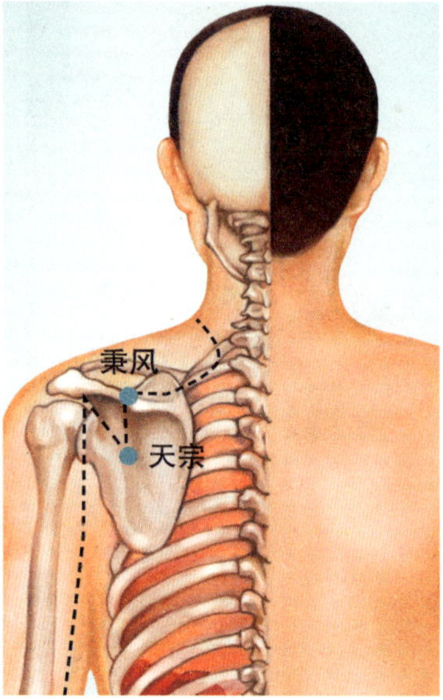

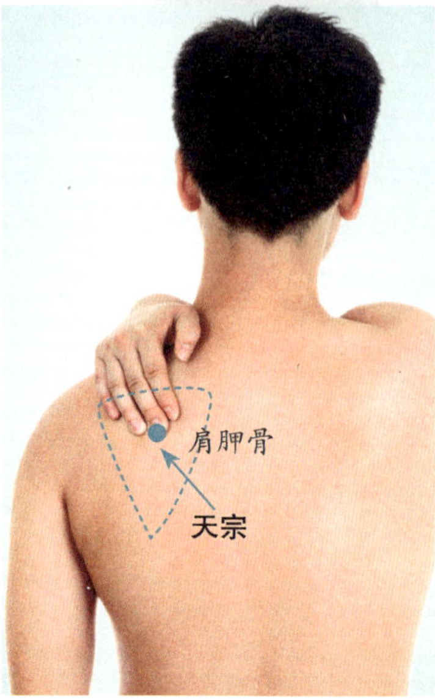

秉风：颈项强硬多按按

秉，承受、掌管；风，风邪。本穴善治风邪所致的疼痛、咳嗽等病症，故得此名。

扫一扫 学取穴

- 精准定位 在肩带部，肩胛冈中点上方冈上窝中。
- 3秒取穴 手臂内收，天宗直上，肩胛冈上缘凹陷处即是。
- 按摩手法 每天早晚用拇指指腹按揉秉风，每次1~3分钟。
- 功效主治 散风活络、通经止痛、止咳化痰。主治肩胛疼痛不举、上肢酸麻痛、颈强不得回顾、咳嗽。

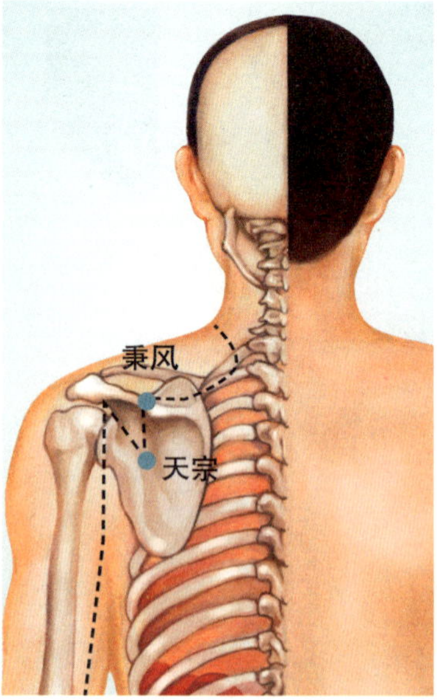

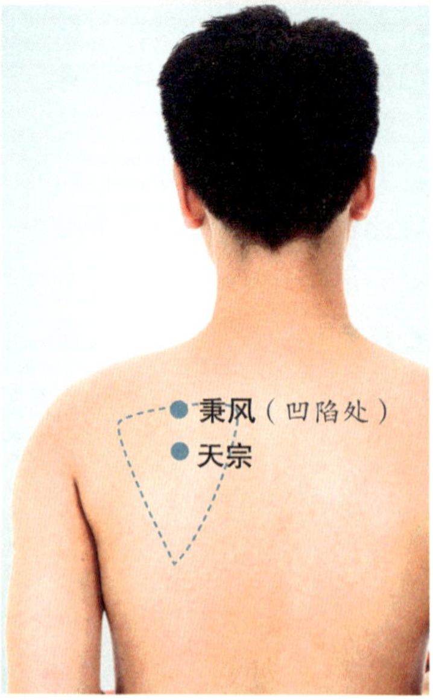

曲垣：常按缓解上肢酸痛

曲，弯曲；垣，矮墙。肩胛骨形似矮墙，穴在其内上角弯曲之处，故得此名。

- 精准定位 在肩带部，肩胛冈内侧端上缘凹陷中。
- 3秒取穴 后颈部最突起椎体往下数2个椎骨为第2胸椎棘突，与臑俞连线中点处即是。
- 按摩手法 每天早晚用拇指指腹按揉曲垣，每次1~3分钟。
- 功效主治 疏经活络、疏风止痛。主治肩胛拘挛疼痛、上肢酸麻、咳嗽。

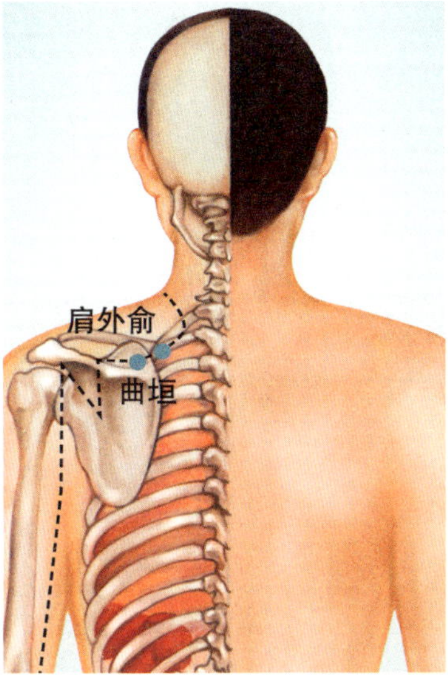

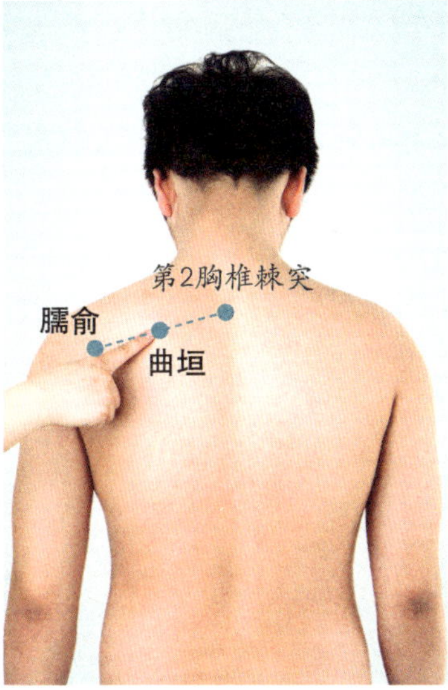

肩外俞：颈痛肩酸常揉揉

肩，肩部；外，外侧；俞，穴。穴在肩部，约当肩胛骨内侧缘稍外方，故得此名。

- 精准定位 在背部，第1胸椎棘突下，后正中线旁开3寸。
- 3秒取穴 后颈部最突起椎体往下数1个椎骨的棘突下，旁开4横指处即是。
- 按摩手法 每天早晚用食指指腹按揉肩外俞，每次1~3分钟。
- 功效主治 疏经活络、祛风止痛。主治肩背酸痛、颈项僵硬、上肢冷痛、偏头痛。

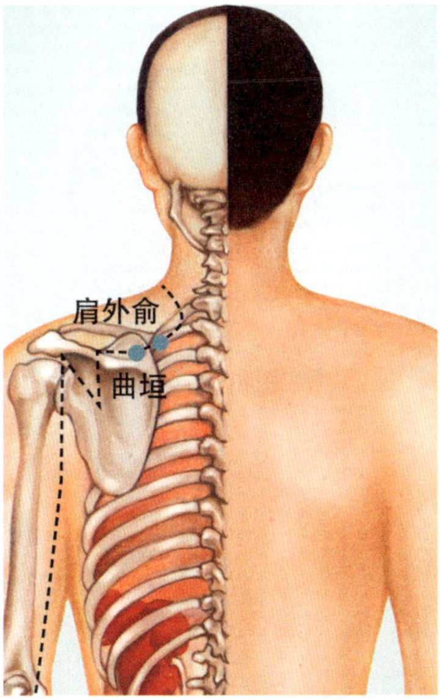

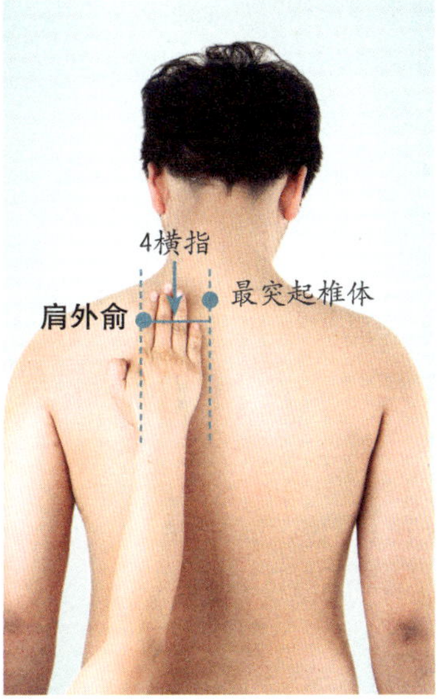

肩中俞：让肩背更有力

扫一扫 学取穴

肩，肩部；中，中间；俞，穴。穴在肩部，约当肩胛骨内侧缘之里，故得此名。

- 精准定位 在背部，第7颈椎棘突下，后正中线旁开2寸。
- 3秒取穴 低头，后颈部最突起椎体旁开3横指处即是。
- 按摩手法 用双手拇指指腹按揉双侧肩中俞，每次3~5分钟。
- 功效主治 活络止痛、宣肺止咳。主治咳嗽、肩背酸痛、颈项僵硬、发热恶寒。

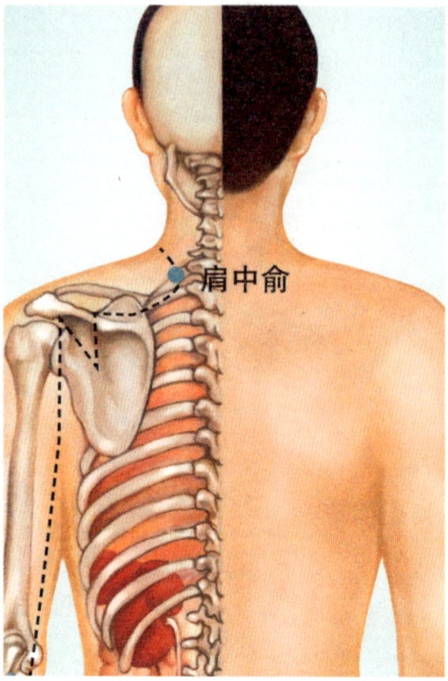

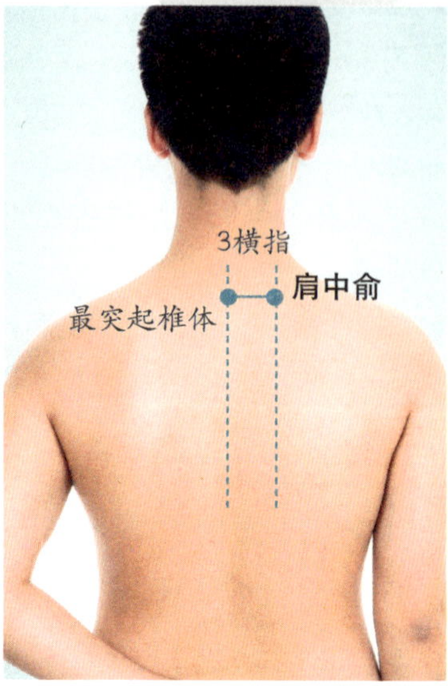

天窗：咽痛耳鸣就找它

扫一扫 学取穴

天，天空，指上部；窗，窗户。穴在头部，主治耳病，可通耳窍，功效如开天窗，故得此名。

- 精准定位 在颈前部，横平甲状软骨上缘，胸锁乳突肌的后缘。
- 3秒取穴 仰头，胸锁乳突肌后缘与喉结相平处即是。
- 按摩手法 用食指指腹轻揉天窗，每次1~3分钟。
- 功效主治 清热止痛、利咽聪耳。主治头痛、耳鸣、咽喉肿痛、颈项痛、颈项转侧不利。

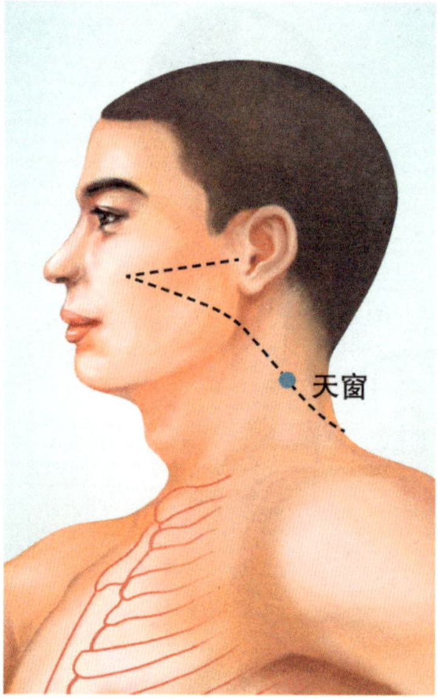

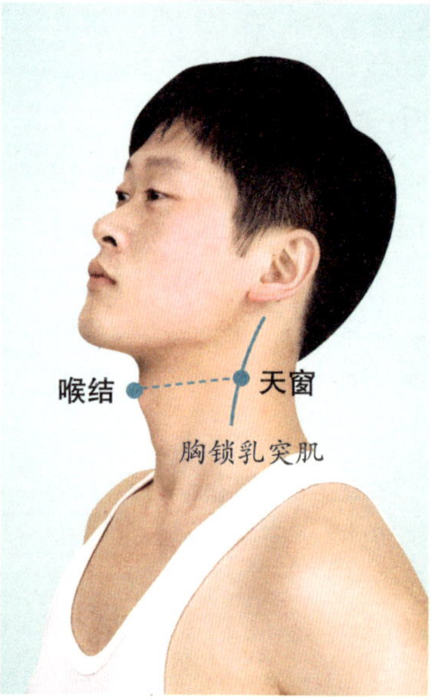

天容：咽喉肿痛多按揉

天，天空，指上部；容，指面容。本穴位于小肠经进入面部之处，故得此名。

- 精准定位 在颈前部，下颌角后方，胸锁乳突肌的前缘凹陷中。
- 3秒取穴 耳垂下方的下颌角后方凹陷处即是。
- 按摩手法 用食指指腹按揉天容，每次1~3分钟。
- 功效主治 清热疏风、利咽止痛、宽胸降逆。主治头痛、颈项痛、耳鸣、咽喉肿痛、咳喘。

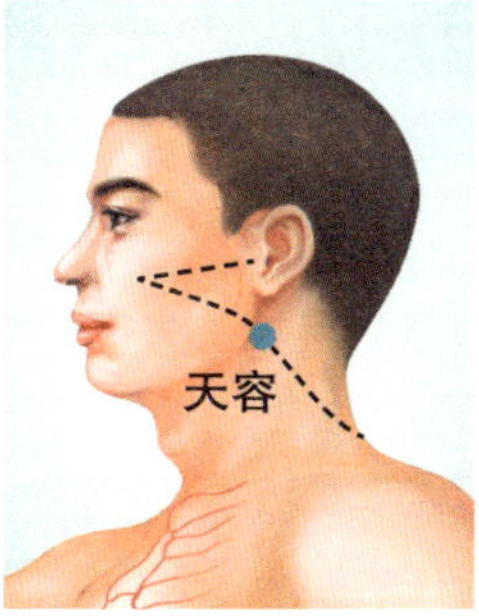

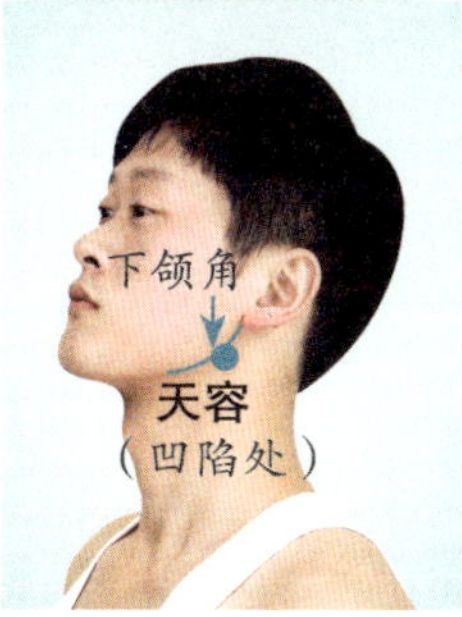

颧髎：牙痛、面痛不用怕

颧，颧部；髎，骨隙。穴在颧部骨隙中，故得此名。

- 精准定位 在面部，颧骨下缘，目外眦直下凹陷中。
- 3秒取穴 在面部，颧骨最高点下缘凹陷处即是。
- 按摩手法 用拇指指腹按摩颧髎，每次1~3分钟。
- 功效主治 祛风通络、清热消肿。主治面痛、齿痛、口眼歪斜、眼睑跳动。

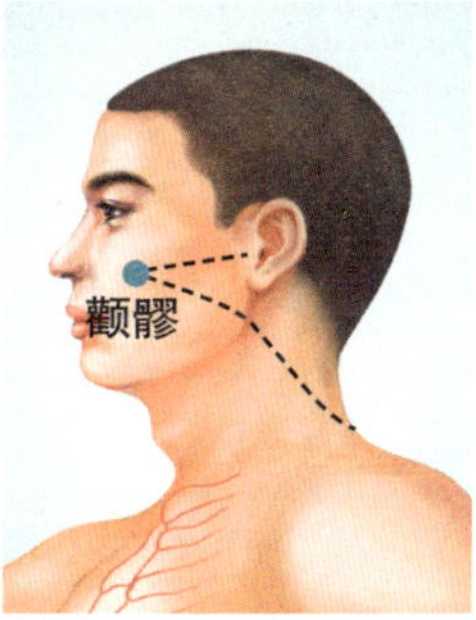

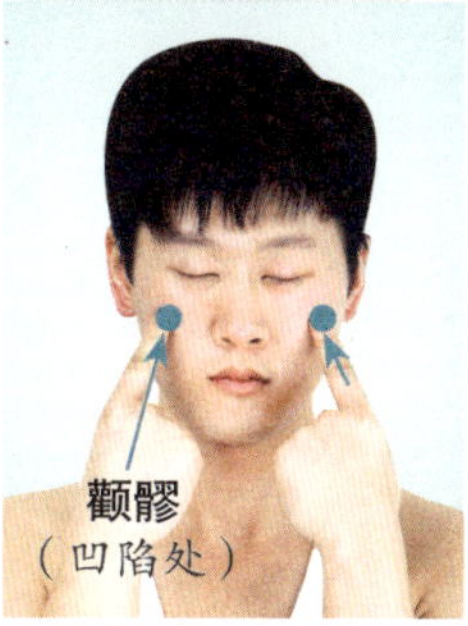

听宫：多按揉通耳窍

听，听闻；宫，五音之首，在此指声音。穴在耳部，可治耳病，有通耳窍之功，故得此名。

- 精准定位 在面部，耳屏正中与下颌骨髁突之间的凹陷中。
- 3秒取穴 微张口，耳屏与下颌骨髁突之间凹陷处即是。
- 按摩手法 用食指指腹按压听宫3秒钟后放开，反复进行此操作。
- 功效主治 平肝息风、消肿止痛、聪耳开窍。主治耳鸣、中耳炎、耳痛、牙痛、张口受限。

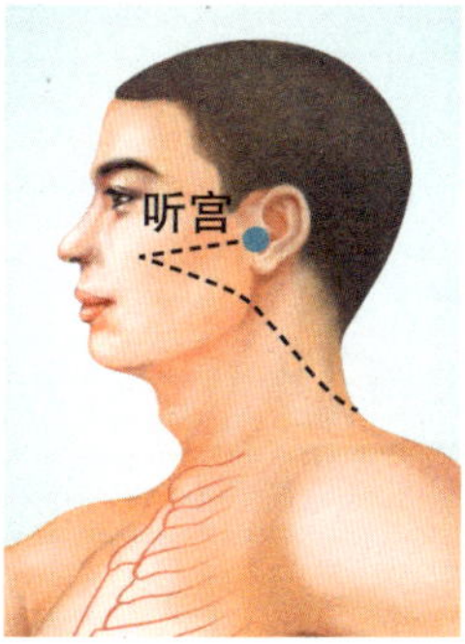

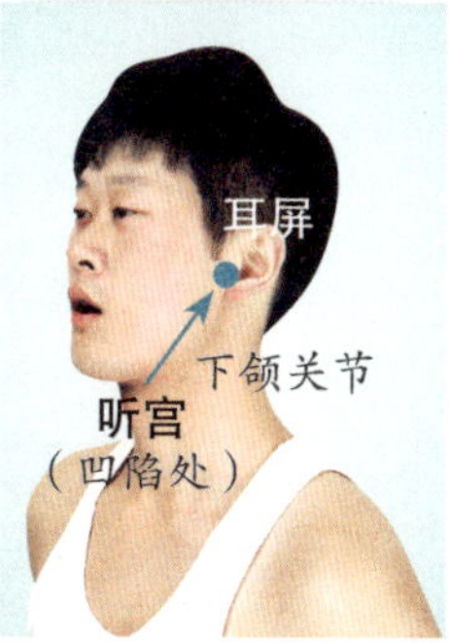

足太阳膀胱经的保养

足太阳膀胱经从内眼角的睛明与手太阳小肠经衔接，从内眼角上头部，下颈项部、背腰部，下肢后侧，止于足小趾。膀胱经属膀胱，络肾，它是人体最长的一条经脉，可调理多种病症，特别是对泌尿生殖系统有重要作用，因此可用于缓解尿频或者尿急等多种泌尿系统疾病。

主治病症

本经腧穴主要调理泌尿系统疾病、神志病以及经脉循行部位疾病。调理目痛取睛明、眉冲；调理头痛取承光；调理近视取攒竹；调理咳喘取肺俞。

申时（15:00—17:00）

膀胱经当令

“秋季养背，人活百岁”。膀胱经在人体的背部，宜秋季保养。

膀胱经上潜伏的疾病

排尿异常

膀胱经不通导致气血运行不畅，影响排尿，可见尿频、尿少、尿急、尿血等症状。

腰背疼痛

膀胱经阻塞，其循行所过的部位，如背、腰、臀、腿后侧会出现疼痛、乏力、发冷、麻木等症状。

身体水肿

膀胱经失调，水液代谢紊乱，会出现身体水肿。

鼻塞流涕

膀胱经的络脉上行头面部，受外邪则鼻塞、流涕、头痛，经气虚损则流鼻血。

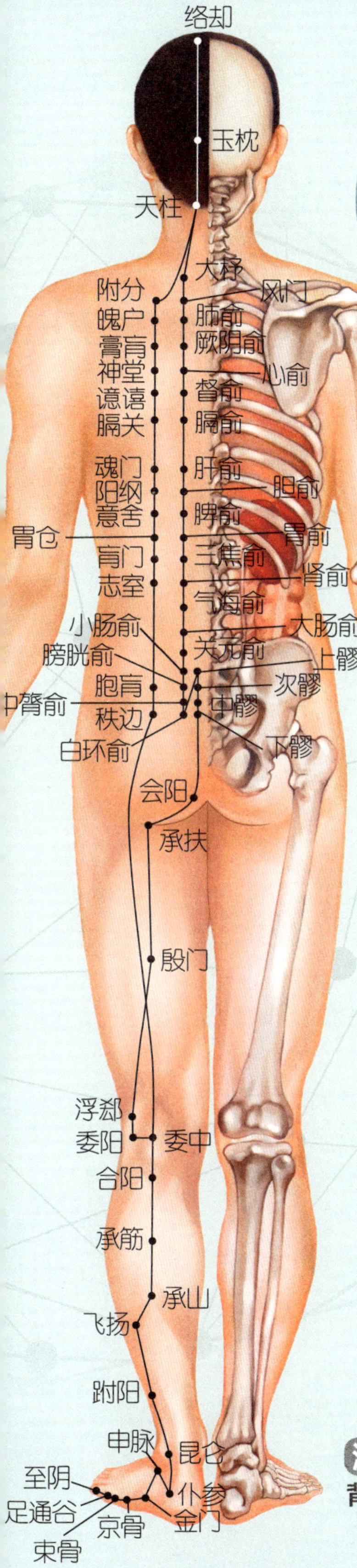

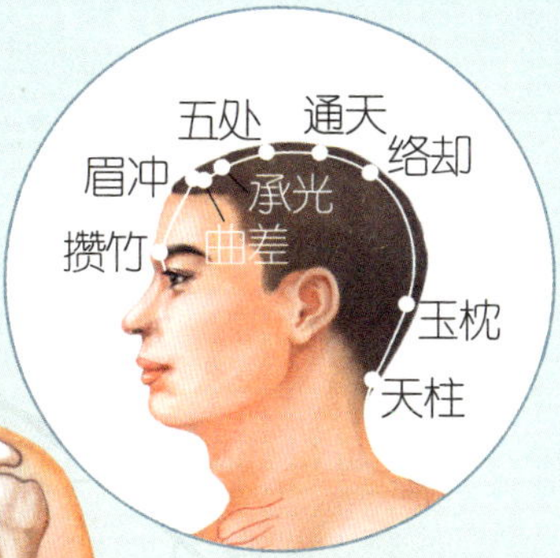

膀胱经的作用

1. 增强免疫力。膀胱经阳气充足，能帮人体抵御外邪。

2. 补五脏之气。膀胱经循行于脊背两旁，通联所有脏腑的气血输布，五脏之气均与其相关。

3. 促进代谢。膀胱经的功能包括排出尿液与汗液，排出人体毒邪，代谢废物。

日常保养

膀胱经背部腧穴可用按摩槌叩打的方式保健，沿膀胱经两条侧线徐徐叩打，每条线3~5遍，力度不宜过大。头部腧穴可用食指指尖逐一点揉，微微酸胀，每穴15秒。下肢后侧腧穴可用拇指拨揉，力度适当增大。

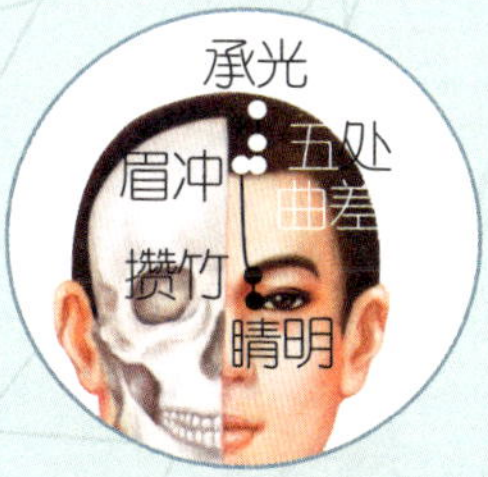

注意事项 **老年人，尤其是患有心脏病的老年人，在叩打背部腧穴，特别是心俞附近时，不可用力过大。**

医案一 巧用背俞补五脏

张某某，男，37岁，主因“乏力1个月”就诊。患者1个月前无明显诱因出现乏力，精神不振，睡眠差，休息后不解乏，外院检查后未见显著异常，建议中医调理。现患者仍有乏力、气短，精神不振，睡眠差，休息后缓解情况欠佳，运动后则气短、乏力明显，舌淡胖，边有齿痕，脉虚弦。追问患者，自述从小体质偏弱，爱感冒，消化差，易尿床。考虑为先天禀赋不足，五脏皆有虚弱，嘱咐患者艾灸神阙，同时按摩膀胱经，用按摩槌敲打肺俞、心俞、肝俞、脾俞、肾俞，每穴3~5分钟，每日3次。

医生有话说

背俞穴位于膀胱经第一侧线，是五脏六腑之气输注于背部的腧穴，有补五脏的作用。该患者属于中医“虚劳”的范畴，故选用五脏的背俞穴按摩，轻轻敲打，激发经气，同时配合艾灸神阙加强温阳补气效果，这对于缓解各种疲劳，或改善慢性疲劳综合征有一定效果。

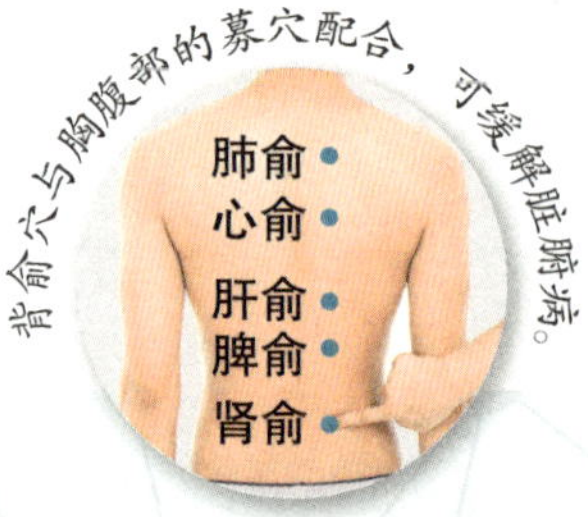

医案二 合阳承山效果彰

马某，男，18岁，主因“双小腿后侧酸痛3个月”就诊。患者3个月前体育课踢球后出现双小腿后侧酸痛，夜间抽筋，1周2~3次，家长起初以为是“缺钙”，口服钙片后缓解不明显，后听人提起可能是“受寒”，每日让患者穿睡裤睡觉，仍无明显改善。查见双小腿后侧肌肉紧张，有轻度压痛，活动无异常，舌红，苔薄黄，脉滑。以手法松解小腿后侧肌肉，并点揉合阳、承山，患者自觉轻松，嘱咐患者按摩以巩固疗效。双手拇指并拢以两指尖合力点压合阳、承山，每穴3分钟，以局部明显酸胀并放射至整个小腿后侧为宜，每晚睡前1次，并养成睡前泡脚的习惯。2周后患者复诊，诉小腿抽筋基本消失，酸痛明显缓解。

医生有话说

考虑该患者为运动不慎导致小腿后侧肌肉痉挛，属中医“筋伤”的范畴。合阳、承山位于小腿后侧，属于膀胱经，有疏经活络之功，尤其适合小腿拘急者。按摩手法可点压穴位，也可用拇指指端拨揉，沿合阳—承筋—承山连线往复5~8遍。

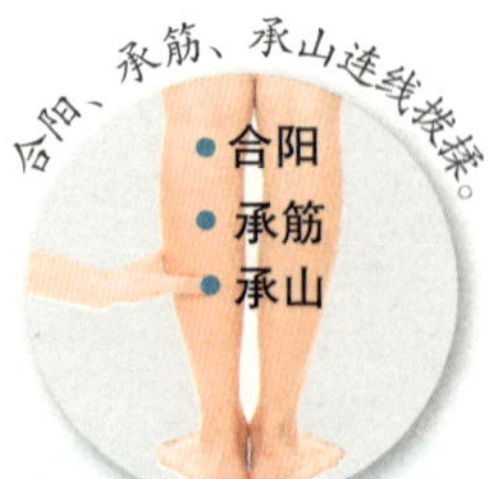

睛明：保护眼睛常用穴

睛，眼睛；明，明亮。穴在眼区，有明目之功，故得此名。

扫一扫 学取穴

- 精准定位 在面部，目内眦内上方眶内侧壁凹陷中。
- 3秒取穴 正坐合眼，手指置于内侧眼角稍上方，按压有凹陷处即是。
- 按摩手法 用食指指腹按揉睛明，每次双侧同时按揉1~2分钟。
- 功效主治 清热明目、祛风通络。主治目视不明、近视、夜盲、急性腰扭伤。

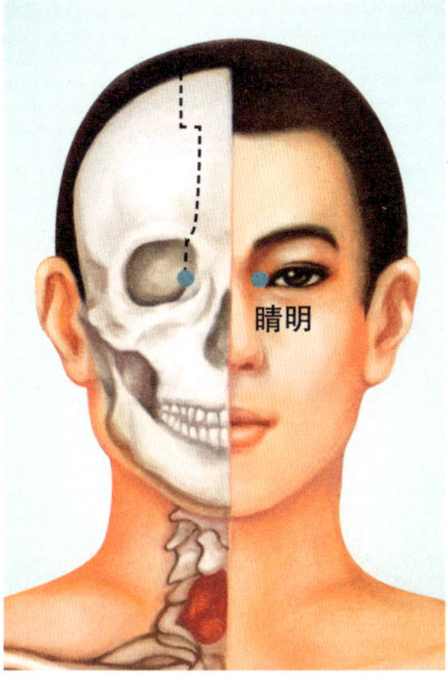

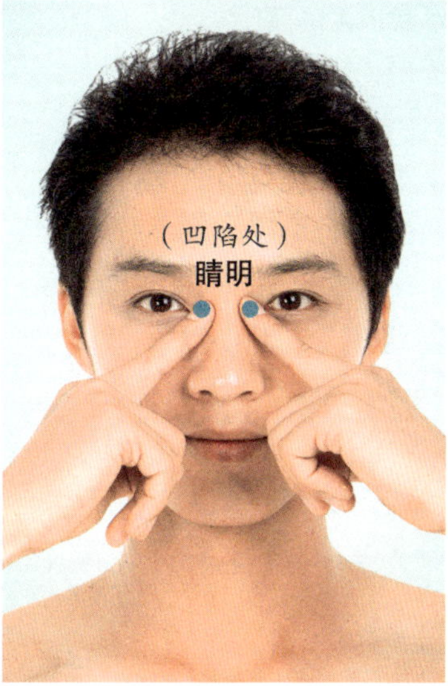

攒竹：打嗝按压有奇效

攒，簇聚；竹，竹子。穴在眉头，眉毛丛生，犹如竹子簇聚，故得此名。

扫一扫 学取穴

- 精准定位 在面部，眉头凹陷中，额切迹处。
- 3秒取穴 皱眉，眉毛内侧端有凹陷处即是。
- 按摩手法 用双手食指轻揉双侧攒竹，每次1~2分钟。
- 功效主治 清热明目、祛风通络。主治打嗝、头痛、眉棱骨痛、口眼歪斜、目赤肿痛、近视、夜盲症。

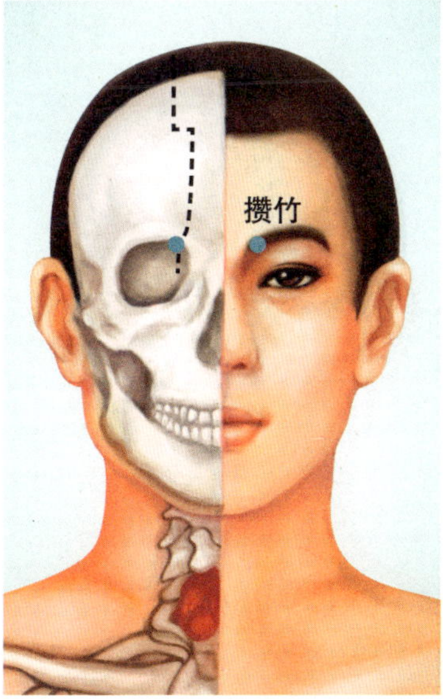

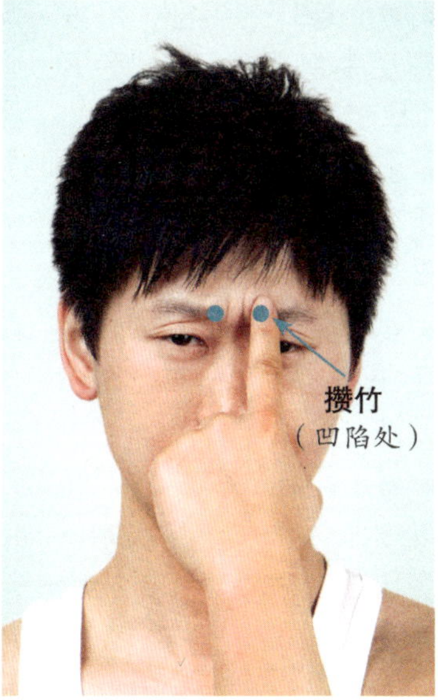

眉冲：目赤肿痛找眉冲

眉，眉毛；冲，直上。穴在前发际，眉毛的直上方，故得此名。

- 精准定位 在头部，额切迹直上入发际0.5寸。
- 3秒取穴 手指自攒竹向上推，入发际半横指按压有痛感处即是。
- 按摩手法 用双手拇指指腹轻轻按揉眉冲，每次1~3分钟。
- 功效主治 散风清热、镇痉止痛。主治眩晕、头痛、鼻塞、目视不明、目赤肿痛。

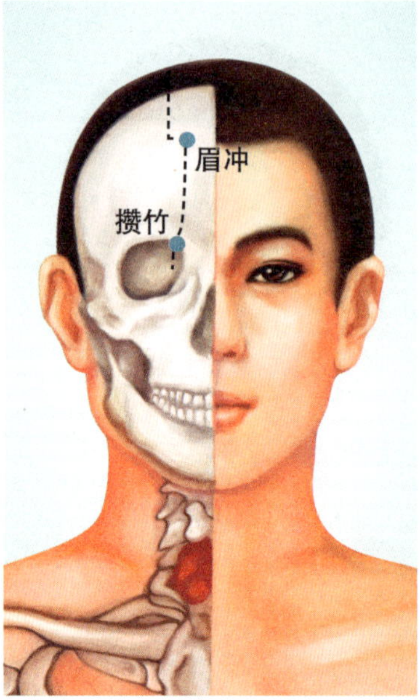

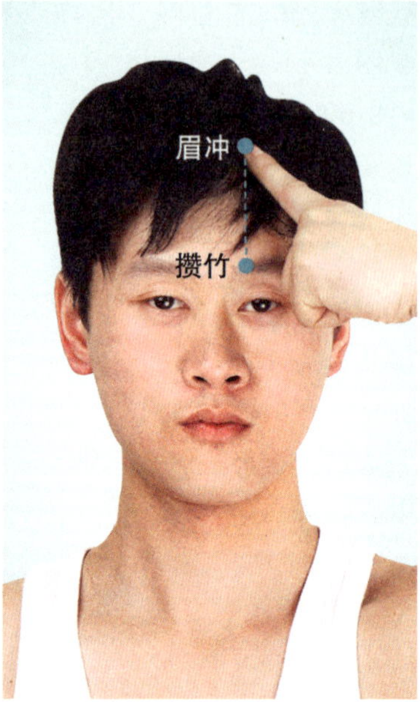

曲差：头痛鼻塞按曲差

曲，弯曲；差，不齐。本脉自眉冲曲而向外，至本穴又曲而向后，路线参差不齐，故得此名。

- 精准定位 在头部，前发际正中直上0.5寸，旁开1.5寸。
- 3秒取穴 前发际正中直上半横指，再旁开2横指处即是。
- 按摩手法 用食指指腹按压曲差，每次左右各1~3分钟。
- 功效主治 清热明目、止痛安神。主治头痛、鼻塞、鼻出血、心中烦闷、视物昏花。

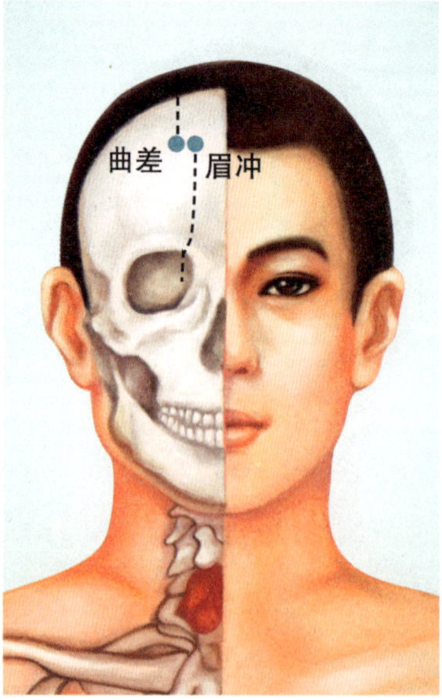

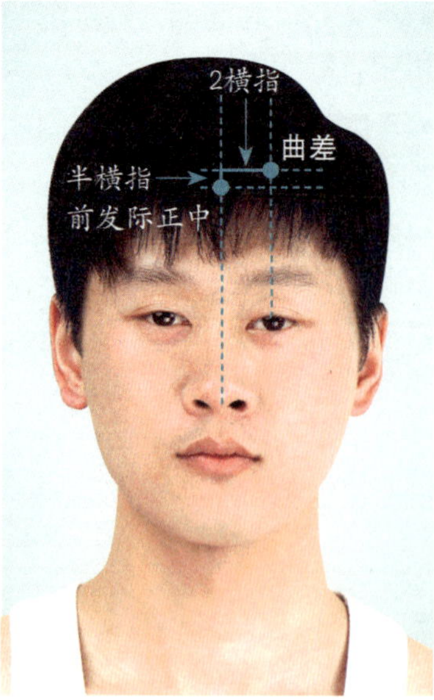

五处：头痛目眩可用它

五，第五；处，处所。此为膀胱经第五穴所在之处，故得此名。

- 精准定位 在头部，前发际正中直上 1 寸，旁开 1.5 寸。
- 3 秒取穴 前发际正中直上 1 横指，再旁开 2 横指处即是。
- 按摩手法 用食指指腹按压五处，左右同时按压 3 分钟。
- 功效主治 祛风散热、明目镇痉。主治小儿惊风、头痛、目眩、目视不明、癫痫。

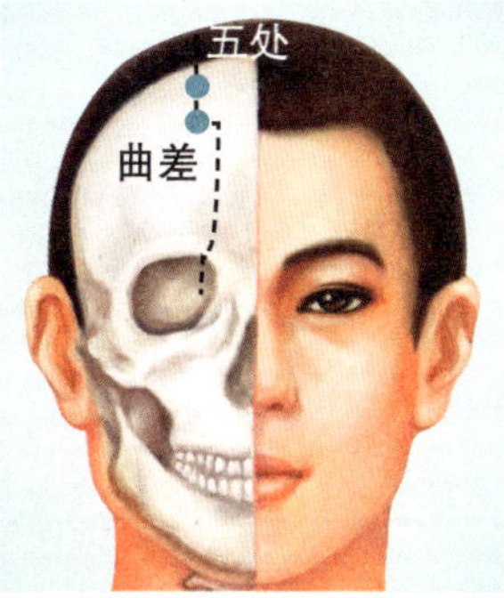

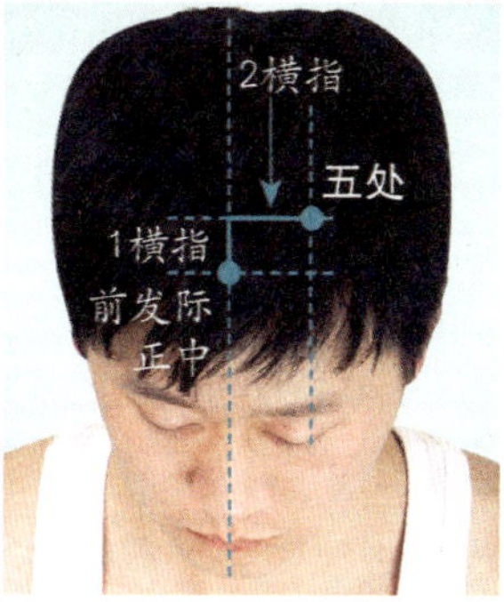

承光：鼻塞目眩常按揉

承，承受；光，光明。穴在头顶部，容易承受光线，故得此名。

- 精准定位 在头部，前发际正中直上2.5寸，旁开 1.5 寸。
- 3 秒取穴 前发际正中直上 3 横指（食指与中指并拢，外加 1 个拇指的宽度），再旁开 2 横指处即是。
- 按摩手法 用食指指腹按压承光，每次左右各 1~3 分钟。
- 功效主治 清热明目、疏风散热。主治头痛、口眼歪斜、鼻塞、目眩、目视不明。

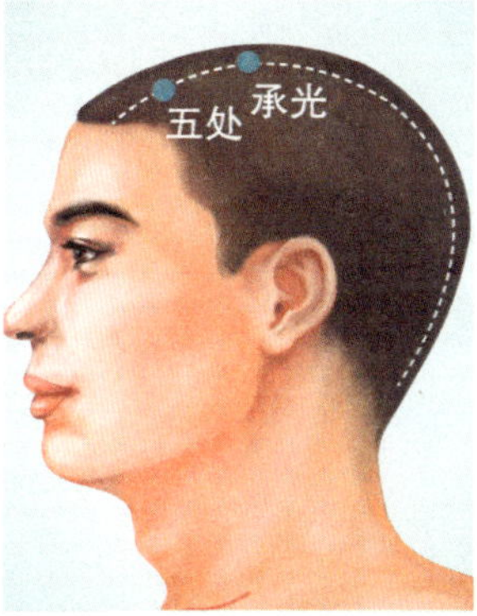

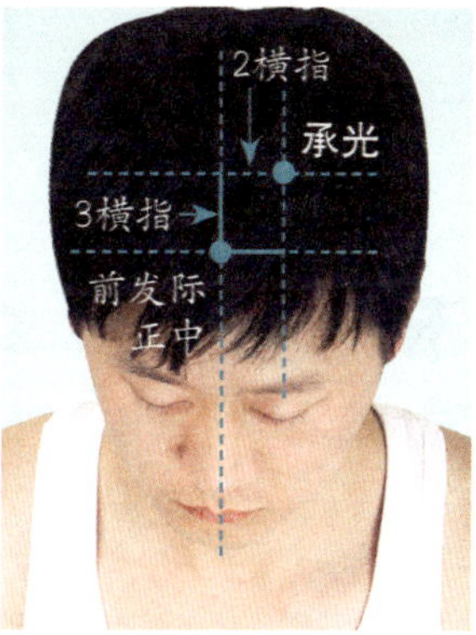

通天：通利鼻窍有绝招

通，通达；天，天空，指上部。穴在头部，上通颠顶，故得此名。

- 精准定位 在头部，前发际正中直上 4 寸，旁开 1.5 寸。
- 3 秒取穴 取承光直上 2 横指处即是。
- 按摩手法 用食指指腹按压通天，每次左右各 3 分钟。
- 功效主治 清热除湿、通利鼻窍。主治颈项强硬、头痛、头重、鼻塞、鼻流涕、口眼歪斜。

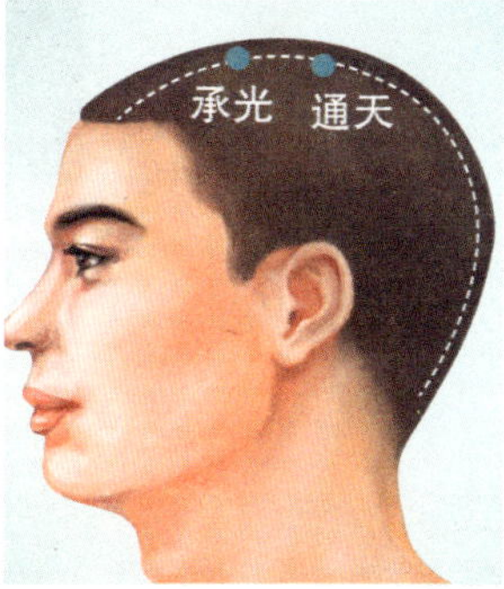

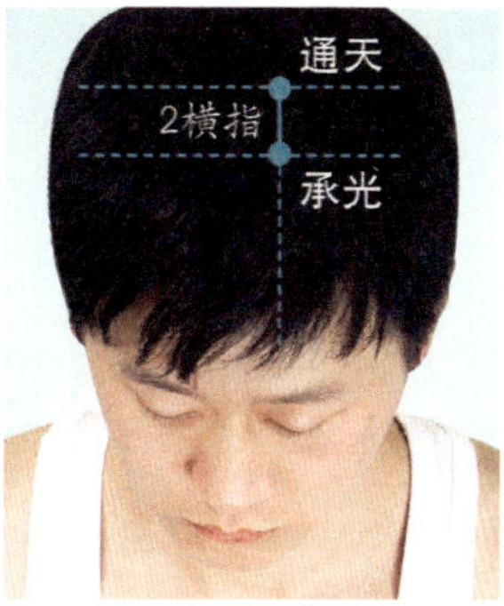

络却：疏风止痛效果好

络，联络；却，返回。膀胱经从额部与督脉交会于百会，又从百会返回此穴处，故得此名。

- 精准定位 在头部，前发际正中直上 5.5 寸，旁开 1.5 寸。
- 3 秒取穴 承光直上 4 横指处即是。
- 按摩手法 用双手拇指指腹轻轻按揉络却，每次 1~3 分钟。
- 功效主治 散风清热、镇痉止痛。主治眩晕、头痛、鼻塞、目视不明、目赤肿痛。

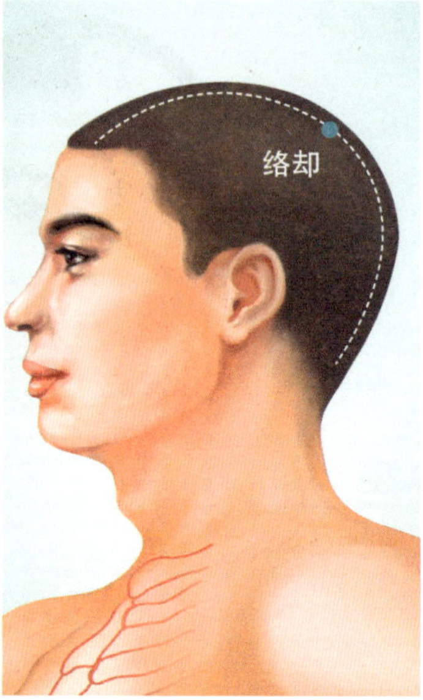

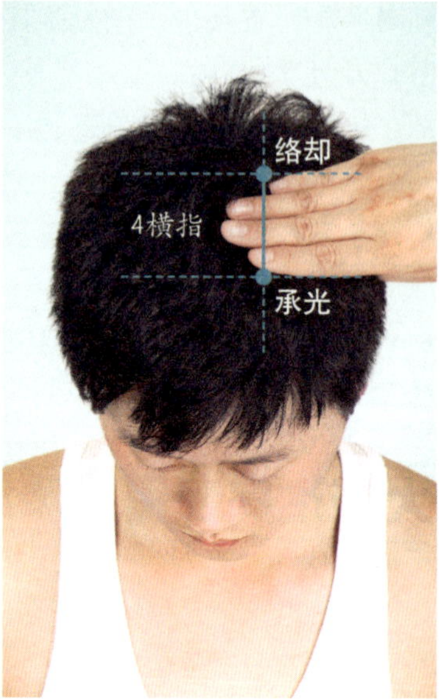

玉枕：头痛头晕按按它

玉，玉石；枕，枕头。穴在枕骨旁，是古人睡觉枕枕头的地方，故得此名。

- 精准定位 在头部，横平枕外隆凸上缘，后发际正中旁开 1.3 寸。
- 3 秒取穴 沿后发际正中向上轻推，枕骨旁开 2 横指，在骨性隆起的外上缘凹陷处即是。
- 按摩手法 用食指指腹按压玉枕，每次 3~5 分钟。
- 功效主治 清热疏风、通经活络、清利头目。主治头痛、眩晕、目痛不能远视、鼻塞。

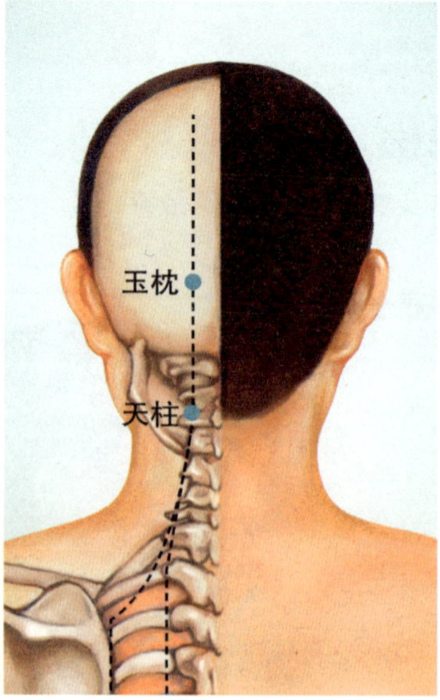

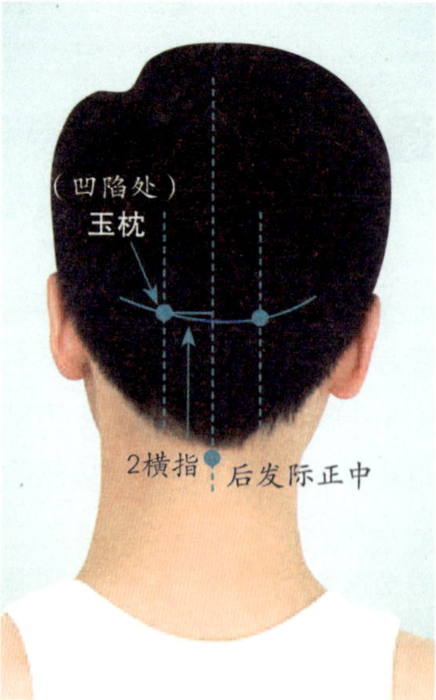

天柱：按一按头脑清楚

天，天空，指头部；柱，指颈项。穴在颈部，故得此名。

- 精准定位 在颈后部，横平第 2 颈椎棘突上际，斜方肌外缘凹陷中。
- 3 秒取穴 正坐，触摸颈后两条大筋，在其外侧，后发际边缘可触及一凹陷处即是。
- 按摩手法 每天坚持按压天柱 10~15 次，每次左右各 3~5 秒。
- 功效主治 通窍清脑、通经活络。主治头痛、头晕、颈项僵硬、肩背疼痛、落枕、鼻塞。

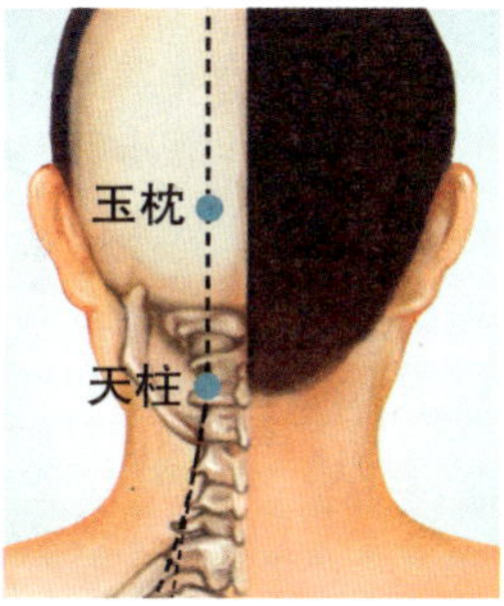

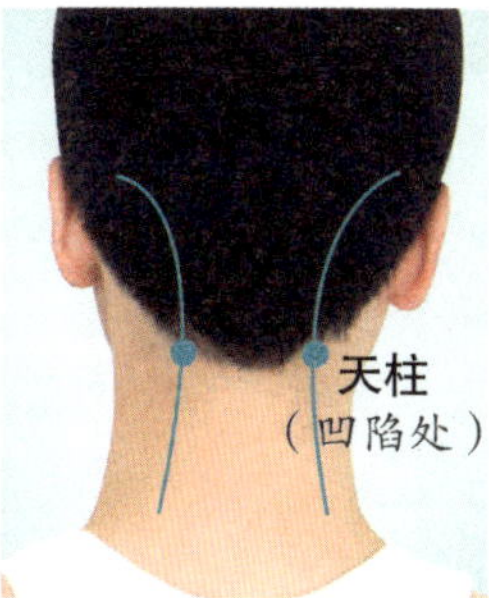

大杼：肩颈疼痛找大杼

杼，即梭。第 1 胸椎较大，棘突如梭，穴在其旁，故得此名。

- 精准定位 在背部，第 1 胸椎棘突下，后正中线旁开 1.5 寸。
- 3 秒取穴 低头屈颈，后颈部最突起椎体向下推 1 个椎体，下缘旁开 2 横指处即是。
- 按摩手法 用中指指腹按压大杼，每次左右各 1~3 分钟。
- 功效主治 清热解表、强筋壮骨、通经活络。主治头痛、颈肩痛、背痛、腰痛、鼻塞、目痛。

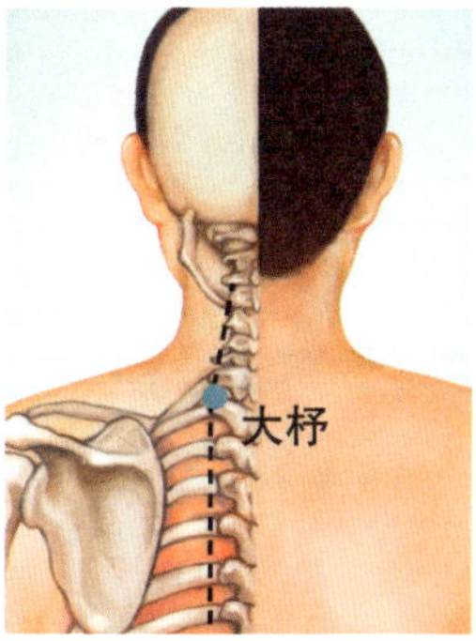

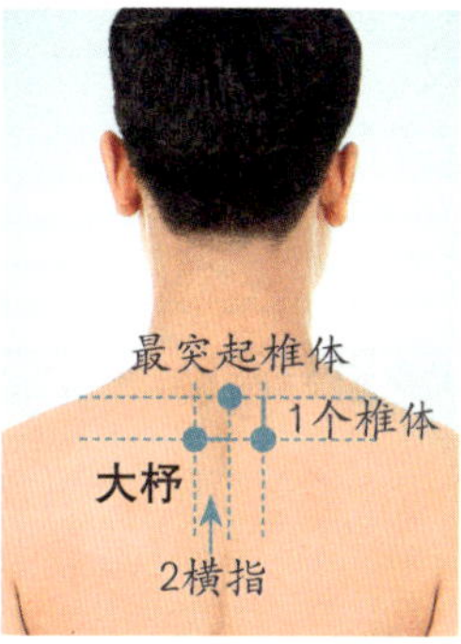

风门：防治感冒的法宝

风，风邪；门，门户。穴易被风邪侵入，并善治风邪之症，故被认为是风邪出入之门户，故得此名。

扫一扫 学取穴

- 精准定位 在背部，第 2 胸椎棘突下，后正中线旁开 1.5 寸。
- 3 秒取穴 低头屈颈，后颈部最突起椎体向下推 2 个椎体，下缘旁开 2 横指处即是。
- 按摩手法 用拇指指腹按揉风门，每次左右各 1~3 分钟。
- 功效主治 宣肺解表、益气固表。主治伤风感冒、咳嗽、发热、头痛、颈肩痛、背痛。

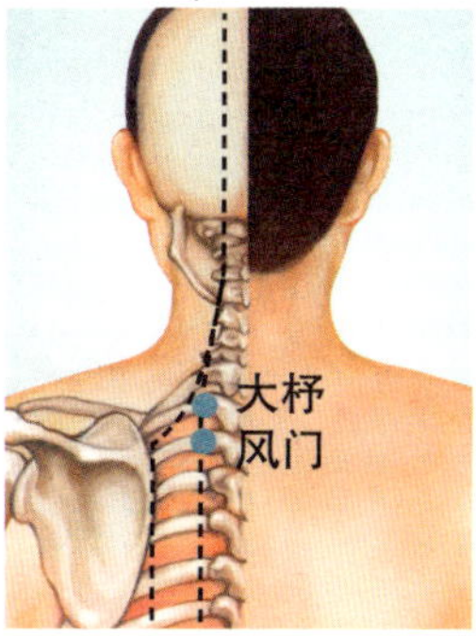

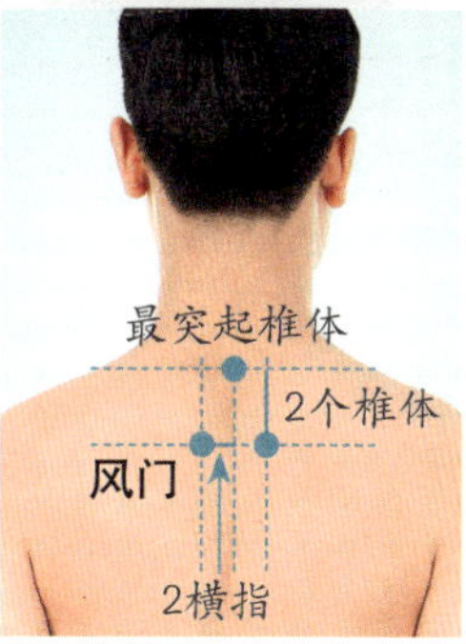

肺俞：哮喘的克星

扫一扫 学取穴

肺，肺脏；俞，输注。本穴是肺气转输于后背体表的部位，通于肺气，故得此名。

- 精准定位 在背部，第3胸椎棘突下，后正中线旁开1.5寸。
- 3秒取穴 低头屈颈，后颈部最突起椎体向下推3个椎体，下缘旁开2横指处即是。
- 按摩手法 用拇指指腹按揉双侧肺俞，每次3~5分钟。
- 功效主治 调补肺气、养阴清热。主治咳嗽、哮喘、潮热盗汗及皮肤瘙痒、荨麻疹、痤疮、皮癣等皮肤病。

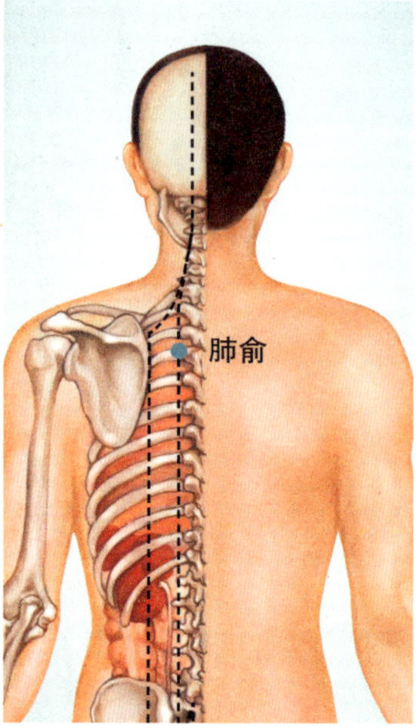

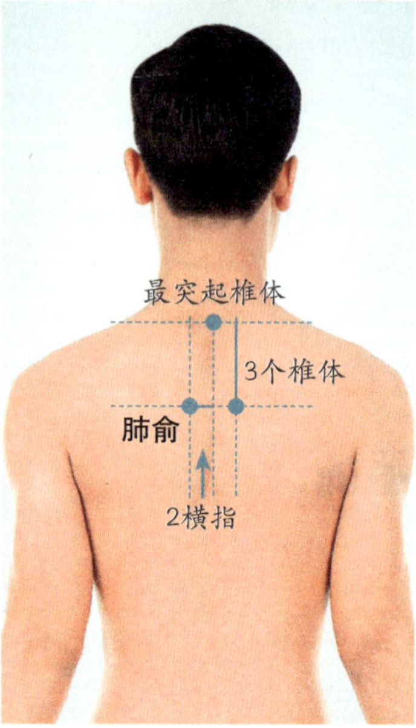

厥阴俞：心痛心悸不需愁

厥阴，指心包经；俞，输注。本穴是心包经之经气输注背部的穴位，故得此名。

- 精准定位 在背部，第4胸椎棘突下，后正中线旁开1.5寸。
- 3秒取穴 低头屈颈，后颈部最突起椎体向下推4个椎体，下缘旁开2横指处即是。
- 按摩手法 常用按摩槌轻轻拍打厥阴俞，每次30~60下。
- 功效主治 宽胸理气、活血止痛。主治心痛、心悸、心烦、胸闷、咳嗽、呃逆、呕吐。

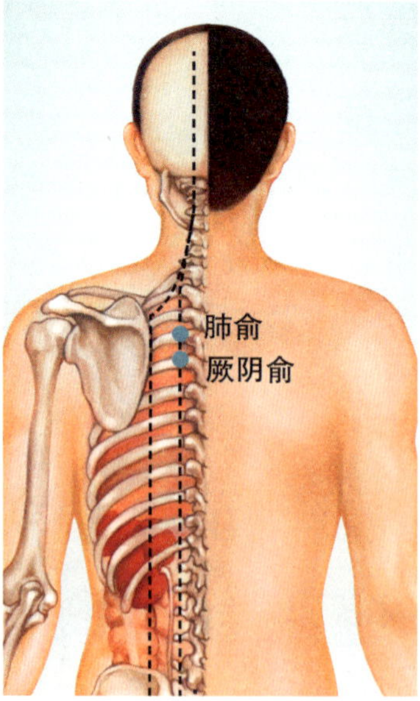

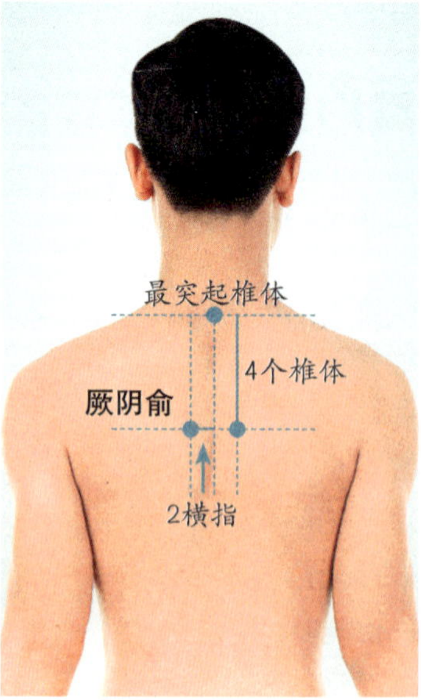

心俞：心病养心找心俞

扫一扫 学取穴

心，心脏；俞，输注。本穴是心气转输于后背体表的部位，故得此名。

- 精准定位 在背部，第 5 胸椎棘突下，后正中线旁开 1.5 寸。
- 3 秒取穴 肩胛骨下角水平连线与脊柱相交处，上推 2 个椎体，后正中线旁开 2 横指处即是。
- 按摩手法 用拇指指腹点压心俞，每次左右各 1~3 分钟。
- 功效主治 宽胸理气、养心安神。主治胸背痛、心痛、心悸、失眠、健忘、盗汗、遗精。

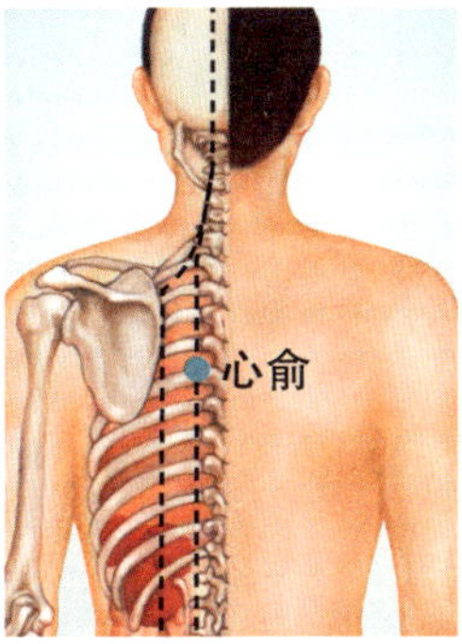

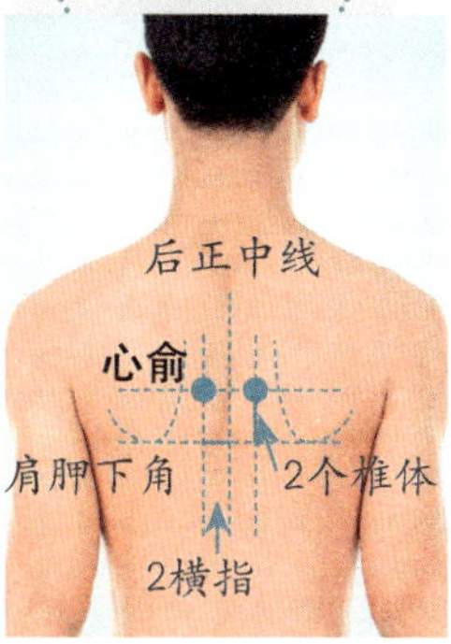

督俞：腹痛腹胀常敲打

扫一扫 学取穴

督，督脉；俞，输注。本穴是督脉之气转输于后背体表的部位，故得此名。

- 精准定位 在背部，第 6 胸椎棘突下，后正中线旁开 1.5 寸。
- 3 秒取穴 肩胛骨下角水平连线与脊柱相交椎体处，往上推 1 个椎体，后正中线旁开 2 横指处。
- 按摩手法 用按摩槌敲打刺激或用拇指和食指提捏督俞，每次 3~5 分钟。
- 功效主治 温阳解表、调和胃肠。主治发热恶寒、腹痛、胃痛、腹胀、肠鸣、打嗝、胸闷。

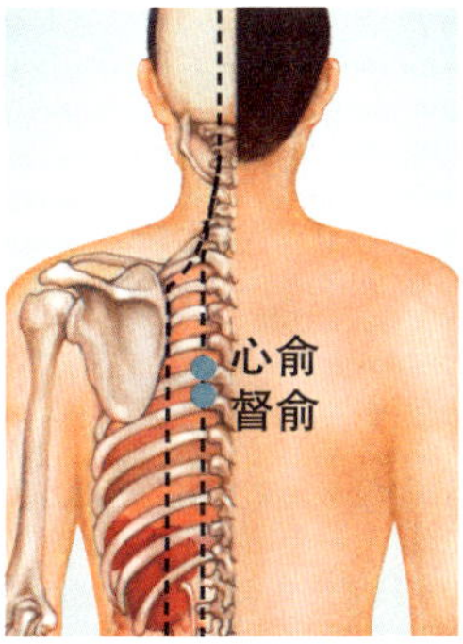

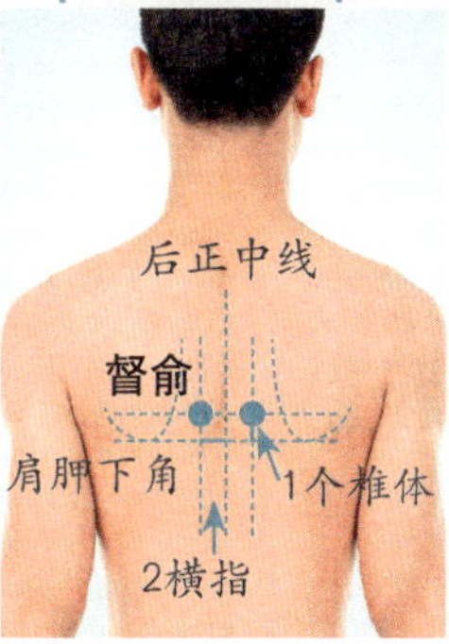

膈俞：止嗝止呕按膈俞

扫一扫 学取穴

膈，膈肌。本穴正在膈肌附近，善治多种膈肌病变，故得此名。

- 精准定位 在背部，第 7 胸椎棘突下，后正中线旁开 1.5 寸。
- 3 秒取穴 肩胛骨下角水平连线与脊柱相交椎体处，后正中线旁开 2 横指处即是。
- 按摩手法 用双手拇指指腹按揉双侧膈俞，每次 2~3 分钟。
- 功效主治 理气宽胸、降逆止呃、养血调血。主治呕吐、嗳气、喘咳、吐血、便血、贫血、胃痛、不思饮食、腹胀、皮肤瘙痒、潮热、盗汗。

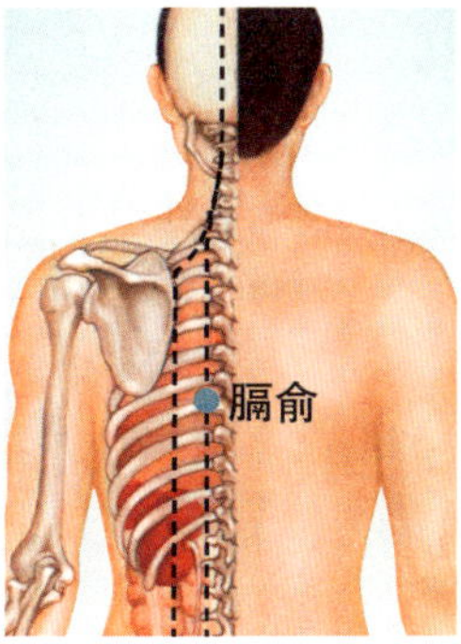

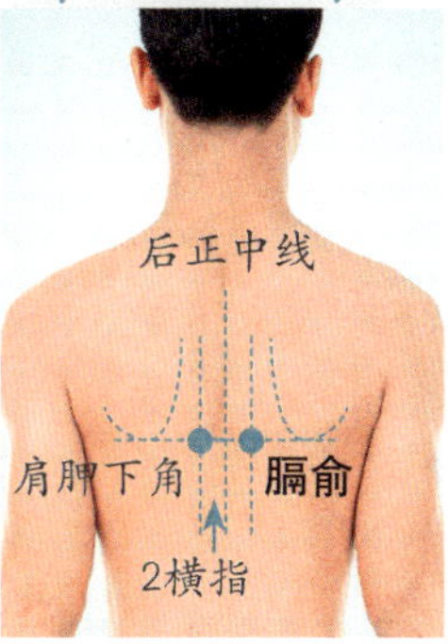

肝俞：理气疏肝找肝俞

肝，肝脏；俞，输注。本穴是肝气转输于后背体表的部位，故得此名。

- 精准定位 在背部，第9胸椎棘突下，后正中线旁开1.5寸。
- 3秒取穴 肩胛骨下角水平连线与脊柱相交处，下推2个椎体，后正中线旁开2横指处即是。
- 按摩手法 用双手拇指指腹分别按揉双侧肝俞，每次1~3分钟。
- 功效主治 疏肝利胆、理气宽胸。主治胸胁痛、黄疸、多怒、癫狂、呛咳、目视不明、目涩、痛经、眩晕。

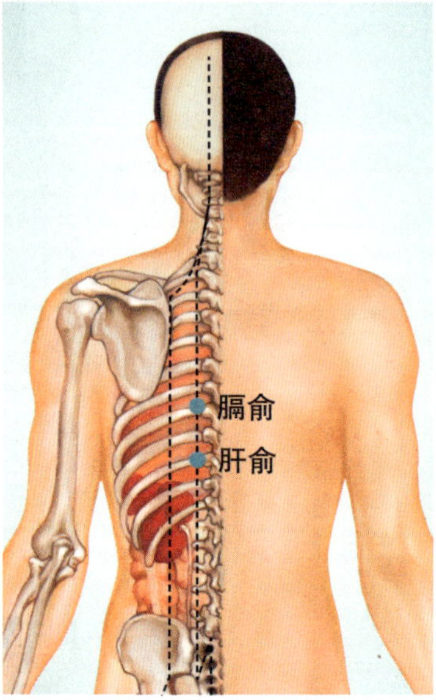

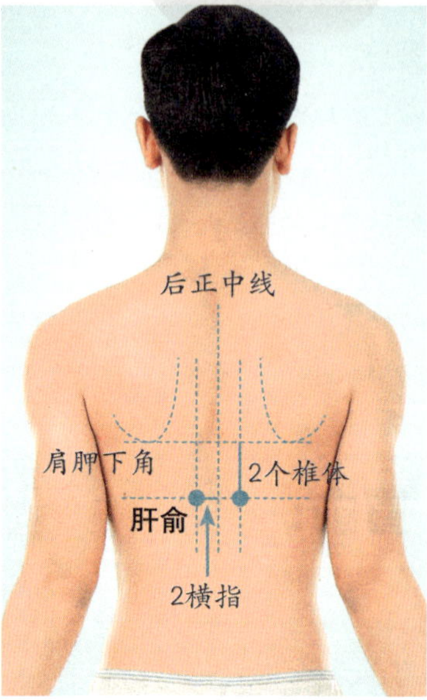

胆俞：晨起口苦用胆俞

胆，胆腑；俞，输注。本穴是胆腑之气转输于后背体表的部位，故得此名。

- 精准定位 在背部，第10胸椎棘突下，后正中线旁开1.5寸。
- 3秒取穴 肩胛骨下角水平连线与脊柱相交处，下推3个椎体，后正中线旁开2横指处即是。
- 按摩手法 用双手拇指指腹分别点压双侧胆俞，每次1~3分钟。
- 功效主治 疏肝利胆、行气解郁、清热利湿。主治口苦、胸胁胀痛、黄疸、胃脘部及脘腹胀满、呕吐。

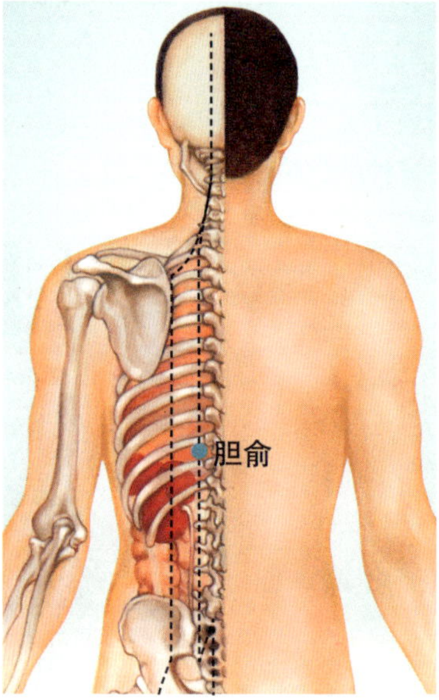

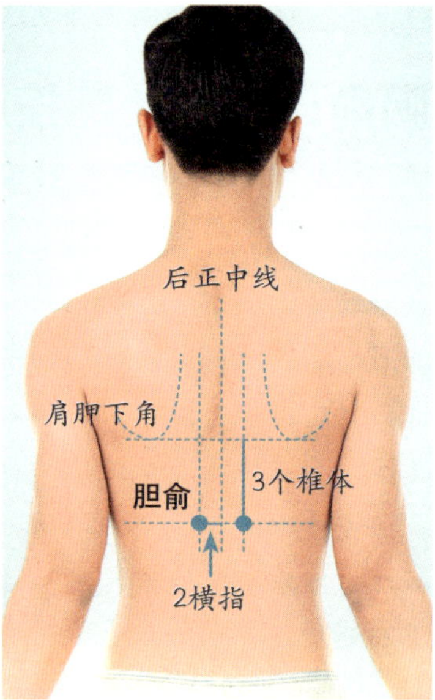

脾俞：健脾和胃求脾俞

扫一扫 学取穴

脾，脾脏；俞，输注。本穴是脾气转输于后背体表的部位，故得此名。

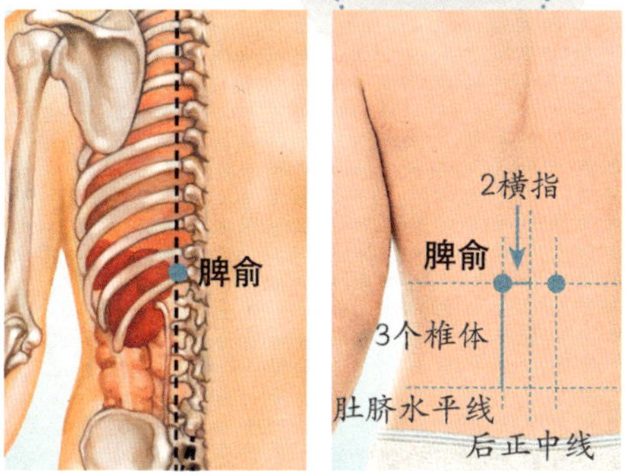

- 精准定位 在背部，第 11 胸椎棘突下，后正中线旁开 1.5 寸。
- 3 秒取穴 坐位或俯卧位，肚脐水平线与脊柱相交椎体处，往上推 3 个椎体，后正中线旁开 2 横指处即是。
- 按摩手法 用双手拇指指腹点按双侧脾俞，每次 50 下，每日 2 次。
- 功效主治 健脾和胃、利湿升清。主治腹胀、呕吐、腹泻、胃痛、肢体水肿、背痛。

胃俞：胃痛呕吐用胃俞

扫一扫 学取穴

胃，胃腑；俞，输注。本穴是胃气转输于后背体表的部位，故得此名。

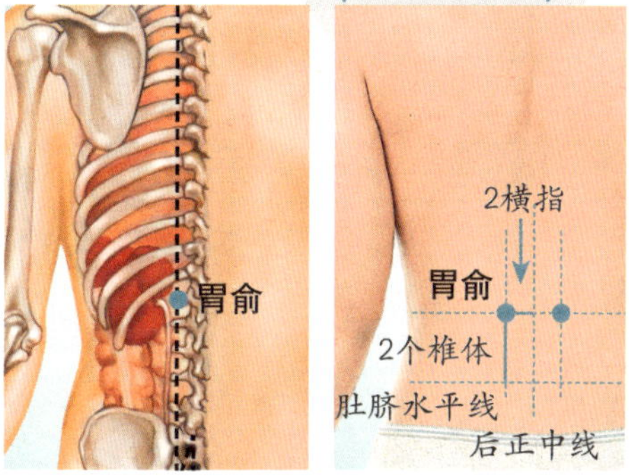

- 精准定位 在背部，第 12 胸椎棘突下，后正中线旁开 1.5 寸。
- 3 秒取穴 坐位或俯卧位，肚脐水平线与脊柱相交椎体处，往上推 2 个椎体，后正中线旁开 2 横指处即是。
- 按摩手法 用双手拇指指腹按揉双侧胃俞，每次 1~3 分钟。
- 功效主治 健胃消食、降逆导滞。主治胃痛、呕吐、腹泻、胃胀、小儿瘦弱、小儿不思饮食。

三焦俞：肢体水肿疗效好

三焦，三焦腑；俞，输注。本穴是三焦之气转输于后背体表的部位，故得此名。

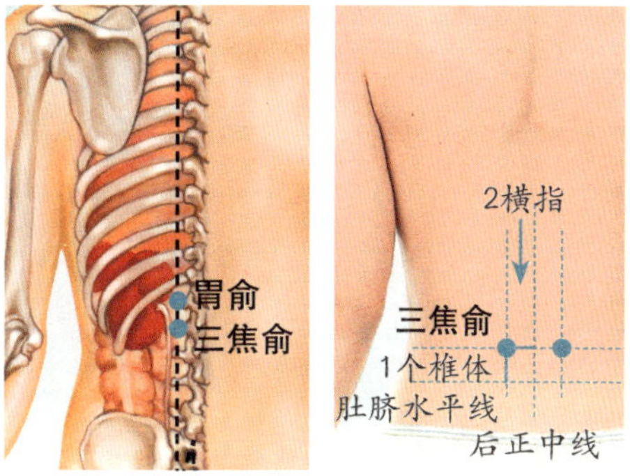

- 精准定位 在腰部，第 1 腰椎棘突下，后正中线旁开 1.5 寸。
- 3 秒取穴 坐位或俯卧位，肚脐水平线与脊柱相交椎体处，往上推 1 个椎体，后正中线旁开 2 横指处即是。
- 按摩手法 用按摩槌敲打三焦俞，每次 3~5 分钟。
- 功效主治 通利三焦、利水消肿。主治肢体水肿、小便不利、腹胀、腹泻、呕吐、腰背痛、息肉。

肾俞：常按强腰补肾

扫一扫 学取穴

肾，肾脏；俞，输注。本穴是肾气转输于后背体表的部位，故得此名。

- 精准定位 在腰部，第2腰椎棘突下，后正中线旁开1.5寸。
- 3秒取穴 坐位或俯卧位，肚脐水平线与脊柱相交椎体处，后正中线旁开2横指处即是。
- 按摩手法 用双手拇指指腹按揉或按压肾俞，每次1~3分钟。
- 功效主治 补肾填精、利水消肿。主治遗精、阳痿、早泄、月经不调、耳鸣、头晕、健忘、小便不利。

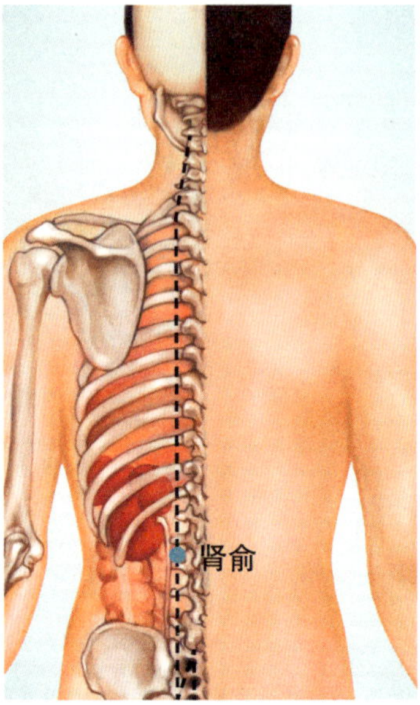

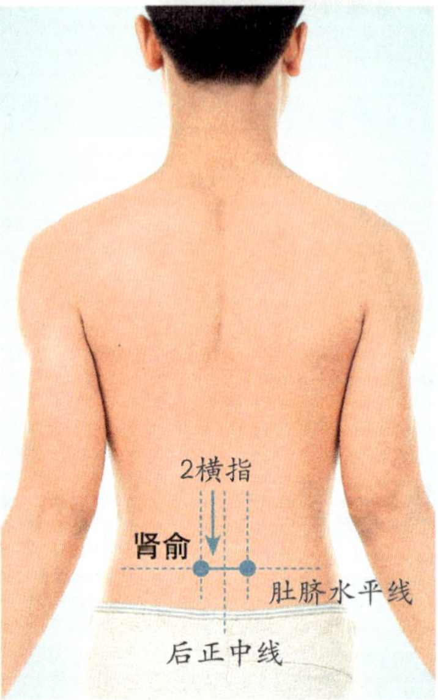

气海俞：补肾纳气疗气虚

扫一扫 学取穴

气海，穴名；俞，输注。本穴前应气海，是原气①转输于后背体表的部位，故得此名。

- 精准定位 在腰部，第3腰椎棘突下，后正中线旁开1.5寸。
- 3秒取穴 坐位或俯卧位，肚脐水平线与脊柱相交椎体处，往下推1个椎体，后正中线旁开2横指处即是。
- 按摩手法 用按摩槌敲打气海俞，每次3~5分钟。
- 功效主治 温阳补肾、调经止痛。主治腹胀、肠鸣腹泻、腰痛、痛经。

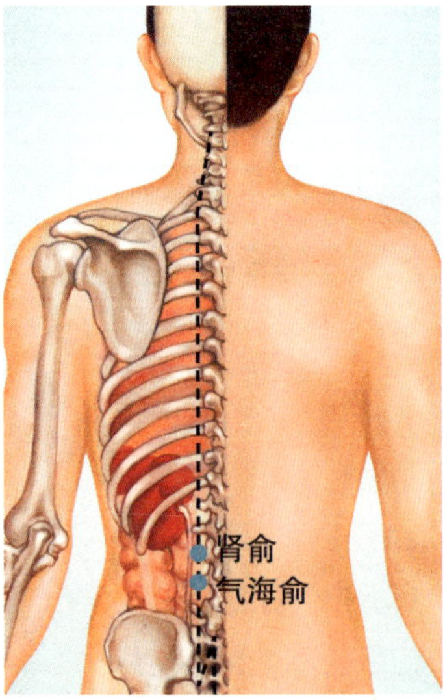

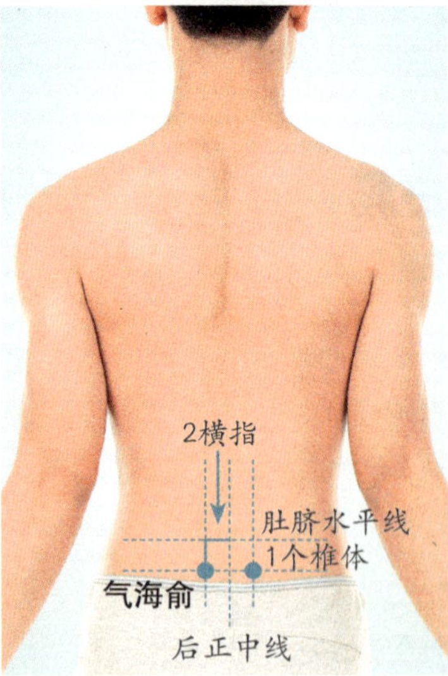

①原气，亦称“元气”，包括元阴和元阳之气，由先天之精所化。

大肠俞：便秘腹泻及时消

大肠，大肠腑；俞，输注。本穴是大肠之气转输于后背体表的部位，故得此名。

扫一扫 学取穴

- 精准定位 在腰部，第 4 腰椎棘突下，后正中线旁开 1.5 寸。
- 3 秒取穴 两侧髂嵴高点连线与脊柱交点，旁开 2 横指处即是。
- 按摩手法 用双手拇指指腹按压大肠俞，每次 1~3 分钟。
- 功效主治 调和肠胃、通利肠腑、理气止痛。主治腹痛、腹胀、便秘、腹泻、便血、腰脊强痛。

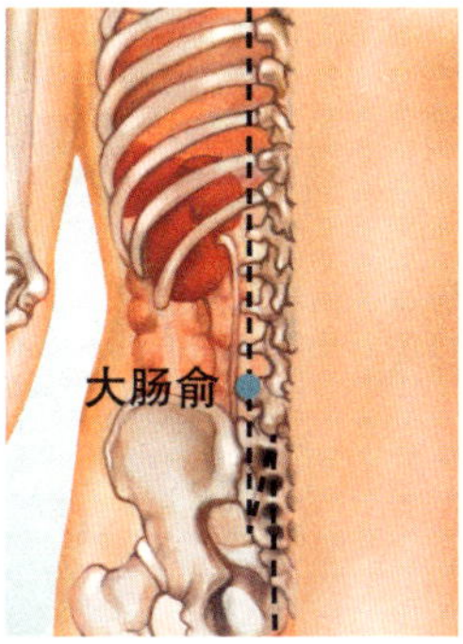

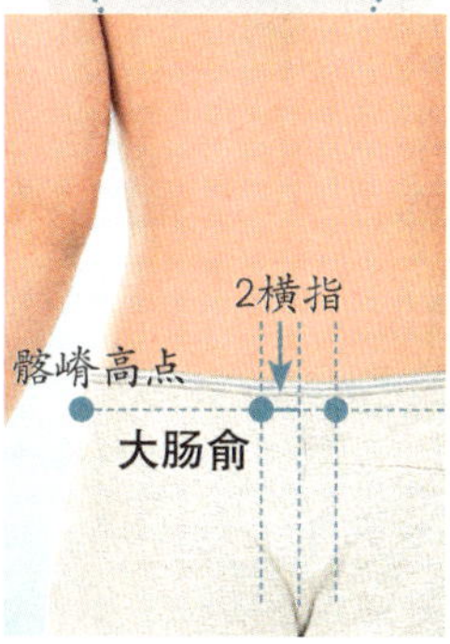

关元俞：呵护身体原气

关元，穴名；俞，输注。本穴前应关元，是关藏的元阴、元阳之气转输于后背体表的部位，故得此名。

- 精准定位 在腰部，第 5 腰椎棘突下，后正中线旁开 1.5 寸。
- 3 秒取穴 两侧髂嵴高点连线与脊柱交点，往下推 1 个椎体，旁开 2 横指处即是。
- 按摩手法 用按摩槌敲打关元俞，每次 3~5 分钟。
- 功效主治 培补原气、清热利湿、通络止痛。主治阳痿、遗精、早泄、月经不调、痛经、尿频、遗尿、腰骶痛、腹泻、前列腺炎、夜尿症。

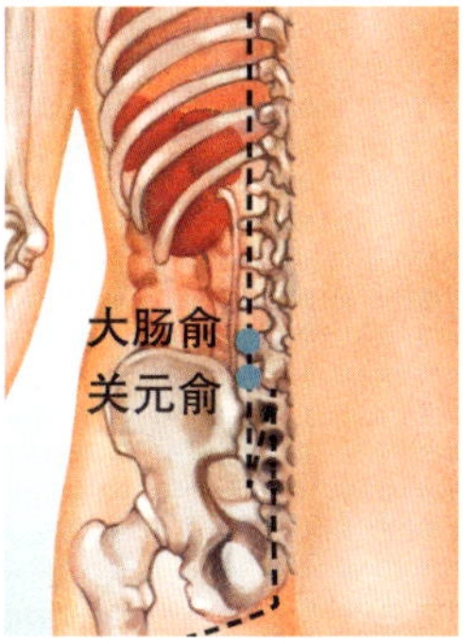

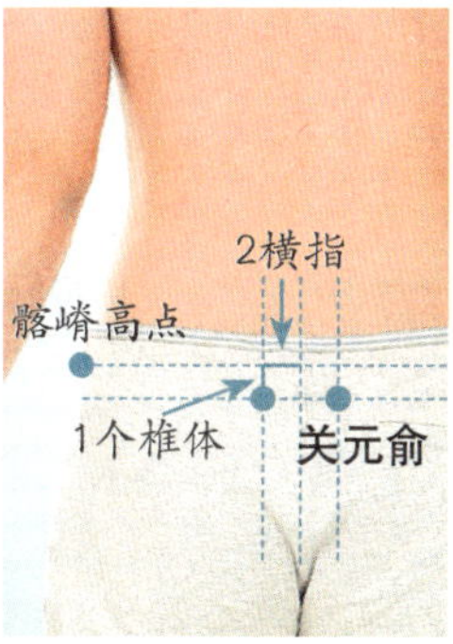

小肠俞：调节二便不适

小肠，小肠腑；俞，输注。本穴是小肠之气转输于后背体表的部位，故得此名。

扫一扫 学取穴

- 精准定位 在骶部，横平第 1 骶后孔，骶正中嵴旁开 1.5 寸。
- 3 秒取穴 两侧髂嵴高点连线与脊柱交点，往下推 2 个椎体，旁开 2 横指处即是。
- 按摩手法 用拇指指腹按揉小肠俞，每次 3~5 分钟。
- 功效主治 通调二便、清热利湿。主治腹痛、腹泻、痢疾、小便不利、遗尿、遗精、腰骶痛。

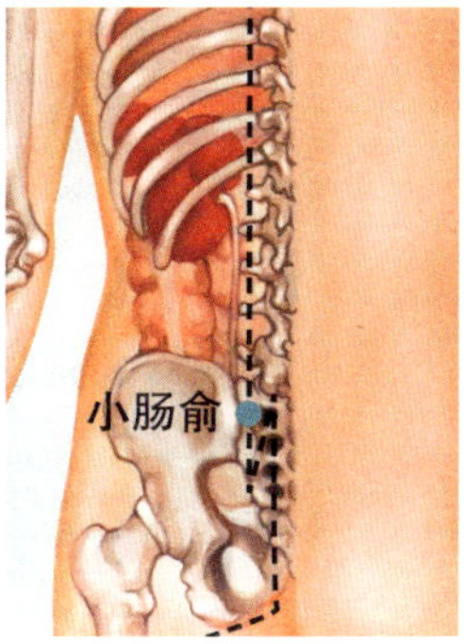

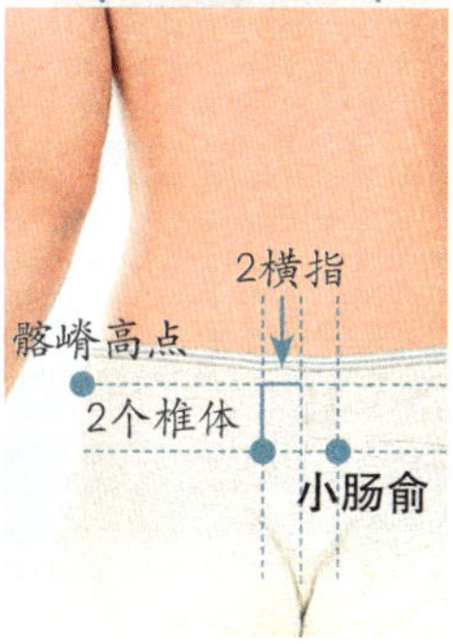

膀胱俞：小便不利按这里

膀胱，膀胱腑；俞，输注。本穴是膀胱之气转输于后背体表的部位，故得此名。

- 精准定位 在骶部，横平第2骶后孔，骶正中嵴旁开1.5寸。
- 3秒取穴 两侧髂嵴高点连线与脊柱交点，往下推3个椎体，旁开2横指处即是。
- 按摩手法 用拇指指腹按揉膀胱俞，每次3~5分钟。
- 功效主治 清热利湿、通经活络。主治小便不利、遗尿、腹痛、腰背痛、肾绞痛、坐骨神经痛。

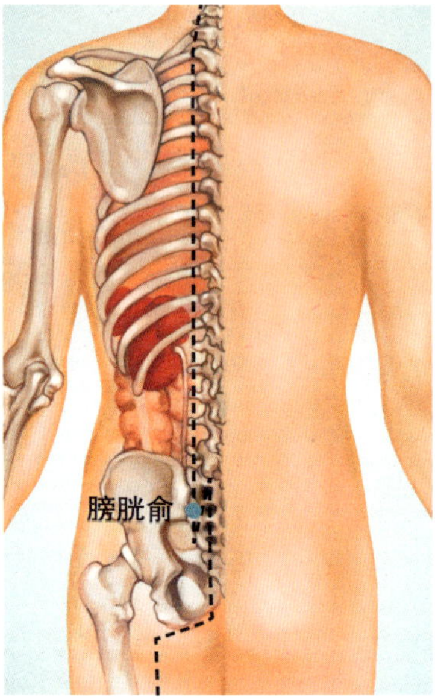

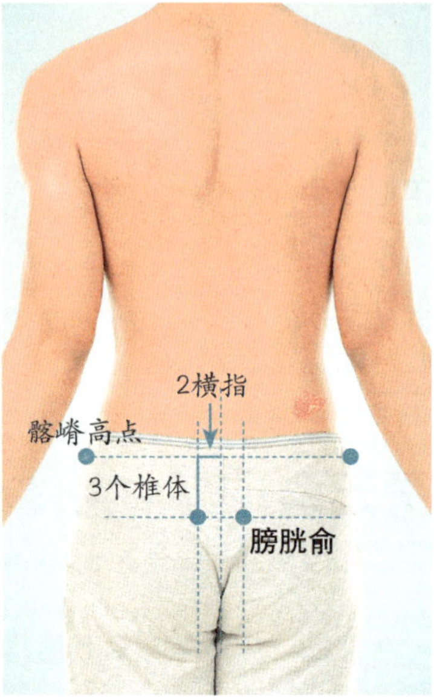

中膂俞：疝气不用怕

中，中间；膂，挟脊肌肉；俞，输注。本穴约居人体的中部，是挟脊肌肉之气转输于后背体表的部位，故得此名。

- 精准定位 在骶部，横平第3骶后孔，骶正中嵴旁开1.5寸。
- 3秒取穴 两侧髂嵴高点连线与脊柱交点，往下推4个椎体，旁开2横指处即是。
- 按摩手法 用拇指指腹按揉中膂俞，每次3~5分钟。
- 功效主治 益肾温阳、调理下焦。主治疝气、腰脊强痛、腹泻、小腹痛。

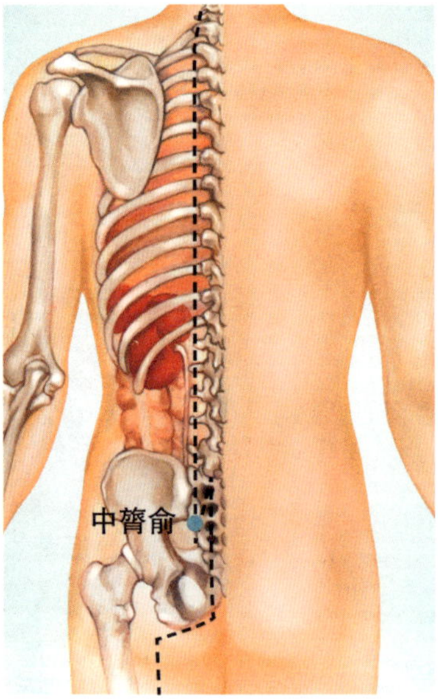

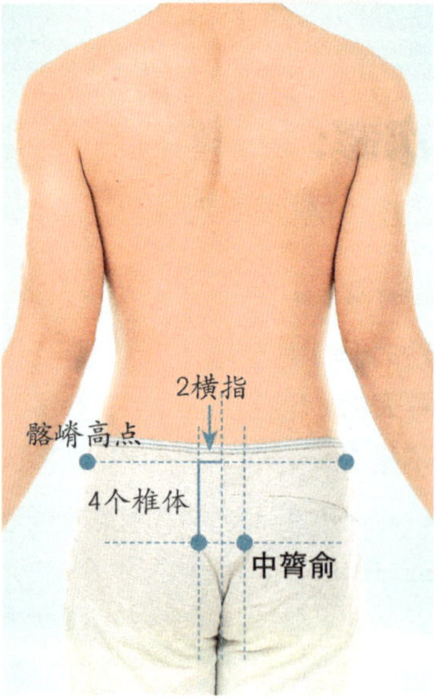

白环俞：调理生殖疾病

扫一扫 学取穴

白，洁净；环，旋转；俞，转输、输注。因妇女白带、男子精液多为白色，本穴可治疗生殖系统疾病，故得此名。

- 精准定位 在骶部，横平第 4 骶后孔，骶正中嵴旁开 1.5 寸。
- 3 秒取穴 两侧髂嵴高点连线与脊柱交点，往下推 5 个椎体，旁开 2 横指处即是。
- 按摩手法 用拇指指腹按揉白环俞，每次 3~5 分钟。
- 功效主治 益肾固精、调经止带。主治遗精、带下病、月经不调、腰骶痛。

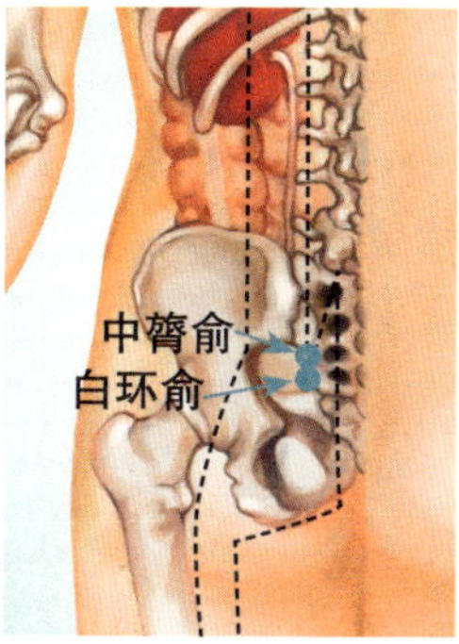

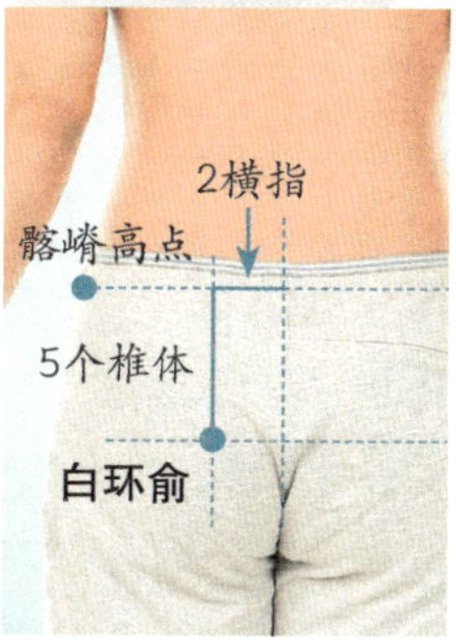

上髎：呵护身体通二便

扫一扫 学取穴

上，指本穴相对于次髎、中髎、下髎三穴而言为上也；髎，孔隙也。

- 精准定位 在骶部，正对第 1 骶后孔中。
- 3 秒取穴 四指分别按于骶骨第 1 至第 4 骶椎棘突上，向外移 1 横指，食指指尖处即是。
- 按摩手法 双手缓和揉压上髎，以有酸胀感为宜。
- 功效主治 培补原气、通利小便、调经止痛。主治月经不调、带下病、遗精、阳痿、大小便不利、腰骶痛、腰膝酸软等。

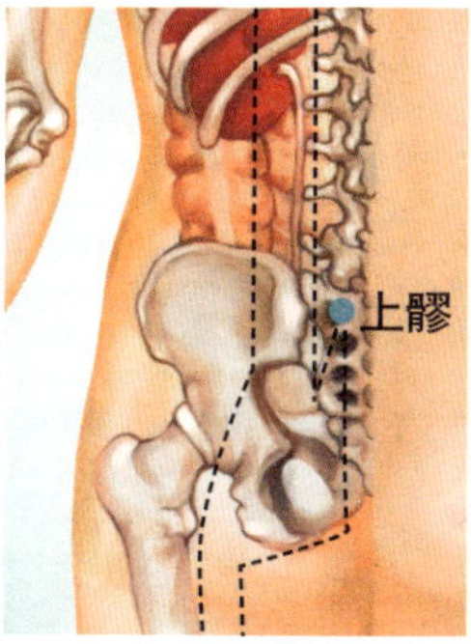

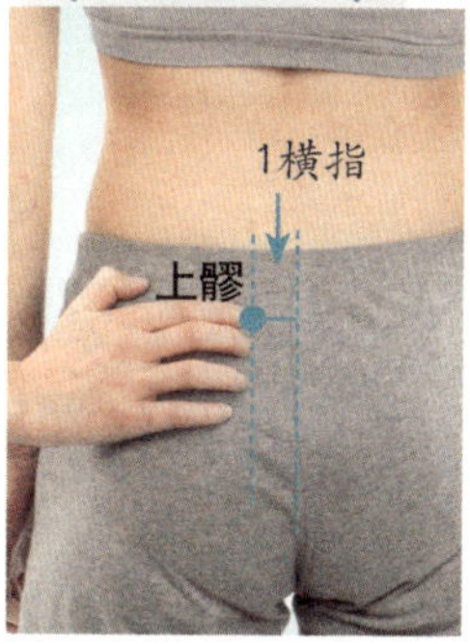

次髎：经期腹痛点次髎

扫一扫 学取穴

次，与上髎穴相对为次也；髎，孔隙也。

- 精准定位 在骶部，第 2 骶后孔中。
- 3 秒取穴 四指分别按于骶骨第 1 至第 4 骶椎棘突上，向外移 1 横指，中指指尖处即是。
- 按摩手法 双手缓和揉压次髎，以有酸胀感为宜。
- 功效主治 通经止痛、温肾固摄、行气活血。主治痛经、月经不调、带下病、遗精、阳痿、小便不利、腰骶痛、腰膝酸软。

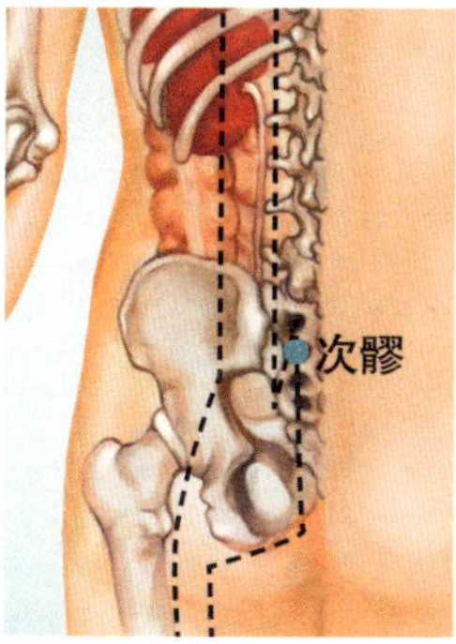

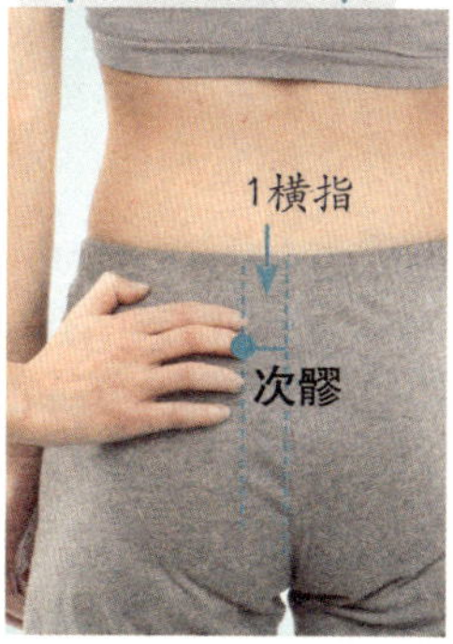

中髎：小便不利点中髎

扫一扫 学取穴

中，与其余三髎穴相对位处中部也；髎，孔隙也。

- 精准定位 在骶部，正对第3骶后孔中。
- 3秒取穴 四指分别按于骶骨第1至第4骶椎棘突上，向外移1横指，无名指指尖处即是。
- 按摩手法 双手缓和揉压中髎，以有酸胀感为宜。
- 功效主治 除湿散寒、利尿通便。主治便秘、小便不利、月经不调、带下病、遗精、阳痿、腰骶痛。

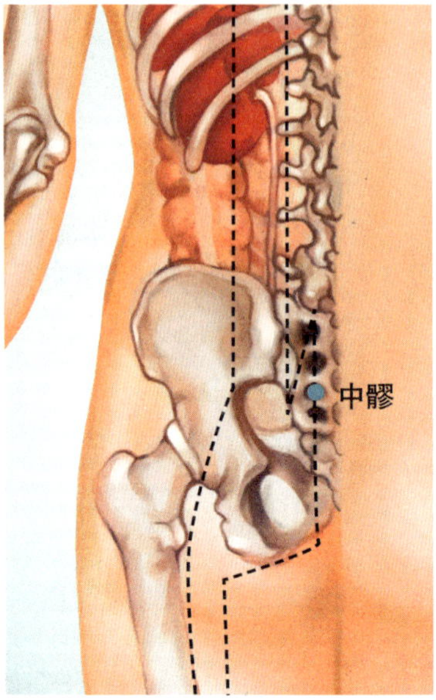

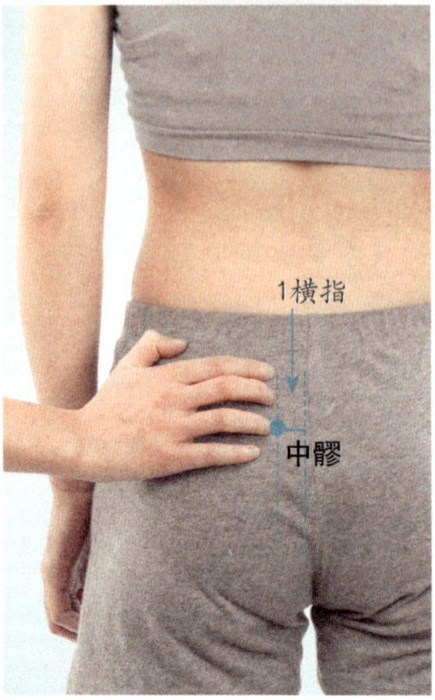

下髎：大便秘结点下髎

扫一扫 学取穴

下，与上三髎穴相对所处为下也；髎，孔隙也。

- 精准定位 在骶部，正对第4骶后孔中。
- 3秒取穴 四指分别按于骶骨第1至第4骶椎棘突上，向外移1横指，小指指尖处即是。
- 按摩手法 双手缓和揉压下髎，以有酸胀感为宜。
- 功效主治 利尿通便、通经止痛。主治便秘、小腹胀痛、小便不利、腰骶痛。

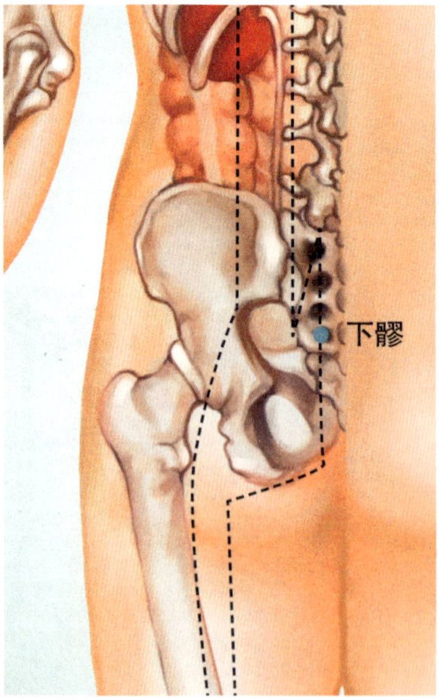

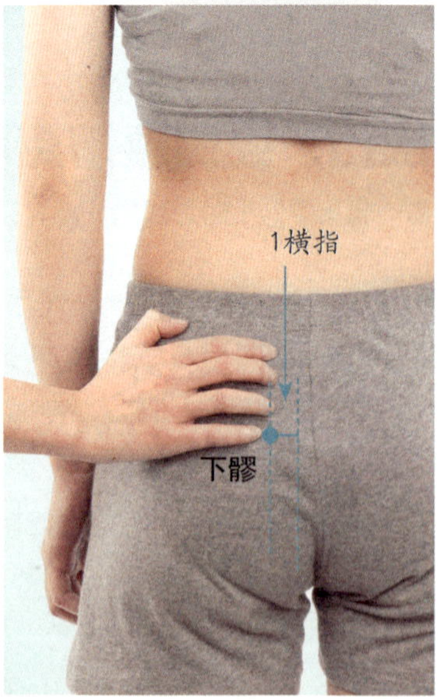

会阳：有“痔”之士的好帮手

会，交会；阳，阴阳之阳。穴属阳经，与阳脉之海的督脉相交，故得此名。

- 精准定位 在臀部，尾骨端旁开 0.5 寸。
- 3 秒取穴 顺着脊柱向下摸到尽头，旁开半个拇指处即是。
- 按摩手法 用食指指腹按揉会阳，每次左右各 1~3 分钟。
- 功效主治 温补肾阳、利湿止痒、通便。主治腹泻、痔疮、便血、阳痿、阴部汗湿瘙痒。

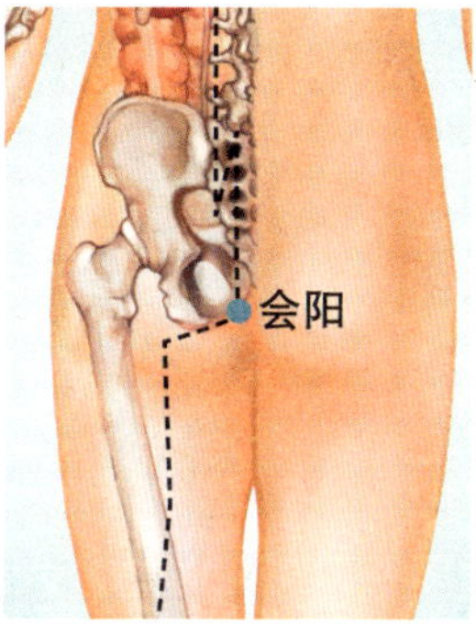

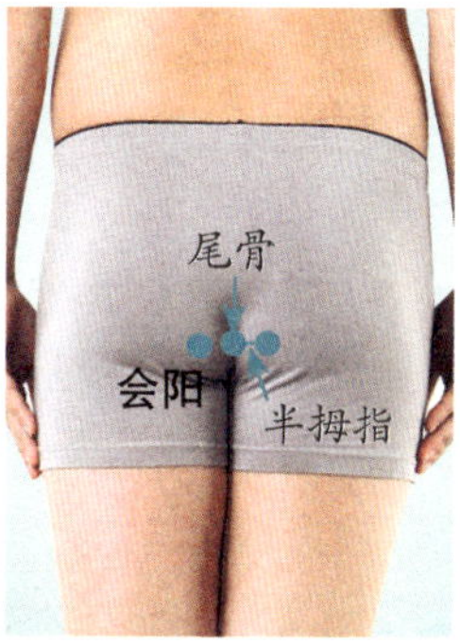

承扶：摆脱痔疮的困扰

承，承受；扶，扶持。本穴位于臀部，臀沟中点，按揉此穴可增强下肢力量，有佐助下肢承担上身重量的作用，故得此名。

扫一扫 学取穴

- 精准定位 在臀部，臀沟的中点。
- 3 秒取穴 臀横纹正中点，按压有酸胀感处即是。
- 按摩手法 用拇指指腹按揉承扶，每次左右各 1~3 分钟。
- 功效主治 通便消痔、疏经通络。主治下肢瘫痪、坐骨神经痛、痔疮。

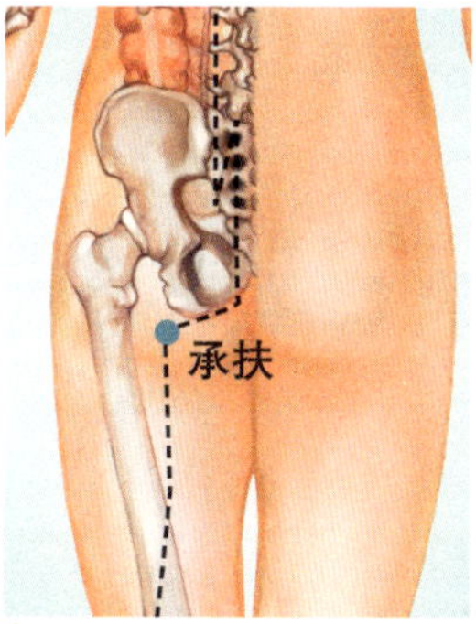

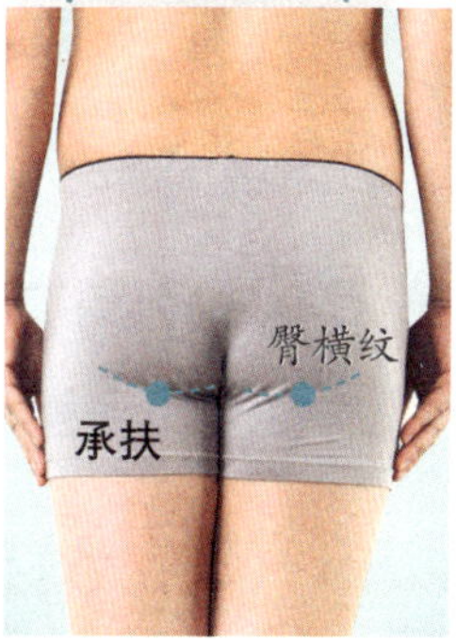

殷门：强健腰腿用殷门

殷，深厚、正中；门，门户。穴位局部肌肉深厚，为膀胱经气通过之门户，故得此名。

- 精准定位 在股后侧，臀沟下 6 寸，股二头肌与半腱肌之间。
- 3 秒取穴 承扶与膝盖后面凹陷中央的腘横纹中点连线，承扶下 2 个 4 横指处即是。
- 按摩手法 手掌摩擦殷门，每次 1~3 分钟。
- 功效主治 疏经通络、强腰健膝。主治腰、骶、臀、股部疼痛，下肢无力。

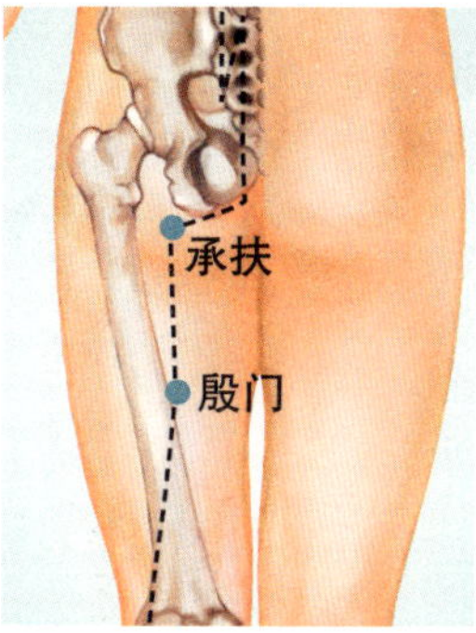

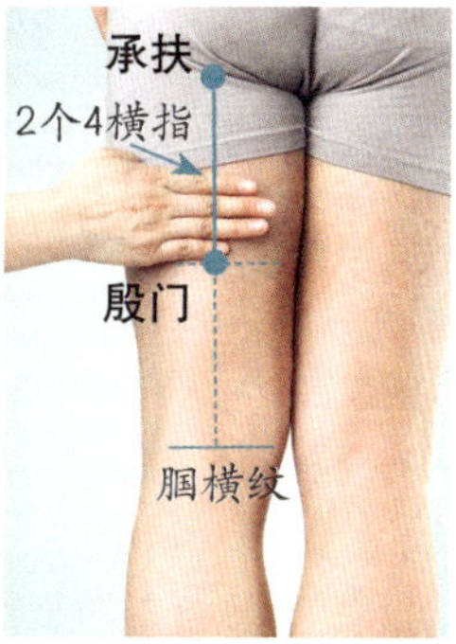

浮郄：快速缓解腰疼

浮，顺流；郄，空隙。穴在膀胱经之气从股后顺流下入的空隙，故得此名。

- 精准定位 在膝后侧，腘横纹上1寸，股二头肌腱的内侧缘。
- 3秒取穴 先找到委阳，向上1横指处即是。
- 按摩手法 用食指指腹点揉浮郄，每次3~5分钟。
- 功效主治 温经散寒、疏经活络、通络止痛。主治腰、骶、臀、股部疼痛，坐骨神经痛，下肢麻木、肢体无力。

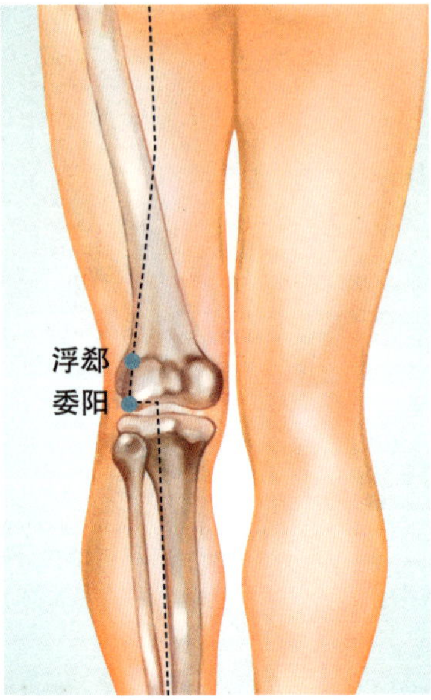

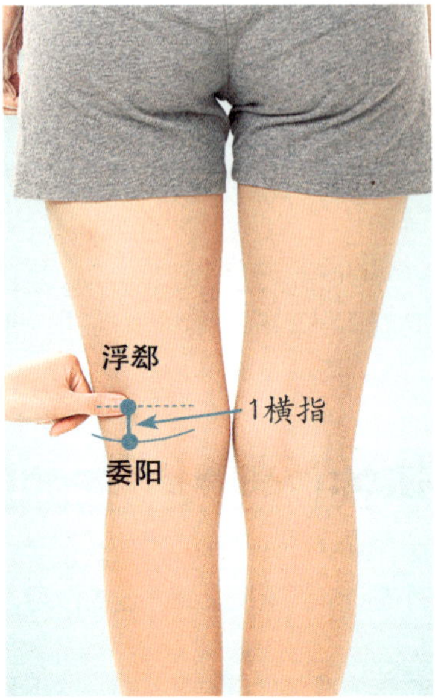

委阳：小便不利按委阳

委，弯曲；阳，指外侧。穴在腘窝，委中外侧，故得此名。

- 精准定位 在膝后外侧，腘横纹上，股二头肌腱的内侧缘。
- 3秒取穴 膝盖后面凹陷中央的腘横纹外侧，股二头肌腱内侧即是。
- 按摩手法 用拇指指腹按揉委阳，每次左右各1~3分钟。
- 功效主治 疏利关节、通络止痛、行气利水。主治小便不利、腹胀、腰痛伴腿痛、下肢麻木。

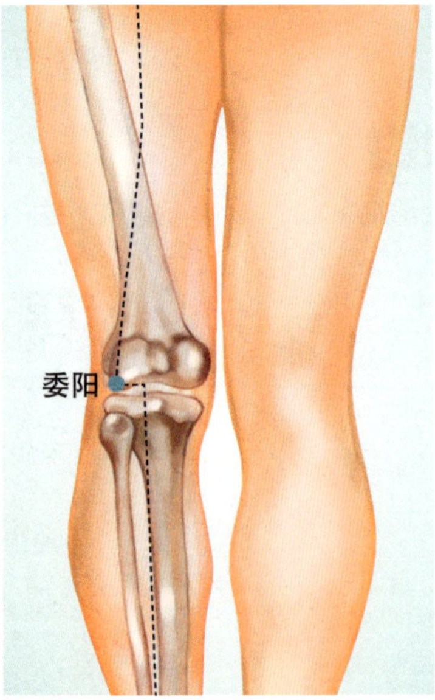

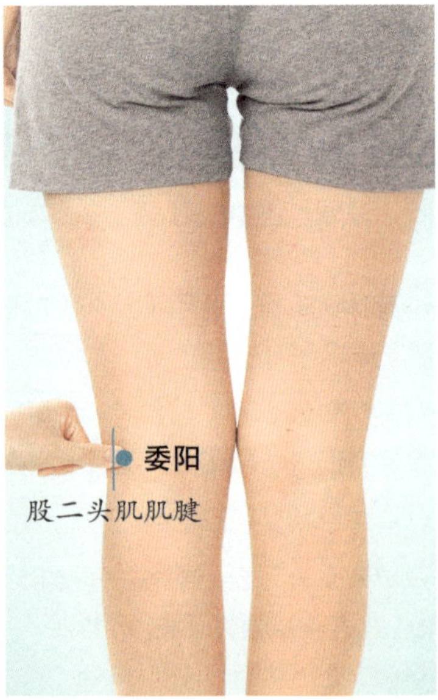

委中：即刻缓解腰背痛

委，弯曲；中，中间。猝然点按此穴可使下肢无力，立即跪倒，故得此名。

扫一扫 学取穴

- 精准定位 在膝后侧，腘横纹中点。
- 3 秒取穴 膝盖后面凹陷中央的腘横纹中点处即是。
- 按摩手法 用拇指指腹按揉委中，每次 1~3 分钟。
- 功效主治 通络止痛、和胃降逆、清热消暑、凉血解毒。主治腰背痛、下肢麻木疼痛、下肢无力、膝关节痛、腹痛、荨麻疹、湿疹。

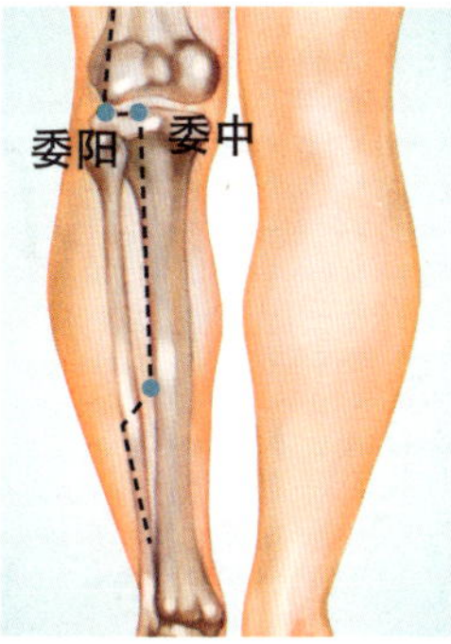

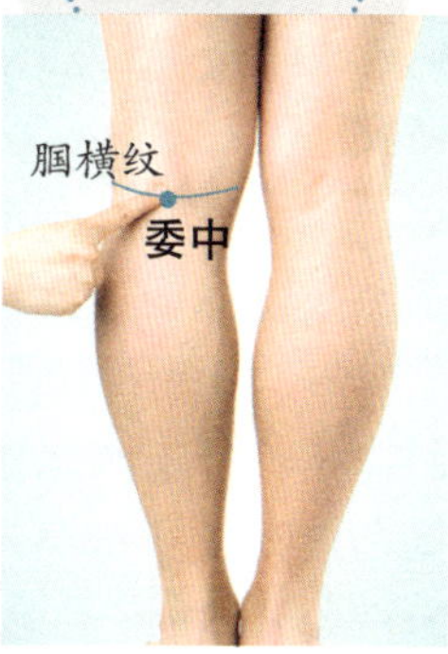

附分：颈肩不适不再愁

附，依附；分，分离。膀胱经自项而下，分为两行，本穴为第二行之首穴，附于第一行大杼穴之旁，故得此名。

扫一扫 学取穴

- 精准定位 在背部，第 2 胸椎棘突下，后正中线旁开 3 寸。
- 3 秒取穴 低头屈颈，后颈部最突起椎体向下推 2 个椎体，下缘旁开 4 横指处即是。
- 按摩手法 用按摩槌敲打或用拇指指腹按揉附分，每次 3~5 分钟。
- 功效主治 疏经活络、疏风散邪。主治肩背拘急疼痛、颈项强痛、坐骨神经痛。

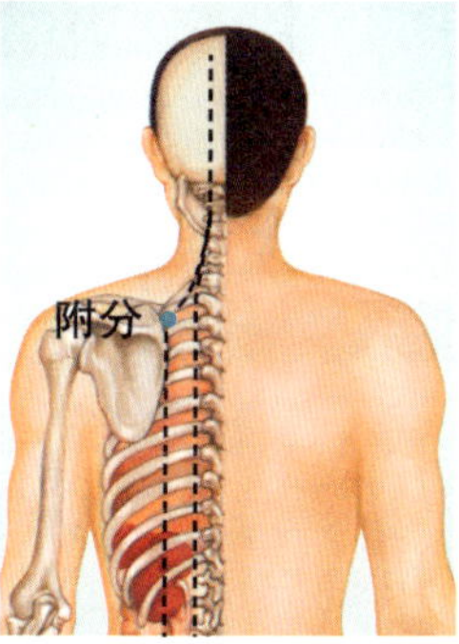

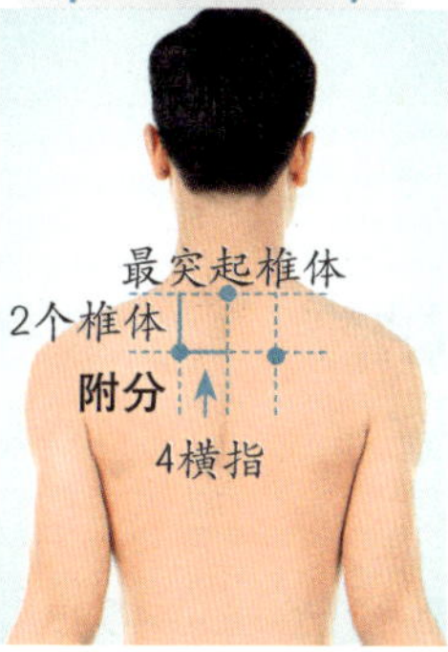

魄户：理气降逆有奇效

魄，气之灵，肺藏魄；户，门户。本穴与肺俞平列，如肺气出入之门户，故得此名。

扫一扫 学取穴

- 精准定位 在背部，第 3 胸椎棘突下，后正中线旁开 3 寸。
- 3 秒取穴 低头屈颈，后颈部最突起椎体向下推 3 个椎体，下缘旁开 4 横指处即是。
- 按摩手法 用按摩槌敲打或用拇指指腹按揉魄户，每次 3~5 分钟。
- 功效主治 理气降逆、疏经活络。主治咳嗽、气喘、支气管炎、肺结核、颈项僵硬、肩背痛。

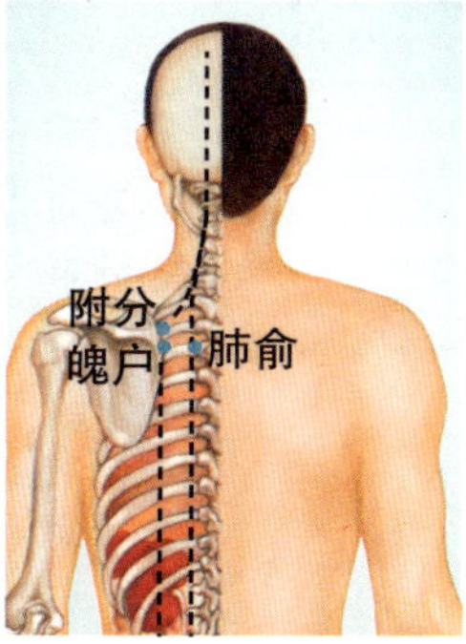

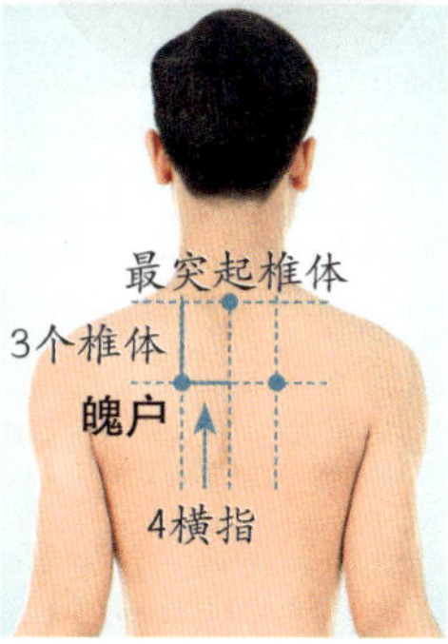

膏肓：慢性咳喘好帮手

扫一扫 学取穴

膏肓，古时人体部位名。本穴能治疗膏肓之间的危重疾病、慢性疾病，故得此名。

- 精准定位 在背部，第 4 胸椎棘突下，后正中线旁开 3 寸。
- 3 秒取穴 低头屈颈，后颈部最突起椎体向下推 4 个椎体，下缘旁开 4 横指处即是。
- 按摩手法 用按摩槌敲打或用拇指指腹按揉膏肓，每次 3~5 分钟。
- 功效主治 养阴补肺、健脾补气。主治咳嗽、气喘等肺部疾病及盗汗、健忘、遗精、身体消瘦、虚弱等慢性虚损类疾病。

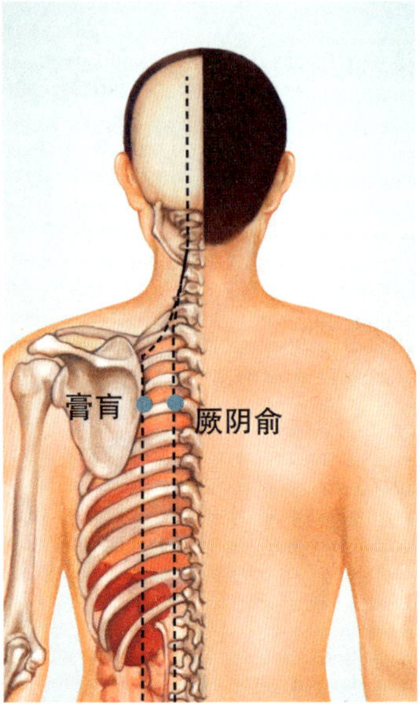

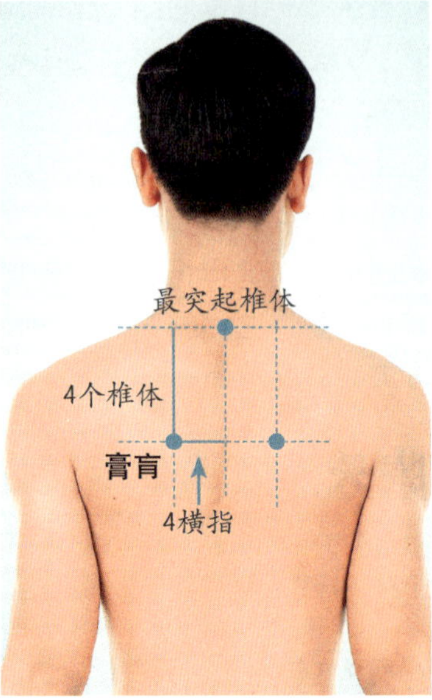

神堂：咳嗽气喘敲一敲

扫一扫 学取穴

神，指心神；堂，殿堂。本穴在心俞旁，如心神所需之殿堂，故得此名。

- 精准定位 在背部，第 5 胸椎棘突下，后正中线旁开 3 寸。
- 3 秒取穴 低头屈颈，后颈部最突起椎体向下推 5 个椎体，下缘旁开 4 横指处即是。
- 按摩手法 用按摩槌敲打或用拇指指腹按揉神堂，每次 3~5 分钟。
- 功效主治 宽胸理气、止咳降逆。主治咳嗽、气喘、胸闷、背痛。

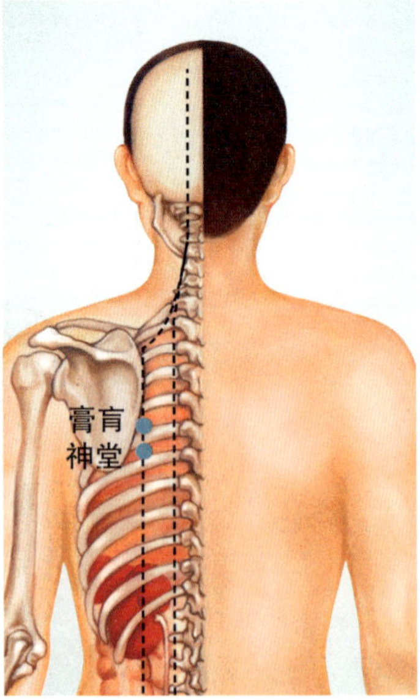

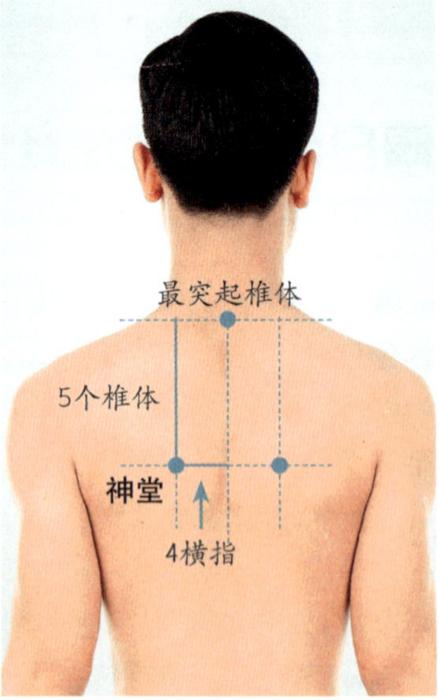

譩譆：肩背疼痛多敲打

譩譆，叹息声。按压取此穴时，患者常有叹息声，故得此名。

- **精准定位** 在背部，第6胸椎棘突下，后正中线旁开3寸。
- **3秒取穴** 肩胛骨下角水平连线与脊柱相交处，往上推1个椎体，正中线旁开4横指处即是。
- **按摩手法** 用按摩槌敲打或用拇指指腹按揉譩譆，每次3~5分钟。
- **功效主治** 宣肺理气、通络止痛。主治咳嗽、气喘、目眩、肩背痛、胸胁痛。

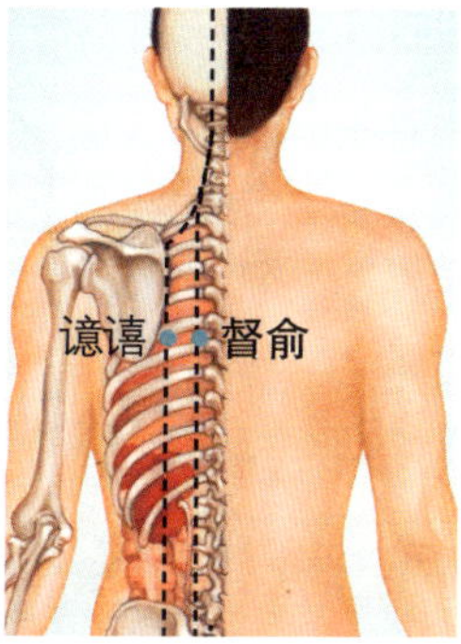

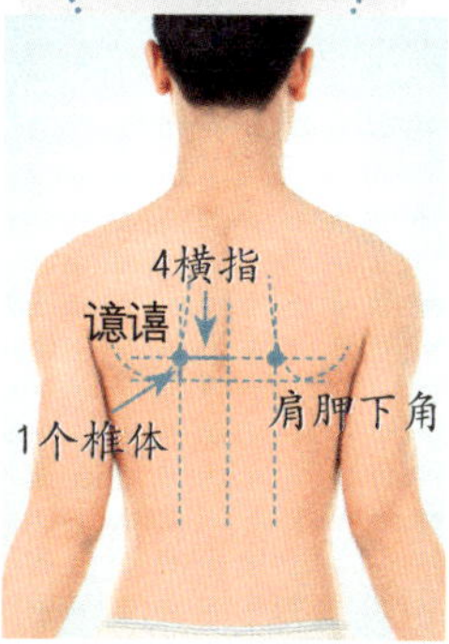

膈关：提升食欲找膈关

膈，膈肌；关，关隘。本穴与膈俞平列，内应膈肌，可治疗膈肌升降不利导致的诸多病症，故得此名。

- **精准定位** 在背部，第7胸椎棘突下，后正中线旁开3寸。
- **3秒取穴** 肩胛骨下角水平连线与脊柱相交椎体处，正中线旁开4横指处即是。
- **按摩手法** 用按摩槌敲打或用拇指指腹按揉膈关，每次3~5分钟。
- **功效主治** 宽胸理气、和胃降逆。主治饮食不下、呕吐、胸中噎闷、脊背强痛。

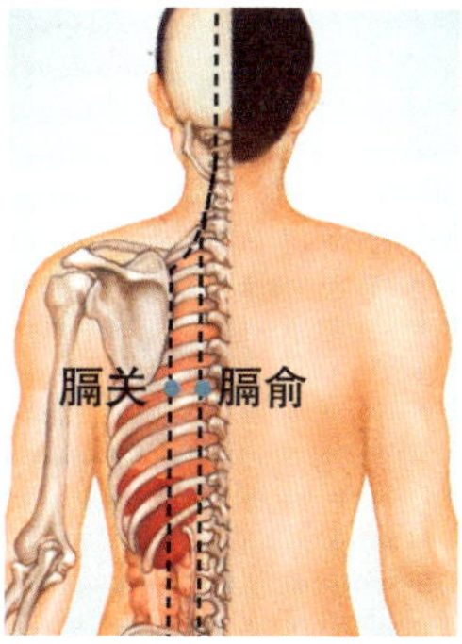

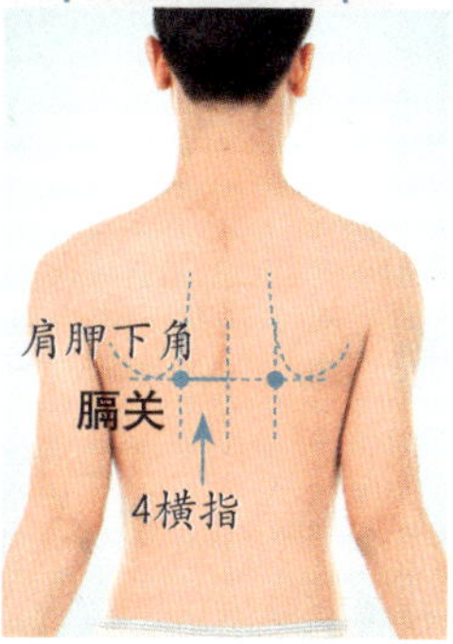

魂门：胸胁胀痛按魂门

魂，指肝藏魂；门，指门户。本穴在肝俞之旁，如肝气出入之门户，故得此名。

- **精准定位** 在背部，第9胸椎棘突下，后正中线旁开3寸。
- **3秒取穴** 肩胛骨下角水平连线与脊柱相交处，下推2个椎体，正中线旁开4横指处即是。
- **按摩手法** 用拇指指腹直接点压或用拇指指腹按揉魂门，每次3~5分钟。
- **功效主治** 疏肝理气、降逆和胃。主治胸胁胀痛、呕吐、肠鸣腹泻、背痛。

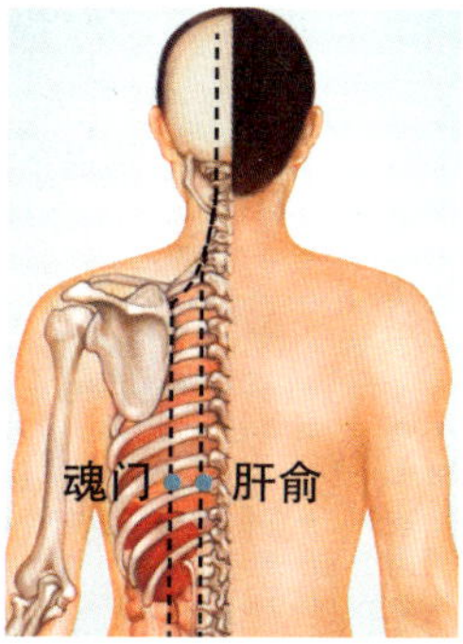

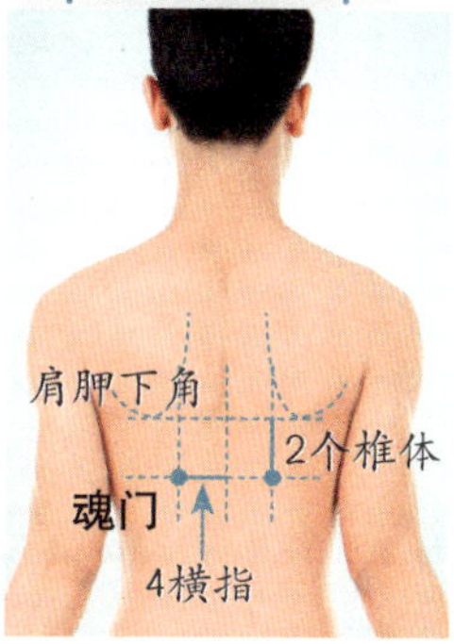

阳纲：敲打缓解腹泻

扫一扫 学取穴

阳，胆属阳；纲，纲要。穴与胆俞平列，为治疗胆病的要穴，故得此名。

- **精准定位** 在背部，第10胸椎棘突下，后正中线旁开3寸。
- **3秒取穴** 肩胛骨下角水平连线与脊柱相交处，下推3个椎体，后正中线旁开4横指处即是。
- **按摩手法** 用按摩槌敲打或用拇指指腹按揉阳纲，每次3~5分钟。
- **功效主治** 疏肝利胆、健脾和中。主治腹泻、黄疸、腹痛、腹泻、小便赤涩。

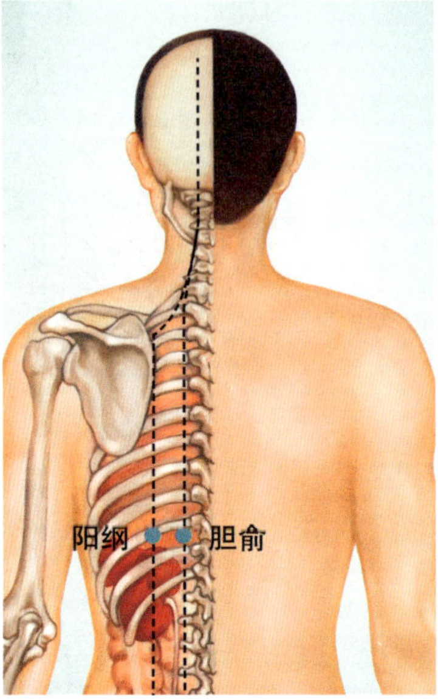

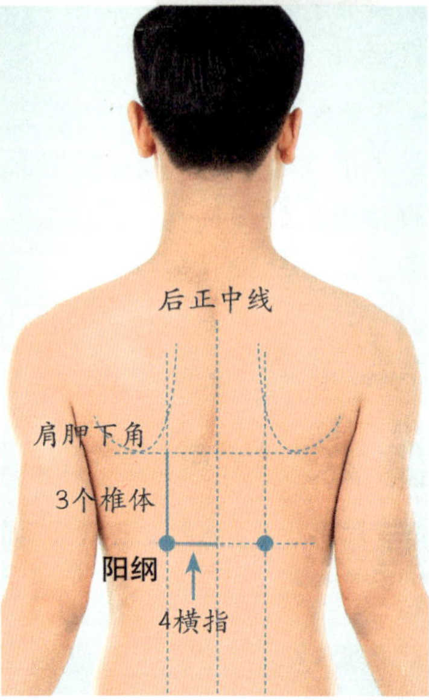

意舍：常按对肠胃好

扫一扫 学取穴

意，意念，脾藏意；舍，宅舍。穴与脾俞平列，如脾气之宅舍，故得此名。

- **精准定位** 在背部，第11胸椎棘突下，后正中线旁开3寸。
- **3秒取穴** 坐位或俯卧位，肚脐水平线与脊柱相交椎体处，上推3个椎体，后正中线旁开4横指处即是。
- **按摩手法** 用按摩槌敲打或用拇指指腹按揉意舍，每次3~5分钟。
- **功效主治** 健脾和胃、利胆化湿。主治腹胀、背痛、食欲不振、腹泻、呕吐、纳呆。

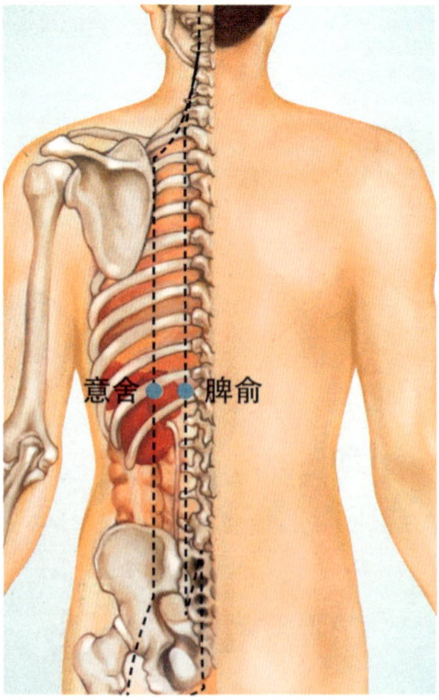

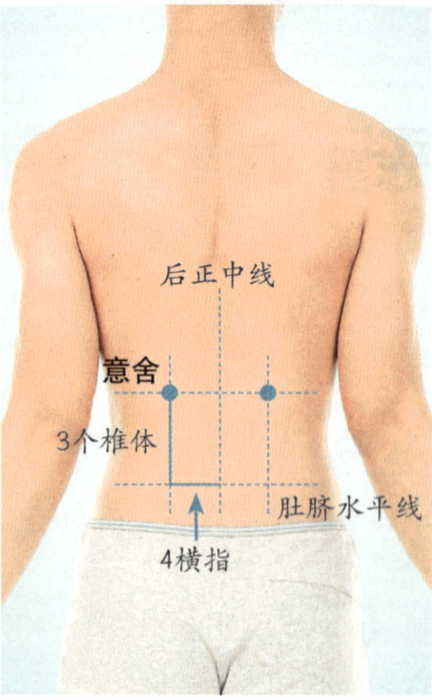

胃仓：食积便秘找胃仓

扫一扫 学取穴

胃，胃腑；仓，粮仓。本穴像粮仓一般广纳粮食，可以和胃健脾，故得此名。

- 精准定位 在背部，第 12 胸椎棘突下，后正中线旁开 3 寸。
- 3 秒取穴 坐位或俯卧位，肚脐水平线与脊柱相交椎体处，上推 2 个椎体，后正中线旁开 4 横指处即是。
- 按摩手法 用按摩槌敲打或用拇指指腹按揉胃仓，每次 3~5 分钟。
- 功效主治 和胃健脾、消食导滞。主治胃痛、小儿食积、腹胀、便秘、水肿、背痛。

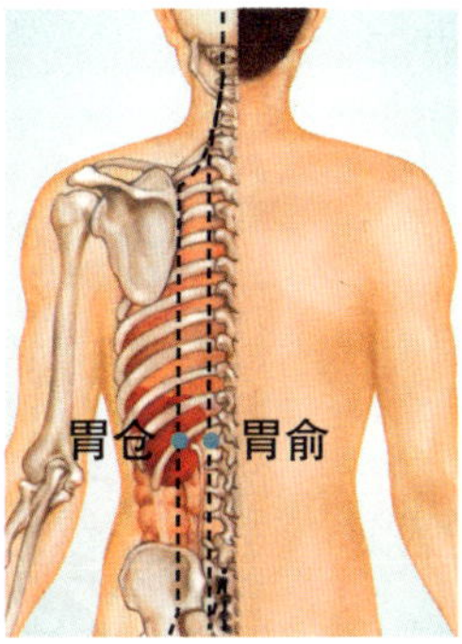

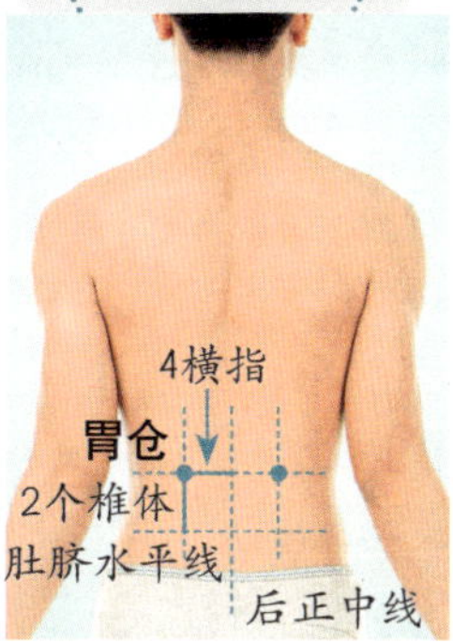

肓门：腹部不适按这里

扫一扫 学取穴

肓，肓膜；门，门户。穴与三焦俞平列，如肓膜之气出入的门户，故得此名。

- 精准定位 在腰部，第 1 腰椎棘突下，后正中线旁开 3 寸。
- 3 秒取穴 坐位或俯卧位，肚脐水平线与脊柱相交椎体处，上推 1 个椎体，后正中线旁开 4 横指处即是。
- 按摩手法 用拇指指腹按揉肓门，每次 3~5 分钟。
- 功效主治 理气和胃、清热消肿。主治腹内积块，或胀或痛，胃痛、妇人乳疾、上腹痛、便秘。

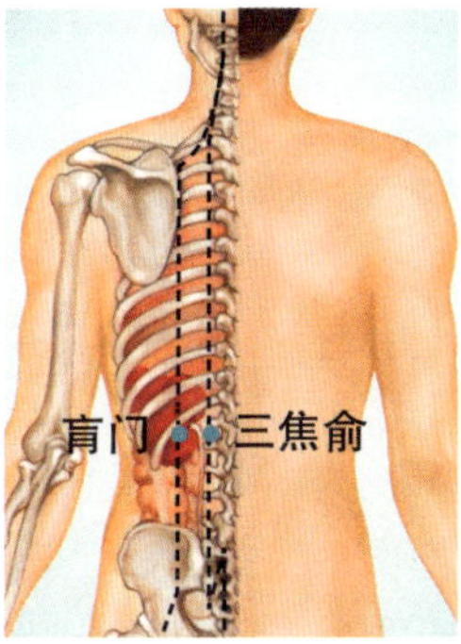

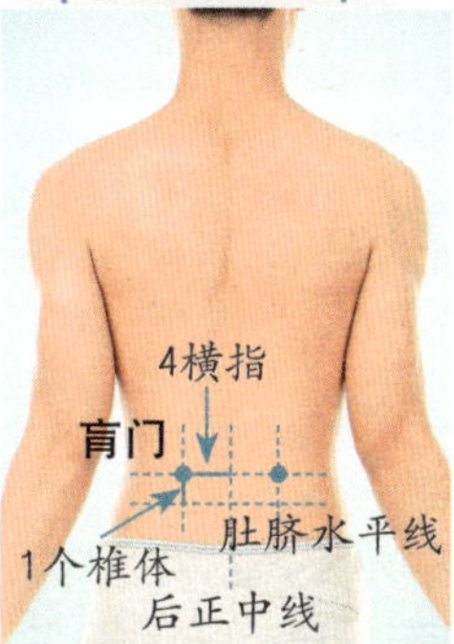

志室：按揉补肾效果好

扫一扫 学取穴

志，肾藏志；室，密室。本穴位于肾俞之旁，为肾之宫殿，藏精之密室，故得此名。

- 精准定位 在腰部，第 2 腰椎棘突下，后正中线旁开 3 寸。
- 3 秒取穴 坐位或俯卧位，肚脐水平线与脊柱相交椎体处，后正中线旁开 4 横指处即是。
- 按摩手法 用拇指指腹按揉志室，每次 3~5 分钟。
- 功效主治 益肾固精、清热利湿、强壮腰膝。主治遗精、阴痛水肿、小便不利、腰脊强痛。

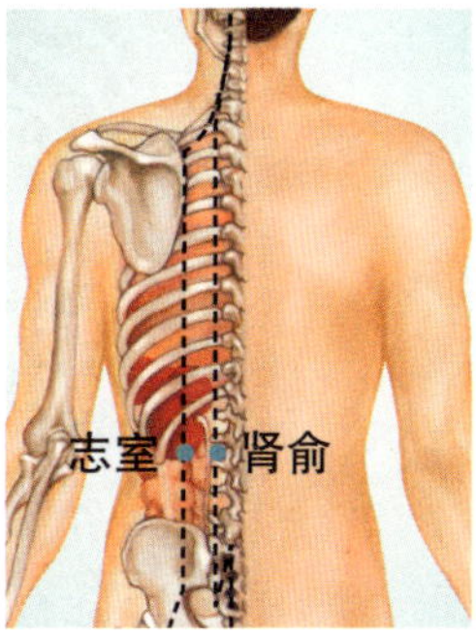

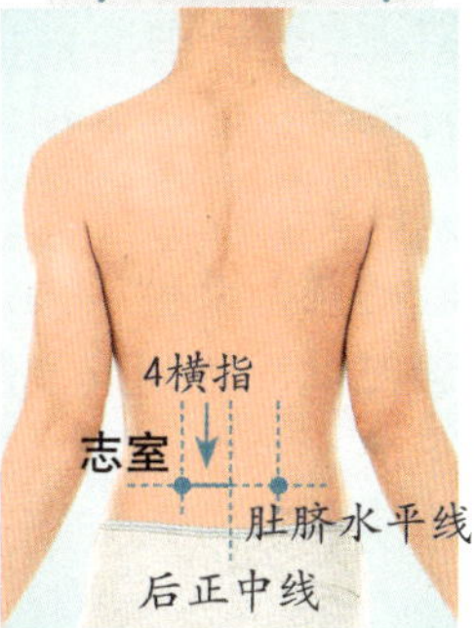

胞肓：腰脊疼痛可多按

扫一扫 学取穴

胞，囊袋，在此主要指膀胱；肓，肓膜。穴与膀胱俞平列，故得此名。

- 精准定位 在臀部，横平第2骶后孔，骶正中嵴旁开3寸。
- 3秒取穴 先取次髎，与其水平，后正中线旁开4横指处即是。
- 按摩手法 用拇指指腹按揉胞肓，每次3~5分钟。
- 功效主治 补肾强腰、通利二便。主治小便不利、腰脊痛、腹胀、肠鸣、便秘。

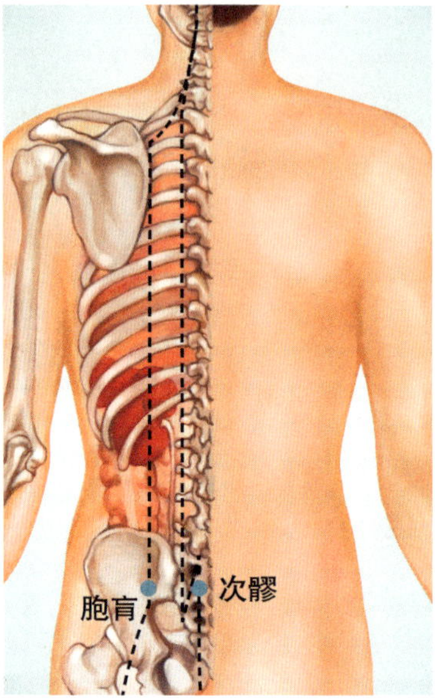

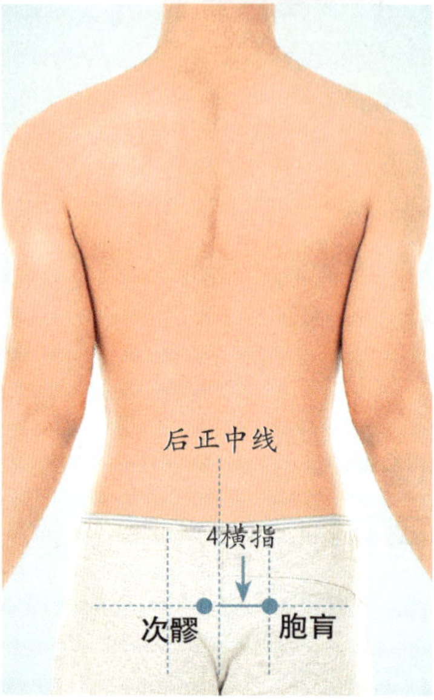

秩边：腰膝有力不抽筋

扫一扫 学取穴

秩，秩序，指膀胱经背部诸穴，排列有序；边，边缘。本穴居膀胱经第二侧线的最下缘，故得此名。

- 精准定位 在臀部，横平第4骶后孔，骶正中嵴旁开3寸。
- 3秒取穴 先取下髎，与其同水平，后正中线旁开4横指处即是。
- 按摩手法 用拇指指腹按揉秩边，每次3~5分钟。
- 功效主治 疏经活络、强壮腰膝、调理下焦。主治腰骶痛、腰痛连及腿痛、下肢无力、便秘、痔疮、小便不利。

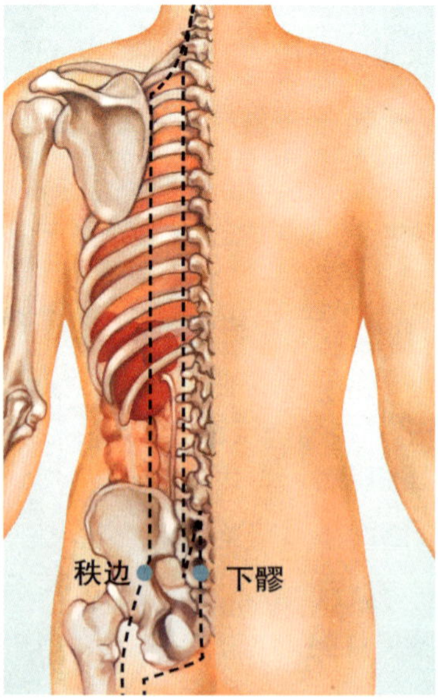

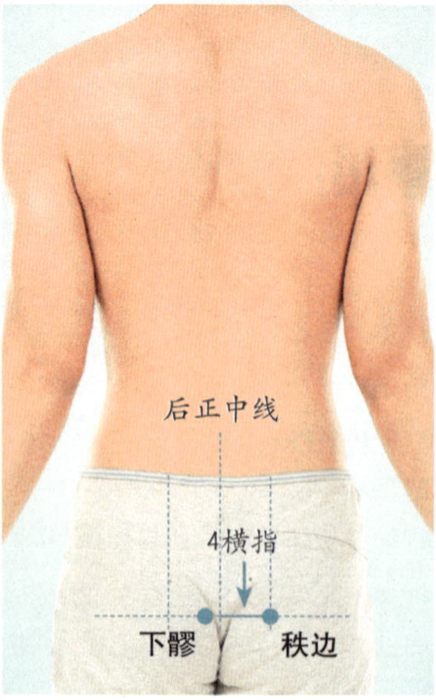

合阳：腿酸腿痛用合阳

扫一扫 学取穴

合，汇合；阳，阳热之气。本穴是膀胱经下部阳热之气向上聚集之处，又是两条支脉汇合之处，故得此名。

- 精准定位 在小腿后侧，腘横纹下 2 寸，腓肠肌内、外侧头之间。
- 3 秒取穴 先找到委中，直下 3 横指处即是。
- 按摩手法 用拇指指腹按揉合阳，每次 3~5 分钟。
- 功效主治 疏经通络、调经止带、强健腰膝。主治腰脊痛、下肢酸痛、崩漏、子宫出血、带下病。

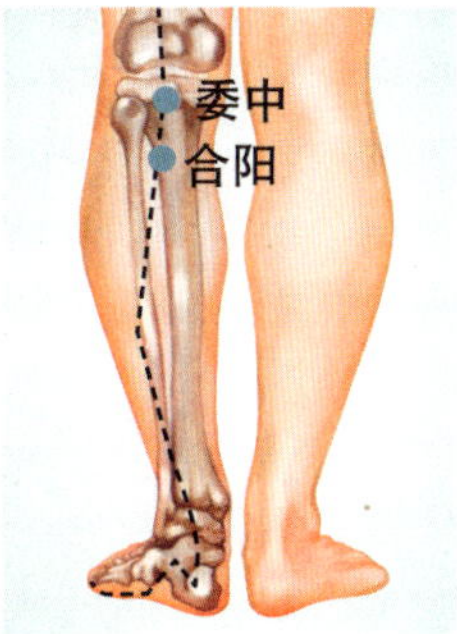

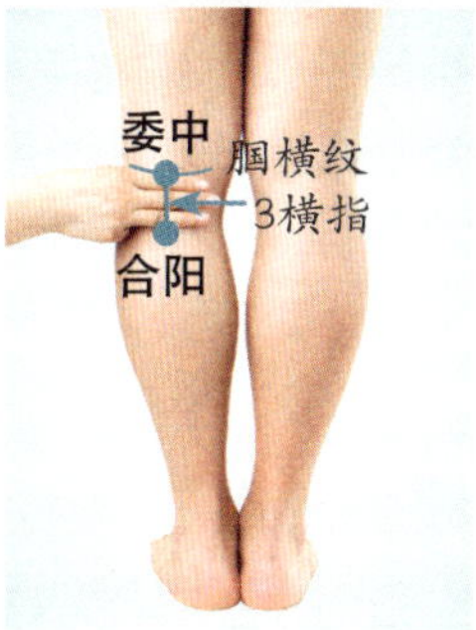

承筋：小腿抽筋揉承筋

扫一扫 学取穴

承，承受；筋，筋肉。本穴在小腿腓肠肌两肌腹之间，腓肠肌是身体承受重力及小腿发力的主要肌肉。另外，本穴也是小腿发生抽筋的主要部位，故得此名。

- 精准定位 在小腿后侧，腘横纹下 5 寸，腓肠肌两肌腹之间。
- 3 秒取穴 小腿用力，后面肌肉明显隆起，中央按压有酸胀感处即是。
- 按摩手法 用拇指指腹按揉承筋，每次 3~5 分钟。
- 功效主治 疏经活络、强健腰膝、清泻肠热。主治腰痛、小腿痛、急性腰扭伤、腿抽筋、痔疮。

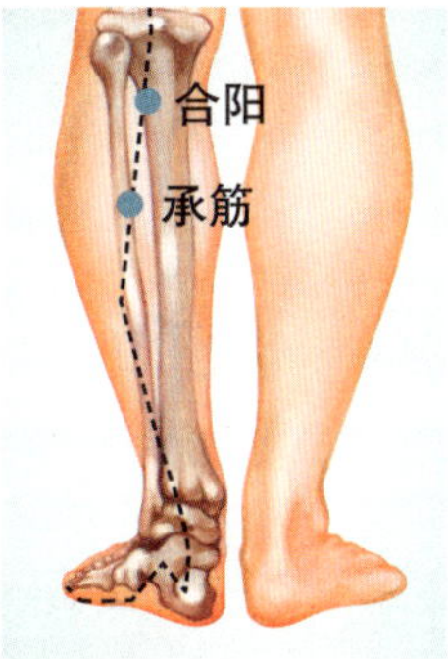

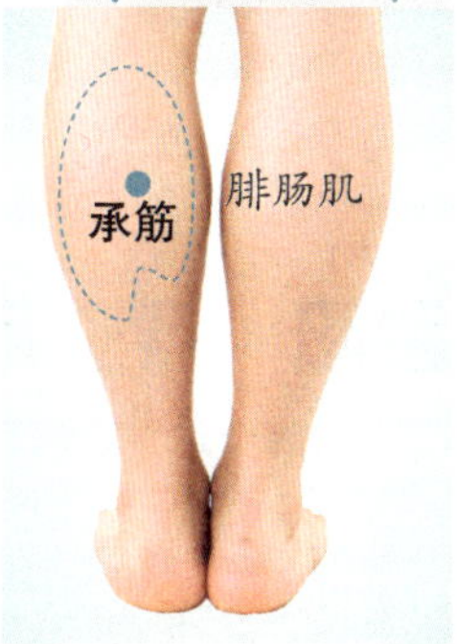

承山：腿脚抽筋找承山

扫一扫 学取穴

承，承受；山，山巅。腓肠肌两肌腹高突如山，穴在其下，有承受之势，故得此名。

- 精准定位 在小腿后侧，腓肠肌两肌腹与跟腱交角处。
- 3 秒取穴 直立，小腿用力，在小腿的后面正中可见一“人”字纹，其上尖角凹陷处即是。
- 按摩手法 用拇指指腹按揉承山，每次 3~5 分钟。
- 功效主治 理气止痛、疏经活络、活血消痔。主治痔疮、便秘、腰背疼、腿抽筋、下肢无力。

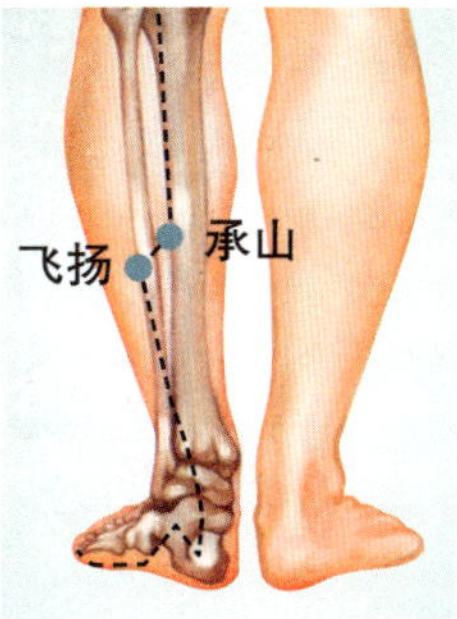

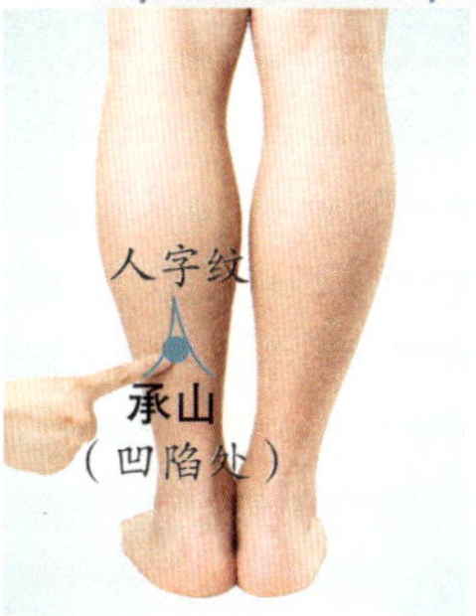

飞扬：鼻塞流涕一穴灵

扫一扫 学取穴

飞，飞翔；扬，向上扬。穴在小腿外侧，本经从此处飞离而去联络肾经，故得此名。

- 精准定位 在小腿后外侧，腓肠肌外下缘与跟腱移行处，约当昆仑直上7寸。
- 3秒取穴 先取承山，再往下方外侧1横指处即是。
- 按摩手法 用拇指指腹按揉飞扬，每次1~3分钟。
- 功效主治 清热通窍、疏经活络。主治鼻塞、鼻出血、头痛、头晕、腰腿痛、痔疮。

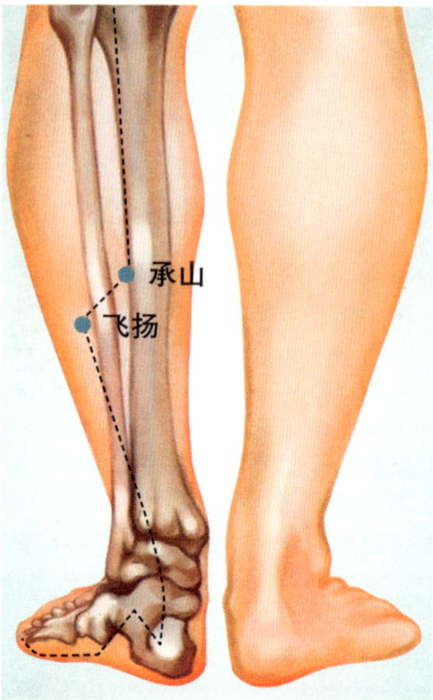

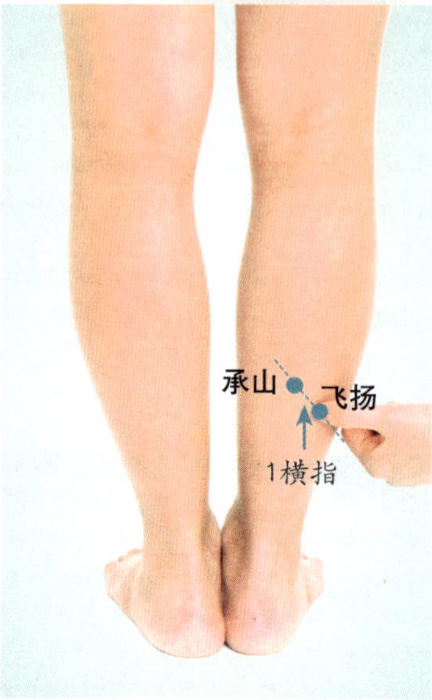

跗阳：腰腿疼痛多按揉

扫一扫 学取穴

跗，足背；阳，阴阳之阳，阳经。本穴在足三阳经交会处附近，故得此名。

- 精准定位 在小腿后外侧，昆仑直上3寸，腓骨与跟腱之间。
- 3秒取穴 平外踝尖后方，向上4横指，按压有酸胀感处即是。
- 按摩手法 用拇指指尖刮按跗阳，每次3~5分钟。
- 功效主治 疏经活络、通络止痛。主治腰、骶、髋、小腿后外侧、踝关节疼痛。

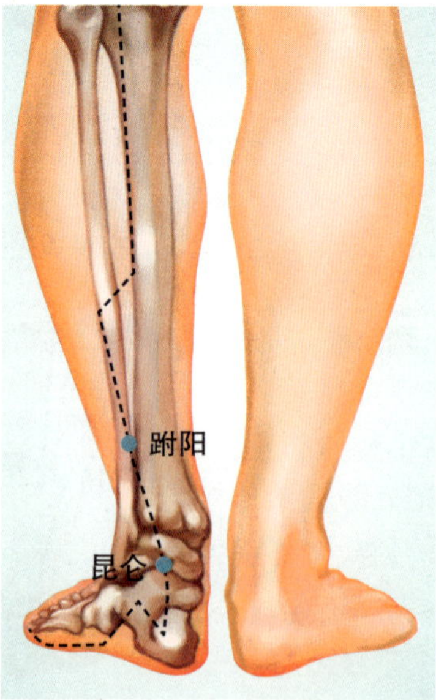

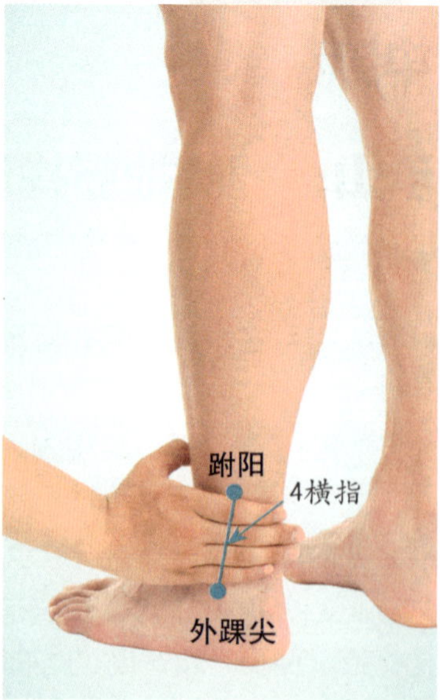

昆仑：常按昆仑脚不疼

昆仑，山名。外踝高突，比作昆仑，穴在其后，故得此名。

- 精准定位 在踝后外侧，外踝尖与跟腱之间的凹陷中。
- 3 秒取穴 正坐垂足着地，外踝尖与跟腱之间的凹陷处。
- 按摩手法 用拇指指尖点按昆仑，每次 3~5 分钟。
- 功效主治 清利头目、通经止痛。主治头痛、颈痛、头晕、腰骶疼痛、外踝部红肿、难产。

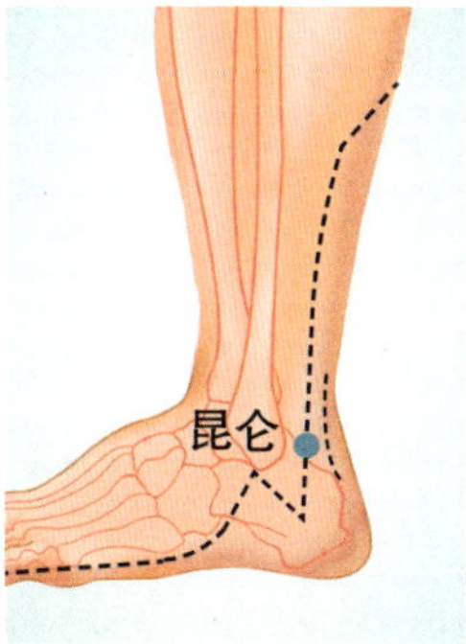

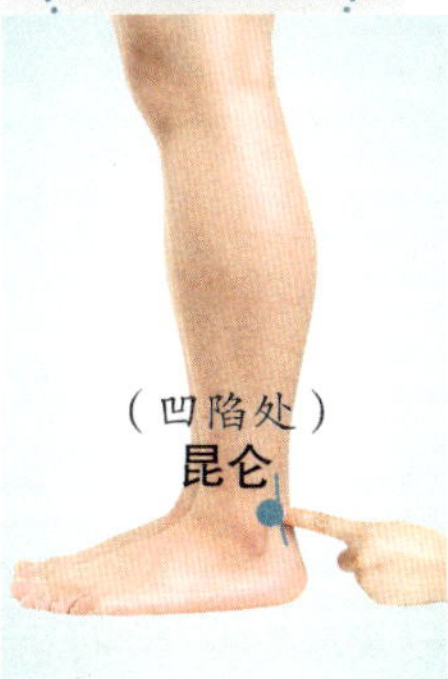

仆参：足跟痛按揉有疗效

仆，仆人，指旁边；参，参与劳动。本穴在足跟旁，是站立、劳动的着力之处，故得此名。

- 精准定位 在足外侧，昆仑直下，跟骨外侧，赤白肉际处。
- 3 秒取穴 先找到昆仑，垂直向下 1 横指处即是。
- 按摩手法 用拇指指腹按揉仆参，每次 3~5 分钟。
- 功效主治 疏经活络、活血止痛。主治牙槽脓肿、下肢痿弱、足跟痛。

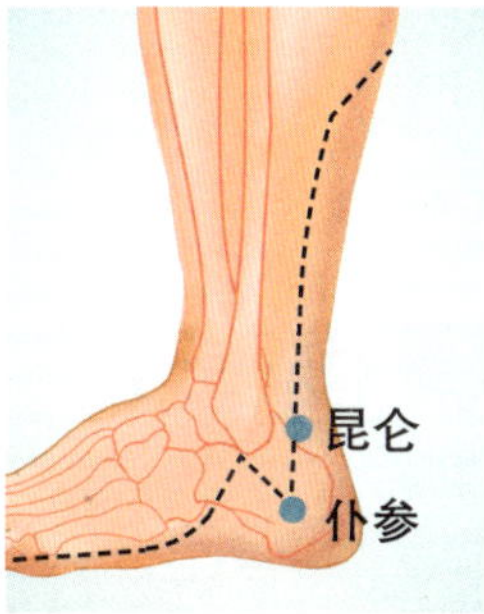

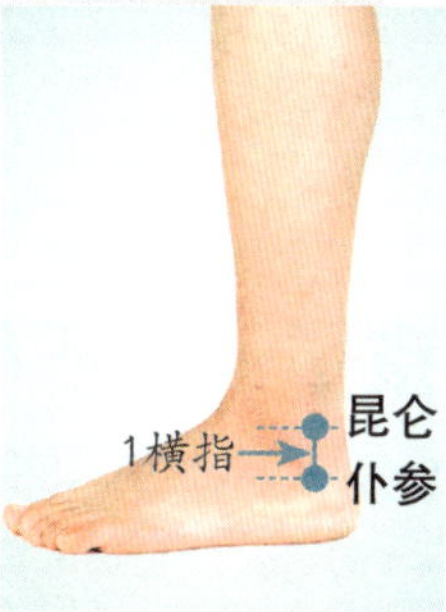

申脉：镇静安神不失眠

申，伸展；脉，经脉。本穴属膀胱经，但通于阳跷脉，是阳跷脉的起始穴，又位于足踝屈伸之处，故得此名。

- 精准定位 在足外侧，外踝尖直下，外踝下缘与跟骨之间凹陷中。
- 3 秒取穴 正坐垂足着地，外踝垂直向下可触及一凹陷，按压有酸胀感处即是。
- 按摩手法 用拇指指腹按揉申脉，每次 3~5 分钟。
- 功效主治 疏经通络、解痉止痛、宁心安神。主治头痛、颈痛、落枕、头晕、失眠、焦虑抑郁、腰痛、小腿抽筋、下肢酸痛、踝扭伤。

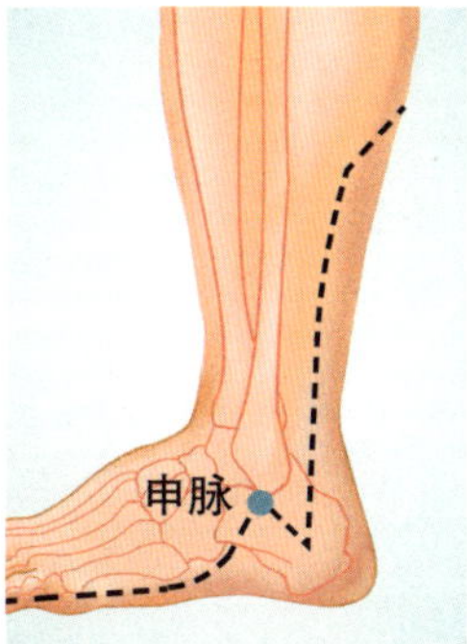

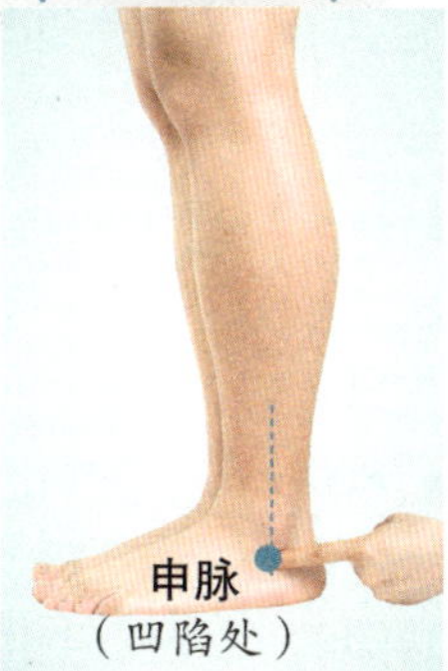

金门：足踝疼痛按之有效

扫一扫 学取穴

金，肺属金；门，门户。膀胱经气血到此处会如同肺经经气一般，变为温热之性，故得此名。

- （精准定位）在足背，外踝前缘直下，第 5 跖骨粗隆后方，骰骨下缘凹陷中。
- （3 秒取穴）正坐垂足着地，脚趾上翘可见一骨头凸起，外侧凹陷处即是。
- （按摩手法）用拇指指腹按揉金门，每次 3~5 分钟。
- （功效主治）通经活络、安神开窍。主治头痛、头晕、腰痛、下肢酸痛、踝关节痛。

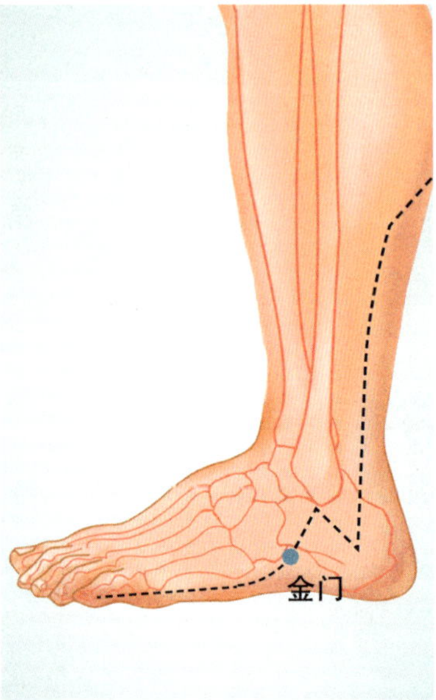

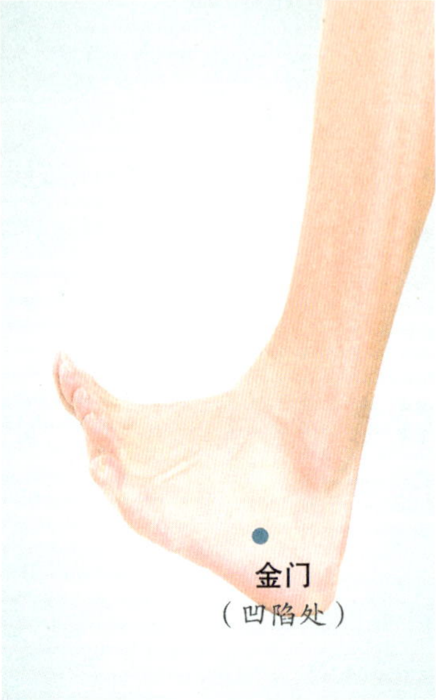

京骨：头痛眩晕找京骨

扫一扫 学取穴

京骨，古人称第 5 跖骨粗隆为“京骨”。穴在第 5 跖骨底部的下方，故得此名。

- （精准定位）在足外侧，第 5 跖骨粗隆前下方，赤白肉际处。
- （3 秒取穴）沿小趾长骨往后推，可摸到一凸起，下方皮肤颜色深浅交界处即是。
- （按摩手法）用拇指指端轻轻掐揉京骨，以有酸痛感为宜。
- （功效主治）清热止痉、通经止痛。主治头痛、眩晕、腰腿痛、鼻塞、小儿惊风。

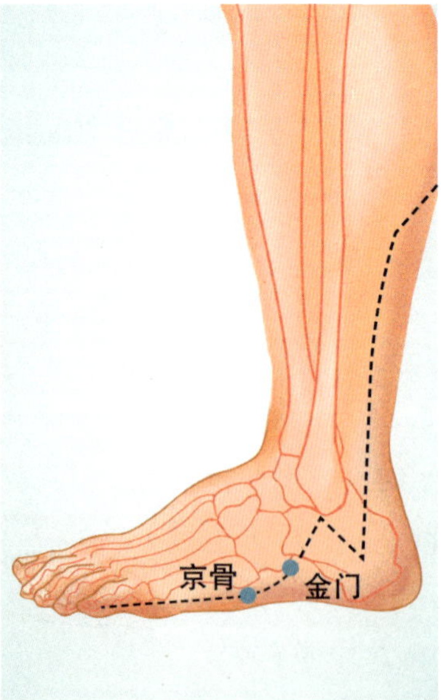

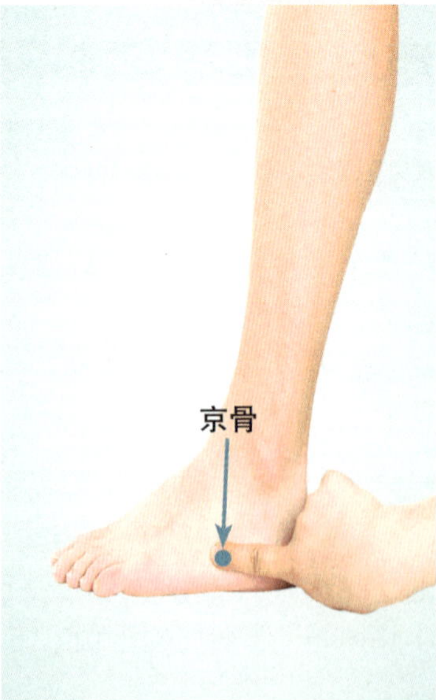

束骨：按压束骨治头痛

束骨，古人称第 5 跖趾关节为“束骨”。穴在第 5 跖趾关节处，故得此名。

- 精准定位 在足外侧，第 5 跖趾关节的近端，赤白肉际处。
- 3 秒取穴 沿小趾向上摸，摸到小趾与足部相连接的关节，关节后方皮肤颜色深浅交界处即是。
- 按摩手法 用拇指指腹按压束骨，每次 100 下，每天 3 次。
- 功效主治 通经活络、清头明目、疏风散热。主治头痛、颈痛、头晕、目赤、下肢后侧痛。

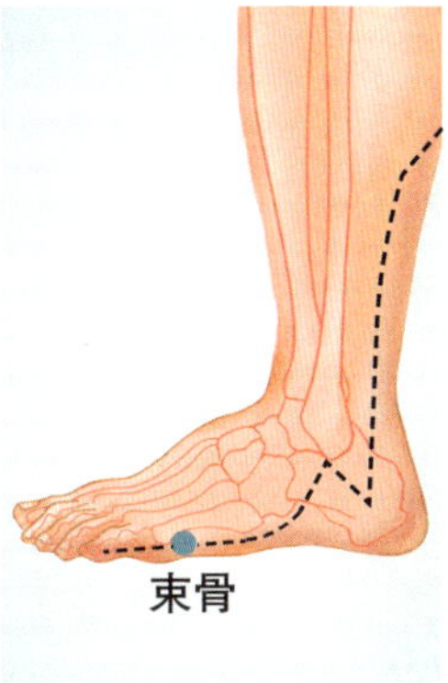

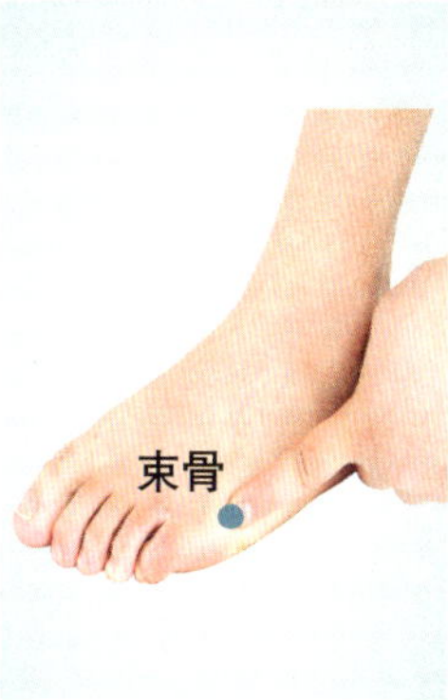

足通谷：清热安神解鼻塞

足，足部；通，通过；谷，山谷。穴在足部，该处凹陷如谷，脉气由此而通过，其下为膀胱经最后一穴至阴，故得此名。

- 精准定位 在足趾，第 5 跖趾关节的远端，赤白肉际处。
- 3 秒取穴 沿小趾向上摸，摸到小趾与足部相连接的关节，关节前方皮肤颜色深浅交界处即是。
- 按摩手法 用拇指指腹按揉足通谷，每次 1~3 分钟。
- 功效主治 清热安神、清头明目。主治头痛、头晕、目眩、鼻塞、颈项痛。

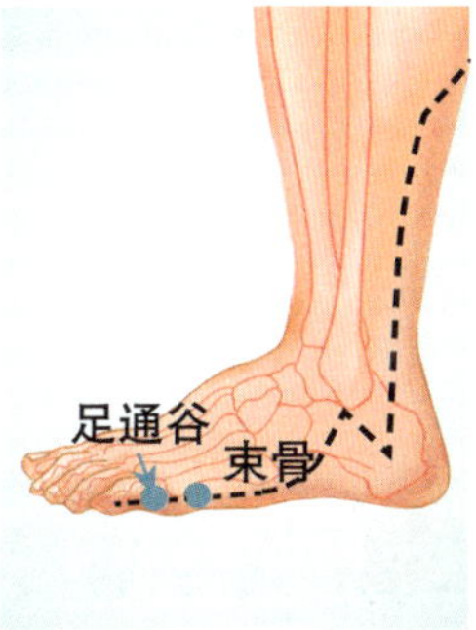

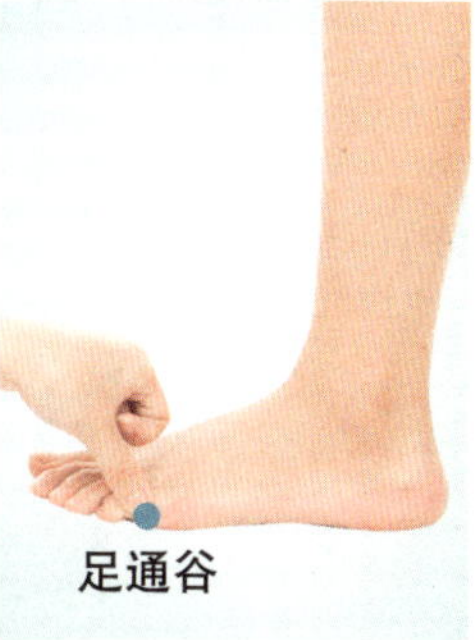

至阴：理气活血有奇效

至，到达；阴，在此指肾经。此穴为膀胱经末穴，从这里可到达肾经，故得此名。

- 精准定位 在足趾，小趾末节外侧，趾甲根角侧后方 0.1 寸。
- 3 秒取穴 足小趾外侧，趾甲外侧缘与下缘各作一切线交点处即是。
- 按摩手法 用拇指指腹按揉至阴，每次 1~3 分钟。
- 功效主治 理气活血、清头明目、矫正胎位。主治头痛、鼻塞、鼻出血、胎位不正。

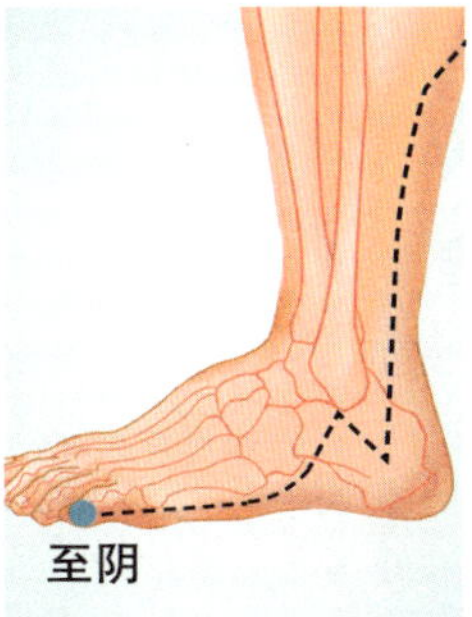

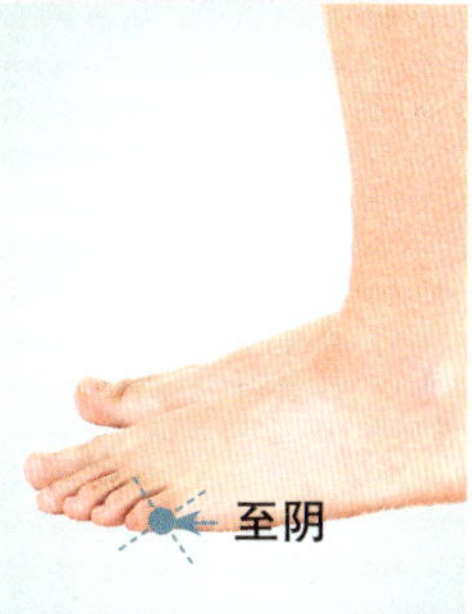

足少阴肾经的保养

足少阴肾经，起始于足底，沿小腿内侧上行，经腘窝，沿大腿内侧后缘向上，通向脊柱，属肾，络膀胱。肾开窍于二阴，因此肾经可缓解前阴病，如月经紊乱、阴痒、疝气、小腹疼痛等。

主治病症

本经腧穴主要调理月经紊乱、带下、头痛、目眩、咽痛、齿痛、耳鸣、疝气、遗精以及经脉循行部位的其他疾病。调理月经常用涌泉、太溪；调理咳喘常用神封、俞府；调理腹胀常用复溜、交信。

酉时（17:00—19:00）

肾经当令

冬季万物蛰伏，
有利于肾的封藏，
是保养肾经的最佳时节。

肾经上潜伏的疾病

消化不良

肾中蕴含元阳为真火，当肾经异常时，真火不生脾土则脾虚，会出现胃胀、腹胀、消化不良等症状。

前阴疾病

肾开窍于二阴，肾经异常时就会出现月经紊乱、带下病、早泄、遗精等症状。

腰腿疼痛

肾经沿腰腿循行，当肾经经气不通的时候，就会出现腰腿疼痛、肿胀、麻木等症状。

惊恐发作

中医认为五脏与人的情志相对应，肾在志为恐，故肾经经气虚时，即可表现为无故惊恐、惊厥等神志疾病。

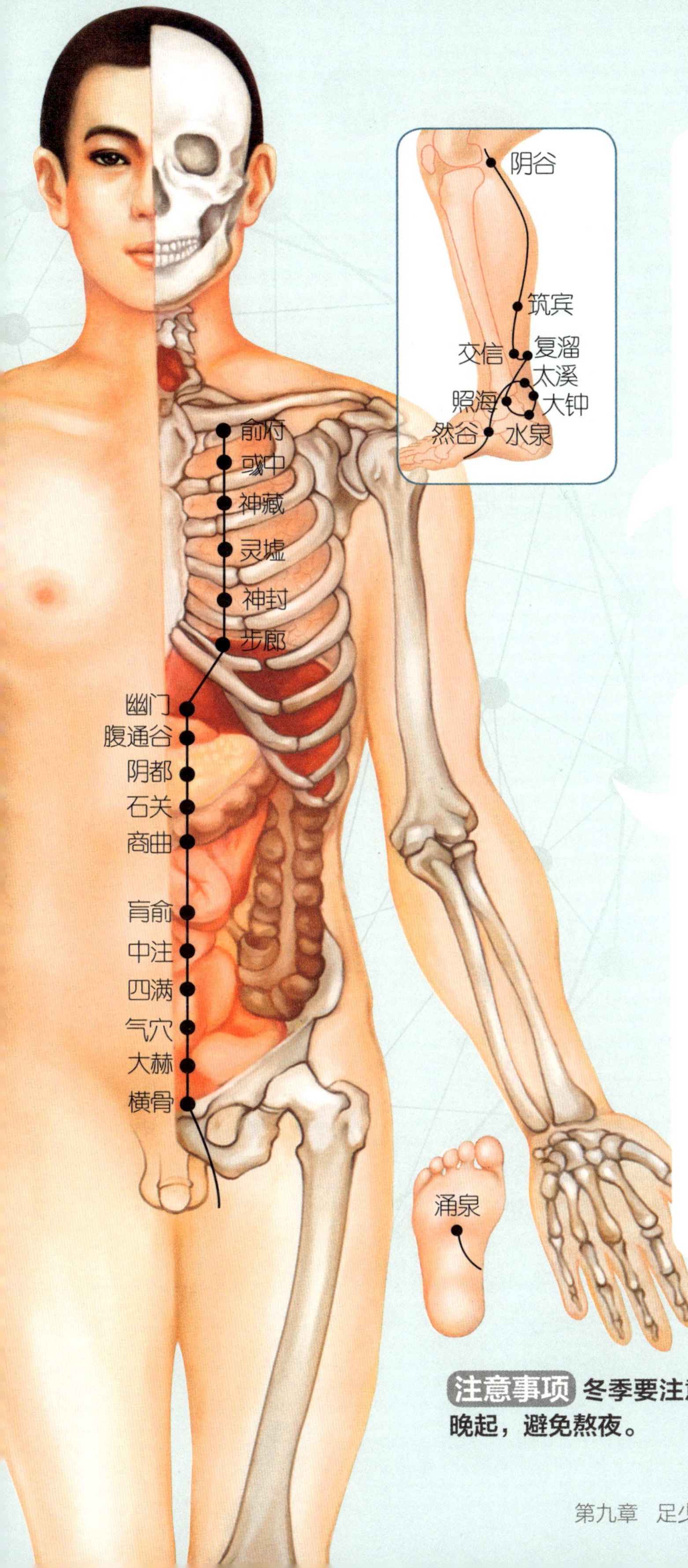

肾经的作用

1. 强健腰腿。腰为肾之府，肾经通畅，肾府得安，故腰背强健有力，双腿稳健。

2. 增强性功能。肾藏先天之精，与生殖密切相关。

3. 调和阴阳，肾寓元阴元阳，保养肾经可调节阴阳失衡。

日常保养

平时可用手掌或按摩槌等工具对肾经上的穴位进行拍打刺激，每次 5~10 分钟，以局部皮肤微微泛红为宜。肾阳偏虚者，手法宜快速轻柔，激发阳气；肾阴偏虚者，手法宜缓慢深沉，滋阴补肾。另外，对于涌泉、太溪等穴位用艾条施以悬灸，温肾效果更佳。

注意事项 **冬季要注意保暖和调整作息，做到早睡晚起，避免熬夜。**

医案一 按摩涌泉治失眠

李某某，女，68 岁，自述“失眠 30 余年”，主要表现为夜间入睡困难，睡后易醒，每日睡眠 3~4 小时，伴腰腿冷痛，双足发凉，夏天也需盖厚被子，舌胖淡，苔薄白，脉滑。嘱咐患者每日睡前温水泡脚 30 分钟，以头部微微出汗为宜，同时每日坚持按摩涌泉。用拇指指腹在涌泉上按揉，每次 10 分钟，随后用掌心往返摩擦涌泉，以局部发热为度，每次 3~5 分钟，临睡前 1 次。2 周后患者复诊，诉睡眠较之前有所改善，入睡时间增多，每天能睡 5 小时左右，腰部及下肢冷痛、畏寒的症状也明显缓解。

医生有话说

患者属于不寐中的肾阳虚证，病在肾经，取涌泉以益气温阳，擦法可以产生热感，增强温阳之功。对于肾阴亏虚所致失眠，也可按摩涌泉，但以按揉为主，力度不宜过大，徐徐滋阴。

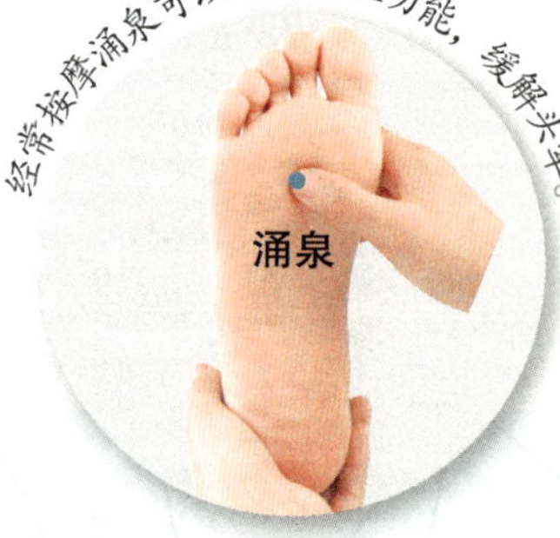

医案二 拨揉阴谷治膝痛

陈某，男，27 岁，主因“双膝关节疼痛 3 日”就诊。患者 3 日前运动后出现双膝关节内侧疼痛，外院核磁共振成像检查未见显著异常，告知回家休息，症状仍未缓解。查见膝关节内侧肌肉稍紧张，膝关节活动度正常，未见明显肿胀。经络诊察在双膝关节内侧肾经走行处可触及多个阳性反应点，舌暗红，苔薄白，脉涩。考虑为运动损伤所致，以手法松解局部痛点后，涂抹药物消炎止痛，嘱咐患者避免运动，每日按摩阴谷，用拇指指端在阴谷附近两筋之间反复拨揉，以局部明显酸胀为宜，可同时配合膝关节屈伸加强效果，每次 3 分钟，每日 1~2 次。1 周后患者复诊，膝关节疼痛基本消失。

医生有话说

阴谷位于膝关节内侧两筋之中，因此对于膝关节，尤其是膝关节内侧疼痛者效果显著，同时可改善膝关节活动受限情况。如果疼痛明显，可用拨揉法加大刺激；如果疼痛不明显，可用按揉法。

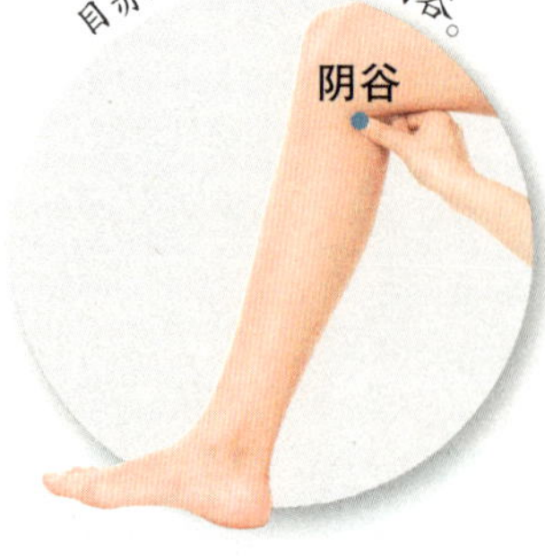

涌泉：按摩足心好处多

涌泉，泉水涌出貌。穴居足心陷中，经气自下而上，如涌出之泉水，故得此名。

- 精准定位 在足底，屈足卷趾时足心最凹陷中。
- 3秒取穴 足底前1/3处可见有一凹陷处，按压有酸痛感处即是。
- 按摩手法 先用热水洗脚，擦干后，用拇指指腹在涌泉上揉动。
- 功效主治 苏厥开窍、滋阴益肾、补肾强身、利水消肿。主治腰痛、腹痛、胃胀、咳嗽、喉痛、小便不利、前列腺增生、水肿、骨质疏松、杂病热症。

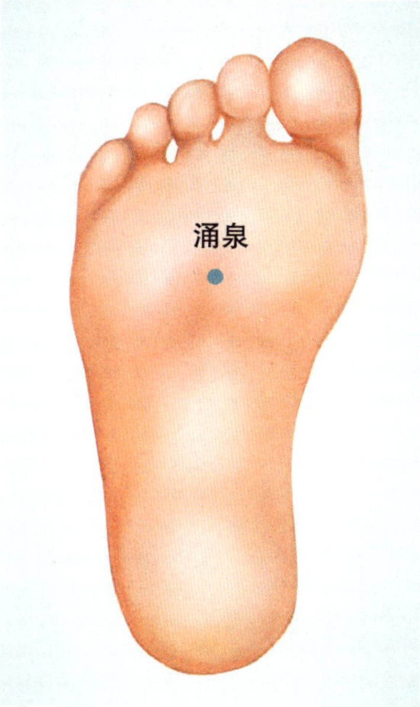

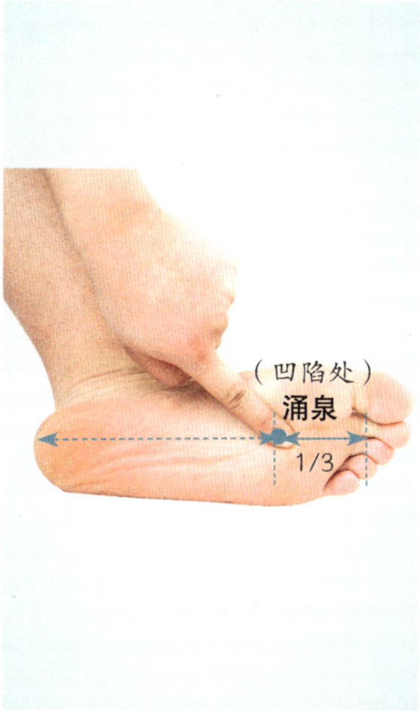

然谷：补肾降浊按然谷

然，然骨；谷，山谷。穴在然骨（舟骨粗隆）下陷中，如居山谷，故得此名。

- 精准定位 在足内侧，足舟骨粗隆下方，赤白肉际处。
- 3秒取穴 坐位垂足，内踝前下方明显骨性标志，即舟骨，前下方凹陷处即是。
- 按摩手法 常用拇指指腹按揉然谷，每次1~3分钟。
- 功效主治 益气固肾、清利湿热、通络止痛。主治下肢痿痹、足痛、咽喉疼痛、胸胁胀满、阳痿、月经不调。

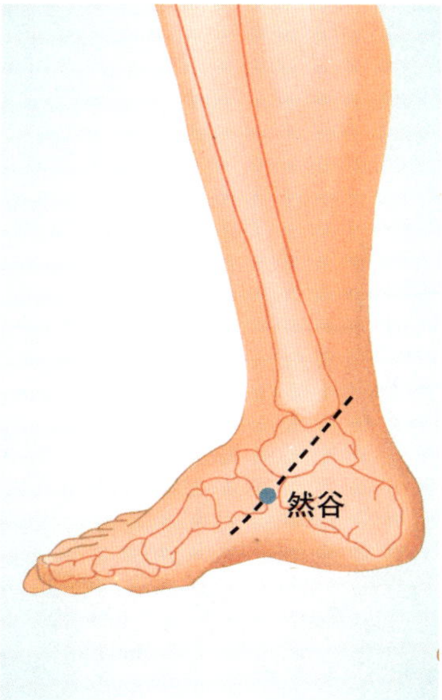

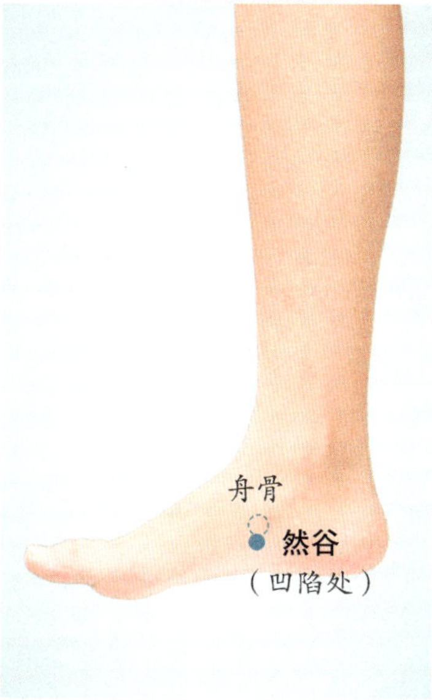

太溪：多按太溪除百病

太，甚大；溪，沟溪。穴在内踝与跟腱之间凹陷中，如巨大的沟溪。肾经经气起于涌泉之泉，出于然谷之谷，本穴则犹山涧之溪也，故得此名。

扫一扫 学取穴

- （精准定位）在踝后内侧，内踝尖与跟腱之间的凹陷中。
- （3 秒取穴）坐位垂足，由内踝尖向后推至与跟腱之间凹陷处即是。
- （按摩手法）用拇指指腹按揉太溪 3~5 分钟，每日早晚各 1 次。
- （功效主治）滋阴益肾、壮阳强腰。主治头痛、目眩、失眠、健忘、遗精、阳痿、小便频数、月经不调、腰脊痛。

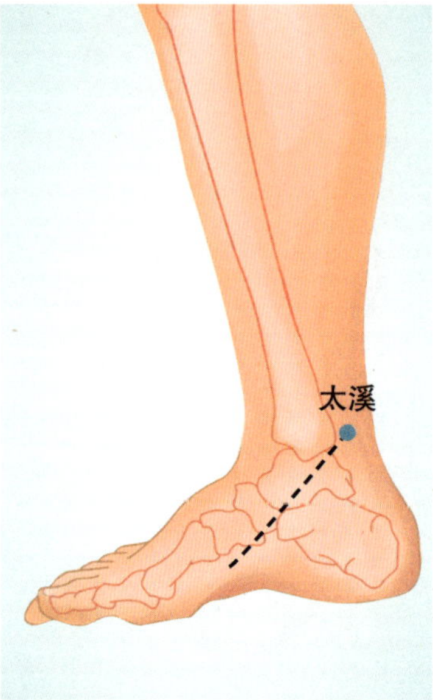

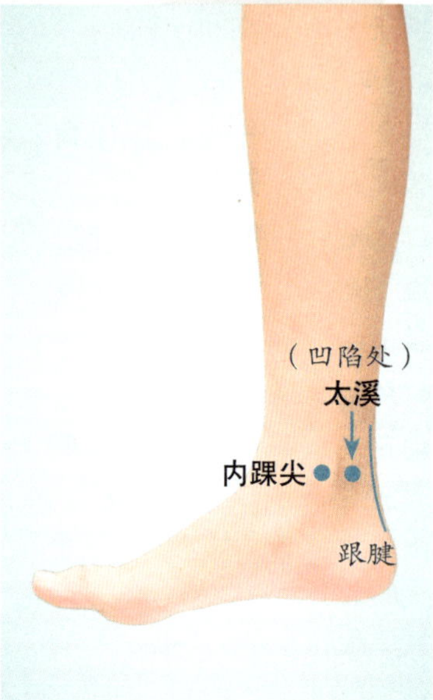

大钟：健肾强腰疗效好

钟，同“踵”，即足跟。穴在足跟，其骨较大，故得此名。亦有解释为天之所赋曰“钟”，钟者，聚也，肾主先天，即人之全体精华之聚也，故得此名。

扫一扫 学取穴

- （精准定位）在足内侧，内踝后下方，跟骨上缘，跟腱附着部前缘凹陷中。
- （3 秒取穴）先找到太溪，向下半横指，再向后平推至凹陷处即是。
- （按摩手法）用拇指指腹按揉大钟，每次 1~3 分钟。
- （功效主治）益肾强腰、调神平喘、调理二便。主治便秘、呕吐、喘证、烦闷、腰脊强痛。

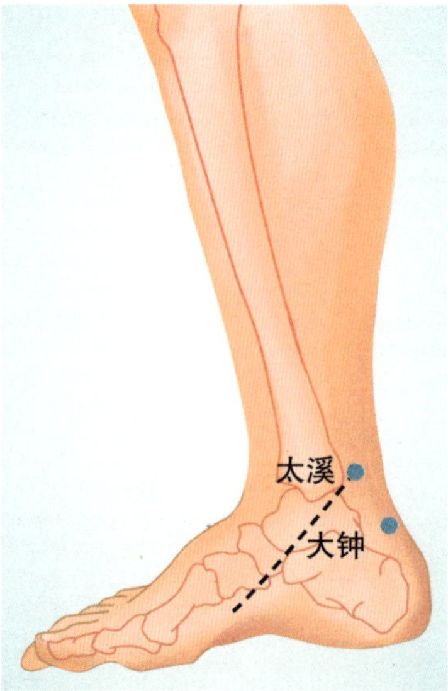

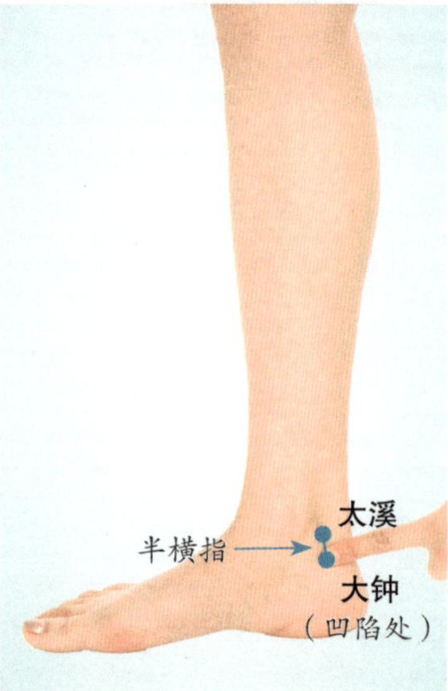

水泉：小便淋沥多按揉

水泉，水源。肾主水，穴属肾经，故得此名。

- 精准定位 在足内侧，太溪直下1寸，跟骨结节内侧凹陷中。
- 3秒取穴 先找到太溪，直下1横指，按压有酸胀感处即是。
- 按摩手法 用拇指点按水泉，每次1~3分钟。
- 功效主治 清热益肾、疏经活络。主治小便淋沥、痛经、闭经、腹痛、足跟痛。

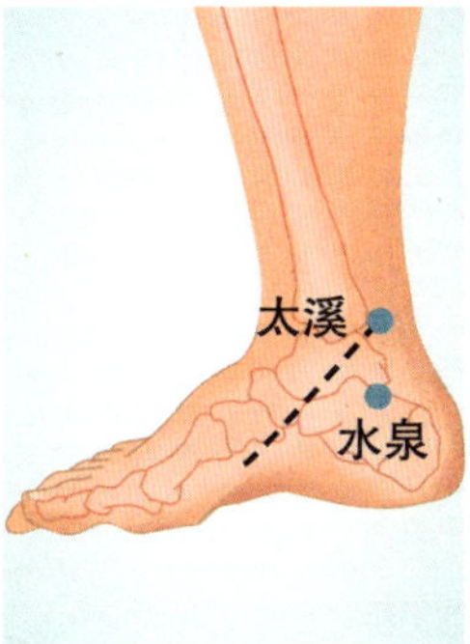

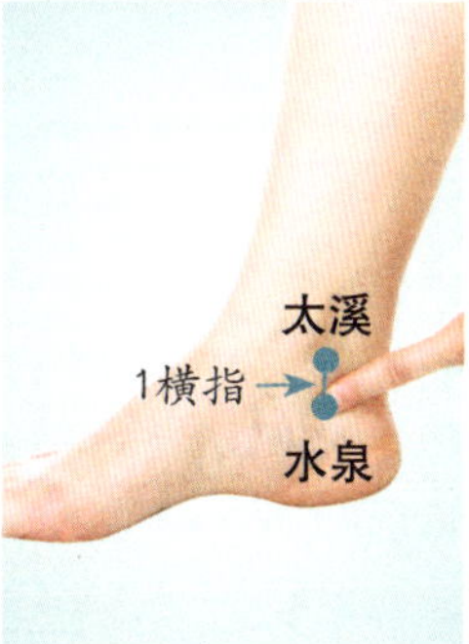

照海：失眠需要照海医

照，天照，寓意阳光；海，大海，形容水之大。该穴寓意肾经经水在此处受阳气影响而大量蒸发，其性阴而寓真阳，故得此名。

- 精准定位 在足内侧，内踝尖下1寸，内踝下缘边际凹陷中。
- 3秒取穴 坐位垂足，由内踝尖垂直向下推，至下缘凹陷处，按压有酸痛感处即是。
- 按摩手法 用拇指指腹轻轻按揉照海，每次1~3分钟。
- 功效主治 滋阴清热、调经安神。主治失眠、咽喉肿痛、气喘、便秘、月经不调、遗精。

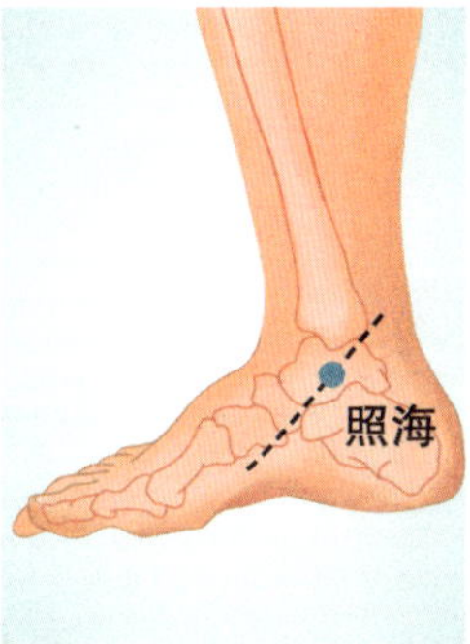

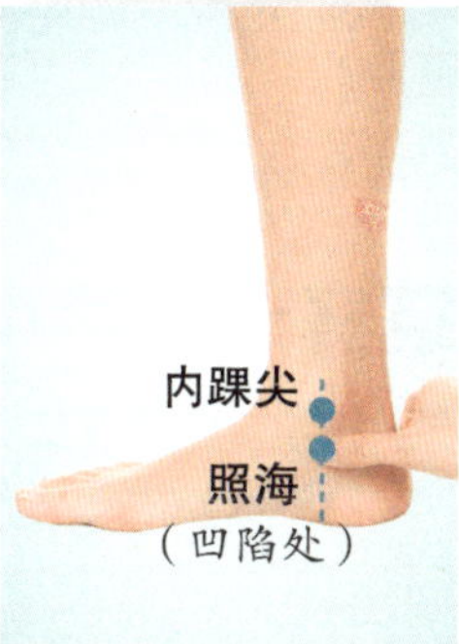

复溜：水肿不用怕

复，往来，复返其道；溜，流动。穴居照海之上，在此指经气至“海”入而复出并继续流动之意，故得此名。

- 精准定位 在小腿后内侧，内踝尖上2寸，跟腱的前缘。
- 3秒取穴 先找到太溪，直上3横指，跟腱前缘处，按压有酸胀感处即是。
- 按摩手法 用拇指指腹点揉复溜，每次1~3分钟。
- 功效主治 补肾益阴、清热利水。主治水肿、腹胀、腰脊强痛、盗汗、自汗、口渴。

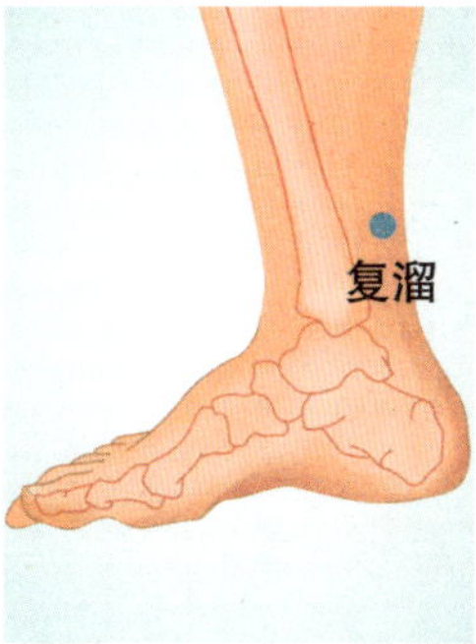

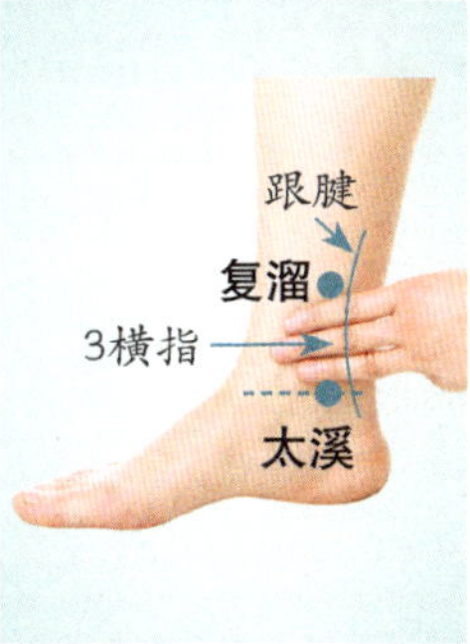

交信：调经养血缓痛经

交，交会；信，海有潮汐，潮汐有信，信为五常之一，属土，指脾。肾经经气在本穴交会脾经，故得此名。

- 精准定位 在小腿内侧，内踝尖上2寸，胫骨内侧缘后际凹陷中。
- 3秒取穴 先找到太溪，直上3横指，再前推至胫骨后凹陷处即是。
- 按摩手法 用拇指指腹垂直按揉交信，每次1~3分钟，先左后右。
- 功效主治 益肾调经、善调水液。主治痛经、月经不调、淋病、子宫脱垂、便秘。

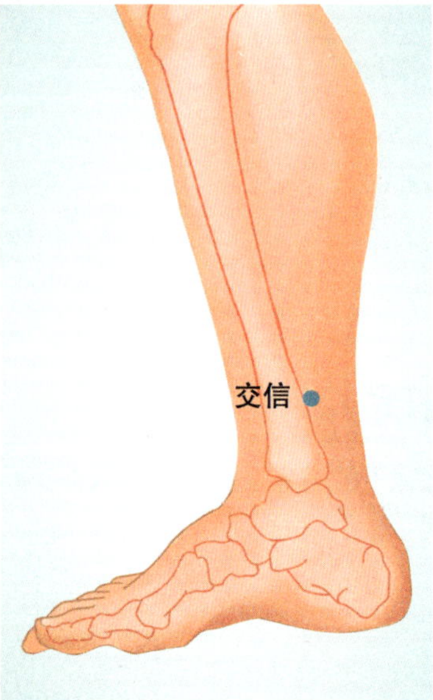

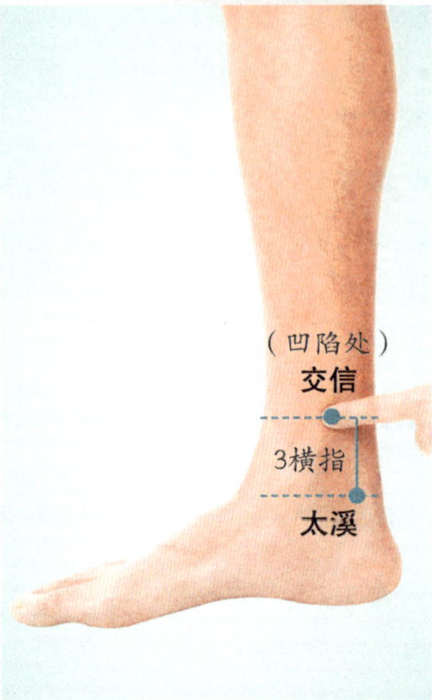

筑宾：专治小腿内侧痛

筑，杵也，使坚实之意；宾，同“膑”，泛指膝和小腿。穴在小腿内侧，有使腿膝强健的作用，故得此名。

- 精准定位 在小腿后内侧，太溪直上5寸，比目鱼肌与跟腱之间。
- 3秒取穴 先找到太溪，直上7横指，按压有酸胀感处即是。
- 按摩手法 用拇指指腹按揉筑宾1~3分钟。
- 功效主治 调理下焦、滋阴补肾。主治小腿内侧痛、腓肠肌痉挛、肾炎、膀胱炎、疝痛。

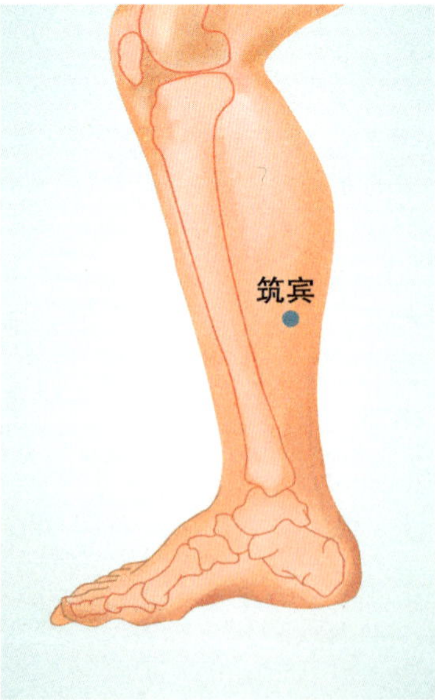

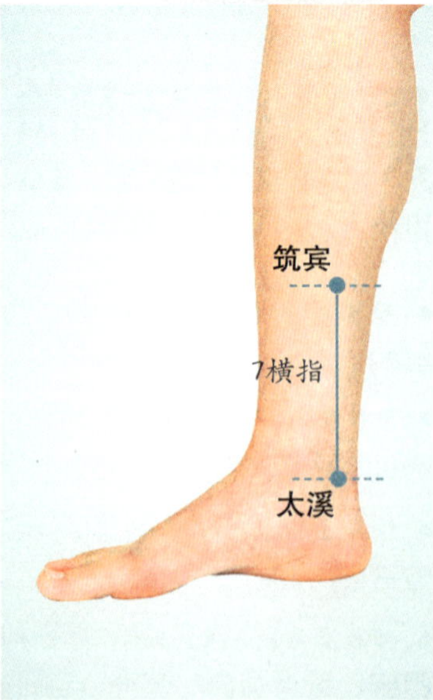

阴谷：遗精早泄揉阴谷

扫一扫 学取穴

阴，指内侧；谷，山谷。穴在膝关节内侧，局部凹陷如谷，故得此名。

- 精准定位 在膝后内侧，腘横纹上，半腱肌肌腱外侧缘。
- 3秒取穴 微屈膝，在腘横纹内侧可触及两条筋，两筋之间凹陷处即是。
- 按摩手法 用拇指指尖按揉阴谷，每次 1~3 分钟。
- 功效主治 益肾调经、理气止痛。主治遗精、早泄、阴囊潮湿瘙痒、妇人崩漏、小便困难、膝关节痛。

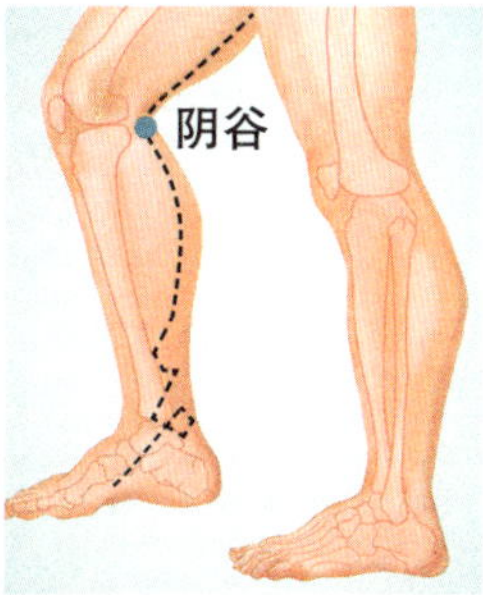

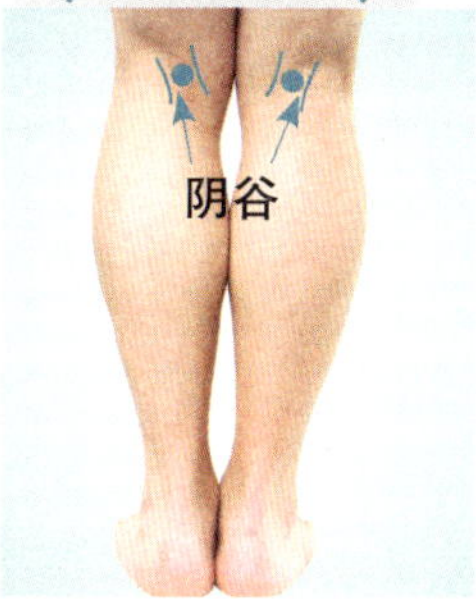

横骨：调理闭经、盆腔炎

扫一扫 学取穴

横骨，为耻骨之古称。穴在横骨上缘上方，故得此名。

- 精准定位 在下腹部，脐中下 5 寸，前正中线旁开 0.5 寸。
- 3秒取穴 仰卧，耻骨联合上缘与前正中线交点，旁开半横指处即是。
- 按摩手法 用大鱼际掌揉横骨，每次 1~3 分钟。
- 功效主治 温肾助阳、补益肾气、调理下焦。主治腹痛、外生殖器肿痛、闭经、盆腔炎、遗精、尿频、尿急。

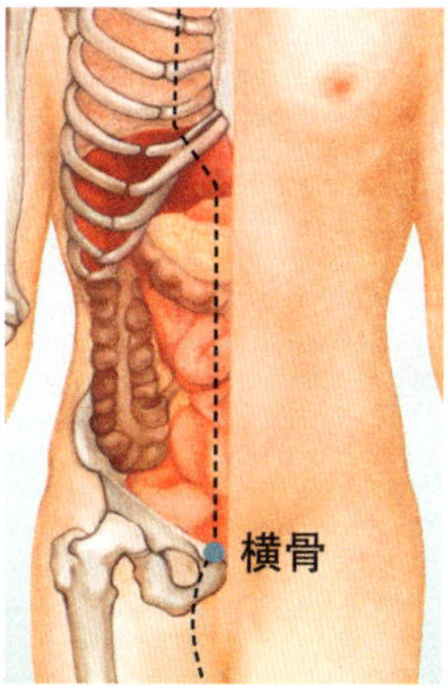

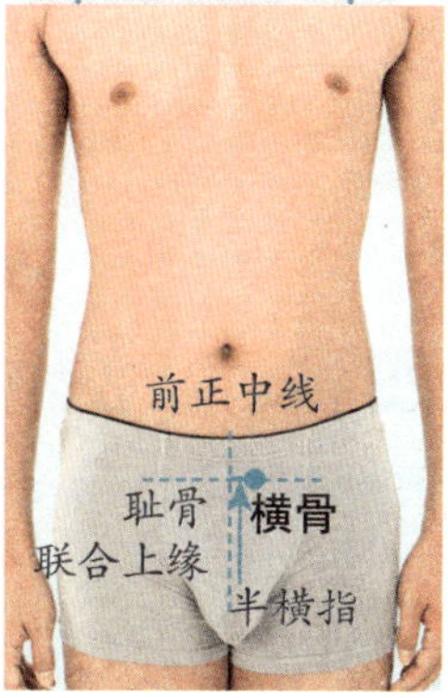

大赫：有益于生殖健康

大赫，指原气充盈。本穴为肾经与冲脉之会，乃下焦原气充盛之处，故得此名。

- 精准定位 在下腹部，脐中下 4 寸，前正中线旁开 0.5 寸。
- 3秒取穴 仰卧，先找到横骨，再向上 1 横指处即是。
- 按摩手法 用拇指指腹从上向下推摩大赫，每次 3~5 分钟。
- 功效主治 益肾助阳、调经止带。主治遗精、月经不调、痛经、不孕、带下病。

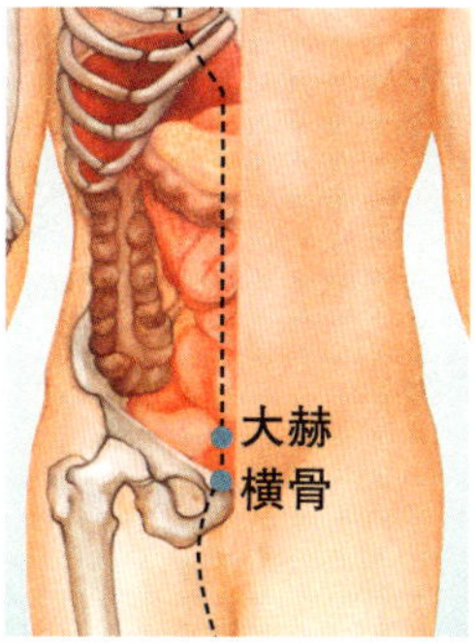

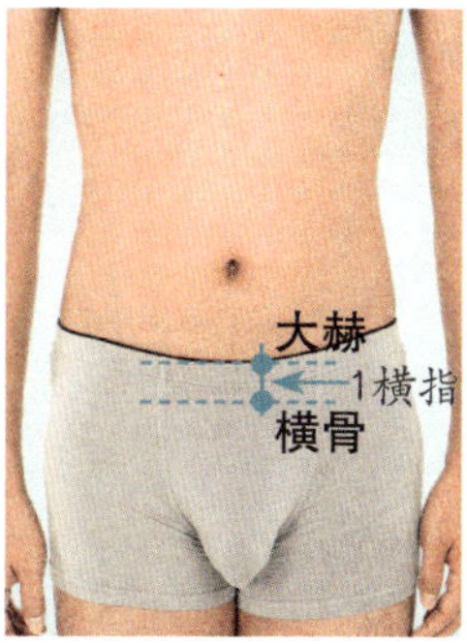

气穴：妇科不适多按揉

扫一扫 学取穴

气，在此指肾气；穴，土室。穴在关元旁，为肾气藏聚之室，故得此名。

- 精准定位 在下腹部，脐中下 3 寸，前正中线旁开 0.5 寸。
- 3 秒取穴 仰卧，肚脐下 4 横指，再旁开半横指处即是。
- 按摩手法 用拇指指腹按揉气穴，每次 1~3 分钟。
- 功效主治 调理冲任、益肾暖胞。主治月经不调、痛经、带下病、遗精、阳痿。

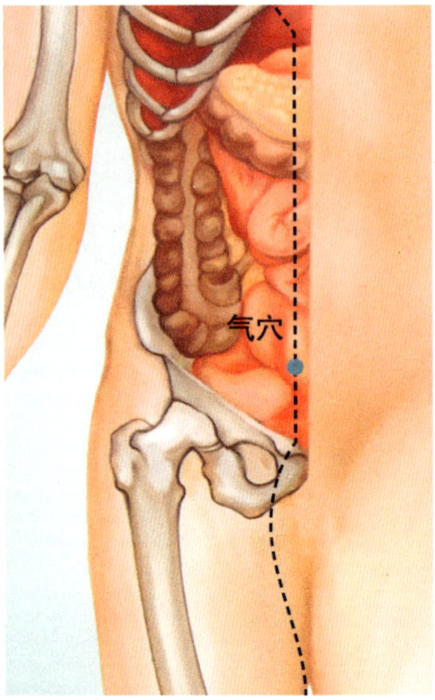

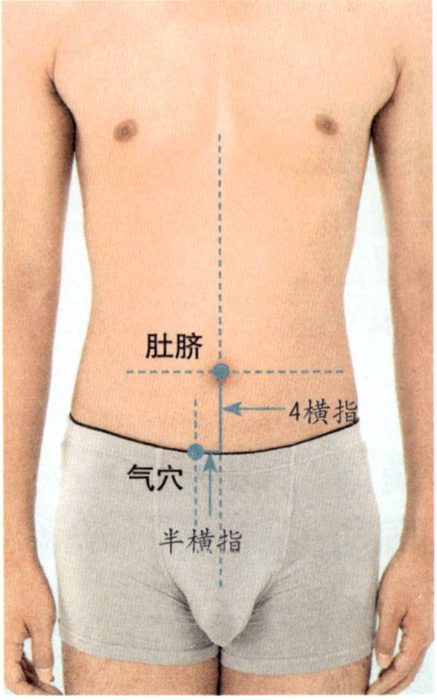

四满：小腹疼痛按四满

扫一扫 学取穴

四，四面八方；满，充斥，充满。肾经、冲脉气血在此穴充斥，故得此名。

- 精准定位 在下腹部，脐中下 2 寸，前正中线旁开 0.5 寸。
- 3 秒取穴 仰卧，肚脐下 3 横指，再旁开半横指处即是。
- 按摩手法 用拇指指腹按揉四满，每次 1~3 分钟。
- 功效主治 理气调经、利水消肿。主治痛经、不孕症、遗精、水肿、小腹痛、便秘。

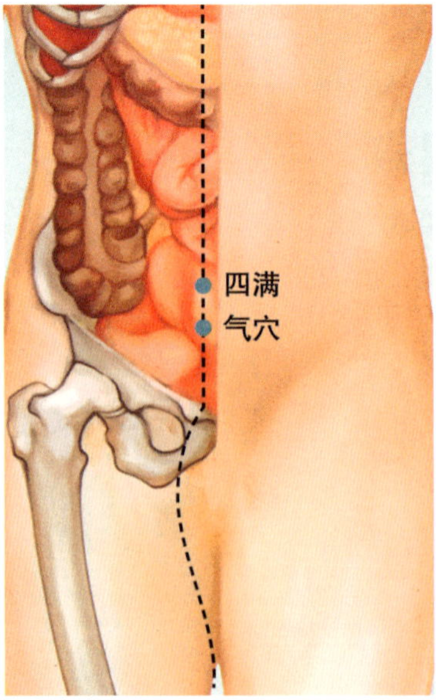

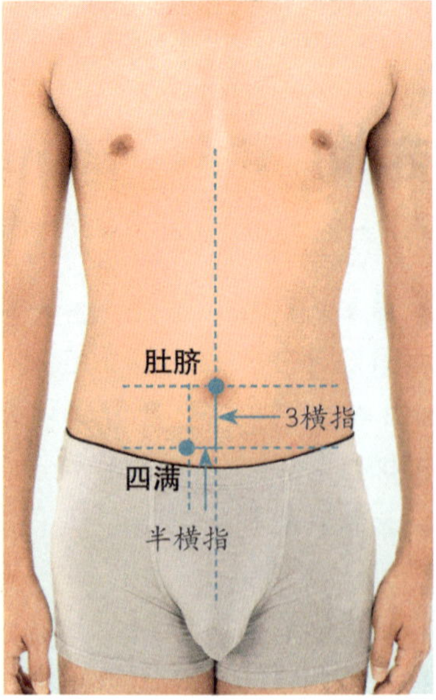

中注：腹泻腹胀不用怕

中，中间；注，灌注。肾经之气由此灌注中焦，故得此名。

- 精准定位 在下腹部，脐中下 1 寸，前正中线旁开 0.5 寸。
- 3 秒取穴 仰卧，肚脐下 1 横指，再旁开半横指处即是。
- 按摩手法 用拇指指腹按揉中注，每次 1~3 分钟。
- 功效主治 调经止带、通调腑气。主治腹胀、腹泻、痢疾、呕吐、月经不调、带下病、腰腹疼痛。

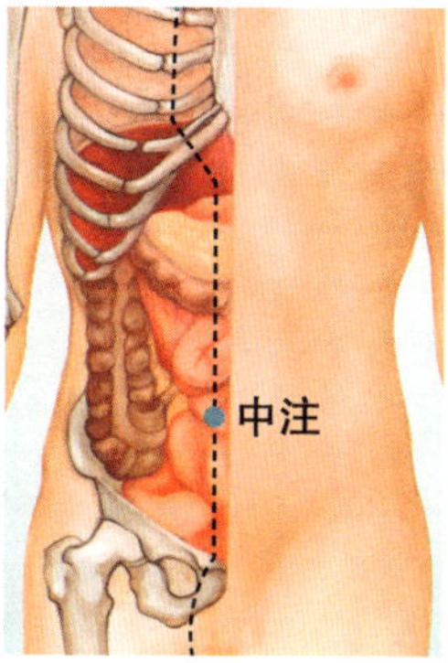

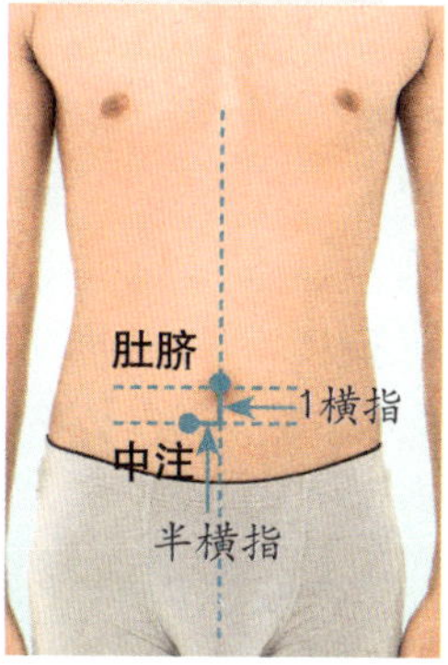

肓俞：减轻便秘的痛苦

肓，肓膜；俞，输注。肾经之气由此输注肓膜，故得此名。

- 精准定位 在上腹部，脐中旁开 0.5 寸。
- 3 秒取穴 仰卧，肚脐旁开半横指处即是。
- 按摩手法 用拇指指尖点揉肓俞，每次 3~5 分钟。
- 功效主治 理气止痛、润肠通便、调节冲任。主治绕脐腹痛、腹胀、便秘、腹泻、痢疾、呕吐、月经紊乱、痛经。

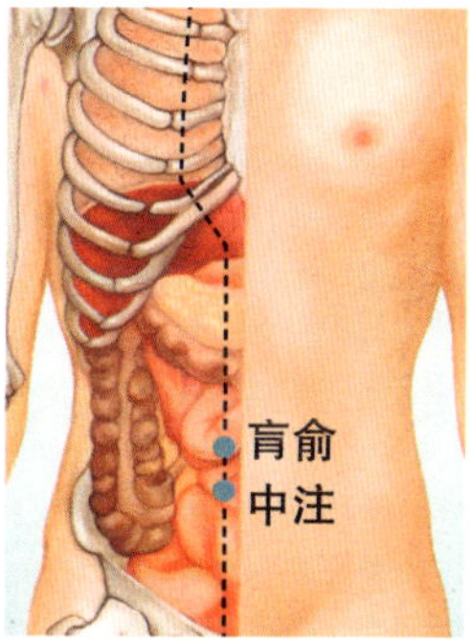

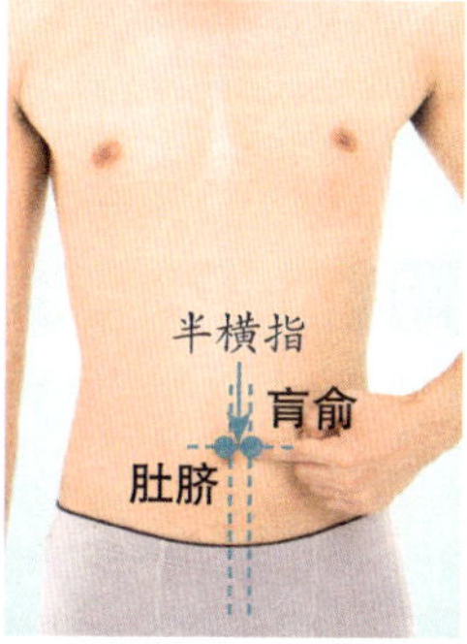

商曲：缓解腹痛烦恼

商，五音之一，属金，指大肠；曲，弯曲。本穴内对大肠弯曲处，故得此名。

- 精准定位 在上腹部，脐中上 2 寸，前正中线旁开 0.5 寸。
- 3 秒取穴 仰卧，肚脐上 3 横指，再旁开半横指处即是。
- 按摩手法 用拇指指尖点揉商曲，每次 1~3 分钟。
- 功效主治 健脾和胃、消积止痛。主治绕脐腹痛、腹胀、呕吐、腹泻、痢疾、便秘。

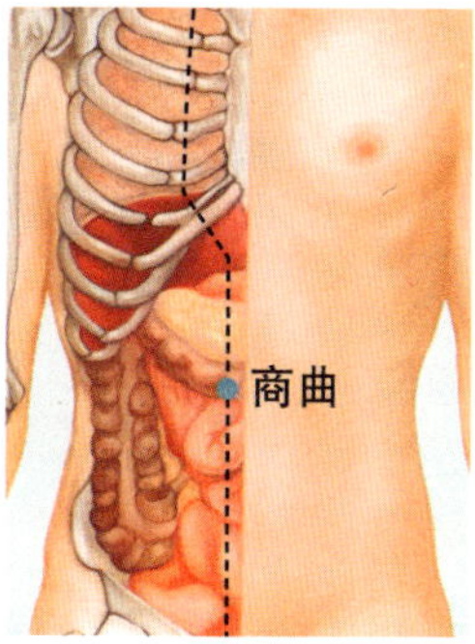

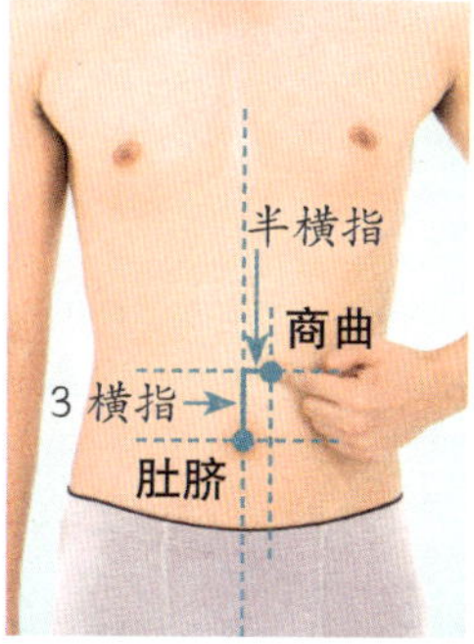

石关：脾胃虚寒找石关

石，石头，喻病之坚；关，关要，关口，亦喻治之通。本穴为治腹部坚实病症的要穴，故得此名。

扫一扫 学取穴

- 精准定位 在上腹部，脐中上3寸，前正中线旁开0.5寸。
- 3秒取穴 仰卧，肚脐上4横指，再旁开半横指处即是。
- 按摩手法 用拇指指尖点揉石关，每次1~3分钟。
- 功效主治 温胃散寒、消积止痛。主治脾胃虚寒所致消化不良、腹胀、腹痛等，以及闭经、带下病等妇科病。

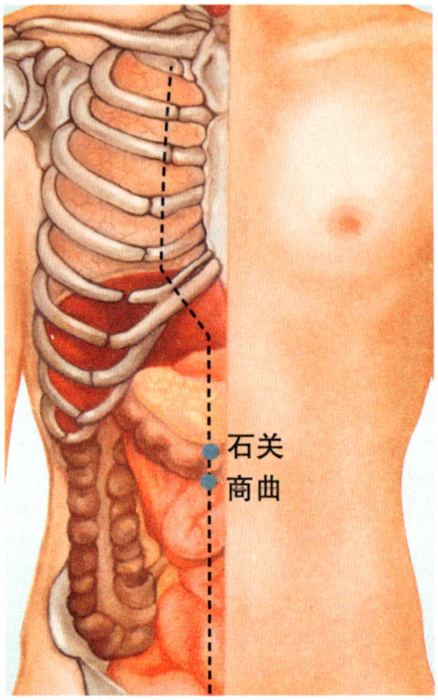

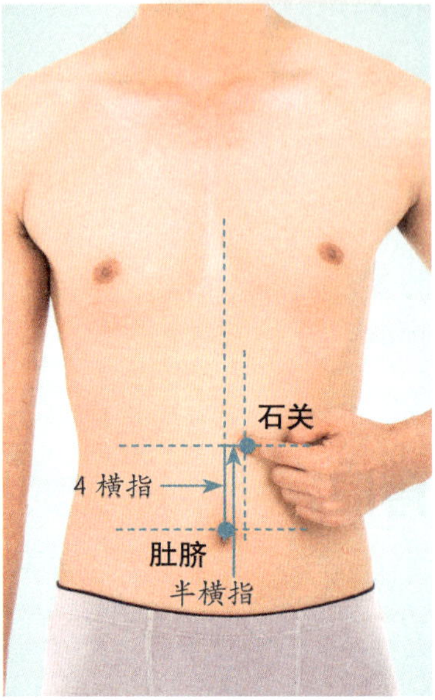

阴都：有效缓解腹痛

阴，指阴气；都，会聚。穴居处为阴气所聚，故得此名。

- 精准定位 在上腹部，脐中上4寸，前正中线旁开0.5寸。
- 3秒取穴 剑胸结合与肚脐连线中点，再旁开半横指处即是。
- 按摩手法 中间三指指腹摩擦阴都，每次1~3分钟。
- 功效主治 调理胃肠、宽胸降逆。主治腹痛、腹胀、肠鸣、便秘、哮喘、胸口憋闷、呕吐。

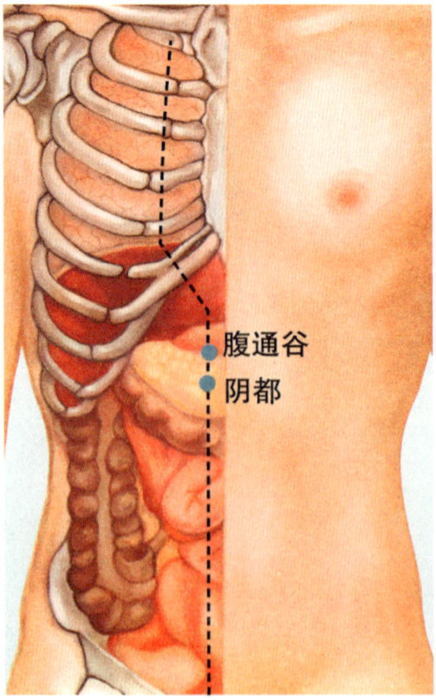

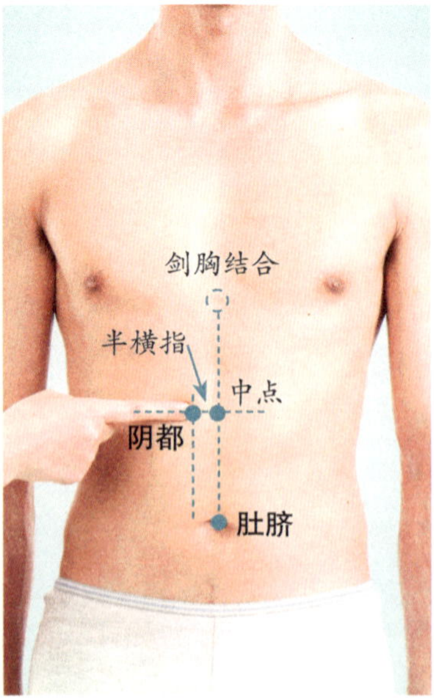

腹通谷：突发胃炎按这里

腹，腹部；通，通过；谷，水谷。穴在腹部，为通过水谷之处，故得此名。

- 精准定位 在上腹部，脐中上 5 寸，前正中线旁开 0.5 寸。
- 3 秒取穴 剑胸结合与肚脐连线中点，直上 1 横指，再旁开半横指处。
- 按摩手法 用拇指指腹按揉腹通谷，每日 200 次。
- 功效主治 健脾和胃、宽胸理气。主治急慢性胃炎、腹痛、腹胀、呕吐、胸痛。

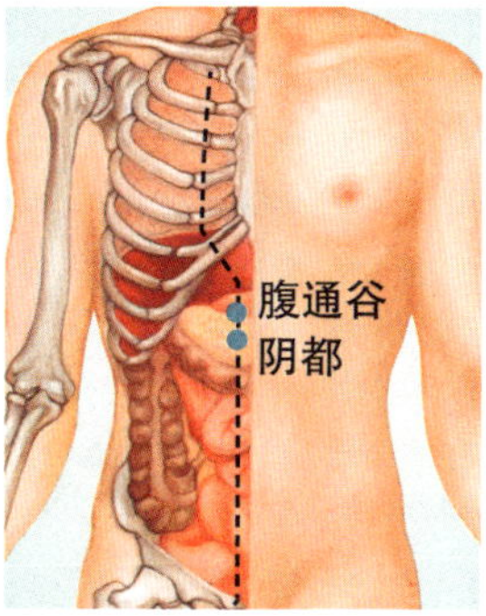

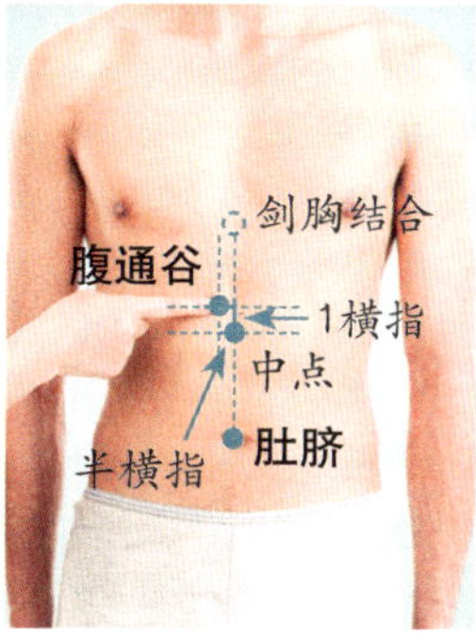

幽门：胃病的克星

幽门，胃之下口古称“幽门”。穴之深部，邻近幽门，故得此名。

- 精准定位 在上腹部，脐中上 6 寸，前正中线旁开 0.5 寸。
- 3 秒取穴 肚脐上 8 横指，再旁开半横指处即是。
- 按摩手法 用拇指指腹按揉幽门，每次 3~5 分钟。
- 功效主治 和胃止痛、降逆止呕。主治胃痛、胃溃疡、消化不良、腹痛、呕吐。

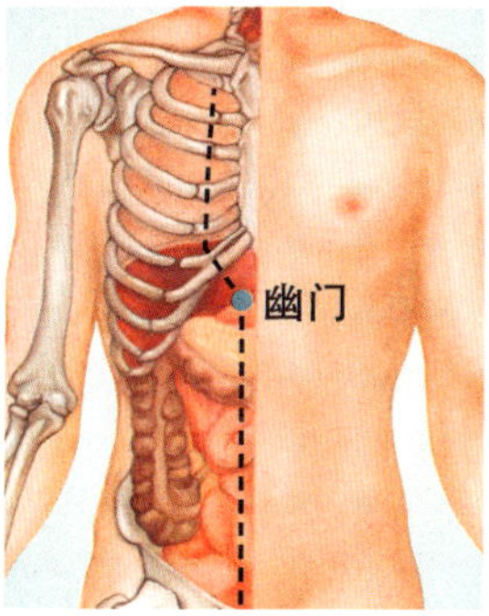

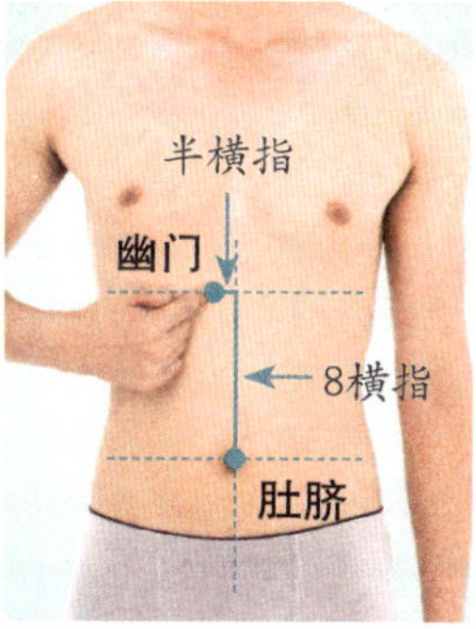

步廊：缓解胸痛效果好

步，步行；廊，走廊。穴当中庭旁，经气自此，如步行于庭堂之两廊，故得此名。

- 精准定位 在前胸部，第 5 肋间隙，前正中线旁开 2 寸。
- 3 秒取穴 自乳头向下推 1 个肋间隙，由前正中线旁开 3 横指处即是。
- 按摩手法 用食指、中指指腹推按步廊，每次 1~3 分钟。
- 功效主治 宽胸理气、止咳平喘。主治咳嗽、哮喘、胸痛、乳腺炎、胸膜炎。

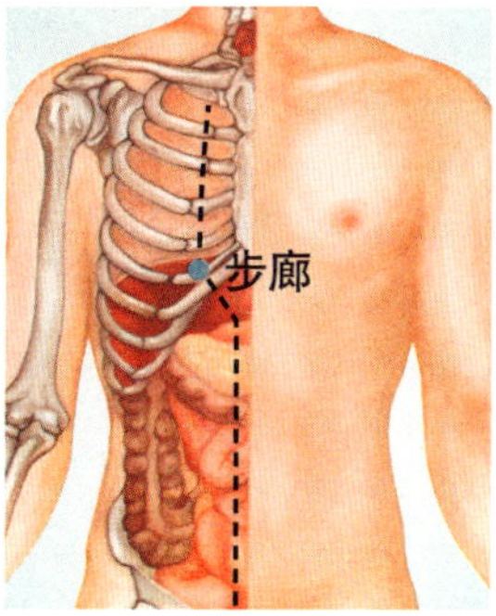

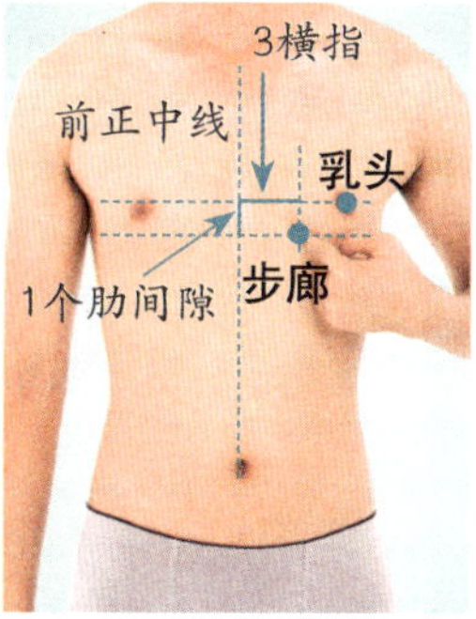

神封：咳嗽气喘点神封

神，指心；封，领属。穴之所在为心之所属，故得此名。

- 精准定位 在前胸部，第4肋间隙，前正中线旁开2寸。
- 3秒取穴 平乳头的肋间隙中，由前正中线旁开3横指处即是。
- 按摩手法 用食指指腹按揉神封，每次3~5分钟。
- 功效主治 宽胸理肺、降逆止呕。主治咳嗽、哮喘、呕吐、胸痛、乳腺炎、胸膜炎。

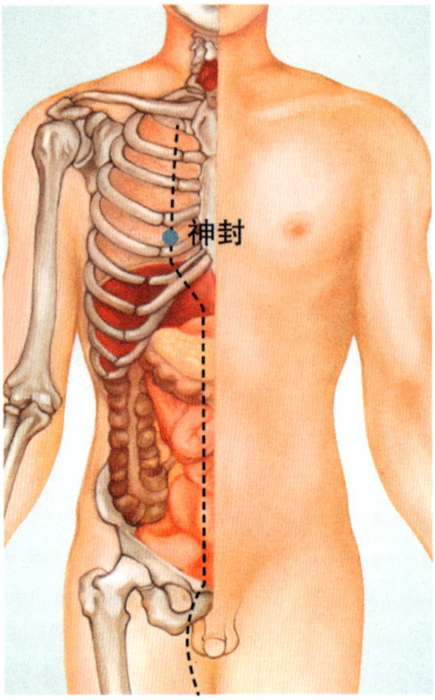

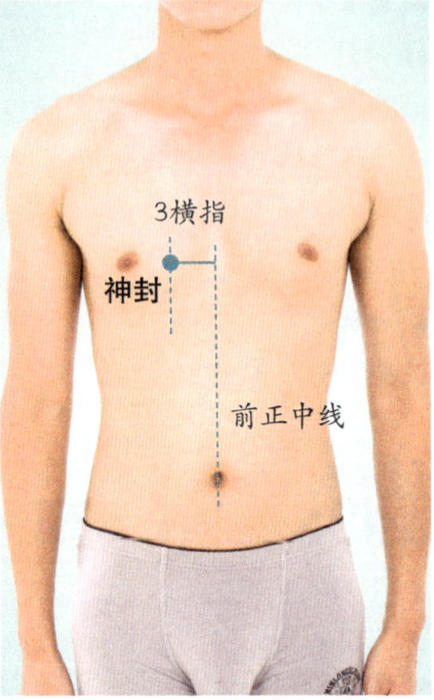

灵墟：缓解咳嗽好帮手

灵，指心；墟，土堆。本穴内应心脏，外当肌肉隆起处，其隆起犹如土堆，故得此名。

- 精准定位 在前胸部，第3肋间隙，前正中线旁开2寸。
- 3秒取穴 自乳头垂直向上推1个肋间隙，由前正中线旁开3横指处即是。
- 按摩手法 用食指指腹按揉灵墟，每次10~15分钟。
- 功效主治 疏肝宽胸、肃降肺气、壮阳益气。主治咳嗽、哮喘、乳腺炎、胸膜炎、胸痛、心悸。

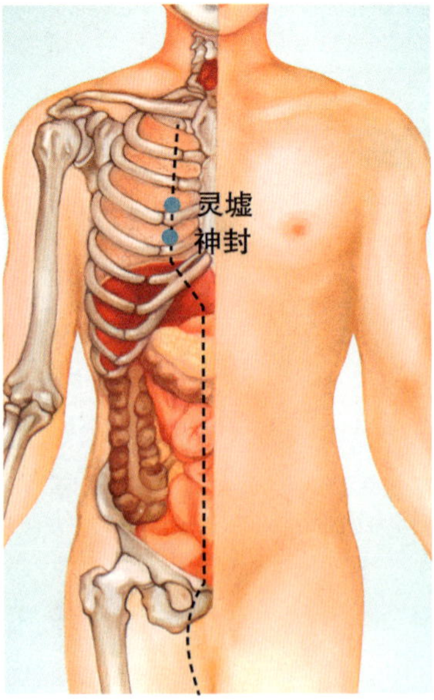

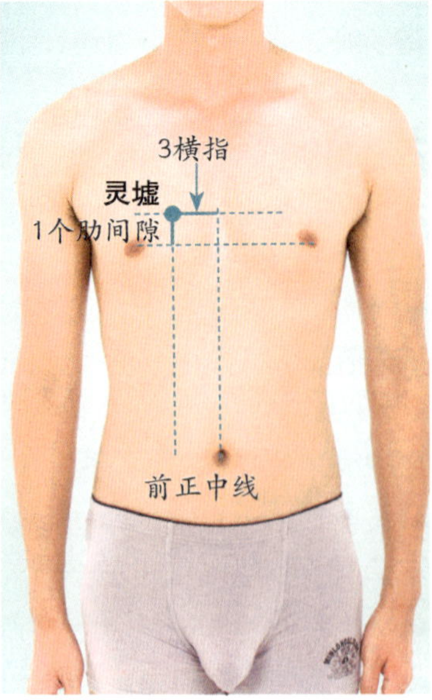

神藏：按揉止哮喘

神，指心；藏，匿藏。穴当心神匿藏之处，故得此名。

- 精准定位 在前胸部，第 2 肋间隙，前正中线旁开 2 寸。
- 3 秒取穴 自乳头垂直向上推 2 个肋间隙，该肋间隙中，由前正中线旁开 3 横指处即是。
- 按摩手法 用食指指腹按揉神藏，每次 3~5 分钟。
- 功效主治 宽胸理气、降逆平喘。主治咳嗽、哮喘、胸痛、支气管炎、呕吐。

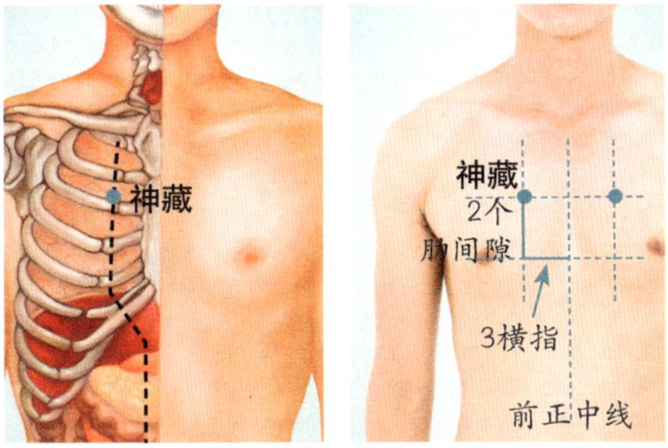

彧中：定咳顺气疗效好

彧，通“郁”，有茂盛之意；中，中间。穴当肾气行于胸中大盛之处，故得此名。

- 精准定位 在前胸部，第 1 肋间隙，前正中线旁开 2 寸。
- 3 秒取穴 自乳头垂直向上推 3 个肋间隙，该肋间隙中，由前正中线旁开 3 横指处即是。
- 按摩手法 用食指指腹按揉彧中，每次 3~5 分钟。
- 功效主治 宽胸理气、止咳化痰。主治咳嗽、咳痰、哮喘、打嗝、胸胁胀满、食欲不振、咽喉肿痛。

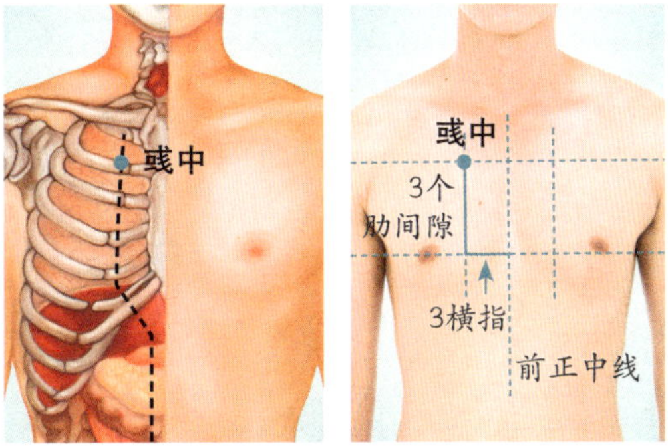

俞府：止咳平喘的“良药”

俞，输注；府，指胸部。肾之经气由此穴入胸，故得此名。

- 精准定位 在前胸部，锁骨下缘，前正中线旁开 2 寸。
- 3 秒取穴 锁骨下可触及一凹陷，在此凹陷中，前正中线旁开 3 横指处即是。
- 按摩手法 用食指指腹按揉俞府，每次 3~5 分钟。
- 功效主治 止咳平喘、和胃降逆。主治咳嗽、哮喘、呕吐、胸胁胀满、食欲不振、消化不良。

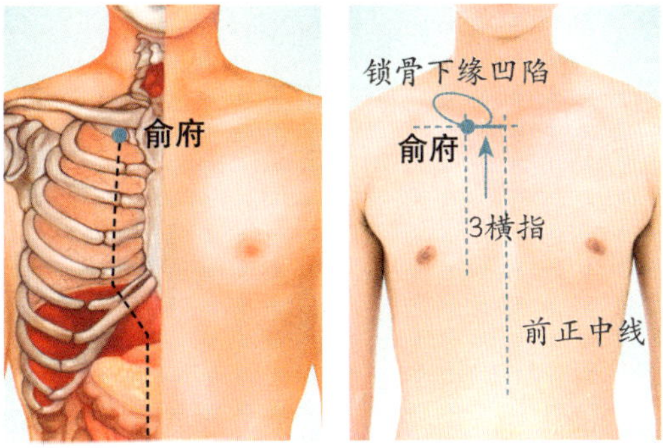

手厥阴心包经的保养

手厥阴心包经从胸走手，止于中指端，一支脉由掌中分出至无名指端，交接于手少阳三焦经。心包经相关联的脏腑和器官有心、耳、喉咙，属心包，络三焦。中医所说的心包，就是心外面的一层膜，它包裹并护卫着心脏，好像君主的“内臣”，是护卫君主的“大将军”。因此心包经与心、脑联系紧密，对于心系疾病、脑血管病、神志疾病以及经脉所循处的疾病均有良效。

主治病症

本经腧穴主要调理心悸、心慌、脑卒中等心脑血管疾病，抑郁、焦虑、癫狂、失眠等神志疾病，以及经脉循行部位的其他疾病。调理心悸常用内关，调理胸痛常用天池，调理胃脘痛常用曲泽。

戌时（19:00—21:00）

心包经当令

热邪易陷心包经，
夏季应注意保养。

心包经上潜伏的疾病

心脏疾病

心包经生理上隶属于心，病理上代心受邪。心包经异常的时候，就会出现心脏疾病，如胸闷、心痛、心悸、心律失常、胸闷喘憋等症状。

上肢疼痛

心包经沿上肢循行，气血不通时可见上肢疼痛、上肢萎缩等症状。

胃痛腹胀

心包经循行过中焦，与脾胃相联系，当心包经出问题时，脾胃功能也受累，会出现消化不良、胃痛、腹胀、腹痛、便秘等症状。

神志疾患

心和脑生理上相互联通，病理上相互影响，心包经与心密切相关，经络不通时可见抑郁、焦虑、癫狂、失眠等症状。

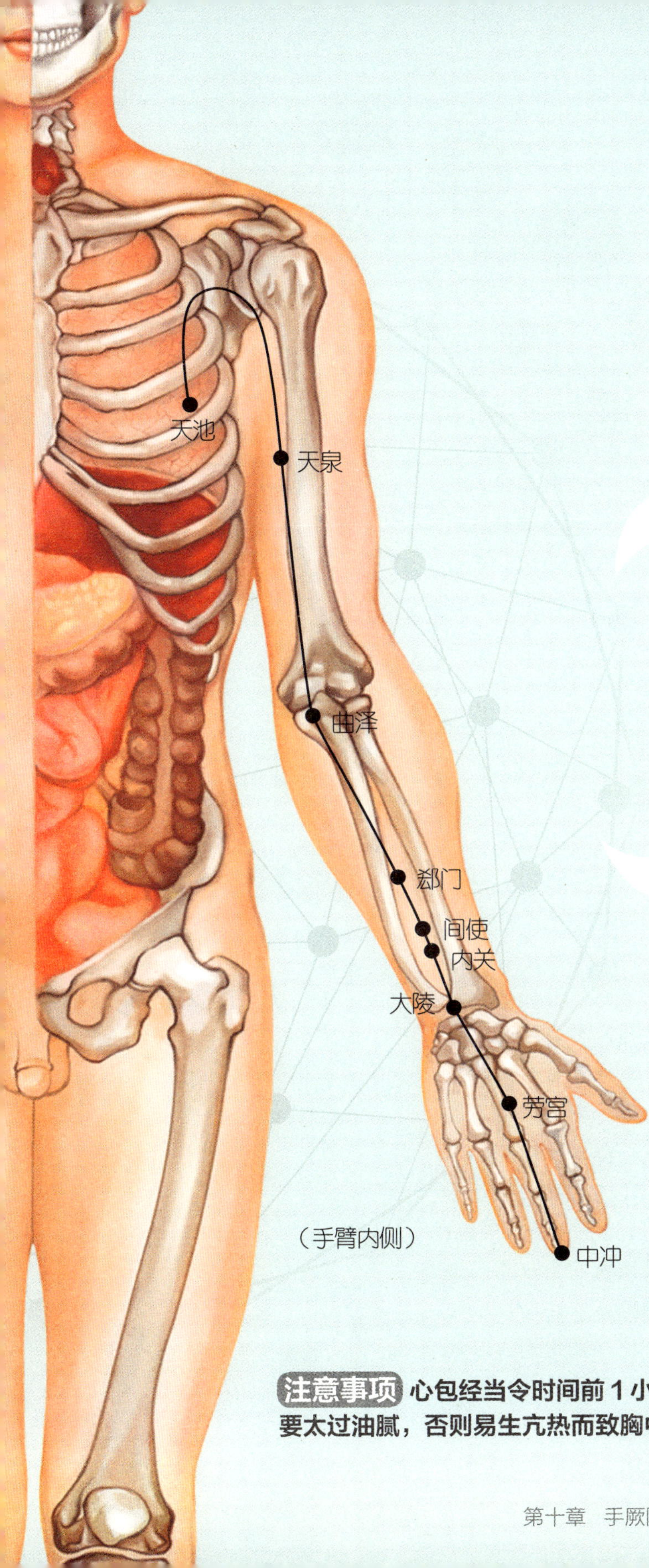

心包经的作用

1. 强心健体。心包为心之护卫，保护心脏并参与心的气血运行。

2. 宽胸理气。心包经循行于胸部，可调节经脉所过部位的不适。

3. 安神助眠。心包经可助心阳归潜，滋养心阴。

日常保养

平日可沿心包经拍打，从胸口直到中指处，力度不宜太大，拍打至皮肤微微泛红即可，时间保持在 3~5 分钟，随后用掌根在心包经前臂循行路线上做推法，以局部有明显温热感为宜。

注意事项 **心包经当令时间前 1 小时多为晚餐时间，要注意晚餐不要太过油腻，否则易生亢热而致胸中烦闷、恶心。**

医案一 荨麻疹寻曲泽

杨某某，男，35岁，为笔者友人，自述荨麻疹多年，主要表现为全身泛发皮疹，隆起于皮肤表面，起初颜色淡白，随后淡红，可自行消退，遇热诱发，压力大时易发作，偶有瘙痒，纳可，睡眠差，舌红，苔黄，脉滑。查见皮肤摩擦后有划痕，心包经循行路径上可触及多个阳性反应点。嘱咐患者清淡饮食，配合按摩曲泽，取其疏风清热之功。以拇指指端点揉曲泽，以感局部酸胀，并向肘关节内侧放射为佳，可在点揉的同时配合肘关节屈伸加强效果，每日2次，每次3~5分钟，交替进行。3个月后，再次见面提及此事，诉较之前有所改善，荨麻疹发作时颜色没有以前深，瘙痒减轻。

医生有话说

曲泽有清心凉血之功，对于风疹，尤其是偏热型的风疹、荨麻疹效果更佳。在按摩的同时也要重视良好生活规律的养成，患者压力大、睡眠差，睡前可以冥想，以减轻心理压力，同时改善睡眠，配合按摩效果更好。

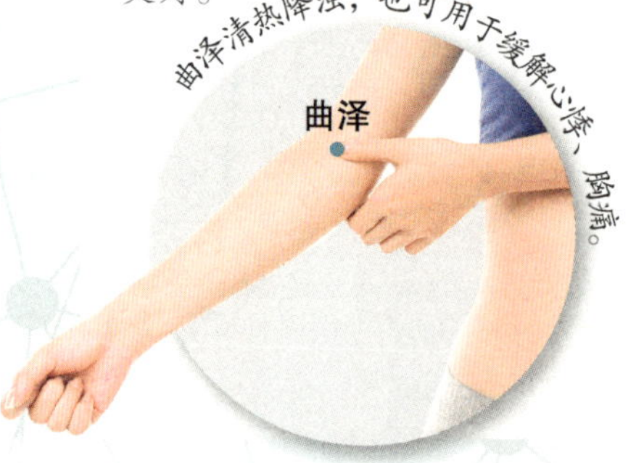

医案二 巧用内关养心神

李某，女，45岁，主诉“头痛失眠10年余”就诊。患者头痛、失眠10年余，曾诊断为“抑郁”“睡眠障碍”，建议口服安眠镇静药物，患者存疑未服，此后头痛间断发作，多与睡眠不好有关，入睡困难，辗转反侧，未进行系统治疗，其友人推荐按摩治疗，遂来就诊。查见舌淡白，苔少，脉细涩。在内关、神门、合谷附近可触及明显阳性反应点。嘱咐患者去外院失眠门诊继续就诊，消除心理负担，在医师的指导下科学用药，每日坚持按摩。用拇指指尖点揉内关，以感局部明显酸胀为宜，同时可以配合腕关节屈伸以加强效果，每日3次，每次3~5分钟。嘱咐患者2周后复诊。2周后患者没有复诊，电话随访，患者诉外院就诊后服用佐匹克隆，配合穴位按摩，现睡眠较之前有明显改善。

医生有话说

内关可宁心安神，对于心痛、心悸、失眠、头痛均有良好效果。如果病情较重、病程较长，一定要采用现代医学的手段，不能盲目完全靠按摩，综合治疗才是上策。

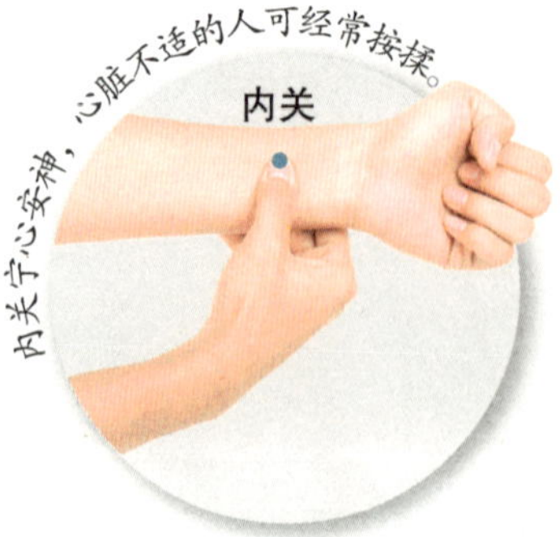

天池：乳腺不畅按这里

天，天空，指胸膛清虚之所；池，池塘，指乳房积蓄乳汁之处。穴在乳旁，乳房泌乳，有如水自天池而出，故得此名。

- 精准定位 在前胸部，第4肋间隙，前正中线旁开5寸。
- 3秒取穴 自乳头沿水平线向外侧旁开1横指，按压有酸胀感处即是。
- 按摩手法 用食指及中指指腹垂直下压按揉天池，每次3~5分钟。
- 功效主治 止咳平喘、宽胸理气。主治乳汁分泌不足、乳腺炎、胸痛、胸闷、咳嗽。

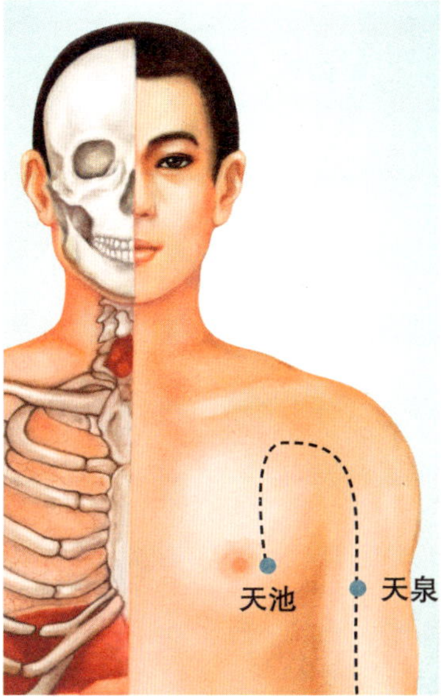

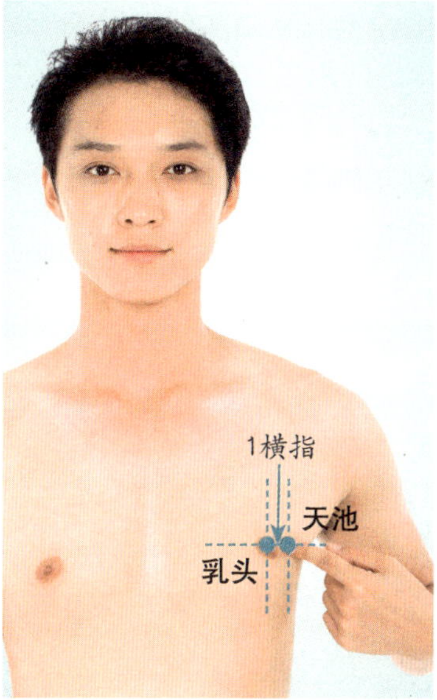

天泉：保护心脏，缓解心痛

天，天空，上部；泉，泉水，指经气。源于天地的经气由此而下，如泉水从天而降，故得此名。

扫一扫 学取穴

- 精准定位 在臂前侧，腋前纹头下2寸，肱二头肌的长、短头之间。
- 3秒取穴 伸肘仰掌，腋前纹头直下3横指，在肱二头肌肌腹间隙中，按压有酸胀感处即是。
- 按摩手法 用拇指指腹按揉天泉，每次1~3分钟。
- 功效主治 宽胸理气、活血通脉。主治心痛、打嗝、上臂内侧痛、胸背痛。

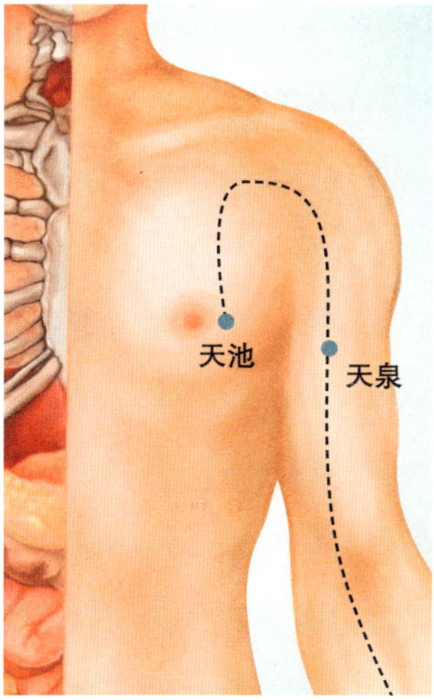

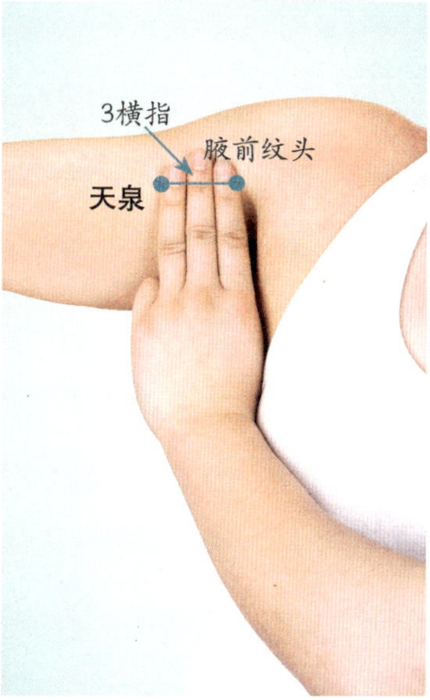

曲泽：心烦口干曲泽医

扫一扫 学取穴

曲，弯曲；泽，沼泽，水归聚之处。经气流注至此，犹如水进沼泽，故得此名。

- 精准定位 在肘前侧，肘横纹上，肱二头肌腱的尺侧缘凹陷中。
- 3秒取穴 肘微弯，肘弯里可摸到一条大筋，其内侧横纹上可触及凹陷处即是。
- 按摩手法 用拇指指尖拨揉曲泽，每次1~3分钟。
- 功效主治 清心镇痛、和胃降逆。主治心烦、口干、心悸、胸痛、哮喘、咳嗽、呃逆、呕吐、肘臂疼痛、风疹、小儿惊风。

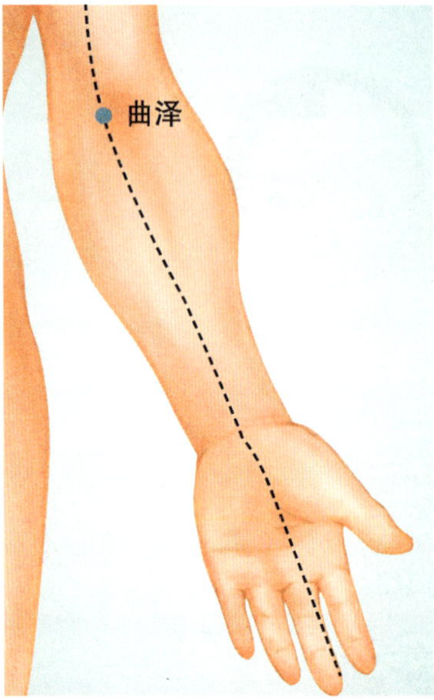

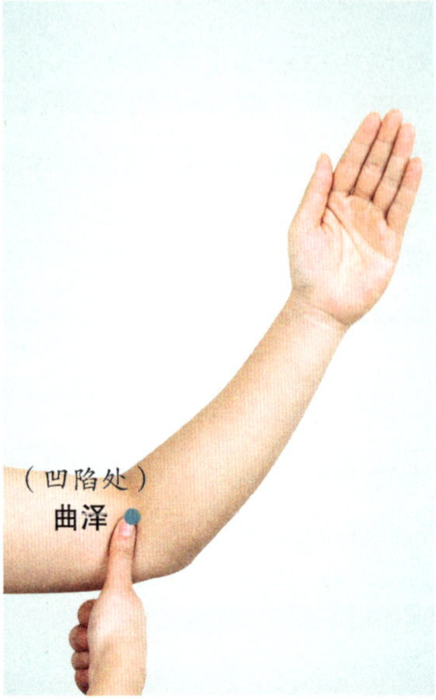

郄门：心胸疼痛多按揉

扫一扫 学取穴

郄，孔隙；门，门户。此为心包经郄穴，乃经气出入之门户，故得此名。

- 精准定位 在前臂前侧，腕掌侧远端横纹上5寸，掌长肌腱与桡侧腕屈肌腱之间。
- 3秒取穴 先找内关，再向上4横指处即是。
- 按摩手法 用拇指指腹按揉郄门，每次1~3分钟。
- 功效主治 宁心止痛、理气安神。主治心绞痛、胸闷、胸痛、乳腺炎、胸膜炎。

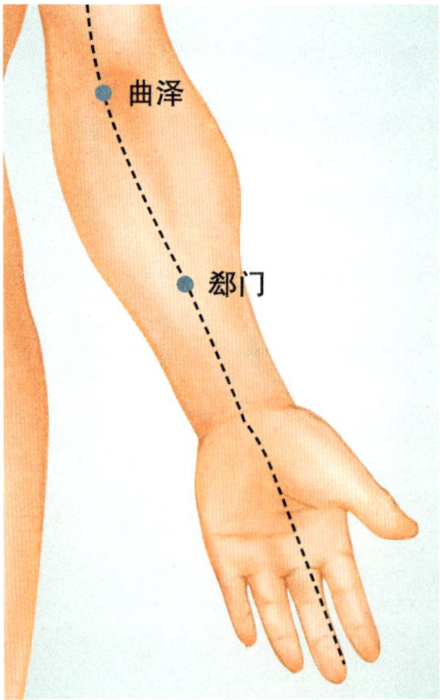

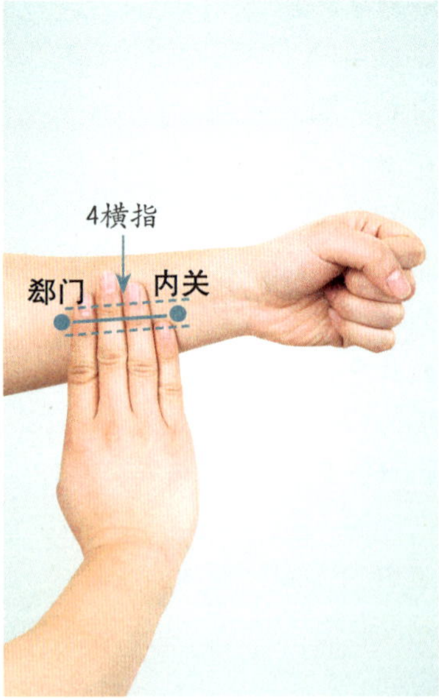

间使：胃痛呕吐按这里

扫一扫 学取穴

间，间隙；使，臣使，心包为臣使之官。穴属心包经，位于两筋之间隙，故得此名。

- 精准定位 在前臂前侧，腕掌侧远端横纹上3寸，掌长肌腱与桡侧腕屈肌腱之间。
- 3秒取穴 微屈腕，从腕掌侧远端横纹向上4横指，两条索状筋之间即是。
- 按摩手法 用拇指指尖拨揉间使，每次3~5分钟。
- 功效主治 宽胸和胃、理气镇痛。主治胃痛、呕吐、呃逆、胸闷、心悸、失声、脑卒中、疟疾、水肿、月经不调、荨麻疹。

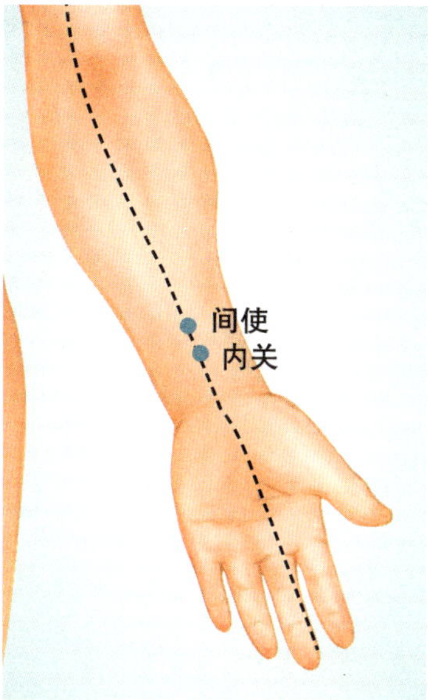

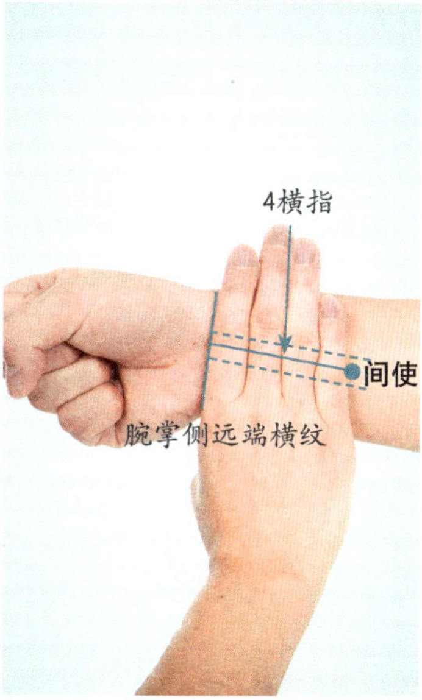

内关：养护心神的卫士

扫一扫 学取穴

穴在前臂内侧要处，犹如关隘；也因此穴主治病位在里，为内脏疾患关要之穴，故得此名。

- 精准定位 在前臂前侧，腕掌侧远端横纹上2寸，掌长肌腱与桡侧腕屈肌腱之间。
- 3秒取穴 从腕掌侧远端横纹向上3横指，两条索状筋之间即是。
- 按摩手法 用拇指指尖按压内关，每次3~5分钟。
- 功效主治 宁心安神、和胃降逆、理气镇痛。主治心悸、心律失常、心绞痛、风湿性心脏病、胸闷、胸痛、高血压、低血压、休克、脑血管病、脑卒中后遗症、头痛、神经衰弱、失眠、癔症、抑郁。

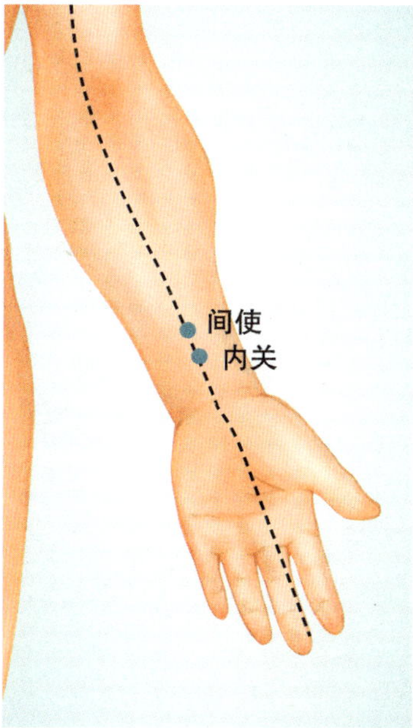

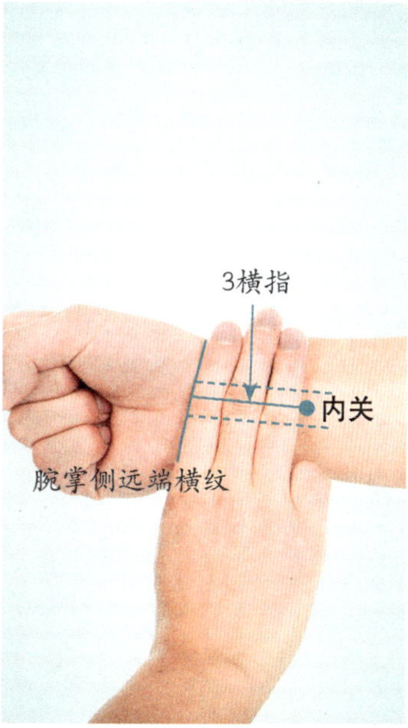

大陵：心悸胸痛按这里

掌根突起部如同丘陵，穴在其腕侧凹陷中，故得此名。

- 精准定位 在腕前侧，腕掌侧远端横纹中，掌长肌腱与桡侧腕屈肌腱之间。
- 3 秒取穴 微屈腕握拳，在腕掌侧远端横纹上，两条索状大筋之间即是。
- 按摩手法 用拇指指尖垂直按压大陵，每次 1~3 分钟。
- 功效主治 宁心安神、和营通络、退热消肿。主治胸痛、心悸、呕吐、呃逆、咽喉肿痛、手腕肿痛、癫狂、抑郁。

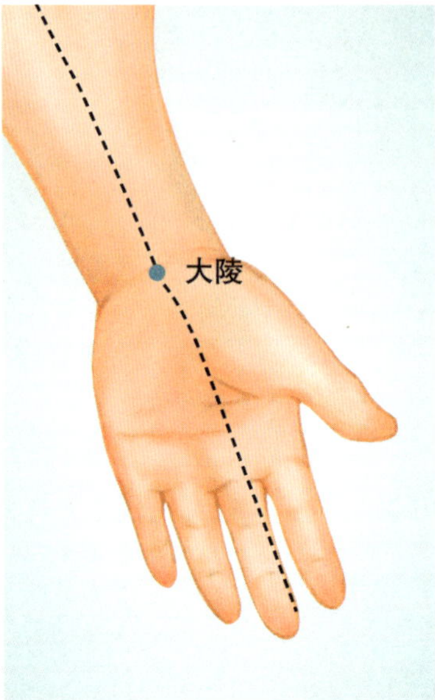

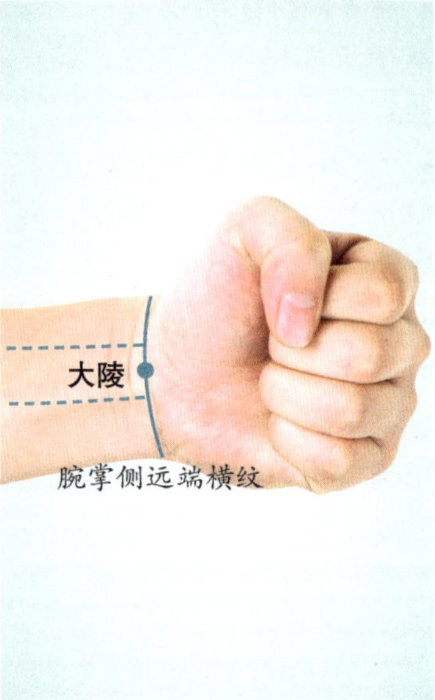

劳宫：心烦、食少找劳宫

劳，劳作；宫，中室。手任劳作，穴在掌心，故得此名。

- 精准定位 在手掌，横平第 3 掌指关节近端，第 2、第 3 掌骨之间偏于第 3 掌骨。
- 3 秒取穴 握拳屈指，中指指尖点到处即是。
- 按摩手法 用拇指指腹按压劳宫，每次 1~3 分钟。
- 功效主治 清心泻热、开窍醒神、凉血消肿。主治心烦伴饮食差、反酸、口臭、鼻出血、胸胁胀痛、咽喉肿痛、便血、黄疸、癫狂、抑郁。

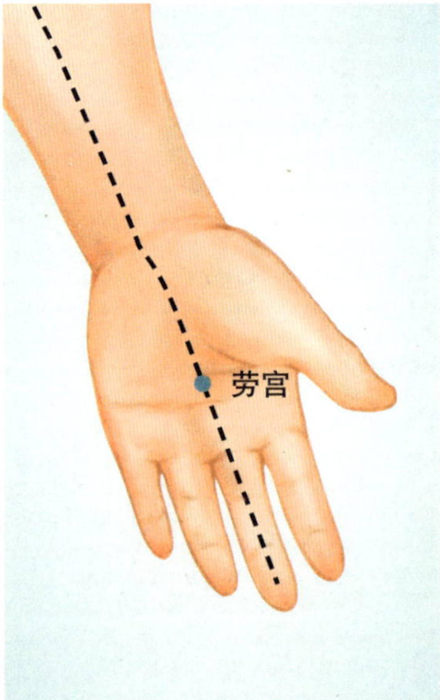

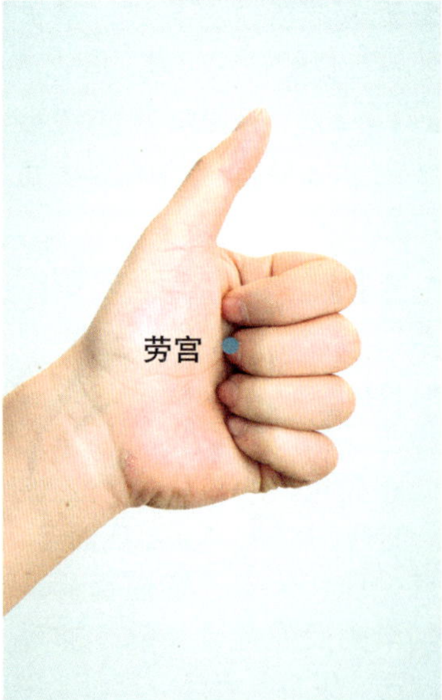

中冲：清热醒神心情好

扫一扫 学取穴

中，中间；冲，冲动，涌出。穴在中指指端，心包经之气由此涌出，故得此名。

- 精准定位 在手指，中指末端最高点。
- 3 秒取穴 俯掌，在中指尖端的中央取穴。
- 按摩手法 用拇指指尖掐按中冲，每次 3~5 分钟。
- 功效主治 苏厥开窍、清心泻热。主治心痛、心悸、脑卒中、中暑、目赤、舌痛、小儿惊风。

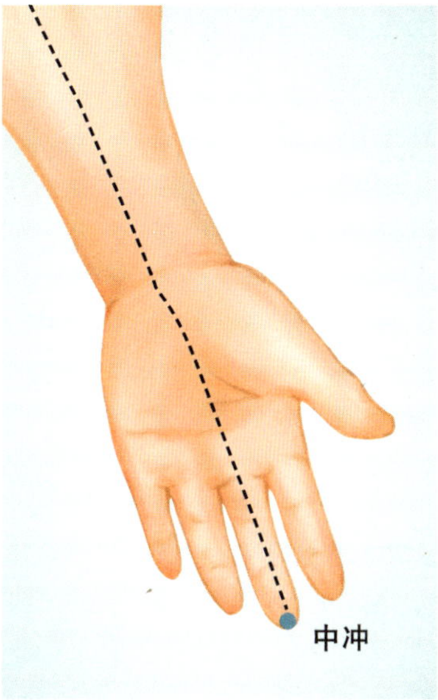

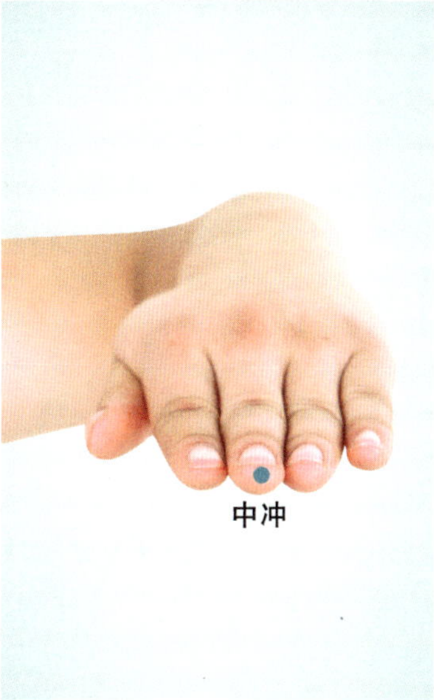

手少阳三焦经的保养

手少阳三焦经在无名指与手厥阴心包经衔接，在目外眦与足少阳胆经相接，关联的器官有耳、目，属三焦，络心包。三焦经直通头面，所以此经的症状多表现在头部和面部，保养三焦经可缓解上肢、肩颈、头面、五官的疾病。

主治病症

本经腧穴主要调理耳鸣、目痛、咽痛、头痛，以及经脉循行部位的其他疾病。调理头痛常用关冲、中渚；调理耳鸣常用支沟、会宗；调理目痛常用天井、清冷渊。

亥时（21:00—23:00）

三焦经当令

入睡可保养三焦经。
三焦经在秋天负责打开肺经，
帮助阳气回收，
秋季宜保养三焦经。

三焦经上潜伏的疾病

耳鸣

三焦经循行过耳，直接与耳窍相连，经气不通时可出现耳鸣、外耳道炎、听力减退等。

咽喉肿痛

三焦之气通于喉，当经气不利时，会出现咽喉肿痛、声音嘶哑。

三叉神经痛

三焦经属半表半里，易受外邪侵袭，发为颊痛，即三叉神经痛。

手指麻木

三焦经气机郁滞不通，不通则痛，日久失去濡养，则无名指、小指麻木乏力。

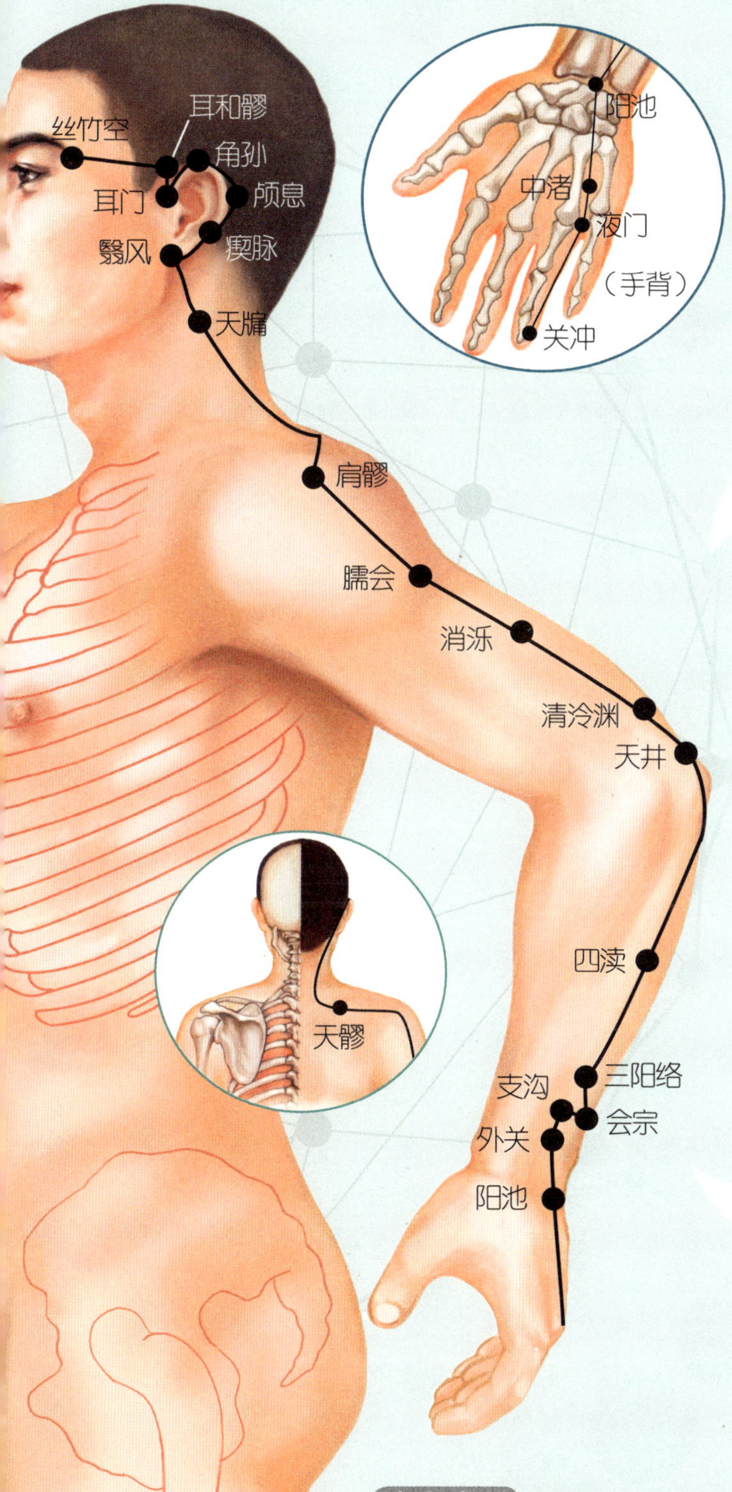

三焦经的作用

1. 利水消肿。三焦经为体液代谢之通道，保养三焦经能改善水液潴留而消肿。

2. 聪耳明目。三焦经循行联系耳、目，保养三焦经能聪耳明目。

日常保养

宜在每晚睡觉前拍打三焦经。先用左手敲打右边肩膀，沿着胳膊外侧的三焦经循行路线，由下向上拍打手臂外侧。敲打时稍微用力，动作、节奏、力度要一致，敲完一遍后换右手敲打左臂，两侧交替敲打大约10分钟，敲的时候有酸痛的感觉即可。

注意事项 **熬夜会影响三焦经经气循行，所以尽量不要熬夜。**

医案一 巧用外关治落枕

艾某，女，27岁，主因“颈背部疼痛2日”就诊。患者2日前睡醒后出现颈背部疼痛，活动受限，外用膏药后稍缓解，仍有疼痛及活动受限，查见背颈部肌肉紧张、压痛，活动度欠佳，舌暗，苔薄白，脉弦涩。因患者疼痛明显，疼痛拒按，故用双手拇指叠加用力点按外关，取其疏经活络止痛之功，同时嘱咐患者慢慢做低头、仰头，左侧屈、右侧屈，左旋、右旋这三组动作，连续3遍。待患者做到第三遍时，活动度较第一遍增加，同时患者诉疼痛缓解。嘱咐患者回家后继续外用膏药，同时按摩外关。用拇指指端或肘尖点揉，以感局部明显酸胀为宜，每日3次，每次3~5分钟。若1周内还不好，立马来医院复诊。随后1周内患者并未复诊，应是已经康复。

医生有话说

外关有通经活络之功，可以治疗颈椎病、落枕。在按摩外关治落枕的时候，既可以点揉、按压，也可以配合腕关节屈伸或颈部活动以加强效果。如果同时伴有头痛，可用拇指指端点压外关，食指指端点压内关，相对用力达到两穴同治的效果。

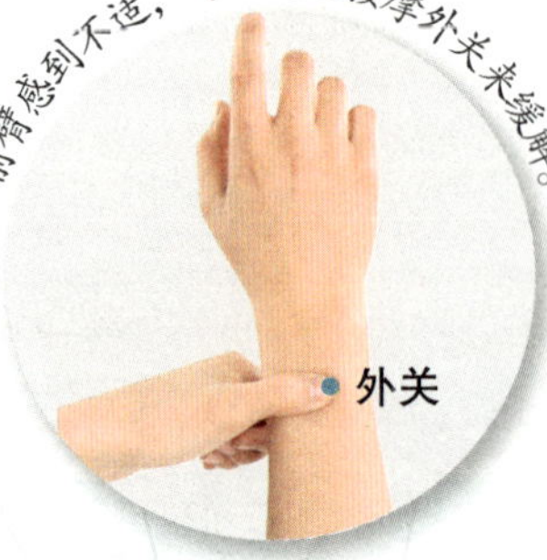

医案二 便秘找支沟

此案例发生在笔者朋友的亲戚身上，朋友说家里老人长期卧床，活动量少，吃完饭不排便，平素都用开塞露，近1周效果不理想，已经好几天没有解大便。看着老人肚子一天天胀起来，心里很是焦急，因老人卧床不方便去医院，遂想起来我这位“江湖郎中”，寻求指点一二。起初并没有把握，耐不住再三请求，嘱咐朋友每日按摩老人支沟。以拇指指腹反复按揉，每日10余次，每次3~5分钟，坚持3日，配合开塞露看看效果，并再三嘱咐，如果3日内不见转机，必须去医院就诊。第二日，朋友发来喜讯，老人已能顺利解出大便。

医生有话说

支沟是治疗便秘的经验要穴，尤其是对于老年习惯性便秘。需要注意的是，便秘的病因有很多，功能性便秘可以用按摩来解决，但如果发生了肠梗阻，必须及时就医，以免延误病情。

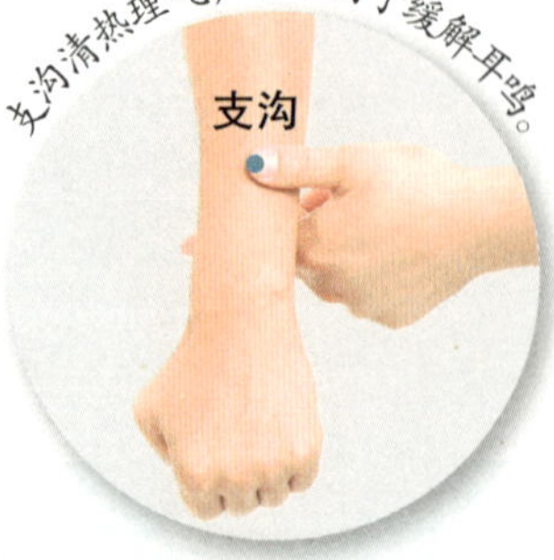

关冲：减轻喉舌肿痛

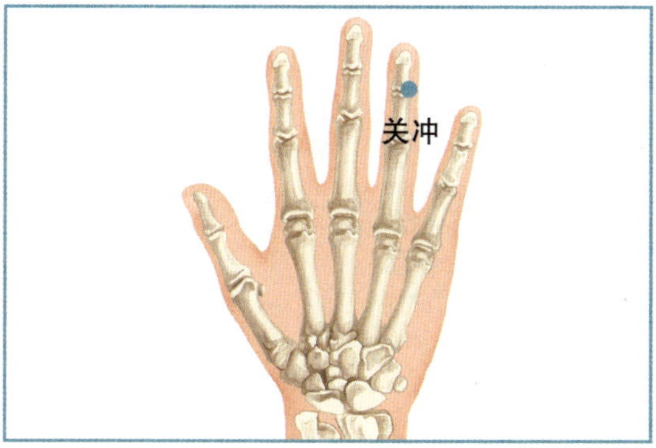

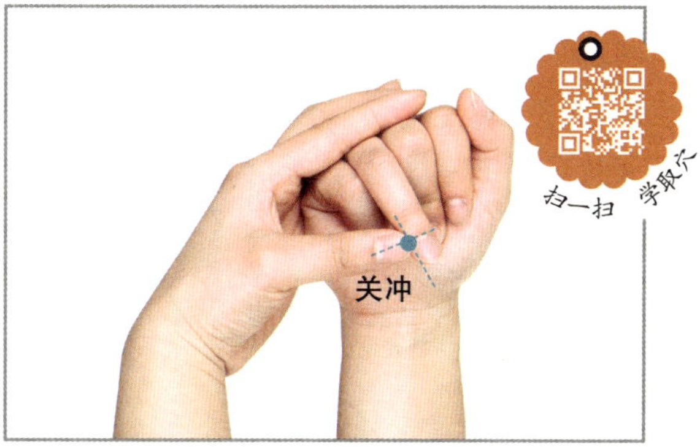

关，通“弯”，指无名指；冲，冲要。穴在无名指端，经气由此涌出，沿经上行，故得此名。

精准定位 在手指，第 4 指末节尺侧，指甲根角侧上方 0.1 寸。

3 秒取穴 沿无名指指甲底部与侧缘引线的交点处即是。

按摩方法 用拇指指尖掐按关冲，每次 1~3 分钟。

功效主治 清热开窍、清利喉舌、通络止痛。主治目赤肿痛、头痛、咽喉肿痛、耳鸣、舌肿、中暑、晕厥。

液门：清头目找液门

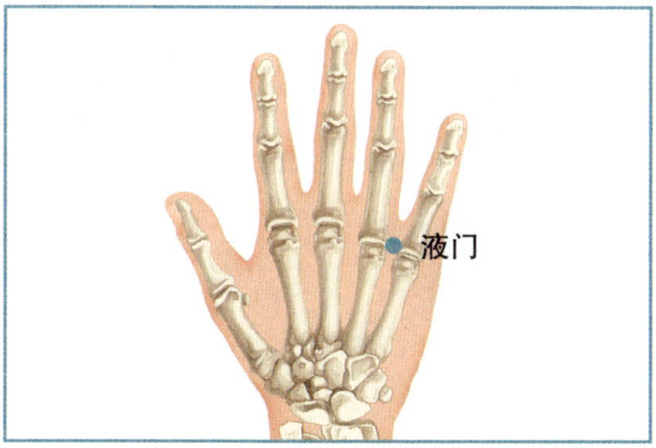

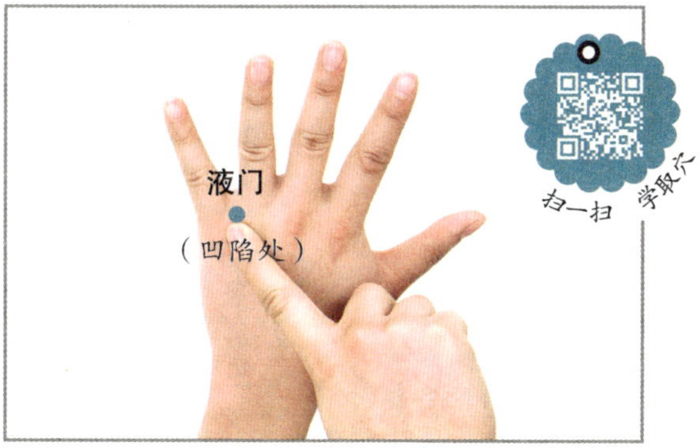

液，水液；门，门户。此为本经荥穴，属水，有通调水道之功，犹如水气出入之门户，故得此名。

精准定位 在手背，第 4、第 5 指间，指蹼缘上方赤白肉际凹陷中。

3 秒取穴 抬臂俯掌，手背部第 4、第 5 指指缝间掌指关节前可触及一凹陷处即是。

按摩方法 用拇指指尖按揉液门，每次 1~3 分钟。

功效主治 清利头目、通经泻火、消肿止痛。主治头痛、目赤肿痛、眩晕、耳鸣、牙龈肿痛、手背红肿、上肢疼痛。

中渚：清热通络效果好

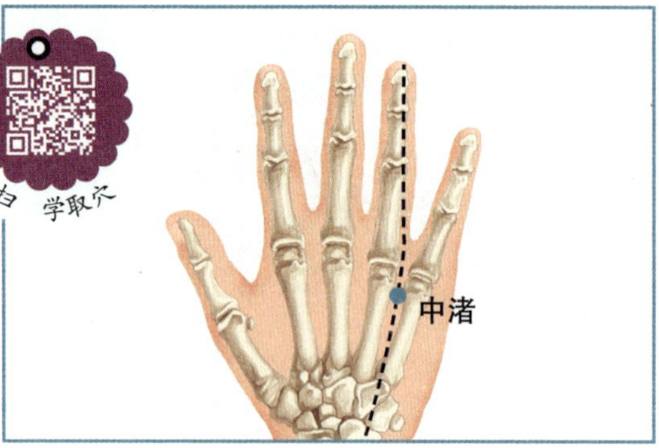

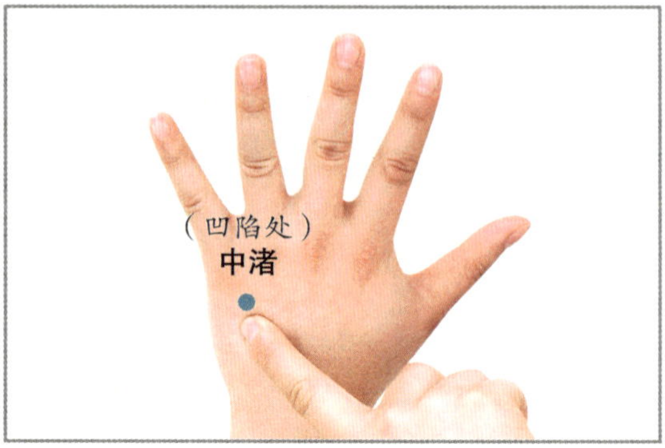

中，中间；渚，水中小块陆地。三焦水道似江，脉气至此输注留连，犹江中有渚，故得此名。

精准定位 在手背，第4、第5掌骨间，第4掌指关节近端凹陷中。

3秒取穴 抬臂俯掌，手背部第4、第5指指缝间，掌指关节后可触及一凹陷处。

按摩方法 用拇指指腹按揉中渚，每次2~3分钟。

功效主治 清热疏风、聪耳利窍、通经止痛。主治落枕、急性腰扭伤、肩周炎、偏头痛、脑卒中、耳鸣、荨麻疹。

阳池：清热又益阴

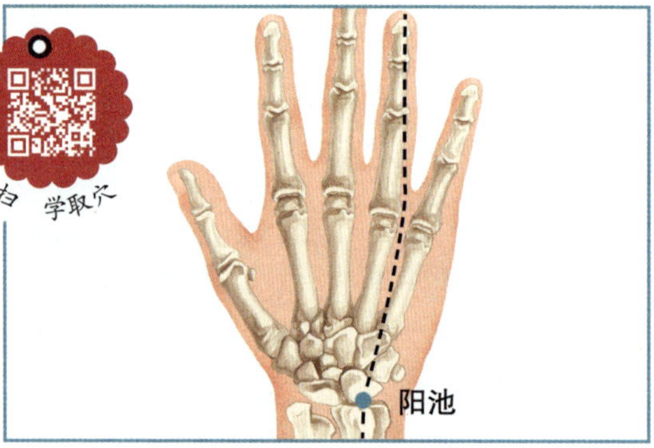

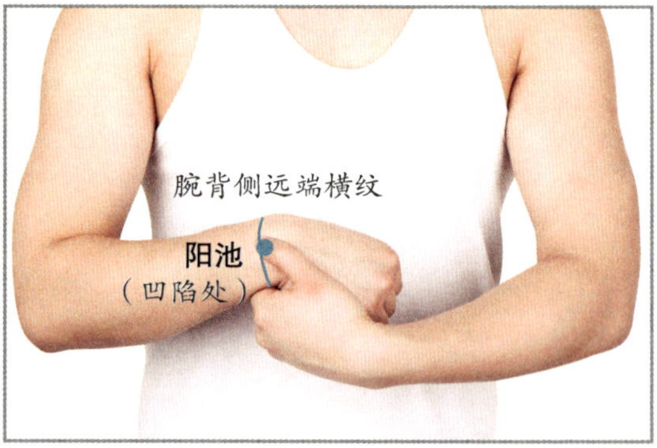

阳，外为阳；池，池塘。穴在腕背凹陷中，经气至此如水入池塘，故得此名。

精准定位 在腕后侧，腕背侧远端横纹上，指伸肌腱的尺侧缘凹陷中。

3秒取穴 抬臂垂腕，背面，由第4掌骨向上推至腕背侧远端横纹，触及凹陷处即是。

按摩方法 用拇指指腹按揉阳池，每次1分钟。

功效主治 疏调三焦、清热泻火、疏经通络、益阴增液。主治目赤肿痛、咽喉肿痛、口干、腕关节肿痛、肩臂痛、糖尿病。

外关：解表又止痛

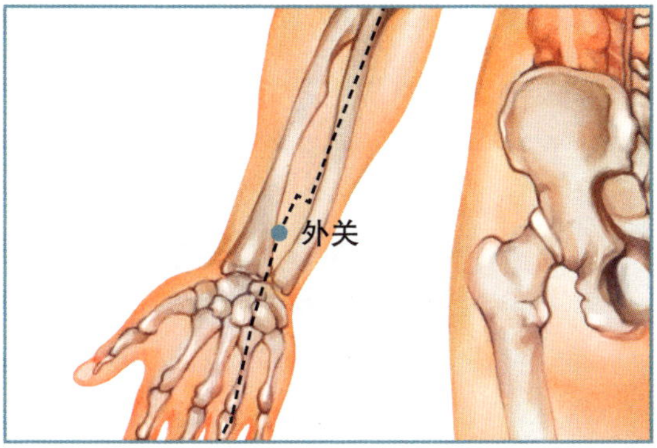

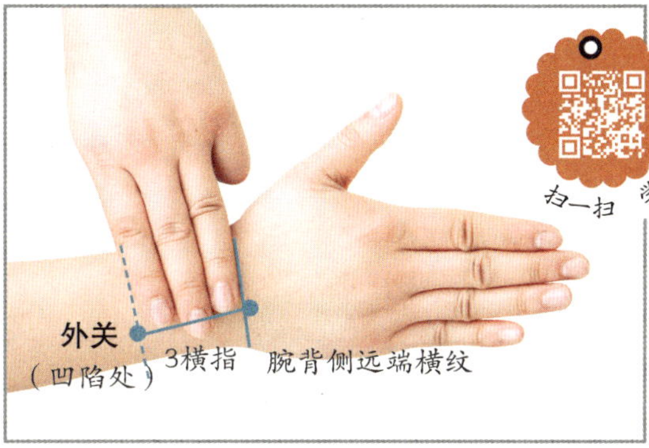

穴在前臂外侧要处，犹如关隘。又因此穴所主病位在外，为主治头肢、躯干疾患关要之穴，故得此名。

精准定位 在前臂后侧，腕背侧远端横纹上 2 寸，尺骨与桡骨间隙中点。

3秒取穴 抬臂俯掌，腕背侧远端横纹中点直上 3 横指，前臂两骨之间的凹陷处即是。

按摩方法 用拇指指腹点按外关，每次 1~3 分钟。

功效主治 解表清热、疏风利胁、通经活络。主治头痛、目赤肿痛、耳鸣、三叉神经痛、感冒、颈椎病。

支沟：上肢疼痛按一按

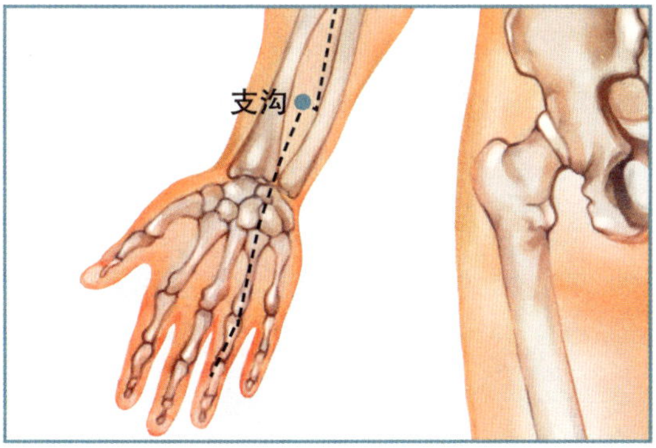

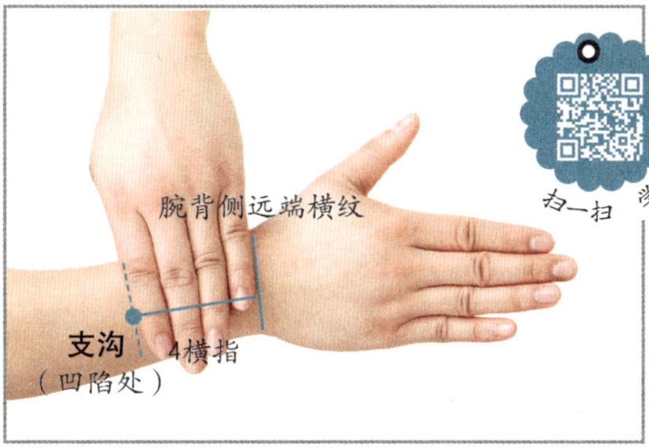

支，通“肢”，在此指上肢；沟，沟渠。穴在上肢尺骨与桡骨间沟中，故得此名。

精准定位 在前臂后侧，腕背侧远端横纹上 3 寸，尺骨与桡骨间隙中点。

3秒取穴 抬臂俯掌，腕背侧远端横纹中点直上 4 横指，前臂两骨之间的凹陷处即是。

按摩方法 用拇指指腹按揉支沟，每次 1~3 分钟。

功效主治 清利三焦、降逆通便、疏经通络。主治上肢疼痛、胁肋痛、耳鸣、失声、便秘、甲状腺肿、热病。

会宗：疏通经络治耳鸣

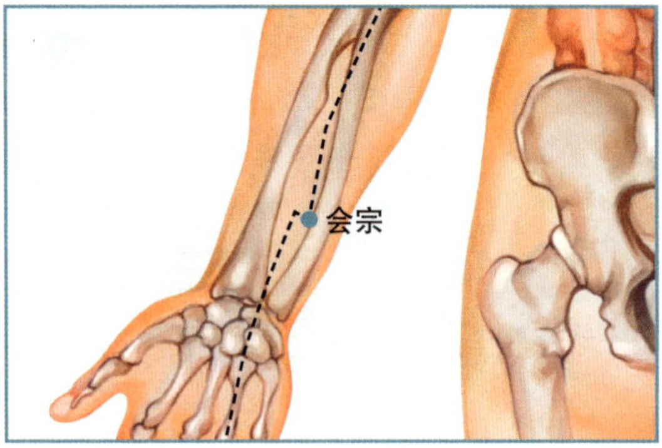

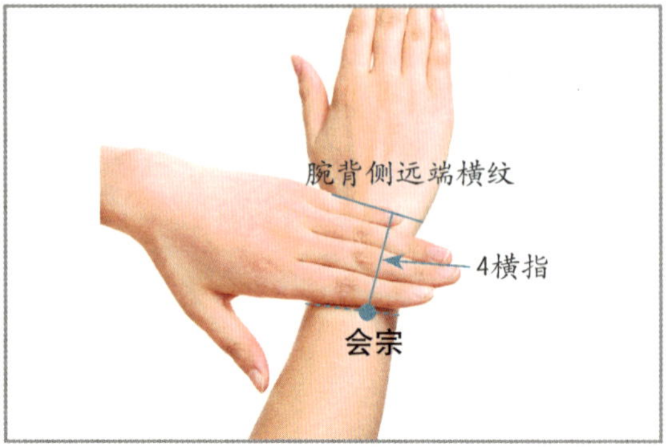

会，会合；宗，集聚。此为三焦经郄穴，是经气会聚之处，故得此名。

精准定位 在前臂后侧，腕背侧远端横纹上3寸，尺骨的桡侧缘。

3秒取穴 腕背侧远端横纹中点直上4横指，尺骨桡侧，按压有酸胀感处即是。

按摩方法 用一手食指指尖垂直向下掐按另一手的会宗，每次左右各1~3分钟。

功效主治 清利三焦、安神定志、疏通经络。主治耳鸣、手臂疼痛、胸胁痛、癫痫。

三阳络：缓解牙齿疼痛

扫一扫 学取穴

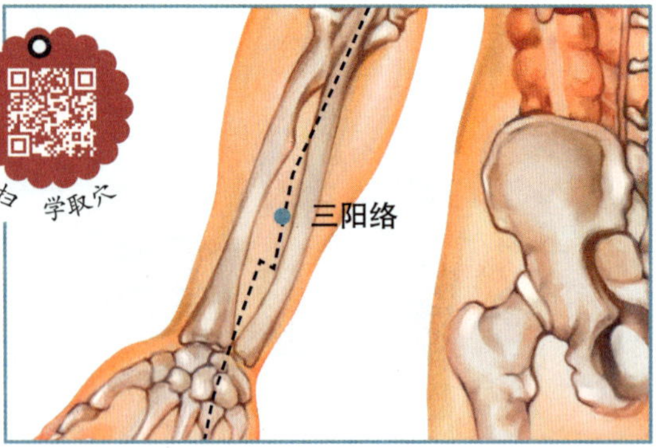

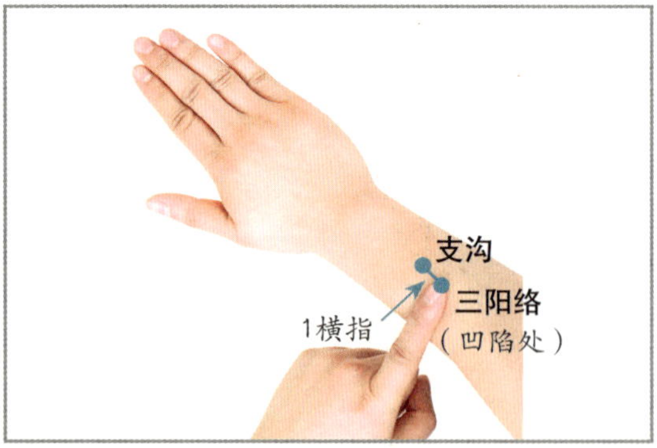

三阳，指手三阳经；络，联络。本穴联络手之三条阳经，故得此名。

精准定位 在前臂后侧，腕背侧远端横纹上4寸，尺骨与桡骨间隙中点。

3秒取穴 先找到支沟，直上1横指，前臂两骨之间凹陷处即是。

按摩方法 用拇指指尖点揉三阳络，每次1~3分钟。

功效主治 疏经通络、开窍镇痛。主治前臂酸痛、牙痛、脑血管病后遗症。

四渎：咽痛、牙痛特效穴

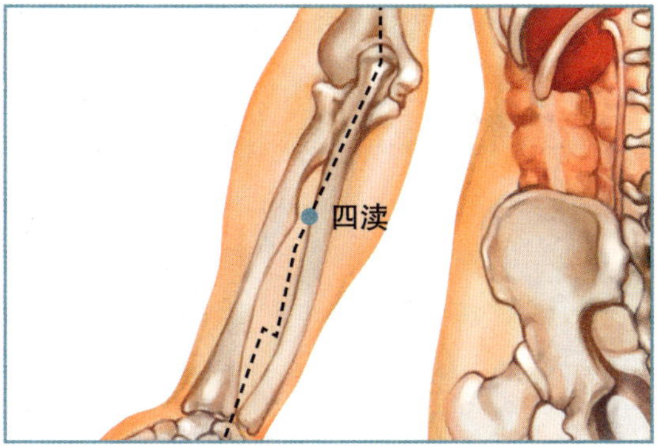

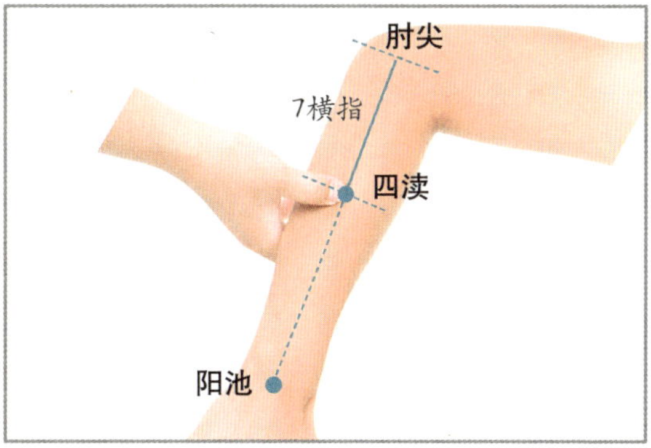

四，四个；渎，河流。古称长江、黄河、淮河、济水为“四渎”。经气至此，渗灌更广，故得此名。

精准定位 在前臂后侧，尺骨鹰嘴尖下5寸，尺骨与桡骨间隙中点。

3秒取穴 先找到阳池，其与肘尖连线上，肘尖下7横指处即是。

按摩方法 用拇指指腹点按四渎，每次1~3分钟。

功效主治 利窍清热、通经止痛。主治咽喉肿痛、牙痛、耳鸣、失声、手臂肿痛。

天井：有结节按一按

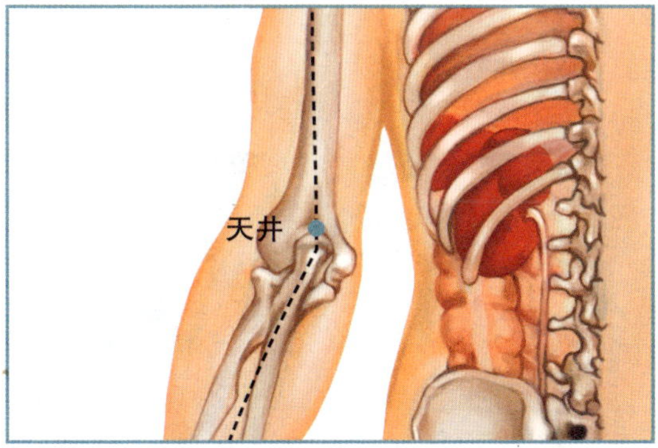

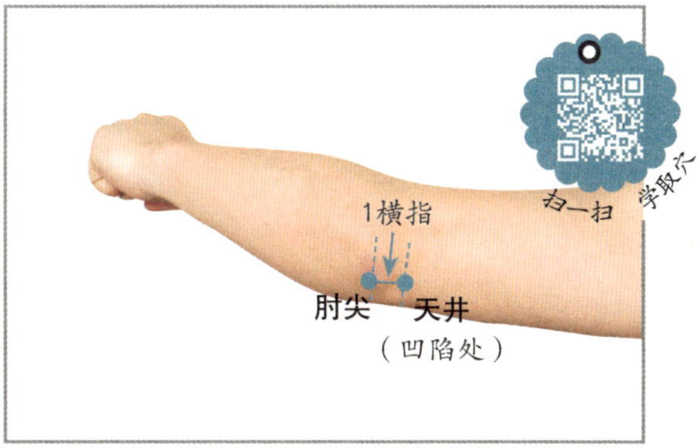

天，天空，上部；井，水井。穴在上肢鹰嘴窝，其陷如井，故得此名。

精准定位 在肘后侧，尺骨鹰嘴尖上1寸凹陷中。

3秒取穴 屈肘，肘尖直上1横指凹陷处即是。

按摩方法 用拇指指端按揉天井，每次1~3分钟。

功效主治 行气散结、理气安神、疏经通络。主治淋巴肿、甲状腺结节、偏头痛、胁肋痛、颈肩背痛。

清冷渊：肩背酸痛常按揉

清冷渊，意指寒冷凛冽的深泉。本穴可清三焦之热，犹如入清凉深水之中，故得此名。

- 精准定位 在臂后侧，尺骨鹰嘴尖与肩峰角连线上，尺骨鹰嘴尖上 2 寸。
- 3 秒取穴 屈肘，肘尖直上 3 横指凹陷处即是。
- 按摩手法 用食指指端按揉清冷渊，每次 1~3 分钟。
- 功效主治 疏经活络、行气止痛。主治肩臂疼痛伴活动受限、头痛、目痛、胸胁痛。

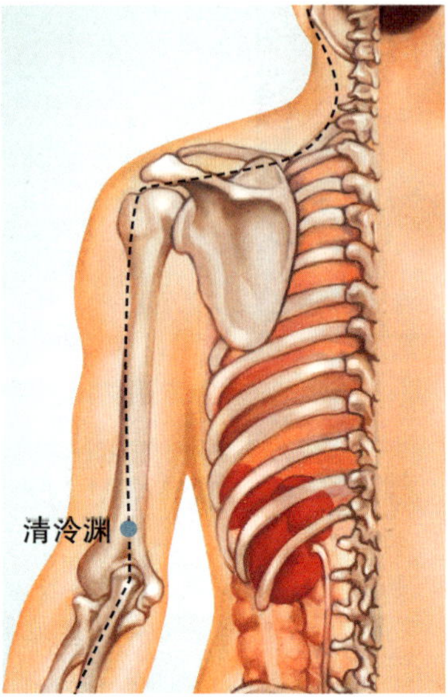

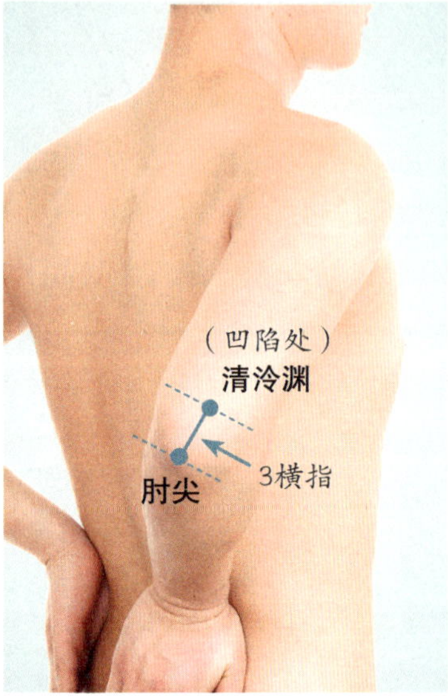

消泺：有效缓解肩背痛

消，消散；泺，水流，湖泊。三焦经气至此似水散入湖泊，故得此名。

- 精准定位 在臂后侧，尺骨鹰嘴尖与肩峰角连线上，尺骨鹰嘴尖上 5 寸。
- 3 秒取穴 先取肩髎，其与肘尖连线上，肘尖上 7 横指处即是。
- 按摩手法 四指并拢，以指端向消泺施加压力，一压一松，持续 3~5 分钟为宜。
- 功效主治 清热安神、活络止痛。主治颈背痛、肩臂痛、头痛、牙痛。

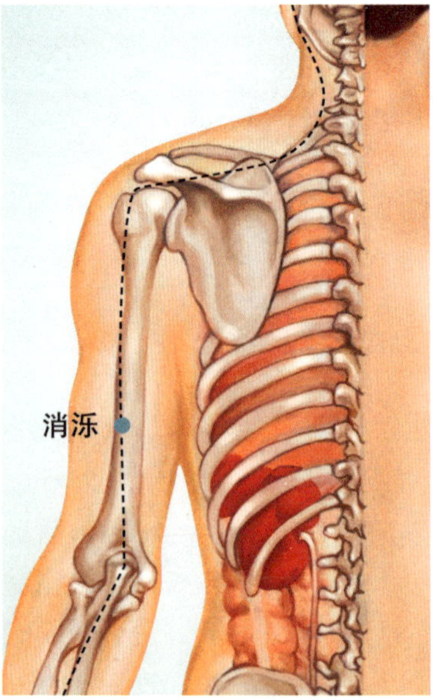

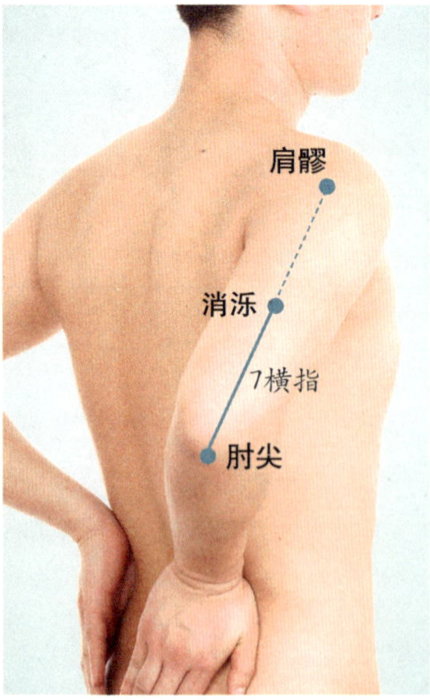

臑会：肩膀不适就找它

臑，上臂肌肉隆起处；会，交会。穴在上臂肌肉隆起处，为三焦经和阳维脉之交会处，故得此名。

扫一扫 学取穴

- 精准定位 在臂后侧，肩峰下 3 寸，与三角肌后缘相交处。
- 3 秒取穴 先找到肩髎，其与肘尖连线上，肩髎下 4 横指处即是。
- 按摩手法 用拇指和食指拿捏按揉臑会，每次 1~3 分钟。
- 功效主治 化痰散结、通络止痛。主治肩胛肿痛、肩臂酸痛、甲状腺结节。

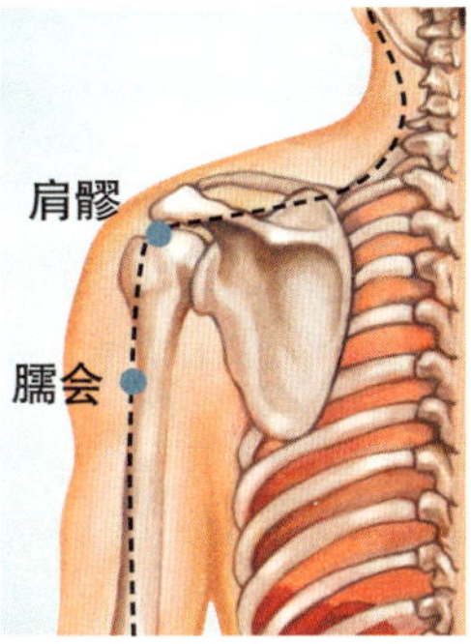

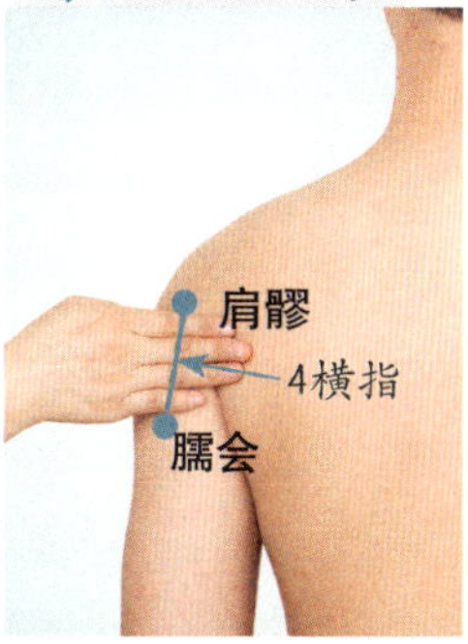

肩髎：祛除风湿肩不疼

肩，肩部；髎，骨隙。穴在肩部骨隙中，故得此名。

扫一扫 学取穴

- 精准定位 在肩带部，肩峰角与肱骨大结节两骨间凹陷中。
- 3 秒取穴 外展上臂，肩峰后下方呈现凹陷处即是。
- 按摩手法 用食指和中指点按肩髎 30 下，以有酸胀感为佳。
- 功效主治 祛风除湿、疏经活络。主治肩胛肿痛、肩臂痛不能举抬、脑卒中偏瘫、荨麻疹。

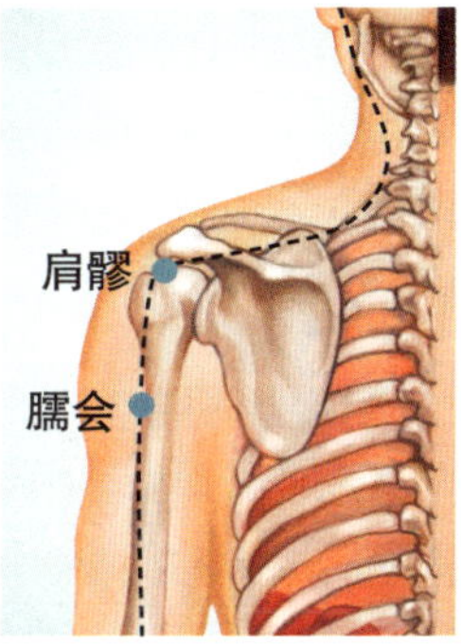

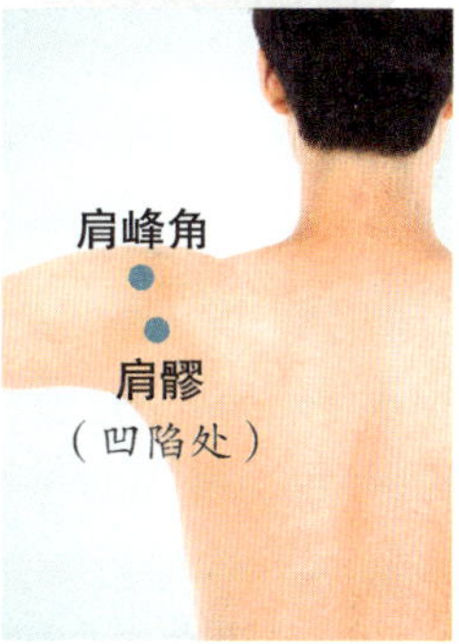

天髎：胸中烦闷按一按

天，天空，指上部；髎，骨隙。上为天，穴在肩胛冈上方之骨隙中，故得此名。

扫一扫 学取穴

- 精准定位 在肩带部，肩胛骨上角骨际凹陷中。
- 3 秒取穴 肩胛骨上角的凹陷处即是。
- 按摩手法 用拇指指腹按揉天髎，每次 1~3 分钟。
- 功效主治 宽胸理气、通经止痛。主治肩臂痛、胸口胀闷、烦闷、颈椎病、落枕。

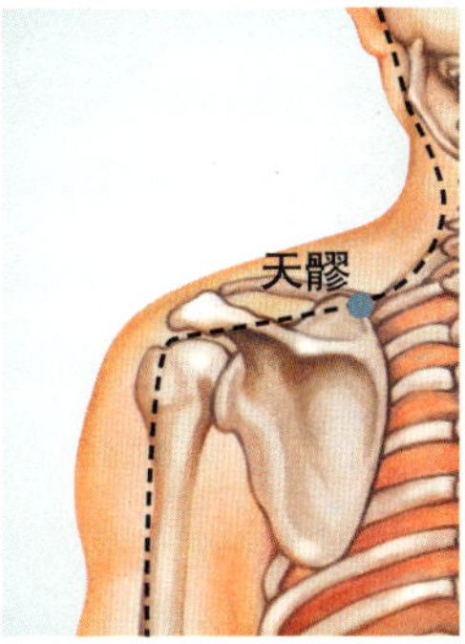

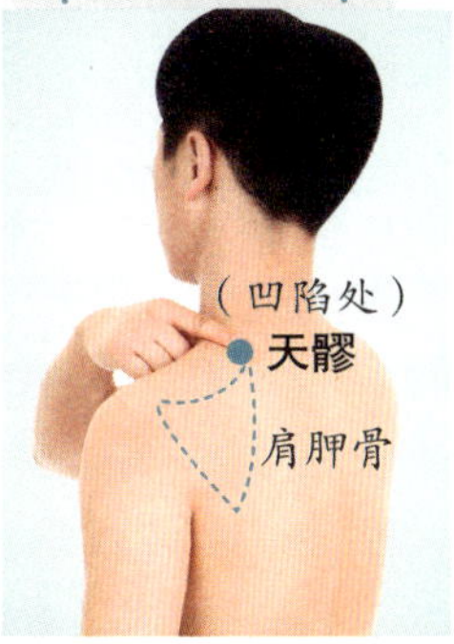

天牖：通利头窍解头晕

天，天空，上部；牖，窗。穴在侧颈部上方，能开上窍，故得此名。

- 精准定位 在颈前部，横平下颌角，胸锁乳突肌的后缘凹陷中。
- 3 秒取穴 找到下颌角，胸锁乳突肌后缘，平下颌角的凹陷处即是。
- 按摩手法 用食指指腹轻轻按揉天牖，每次 3~5 分钟。
- 功效主治 通气开窍、通经活络。主治目痛、眼干、耳鸣、喉痛、失音、头痛、眩晕、颈椎病、耳后淋巴结肿、甲状腺结节。

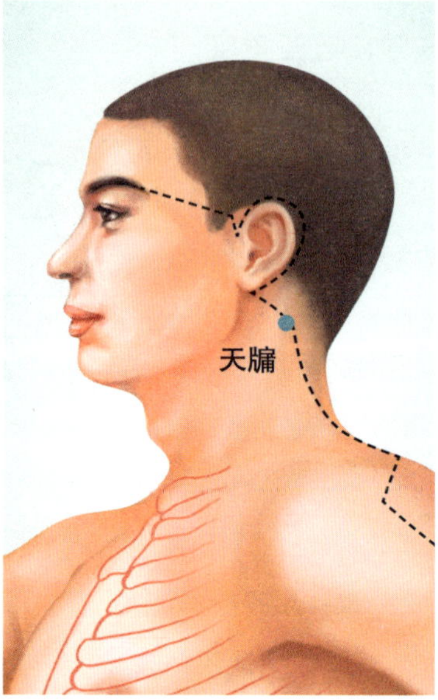

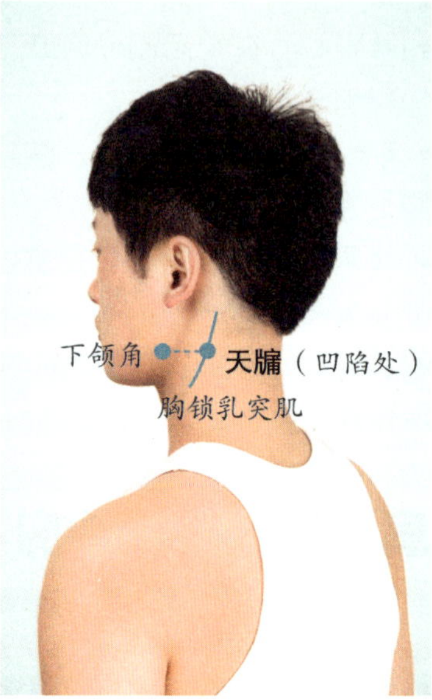

翳风：打嗝按此穴

扫一扫 学取穴

翳，遮蔽；风，风邪。穴当耳垂后方遮蔽风邪之处，故得此名。

- 精准定位 在颈部，耳垂后方，乳突下端前方凹陷中。
- 3 秒取穴 头偏向一侧，将耳垂下压，覆盖范围中的凹陷处即是。
- 按摩手法 用食指指腹轻轻按揉翳风，每次 3~5 分钟。
- 功效主治 聪耳通窍、疏风清热。主治呃逆、面痛、脸颊肿痛、口眼歪斜、牙关紧闭、耳鸣、甲状腺结节、下颌关节炎。

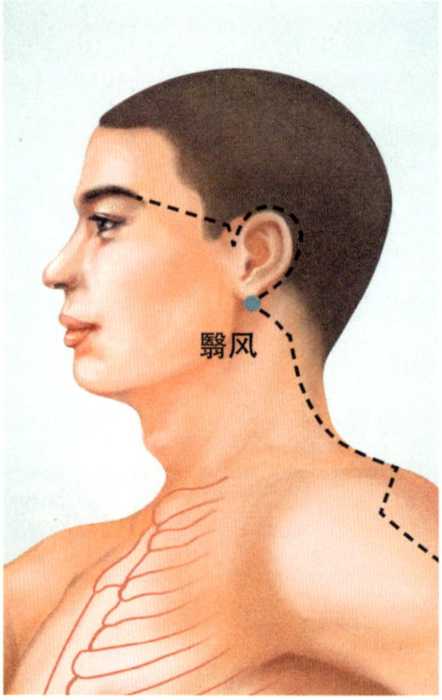

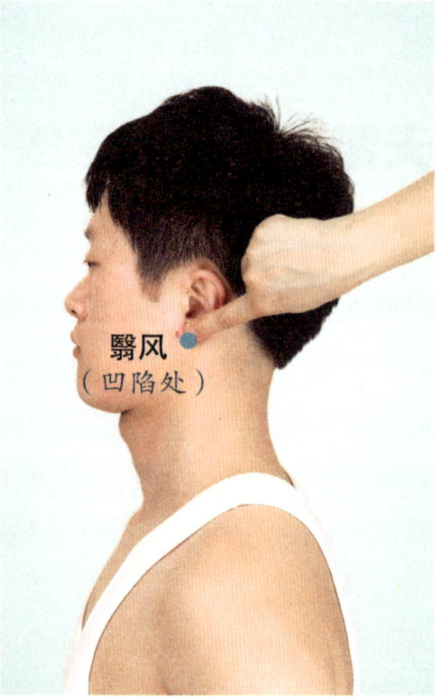

瘈脉：小儿惊风不用怕

扫一扫 学取穴

瘈，瘈疭；脉，指络脉。此穴位于耳后青筋“瘈脉”处，善治瘈疭，故得此名。

- 精准定位 在头部，乳突中央，角孙与翳风沿耳轮弧形连线的下 1/3 处。
- 3 秒取穴 翳风和角孙沿耳轮后缘作弧形连线的下 1/3 处即是。
- 按摩手法 用食指指腹轻轻按揉瘈脉，每次 3~5 分钟。
- 功效主治 息风解痉、活络通窍。主治头痛、耳鸣、面瘫、呕吐、小儿惊风。

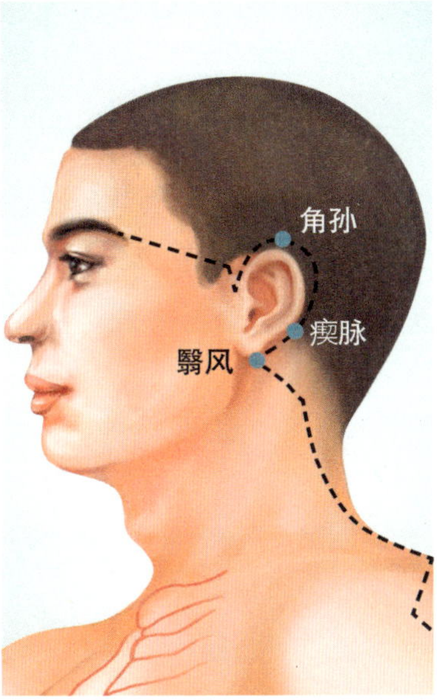

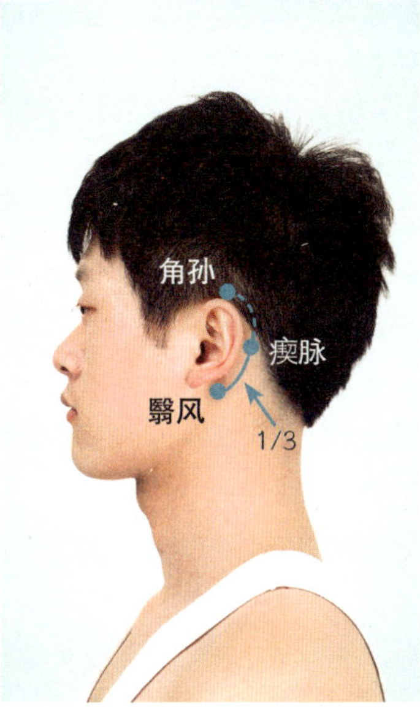

颅息：耳不鸣，头不痛

扫一扫 学取穴

颅，头颅；息，停息。三焦经的上部之气在此停息收引。

- 精准定位 在头部，角孙与翳风沿耳轮弧形连线的上 1/3 处。
- 3 秒取穴 翳风和角孙之间沿耳轮后缘作弧形连线，连线上 1/3 处即是。
- 按摩手法 用食指指腹轻轻按揉颅息，每次 3~5 分钟。
- 功效主治 通窍聪耳、清热镇惊。主治耳鸣、头痛、小儿惊风、呕吐。

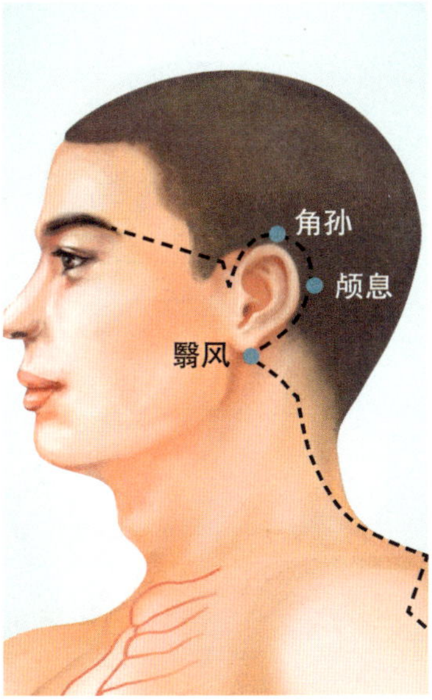

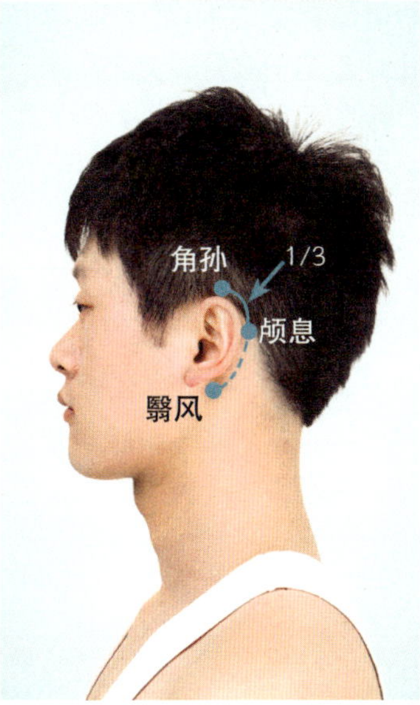

角孙：缓解眼睛红肿

扫一扫 学取穴

角，角隅；孙，孙络，细络。穴在上耳角，细络旁通。

- 精准定位 在头部，耳尖正对发际处。
- 3秒取穴 在头部，将耳郭折叠向前，找到耳尖，耳尖直上入发际处即是。
- 按摩手法 用拇指指腹按揉角孙，每次1~3分钟。
- 功效主治 清热消肿、祛风止痛。主治目赤肿痛、牙痛、头痛、颈背僵痛。

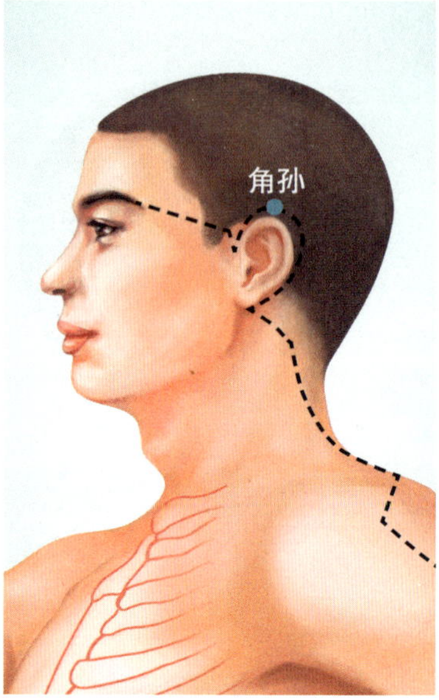

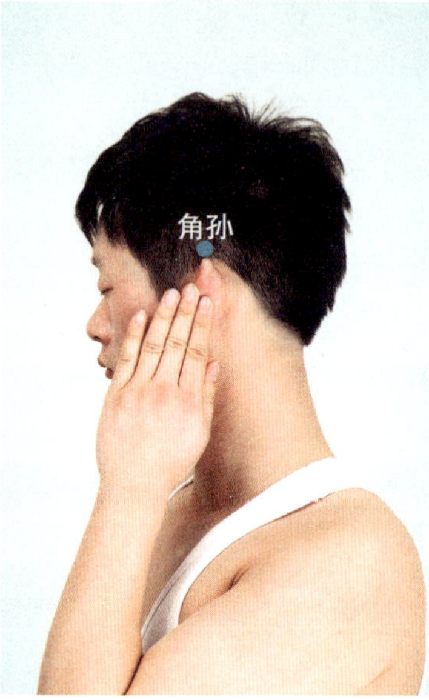

耳门：耳病找耳门

扫一扫 学取穴

耳，耳窍；门，门户。穴在耳前，犹如耳之门户。

- 精准定位 在面部，耳屏上切迹与下颌骨髁突之间的凹陷中。
- 3秒取穴 耳屏上缘的前方，张口有凹陷处即是。
- 按摩手法 用食指指腹按揉耳门，每次1~3分钟。
- 功效主治 开窍聪耳、清热活络。主治耳鸣、耳道流脓、中耳炎、牙痛。

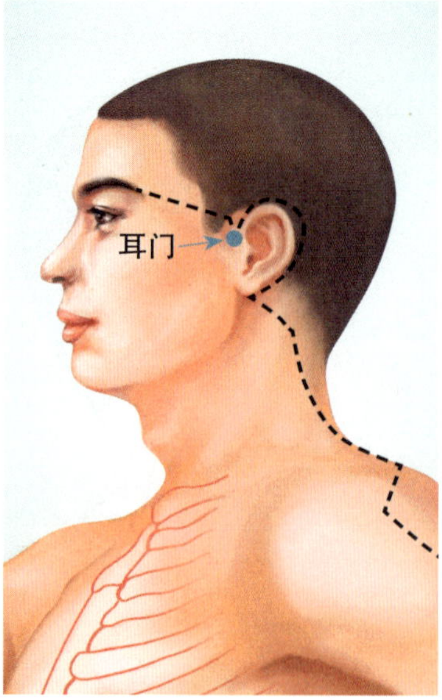

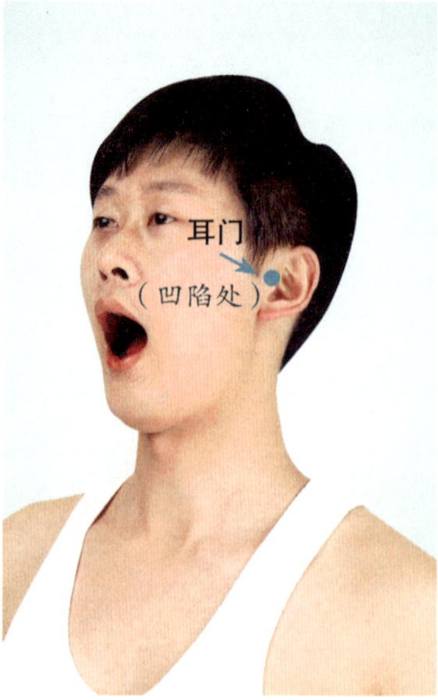

耳和髎：五官病症不必愁

耳，耳窍；和，调和；髎，骨隙。穴当耳前骨的浅表陷隙中，可调耳和声，故得此名。

- 精准定位 在头部，鬓发后缘，耳郭根的前方，颞浅动脉的后缘。
- 3 秒取穴 在头侧部，沿鬓发后缘作垂线，沿耳郭根部作水平线，两者交点处即是。
- 按摩手法 用食指指腹轻轻按揉耳和髎，每次 3~5 分钟。
- 功效主治 祛风通络、解痉止痛。主治牙关紧闭、口眼歪斜、头重痛、耳鸣、耳胀、三叉神经痛。

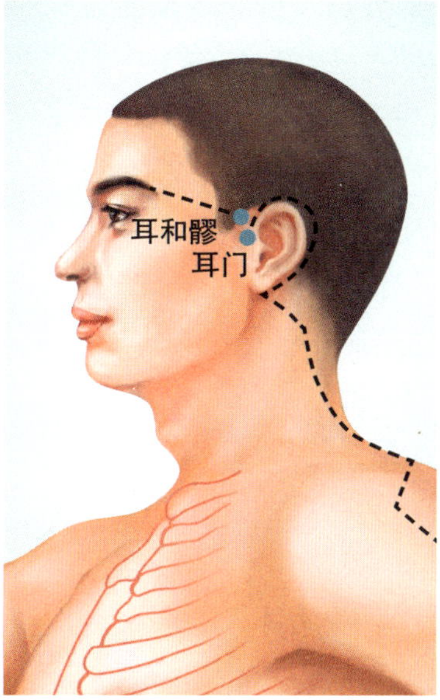

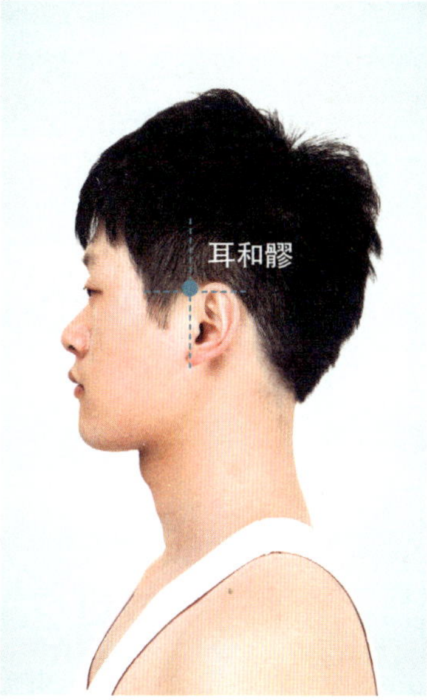

丝竹空：头痛头晕都缓解

扫一扫 学取穴

丝竹，指眉毛状如细竹；空，空隙。穴在眉梢之凹陷处，故得此名。

- 精准定位 在头部，眉梢凹陷中。
- 3 秒取穴 在面部，眉毛外侧缘眉梢凹陷处即是。
- 按摩手法 用食指指腹分别向内按揉丝竹空，每次 1~3 分钟。
- 功效主治 清头明目、疏肝止痛。主治头痛、头晕、目赤肿痛、视神经萎缩。

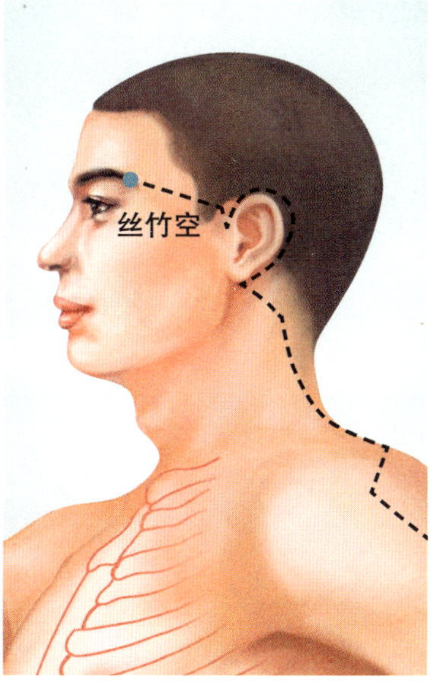

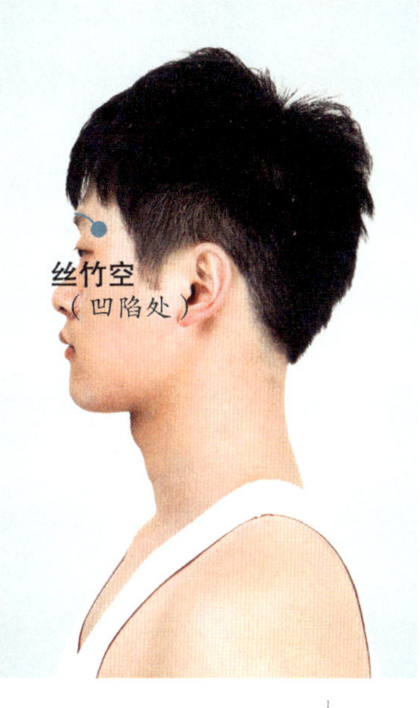

足少阳胆经的保养

足少阳胆经起于眼外角，其经脉主要分为两条路线。其中一条支脉在体外行走，并前后交错循行于头部两侧，绕过耳后方，行至肩部上方，再沿着胸腹的侧部，一直循行至盆骨旁，循着大腿及小腿侧部，再沿着脚面，直达足趾尖；另一支脉则进入面颊内，通过颈项及胸部，直达于胆，下行出于小腹，与其他支脉关联。胆经属胆，络肝。肝胆互为表里，保养胆经可缓解肝胆系疾病。

主治病症

本经腧穴主要调理头痛、前额痛、耳鸣、目痛等头面部疾病，膝关节痛、踝关节痛等关节问题，癫痫、惊厥等神经系统疾病，热病以及经脉循行部位的其他疾病。调理耳鸣常用听会、头窍阴；调理眼病常用瞳子髎、上关；调理热病常用阳陵泉、足窍阴。

子时（23:00—1:00）

胆经当令

适合熟睡以保养胆经。
肝胆相表里，
春季宜养肝护胆。

胆经上潜伏的疾病

胸胁疼痛

肝郁气滞、胆腑不利，气机失调，则会出现胸胁胀痛、胸闷、心痛、背痛等症状。

关节疼痛

胆经经过人体重要关节部位，当其异常不通时，会出现关节疼痛，如膝关节、踝关节疼痛，还会出现小腿肌肉萎缩、下肢胀痛等症状。

失眠口苦

胆经经气异常变动，影响气机和肝的疏泄，见心烦、失眠；若肝火犯脾，则见口苦、消化不良、胃胀、泛酸。

头目疼痛

由于胆经与头目相连，若经脉不通，则可能会引发头痛、前额痛、目痛、眼角痛等症状。

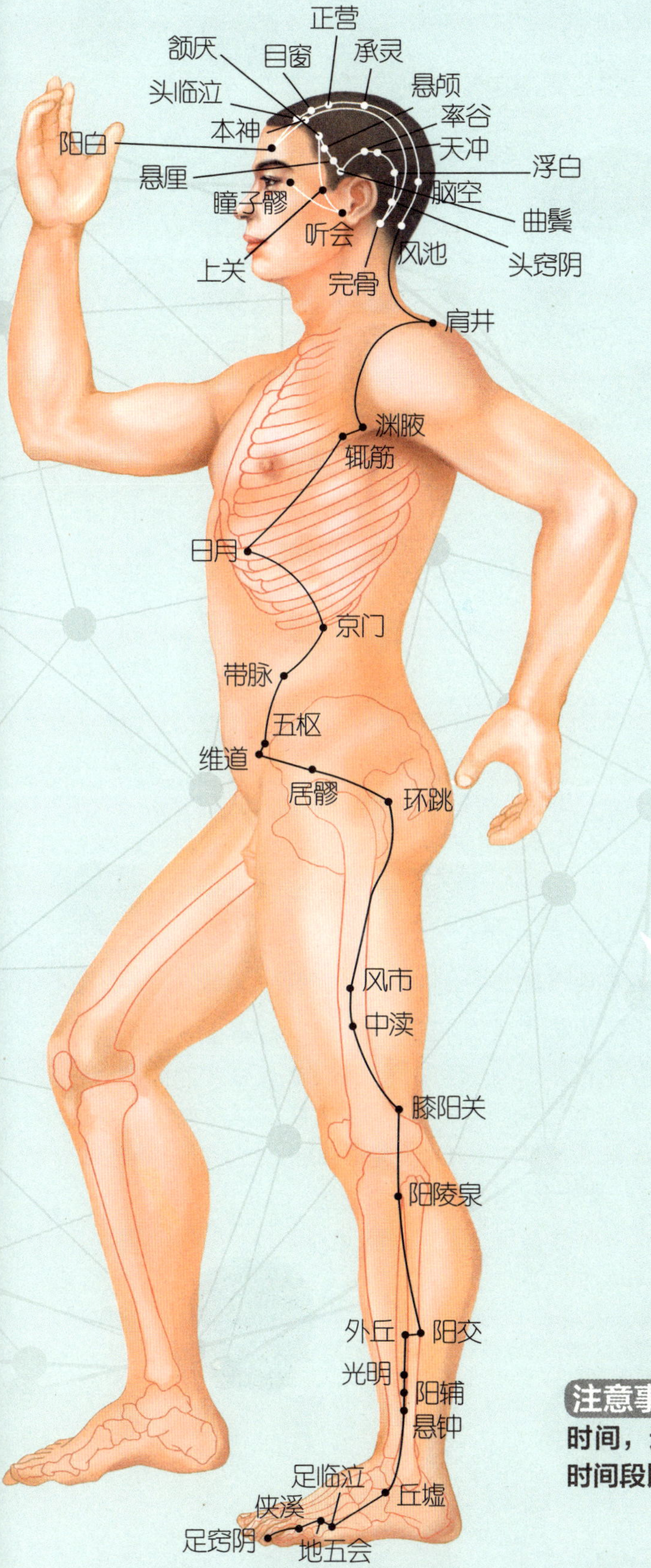

胆经的作用

1. 疏肝清热。肝胆气滞是热病的重要病因，保养胆经可疏肝利胆，退热止痛。

2. 改善神志。胆气虚则神欠安，保养胆经可壮实胆气。

日常保养

胆经按摩以敲打类手法为主，用手握拳，以小鱼际侧敲打，力度不宜太大，沿着大腿外侧，从臀部敲打到膝盖，敲打 3~5 分钟，每日 2 次。

注意事项 **敲打手法不宜选择胆经当令的时间，选择 7—11 点和 21—23 点这两个时间段比较合适。**

医案一 腰臀酸痛拍环跳

冯某，女，67岁，主因“腰臀酸痛2年”就诊。患者2年前劳累后出现腰臀酸痛，反反复复，无明显双下肢症状。查见腰臀部肌肉紧张，双侧臀肌轻度压痛，舌红，苔薄黄，脉细。予以手法按摩，重点在腰臀部进行操作，肘点双侧环跳及附近痛点，按摩后患者诉症状明显缓解，嘱咐患者每日按摩环跳。用拇指指端点揉环跳，以感局部明显酸胀并向整个臀部或下肢放射为宜。1周后复诊，患者诉腰臀酸痛较之前有所缓解。

医生有话说

环跳位于臀部，可治疗腰臀腿痛，常用的按摩方式有点揉或者拍打。如果症状较重采用点揉的方法，有些患者疼痛不明显，仅表现为臀部酸痛，不耐久站久坐，这种情况可用掌根拍打双侧环跳各100下，每日2次，以改善局部气血循环，减轻症状。

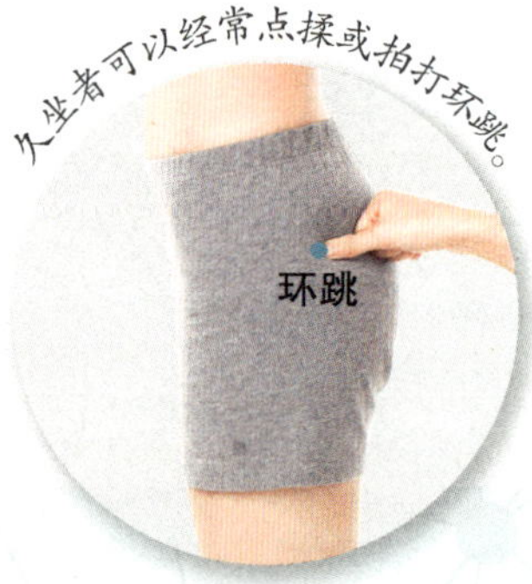

医案二 肩背疼痛肩井寻

陈某某，男，33岁，主因“双侧肩背疼痛2个月”就诊。患者2个月前运动后出现双肩背疼痛，颈肩部活动轻度受限，休息并外用膏药后活动受限缓解，现仍有肩背部疼痛，查见双侧斜方肌上部压痛明显，无叩击痛，舌红，苔白，脉涩。予以手法按摩松解肩背部肌肉后，点压肩井、肩中俞、肩外俞，按摩后患者顿感轻松，嘱咐患者每日按摩肩井。用按摩槌敲打双侧肩井50~100下，每日1次。半个月后患者复诊，诉疼痛基本消失。

医生有话说

肩井可治肩背酸痛、头酸痛、肩部僵硬、落枕等疾病。该患者运动不当损伤斜方肌，肩井位于斜方肌上，故取肩井。按摩肩井可用食指、中指并指，指端点揉，以局部酸胀为宜，可向肩背部放射，也可用按摩槌敲打。

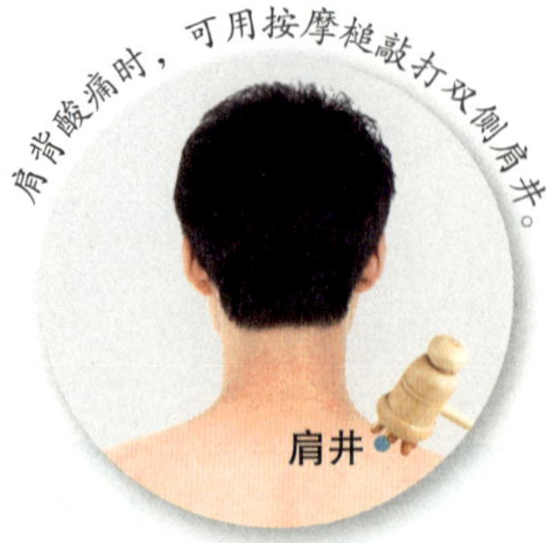

瞳子髎：眼疾特效穴

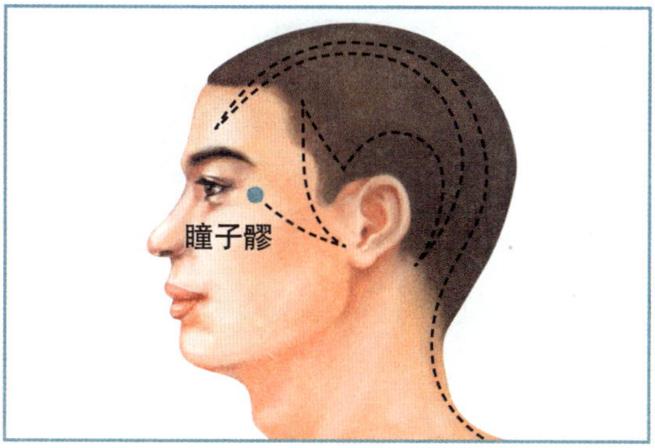

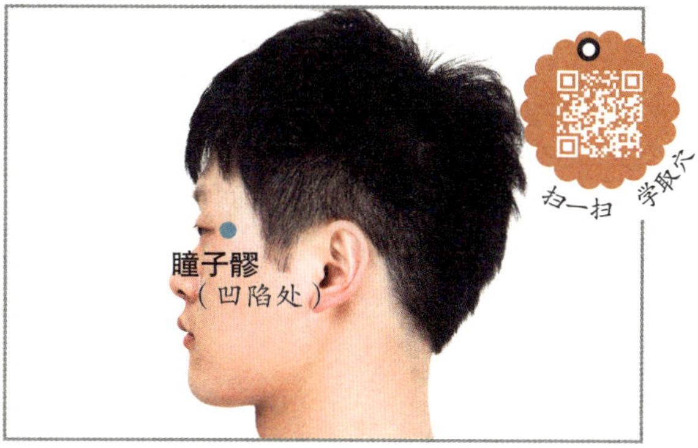

瞳子，即瞳孔；髎，骨隙。穴在眼角外骨隙中，横对瞳孔，故得此名。

精准定位 在头部，目外眦外侧 0.5 寸凹陷中。

3 秒取穴 正坐，目外眦旁，眼眶外侧缘凹陷处即是。

按摩方法 用双手食指指腹按揉瞳子髎，每天早晚各 1 次。

功效主治 清肝明目。主治干眼症、近视、胆绞痛、偏头痛。

听会：耳鸣头痛按一按

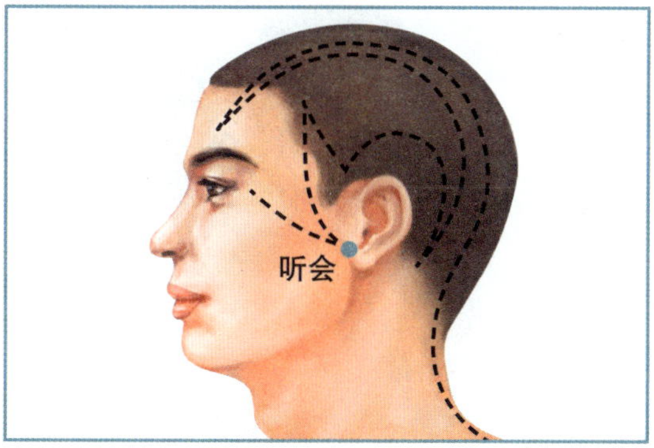

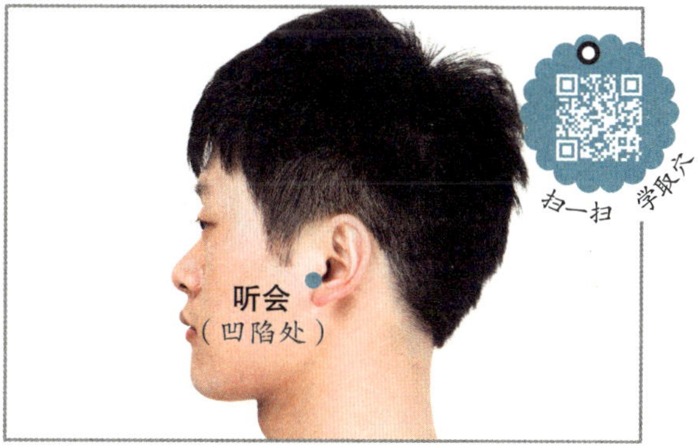

听，听觉；会，聚会。穴在耳前，功司耳闻，为耳部经气聚会之处，故得此名。

精准定位 在面部，耳屏间切迹与下颌骨髁突之间的凹陷中。

3 秒取穴 正坐，耳屏下缘前方，张口有凹陷处即是。

按摩方法 用食指指腹轻轻按揉听会，每次 1~3 分钟。

功效主治 开窍聪耳、清热止痛。主治耳鸣、偏头痛面瘫、面颊痛、口眼歪斜、颞下颌关节痛。

上关：耳鸣、颊肿常按摩

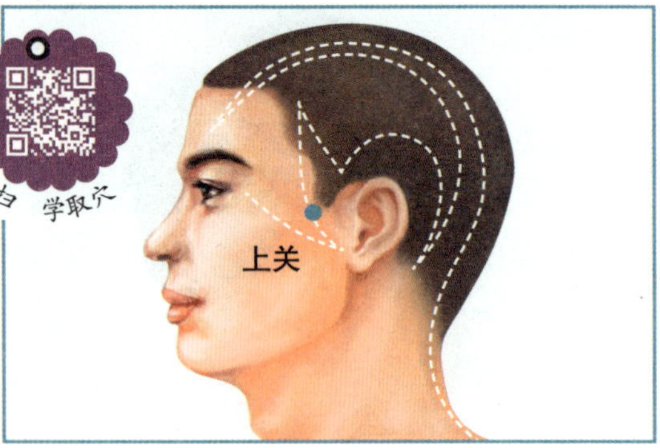

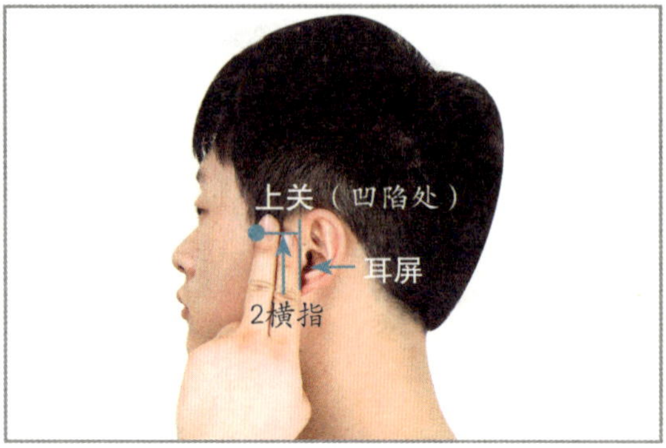

上，上方；关，关界，指颧骨弓。穴当其上缘，故得此名。

精准定位 在头部，颧弓上缘中央凹陷中。

3秒取穴 正坐，耳屏往前2横指，耳前颧骨弓上缘凹陷处即是。

按摩方法 食指、中指并拢，轻轻按揉上关，每次1~3分钟。

功效主治 清热安神、聪耳活络。主治耳鸣、脸颊肿痛、偏头痛、颞下颌关节炎、腮腺炎。

颔厌：调神利胆止头痛

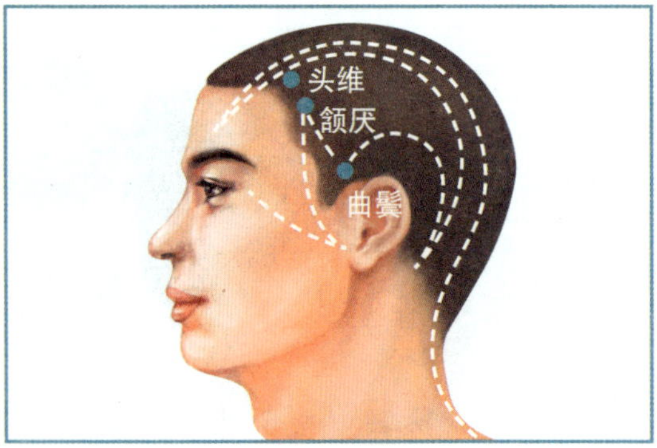

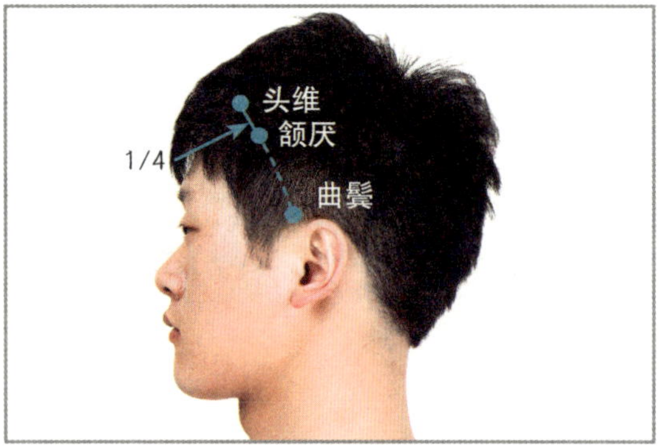

颔，下颌；厌，通“餍”，饱食。穴正当饱食吞咽时，筋脉收引牵动所止之处，故得此名。

精准定位 在头部，从头维至曲鬓的弧形连线（其弧度与鬓发弧度相应）的上1/4处。

3秒取穴 先找到头维和曲鬓，两穴弧形连线上1/4处即是。

按摩方法 用食指指腹垂直按揉颔厌，每天早晚各1次，每次1~3分钟。

功效主治 清阳利胆、调神醒脑。主治偏头痛、风热头痛、眩晕、耳鸣、脑卒中后遗症、昏迷、斜颈。

悬颅：能治外眼角肿痛

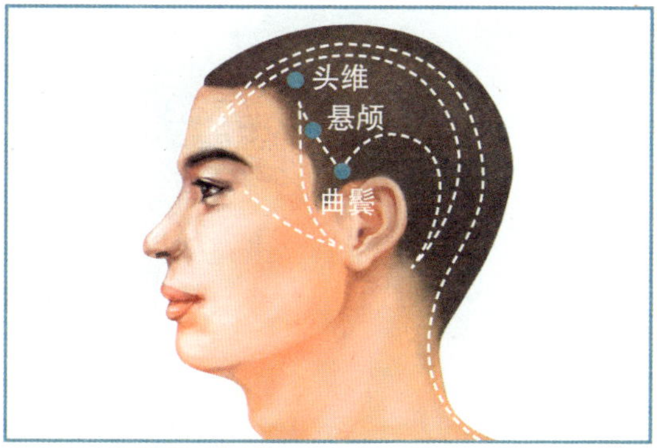

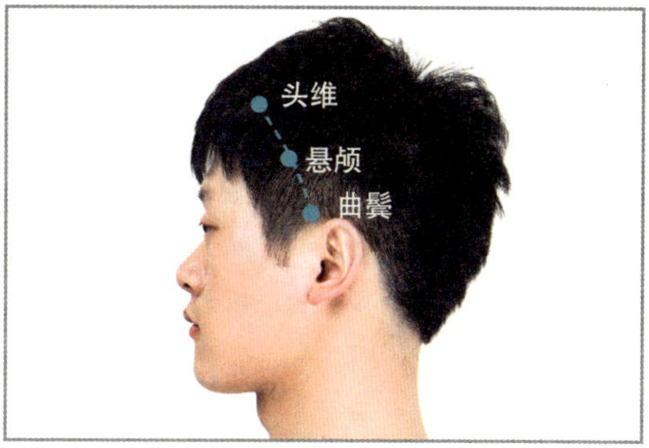

悬，悬挂；颅，头颅。穴在颞颥部，如悬挂在头颅之两侧，故得此名。

精准定位 在头部，从头维至曲鬓的弧形连线的中点处。

3秒取穴 先找到头维和曲鬓，两穴弧形连线中点处即是。

按摩方法 将食指和中指指腹置于悬颅上轻轻按揉，每天早晚各1次，每次1~3分钟。

功效主治 清热安神、消肿止痛。主治偏头痛、牙痛、外眼角痛、眩晕、脑卒中、热病。

悬厘：头痛、心烦找悬厘

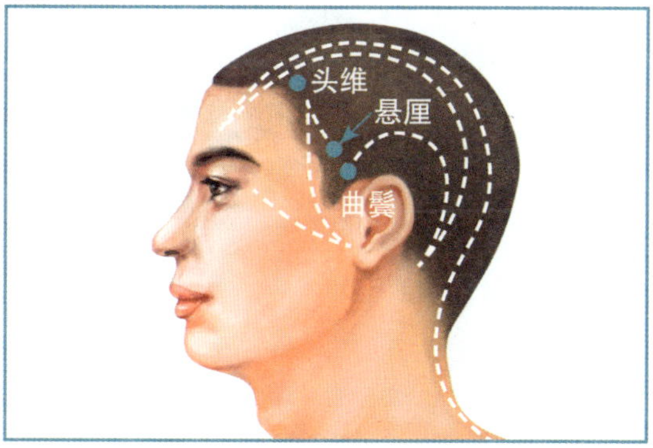

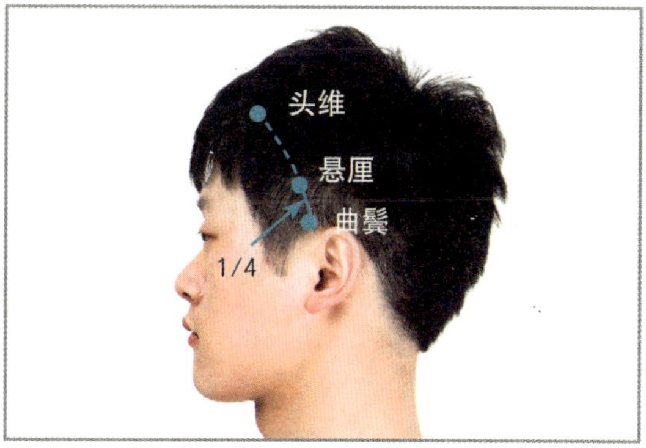

悬，悬垂；厘，同“毛”，指头发。穴在颞颥部，位于悬垂的长发之中，故得此名。

精准定位 在头部，从头维至曲鬓的弧形连线的下1/4处。

3秒取穴 先找到头维和曲鬓，两穴连线，下1/4处即是。

按摩方法 用食指和中指指腹置于悬厘上轻轻按揉，每次1~3分钟。

功效主治 通络止痛、清热散风。主治头痛、三叉神经痛、脑卒中后遗症、热病汗不出、口眼歪斜、心烦、耳鸣。

曲鬓：牙痛颊肿揉一揉

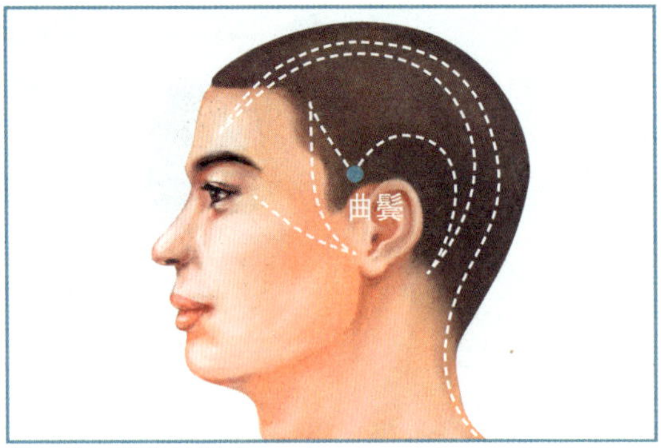

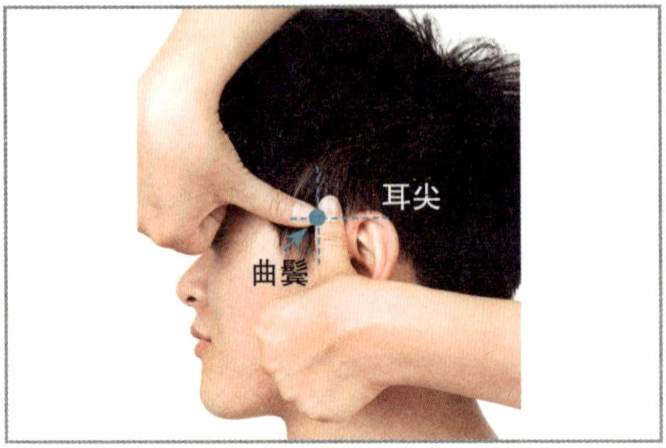

曲，弯曲；鬓，鬓发。穴在耳上鬓发边际的弯曲处，故得此名。

精准定位 在头部，鬓角发际后缘与耳尖水平线的交点处。

3秒取穴 在耳前鬓角发际后缘作垂线，与耳尖水平线相交处即是。

按摩方法 用食指指腹垂直按揉曲鬓，每次1~3分钟。

功效主治 清热消肿、活络止痛。主治面颊肿痛、牙痛、口闭不开、口眼歪斜、头痛。

率谷：清头宁神头不痛

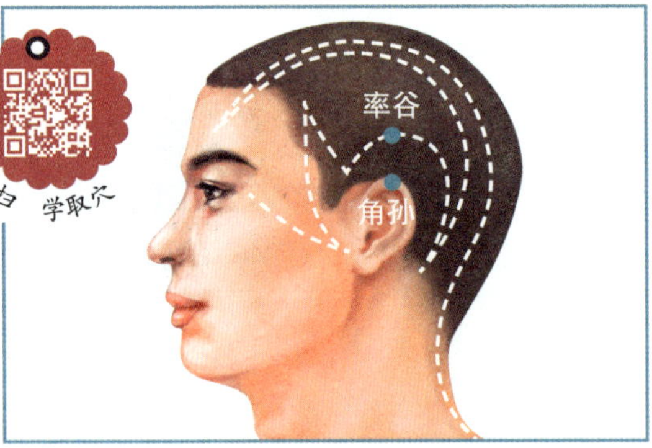

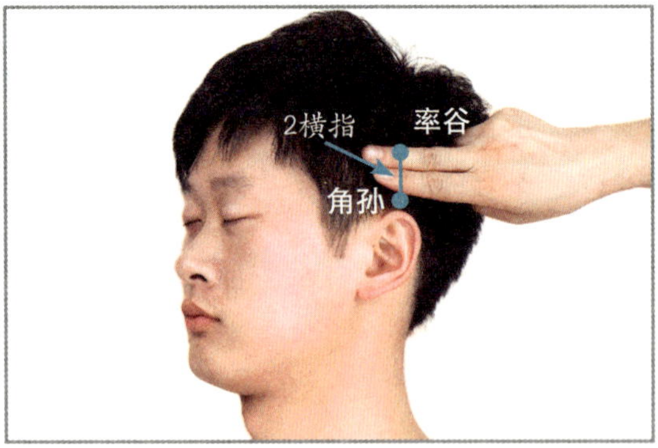

率，循、带领；谷，指凹陷处，为两山之间空隙。取穴时用手指在耳尖直上循按凹陷处，即为此穴。

精准定位 在头部，耳尖直上入发际1.5寸。

3秒取穴 先找到角孙，直上2横指处即是。

按摩方法 用食指和中指指腹按揉率谷，每次1~3分钟。

功效主治 清头宁神、消肿止痛、镇惊通络。主治头痛、偏头痛、三叉神经痛、面神经麻痹、老年性痴呆、面瘫、眩晕、耳鸣。

天冲：牙龈肿痛找天冲

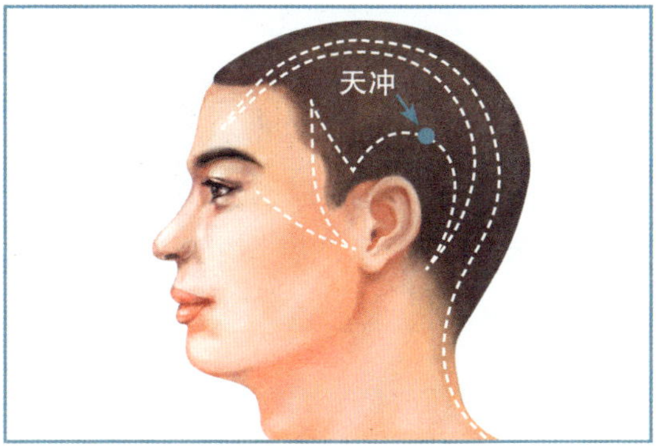

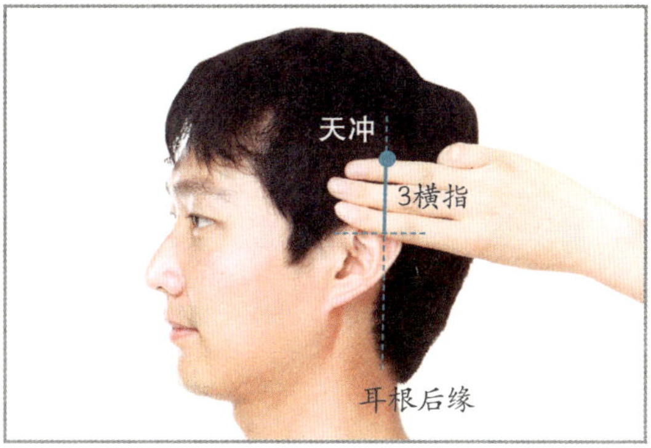

天，上部，头部；冲，冲出。穴在头两侧，胆经气血在本穴冲向上部巅顶，故得此名。

精准定位 在头部，耳根后缘直上，入发际 2 寸。

3 秒取穴 耳根后缘，直上入发际 3 横指处即是。

按摩方法 用食指指腹垂直按揉天冲，每次 1~3 分钟。

功效主治 祛风定惊、清热消肿。主治头痛、牙龈肿痛、耳鸣、甲状腺肿。

浮白：擅治颈肿、甲状腺疾病

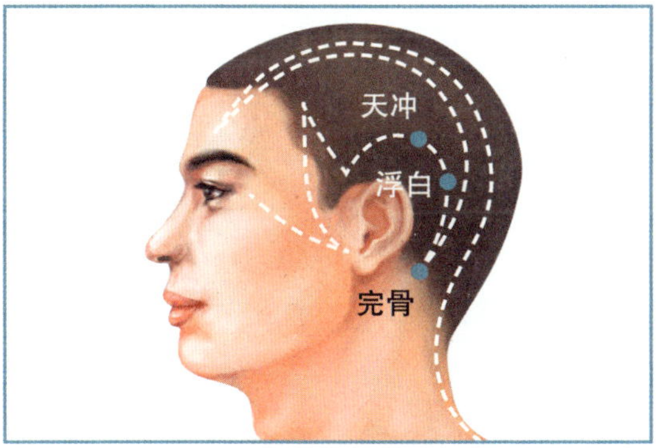

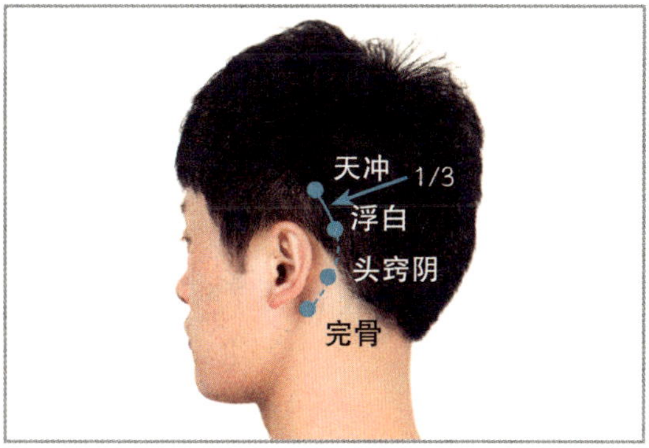

浮，浮浅；白，光明。穴位于体表浮浅部位，有清头明目之功，故得此名。

精准定位 在头部，耳后乳突的后上方，从天冲至完骨的弧形连线（其弧度与耳郭弧度相应）的上 1/3 处。

3 秒取穴 天冲和完骨的弧形连线上 1/3 处即是。

按摩方法 用食指指腹每天早晚各按揉浮白 1~3 分钟。

功效主治 清热散结、疏肝利胆、通络止痛。主治头痛、颈背肿痛、耳鸣、颈椎病、甲亢、甲状腺肿大、胆囊炎。

头窍阴：耳鸣头痛不担忧

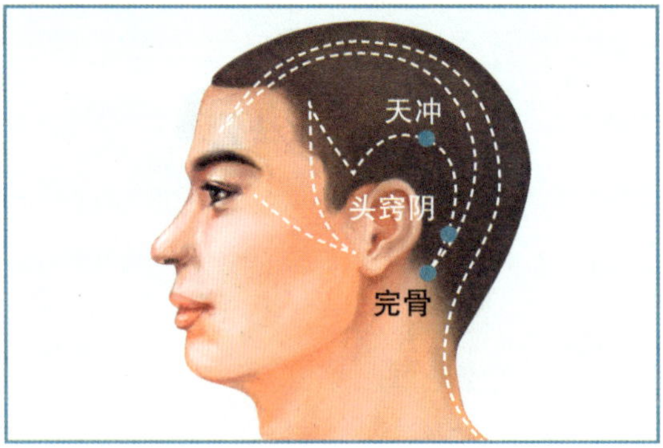

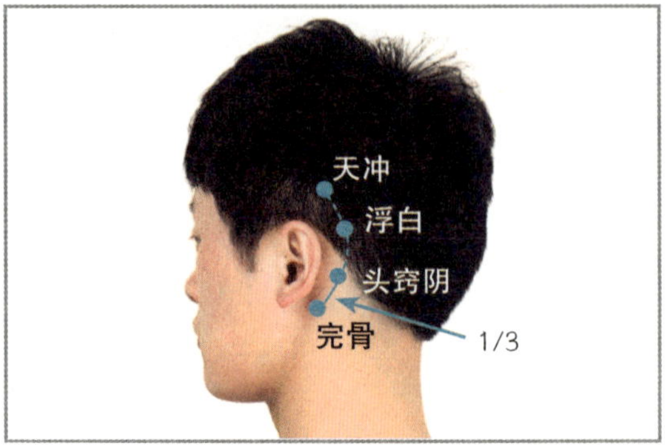

头，头部；窍，孔窍；阴，肝肾属阴，开窍于耳目。穴在头部，可治疗耳目之疾，故得此名。

精准定位 在头部，耳后乳突的后上方，从天冲到完骨的弧形连线的下 1/3 处。

3 秒取穴 天冲和完骨的弧形连线下 1/3 处即是。

按摩方法 每天早晚各按揉头窍阴 1 次，每次 1~3 分钟。

功效主治 平肝镇痛、开窍聪耳。主治头痛、耳鸣、三叉神经痛、甲状腺肿、脑血管病。

完骨：常按睡得香

扫一扫 学取穴

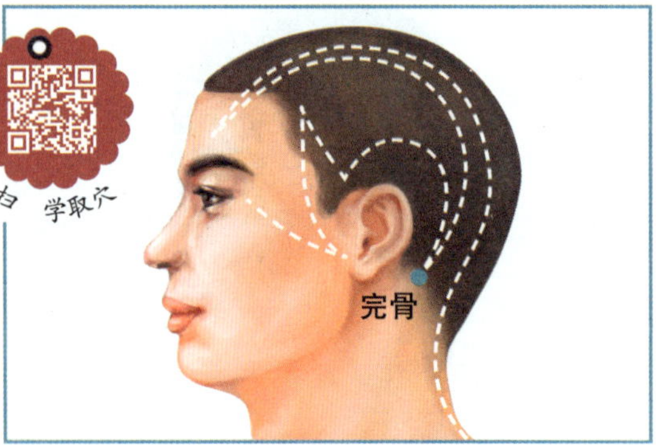

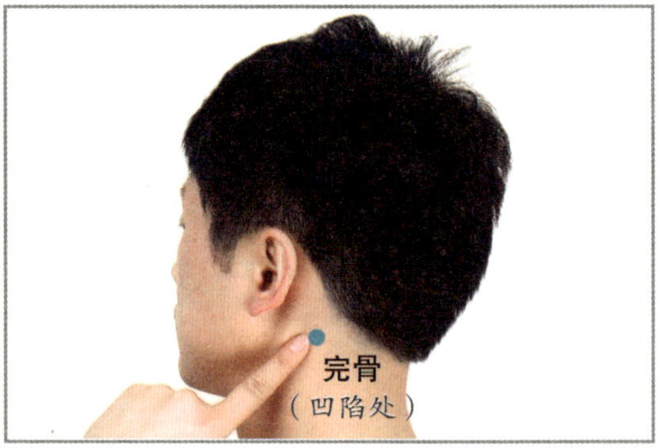

完骨，即颞骨乳突。穴在耳后颞骨乳突下缘，故得此名。

精准定位 在颈部，耳后乳突的后下方凹陷中。

3 秒取穴 耳后下方，可摸到一明显突起，其后下方凹陷处即是。

按摩方法 每天用拇指指腹按揉完骨，每次 1~3 分钟。

功效主治 通络宁神、祛风清热。主治头痛、牙痛、眩晕、失眠、呃逆、颈椎病、近视眼、面瘫、脑卒中。

本神：头痛眩晕就按它

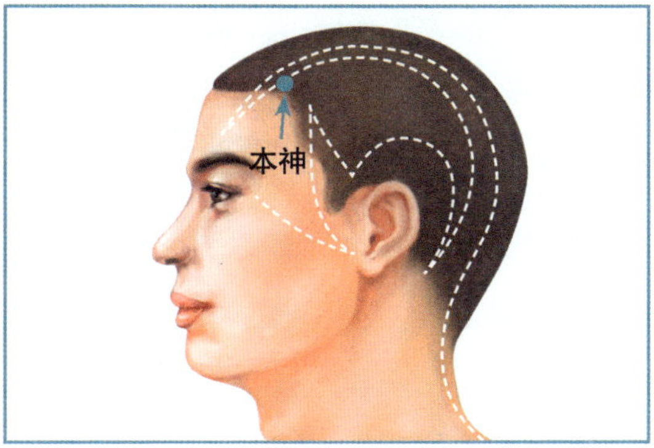

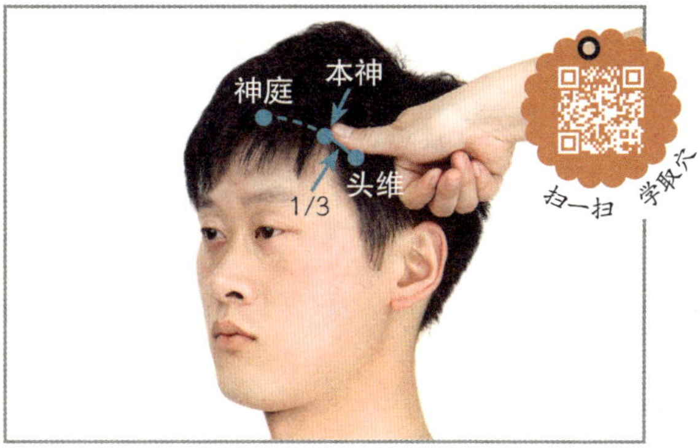

本，根本；神，神志。穴在前发际神庭旁，内为脑之所在，脑为元神之府，主神志，为人之根本，故得此名。

精准定位 在头部，前发际上 0.5 寸，头正中线旁开 3 寸。

3 秒取穴 先找到神庭与头维，在二者弧形连线的外 1/3 处。

按摩方法 用拇指指腹按揉本神，每次 1~3 分钟。

功效主治 祛风定惊、安神止痛。主治头痛、眩晕、颈背僵痛、小儿惊风、脑卒中后遗症。

阳白：保护眼睛常用穴

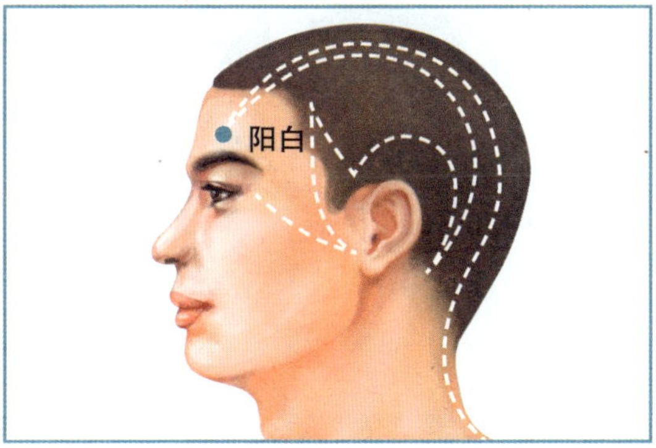

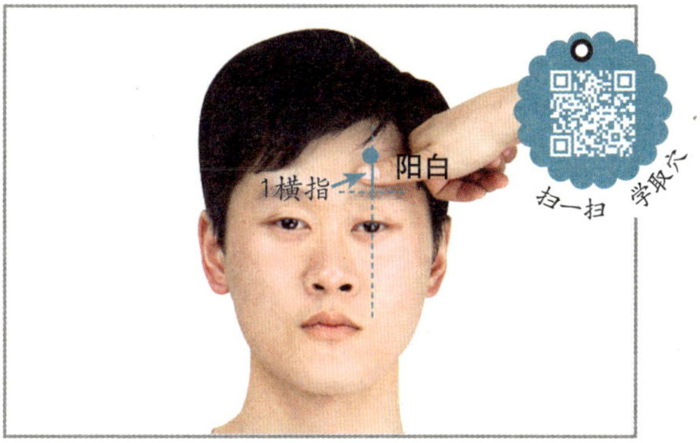

阳，阳气；白，清白、光明。穴在头部，可引动阳气，如使阴霾驱散、天气清明，故得此名。

精准定位 在头部，眉上 1 寸，瞳孔直上。

3 秒取穴 正坐，眼向前平视，自瞳孔直上，眉上 1 横指处即是。

按摩方法 用食指和中指指腹按揉阳白，每次 1~3 分钟。

功效主治 清头明目、祛风清热。主治面部麻木、头痛、眩晕、视物模糊、面瘫、眼肌麻痹。

头临泣：面瘫流泪好帮手

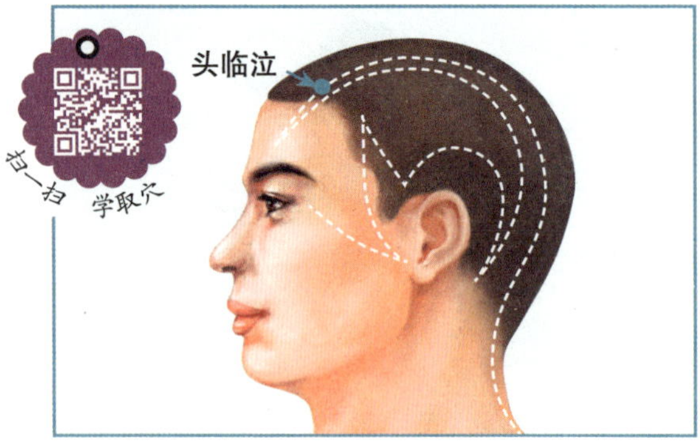

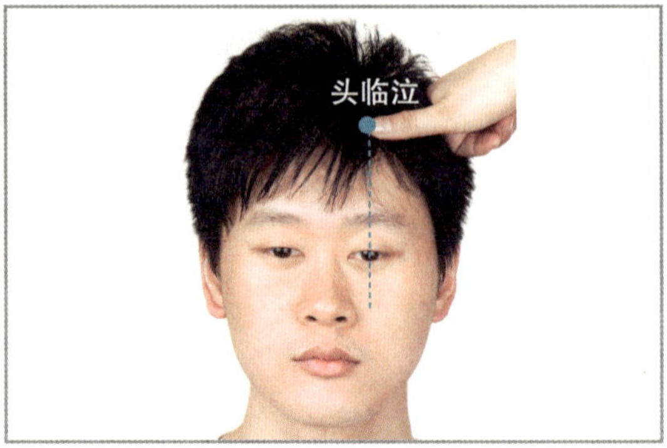

头，头部；临，到达、来临；泣，哭而无声。人当哭泣之先，必先鼻腔连额酸楚，然后泪下。穴在前额发际，酸楚临此，而涕泪乃下，故得此名。

精准定位 在头部，前发际上 0.5 寸，瞳孔直上。

3 秒取穴 正坐，眼向前平视，自瞳孔直上，入前发际半横指处即是。

按摩方法 用拇指指腹按揉头临泣，每次 1~3 分钟。

功效主治 清热明目、开窍解郁。主治头痛、眩晕、面瘫流泪、目赤肿痛、耳鸣、抑郁。

目窗：擦亮心灵的窗户

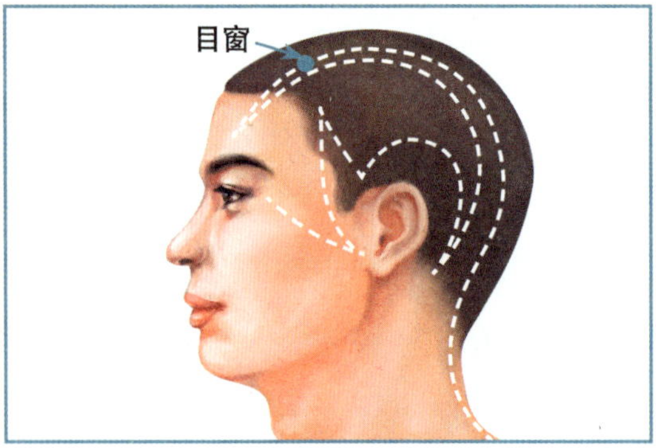

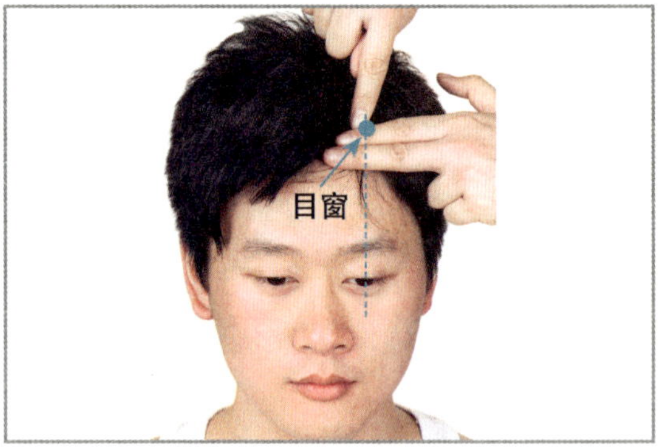

目，眼睛；窗，窗户。穴在眼的上方，善治眼疾，犹如眼目之窗，故得此名。

精准定位 在头部，前发际上 1.5 寸，瞳孔直上。

3 秒取穴 正坐，眼向前平视，自瞳孔直上，入前发际 2 横指处即是。

按摩方法 用拇指指尖置于目窗上垂直按揉，每天早晚各 1 次，每次 1~3 分钟。

功效主治 明目开窍、祛风定惊。主治近视眼、视神经萎缩、头痛、眩晕、小儿惊风。

正营：牙痛、鼻炎找正营

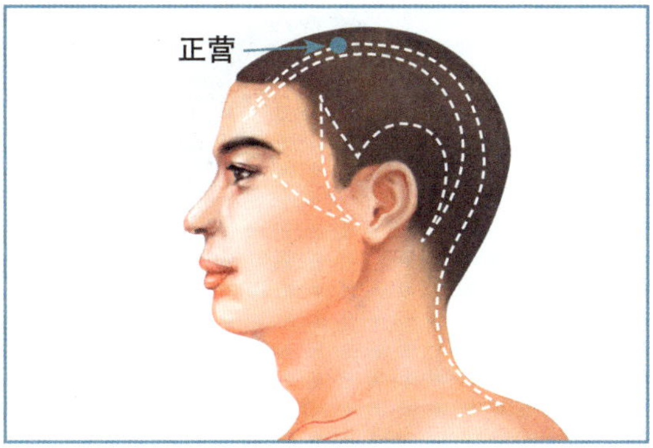

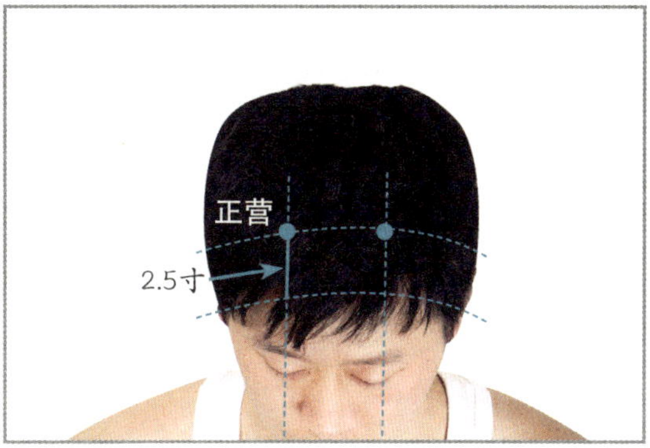

正，正当；营，建设、扎营。穴在头部，可营护上部气血运行变化，故得此名。

精准定位 在头部，前发际上 2.5 寸，瞳孔直上。

3 秒取穴 取前发际作水平线，经瞳孔作垂线，两线交点向上 2.5 寸处即是。

按摩方法 用食指指腹按压正营，每次 1~3 分钟。

功效主治 清利头目、息风止痛。主治头痛、眩晕、牙痛、鼻炎。

承灵：鼻塞按一下

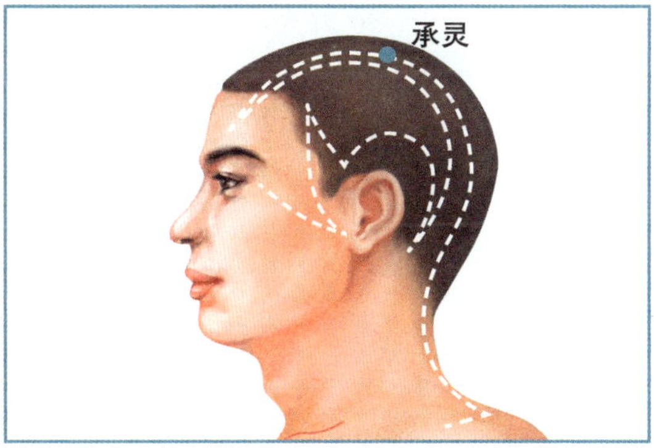

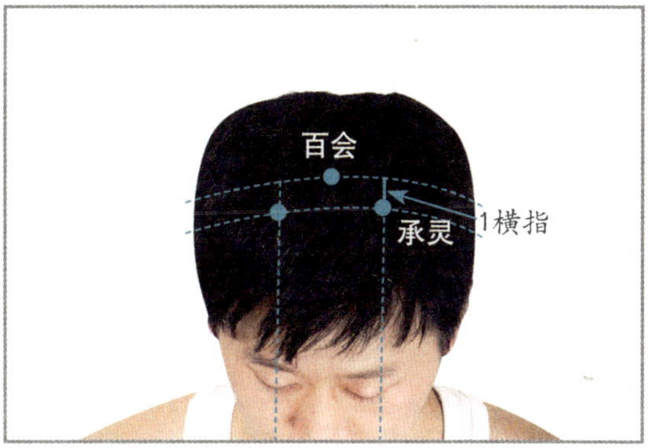

承，承受、承接；灵，空气。穴能宣通鼻窍而收纳空气，故得此名。

精准定位 在头部，前发际上 4 寸，瞳孔直上。

3 秒取穴 百会向前 1 横指作水平线，再经瞳孔作垂线，两条线交点处即是。

按摩方法 用拇指指尖按压承灵，每次 1~3 分钟。

功效主治 通利鼻窍、疏风清热。主治鼻塞、流涕、鼻出血、头痛、眩晕、耳鸣。

脑空：后头痛不要怕

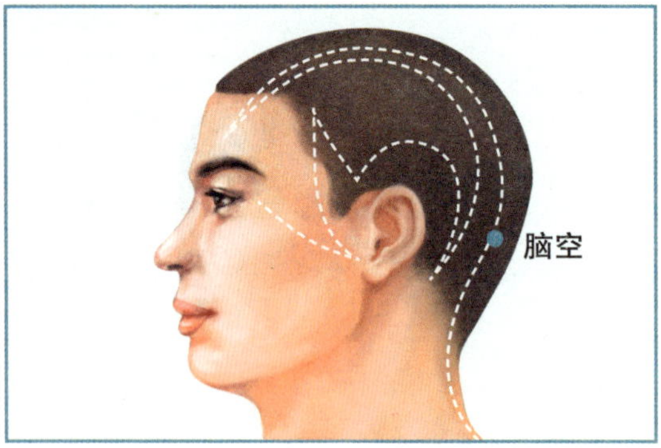

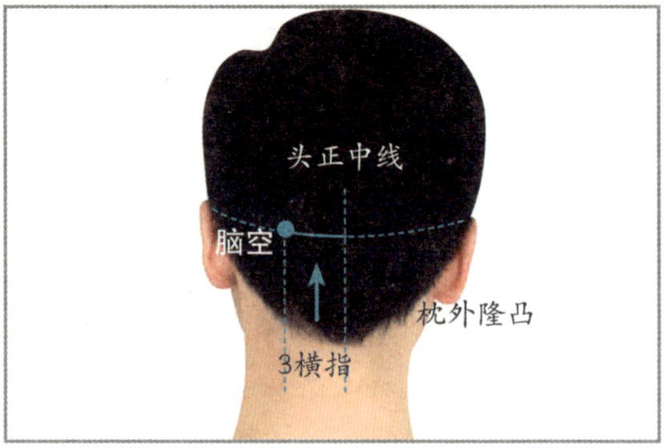

脑，脑髓；空，空窍。穴在枕骨外侧，内通脑窍，主治脑病，故得此名。

精准定位 在头部，横平枕外隆凸的上缘，风池直上。

3秒取穴 后脑勺摸到隆起的最高骨作水平线，与头正中线交点旁开3横指处即是。

按摩方法 经常用拇指指腹按揉脑空，每次1~3分钟。

功效主治 疏风清热、醒脑宁神。主治后头痛、眩晕、颈椎病、惊悸。

风池：疏散风寒治感冒

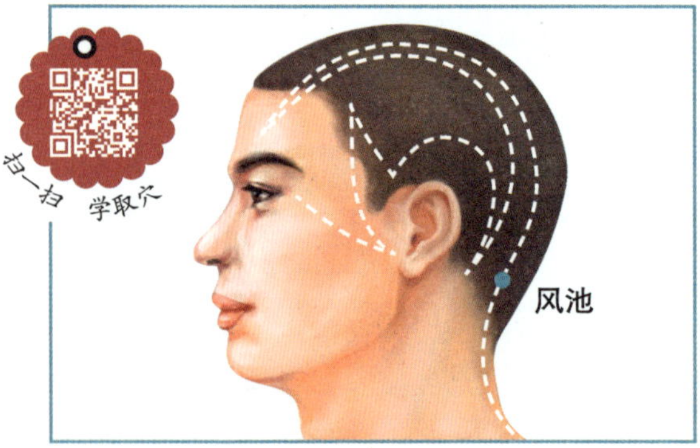

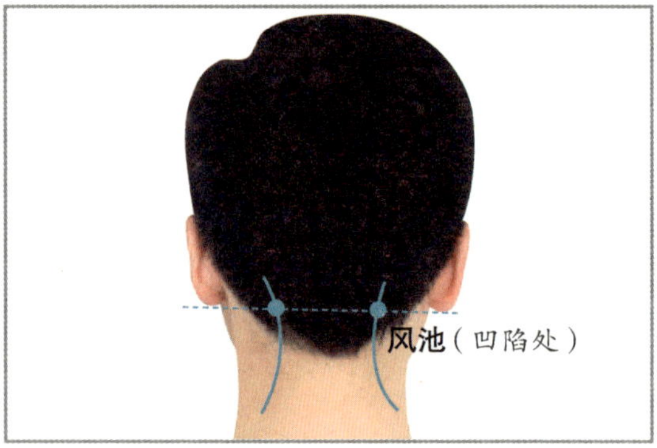

风，风邪；池，池塘，积蓄之处。穴在头后部，乃风邪蓄积之所，故得此名。

精准定位 在项部，枕骨之下，胸锁乳突肌上端与斜方肌上端之间的凹陷中。

3秒取穴 正坐，后头骨下两条大筋外缘凹陷中，与耳垂齐平处即是。

按摩方法 用双手拇指指腹按揉双侧风池，以有酸胀感为宜。

功效主治 疏风解表、温经散寒、疏肝解郁、醒脑开窍。主治外感风寒、头痛、眩晕、迎风流泪、吞咽障碍、颈椎病、过敏性鼻炎、脑卒中、高血压、荨麻疹。

肩井：通调多种疾病

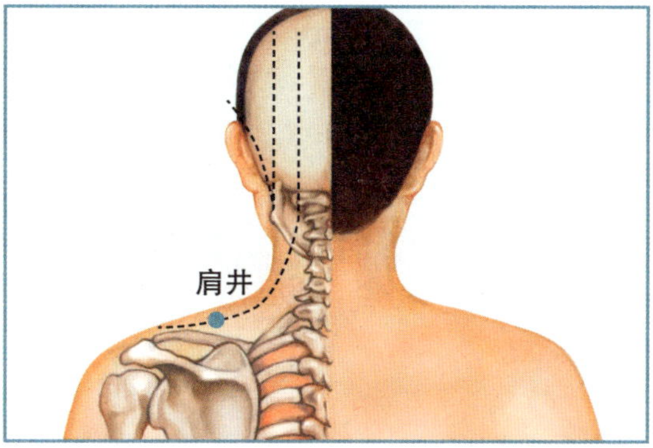

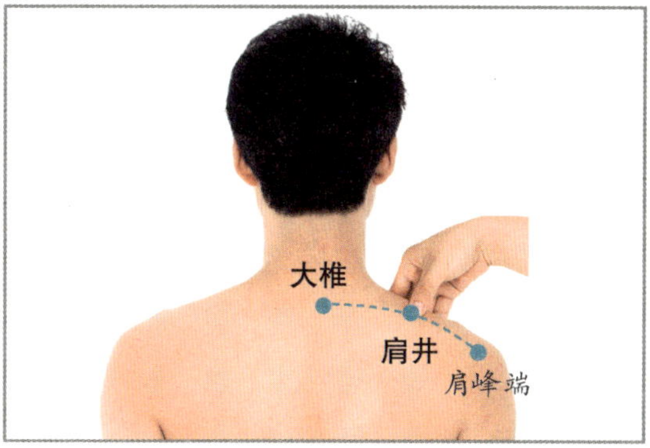

肩，肩部；井，市井、市集之意，井开四道，而分八宅，即四通八达也。穴在肩上，诸阳经交会于此，其所治病症复杂，有如各病之市集，故得此名。

精准定位 在颈后部，第7颈椎棘突与肩峰最外侧点连线的中点。

3秒取穴 大椎与锁骨肩峰端，两者连线中点处即是。

按摩方法 每天早晚用食指及中指指端拨揉肩井3分钟，长期坚持。

功效主治 祛风通络、行气止痛、消肿散结、通经下乳、催产下胎。主治乳腺炎、颈椎病、胆囊炎、抑郁、更年期综合征、小儿外感发热。

渊腋：胸腋疾患找此处

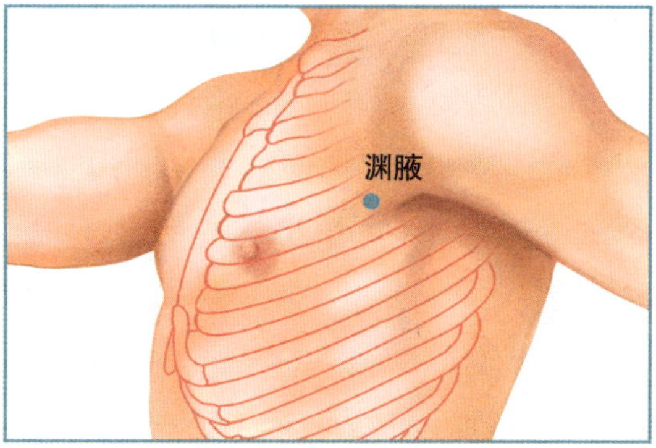

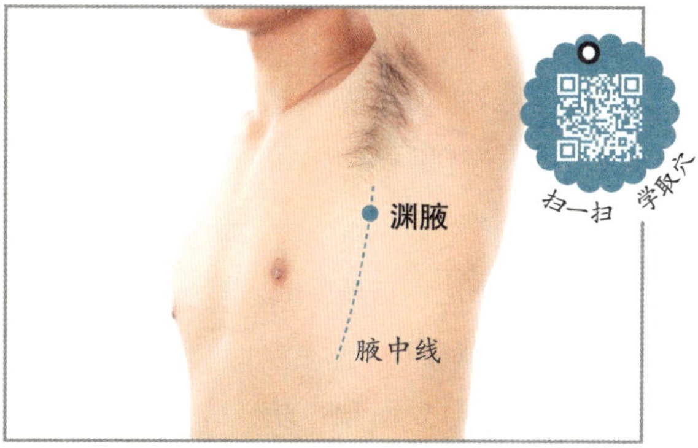

渊，深潭；腋，腋部。穴在腋下，故得此名。

精准定位 在侧胸部，第4肋间隙中，在腋中线上。

3秒取穴 正坐举臂，在腋中线上，第4肋间隙中即是。

按摩方法 用食指和中指指腹按揉渊腋，每次1~3分钟。

功效主治 理气宽胸、消肿止痛。主治胸满、胁痛、腋下汗多、腋下肿、臂痛不举。

辄筋：缓解肋间神经痛

辄，车耳，马车的护轮板；筋，筋肉。两侧胁肋肌肉隆起，形如车耳，穴在其处，故得此名。

- 精准定位 在侧胸部，第4肋间隙中，腋中线前1寸。
- 3秒取穴 正坐举臂，从渊腋向前下1横指处即是。
- 按摩手法 每天用食指指腹按揉辄筋1~3分钟。
- 功效主治 降逆平喘、理气止痛。主治咳嗽、气喘、呕吐、肋间神经痛。

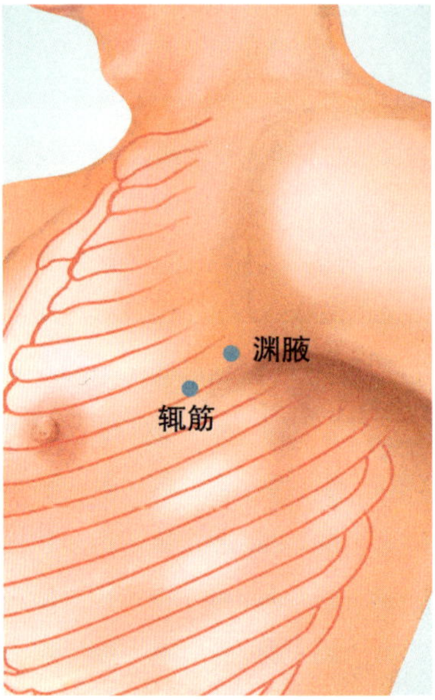

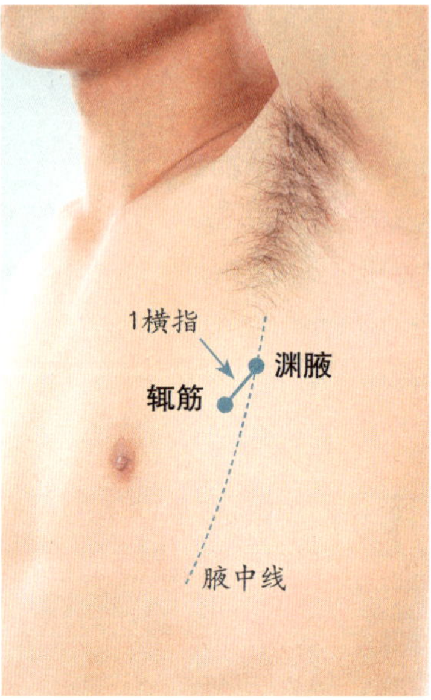

日月：主治肝胆疾病

日，太阳，指胆；月，月亮，指肝。此为治肝胆疾病的要穴，故得此名。

扫一扫 学取穴

- 精准定位 在前胸部，第7肋间隙中，前正中线旁开4寸。
- 3秒取穴 正坐或仰卧，自乳头垂直向下推3个肋间隙，按压有酸胀感处即是。
- 按摩手法 用食指和中指指腹稍用力按压日月，每次1~3分钟。
- 功效主治 利胆疏肝、理气止痛。主治胆囊炎、胆结石、肋间神经痛、脂肪肝、口苦、抑郁。

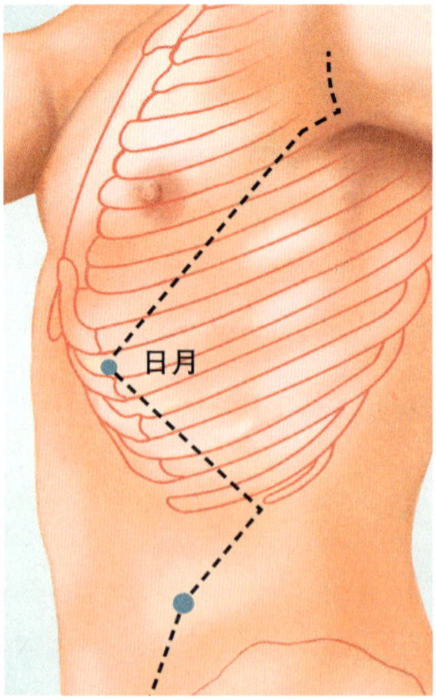

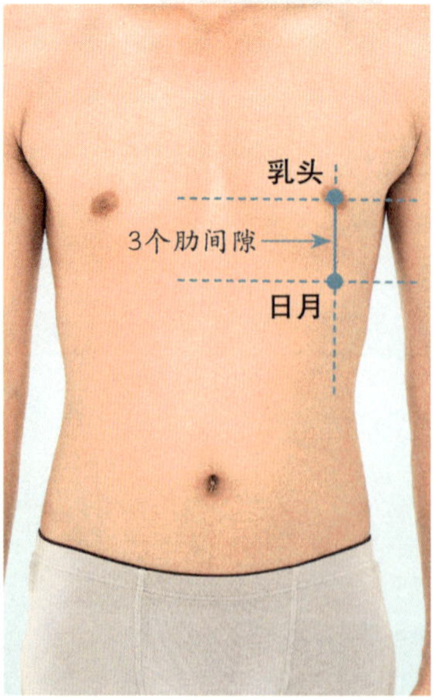

京门：胆郁肾虚常用它

京，重要；门，门户。此为肾之募穴，穴之所在为肾气出入的门户，故得此名。

- 精准定位 在侧腹部，第 12 肋骨游离端的下际。
- 3 秒取穴 章门后 2 横指处即是。
- 按摩手法 用拇指和食指指端相对掐揉京门，每次 1~3 分钟。
- 功效主治 健脾通淋、疏肝利胆、温阳益肾、交通心肾、利水强腰。主治胁肋疼痛、胃胀、胃痛、乳房胀痛、腹胀、腹痛、恶心、呕吐、腹泻、便秘、腰痛、小便不利、排尿困难、夜尿频急。

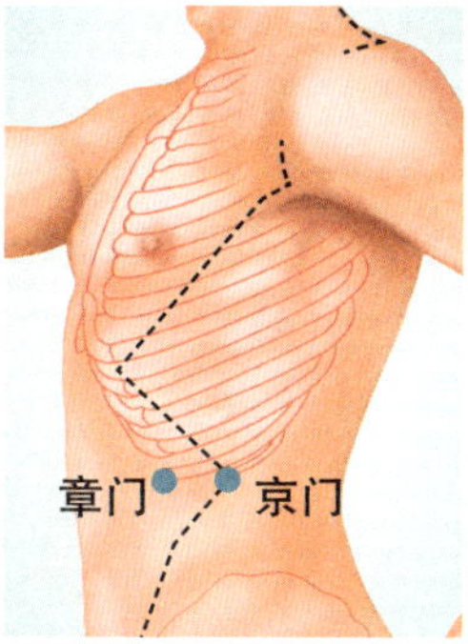

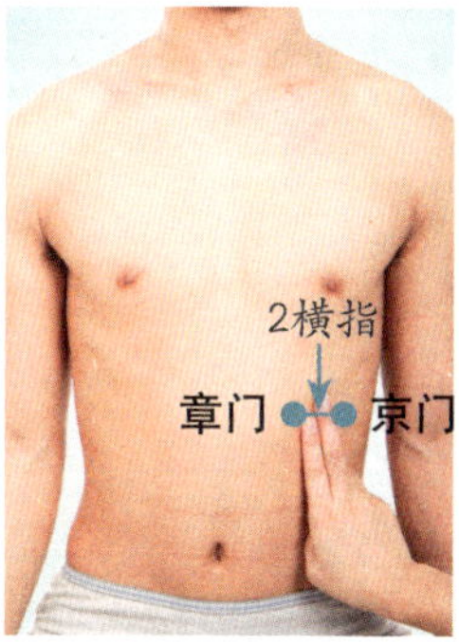

带脉：调经止带效果好

扫一扫 学取穴

带，腰带；脉，经脉。穴属胆经，交会在带脉之上，故得此名。

- 精准定位 在侧腹部，第 11 肋骨游离端垂线与肚脐水平线的交点上。
- 3 秒取穴 坐位，腋中线与肚脐水平线相交处即是。
- 按摩手法 双手掌沿腰腹两侧反复推带脉，每次持续 5~10 分钟。
- 功效主治 健脾利湿、调经止带。主治月经不调、赤白带下、闭经、痛经。

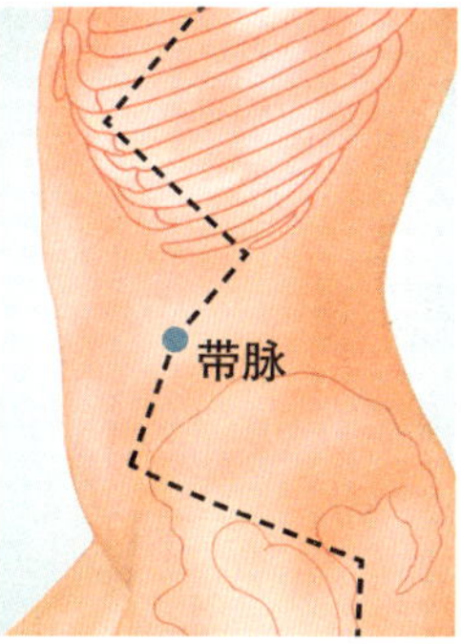

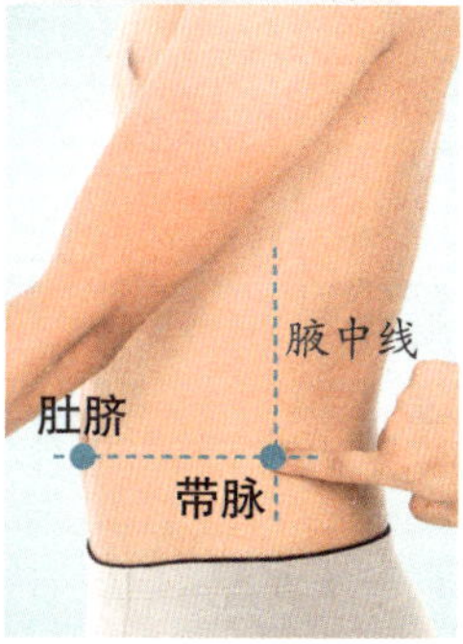

五枢：妇科疾病多按揉

扫一扫 学取穴

五，为中间之数；枢，枢纽。意为穴在人身体中部的枢要之处。

- 精准定位 在下腹部，横平脐下 3 寸，髂前上棘内侧。
- 3 秒取穴 从肚脐向下 4 横指处作水平线，与髂前上棘相交内侧处即是。
- 按摩手法 用拇指指腹拨揉五枢，每次 1~3 分钟。
- 功效主治 调经止带、调理下焦。主治月经紊乱、带下病、小腹疼痛、疝气、膀胱结石、腰痛。

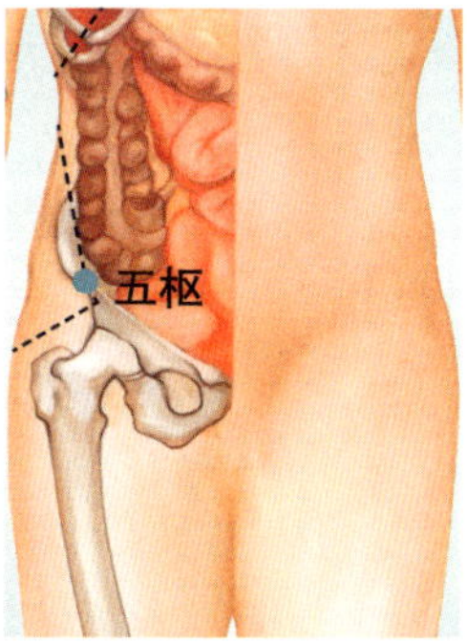

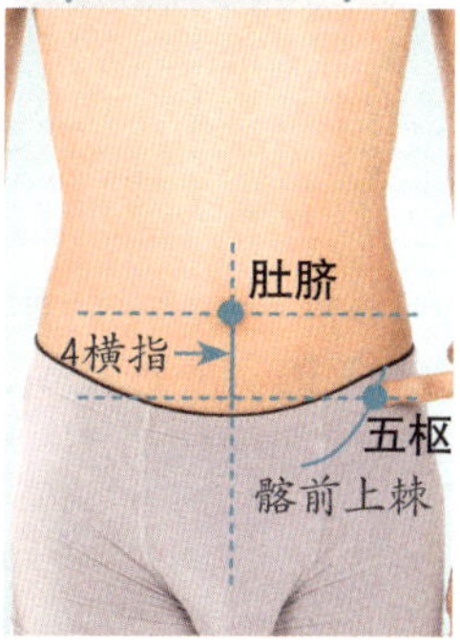

维道：调理冲任气血

维，维系；道，通道。本穴为胆经与带脉之会，带脉维系诸经，故得此名。

- 精准定位 在下腹部，髂前上棘内下 0.5 寸。
- 3 秒取穴 先找五枢，在其前下半横指处即是。
- 按摩手法 用双手拇指指腹自上而下推维道，每次 1~3 分钟。
- 功效主治 调理冲任、利水止痛。主治下腹痛、便秘、带下病、月经不调、疝气、妇科炎症、产后尿潴留。

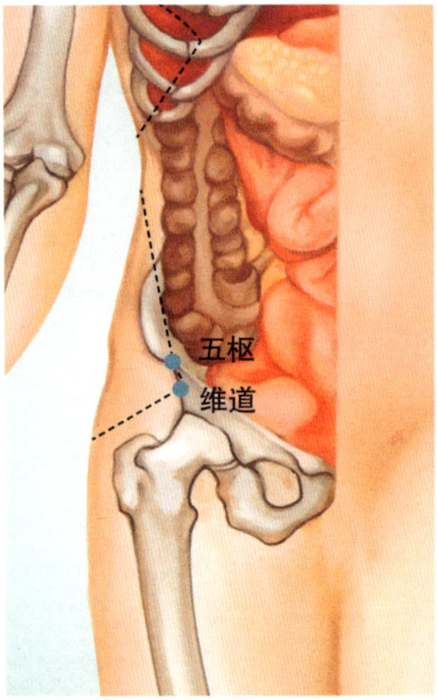

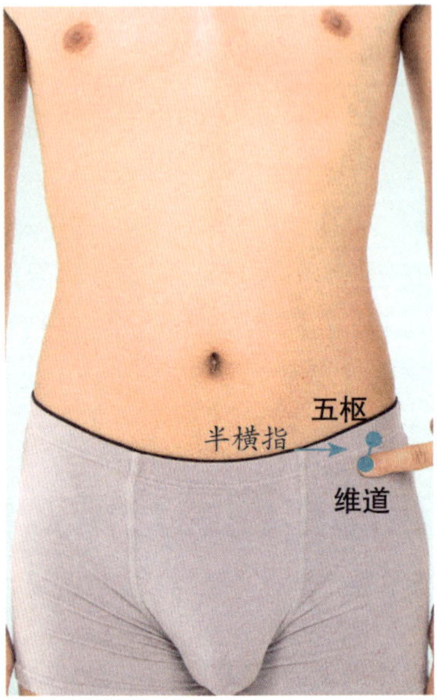

居髎：腰髋疼痛按一按

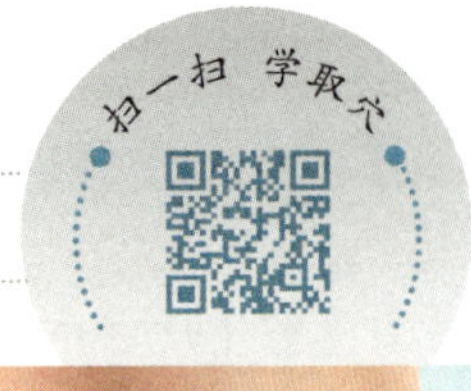

居，居处；髎，近骨之凹陷处。穴居髋骨上凹陷处，故得此名。

- 精准定位 在臀部，髂前上棘与股骨大转子最凸点连线的中点处。
- 3 秒取穴 髂前上棘与股骨大转子（髋部最高隆起处）二者连线中点处即是。
- 按摩手法 握拳，用拳心捶击居髎，每次 1~3 分钟。
- 功效主治 疏经活络、益肾强腰。主治腰痛、急性腰扭伤、髋关节痛、下肢痿痛、股骨头坏死。

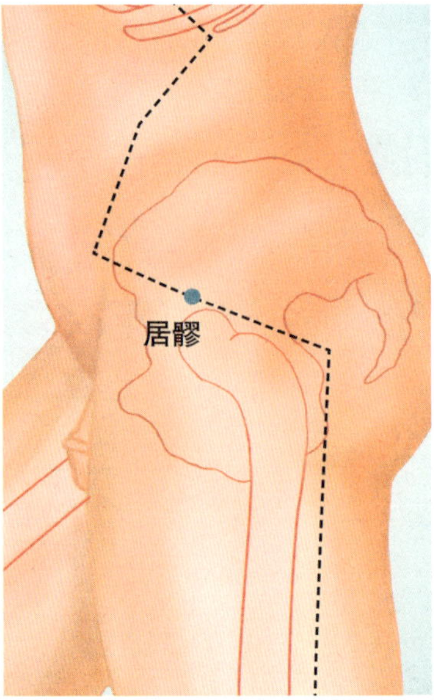

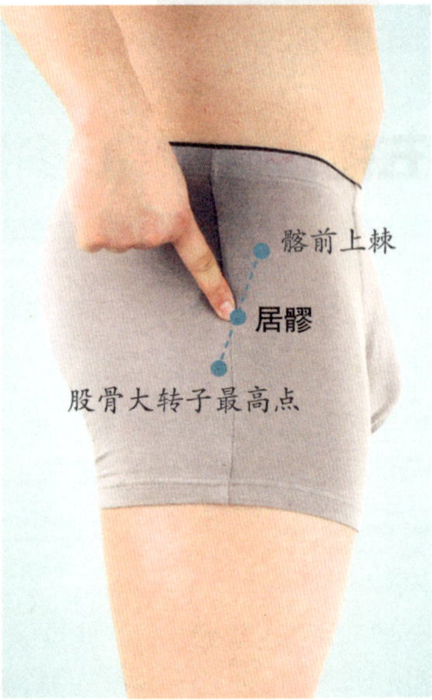

环跳：应对腰腿疼

环，环曲；跳，跳跃。穴在髀枢中，髀枢为环曲跳跃的枢纽，故得此名。

- 精准定位 在臀部，股骨大转子最凸点与骶管裂孔连线的外 1/3 处。
- 3 秒取穴 股骨大转子最高点与骶管裂孔作一直线，1/3 处即是。
- 按摩手法 握拳捶打环跳 100 下，每日 1 次。
- 功效主治 祛风化湿、强健腰膝。主治腰臀髋膝痛、下肢肿痛、坐骨神经痛、梨状肌综合征、风疹。

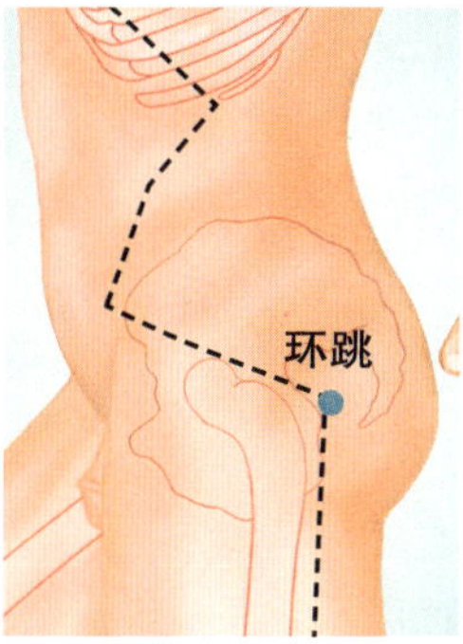

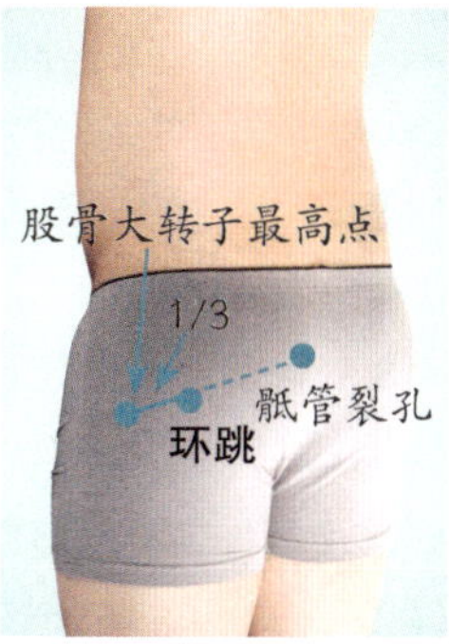

风市：疏风又止痒

扫一扫 学取穴

风，风邪；市，集市。集市有集散之意，穴为风邪集散之处，故得此名。

- 精准定位 在股外侧，腘横纹上 9 寸，髂胫束后缘。
- 3 秒取穴 直立垂手，掌心贴于大腿，中指尖所指的凹陷中，髂胫束后缘即是。
- 按摩手法 用拇指指腹按揉风市，每次 1~3 分钟。
- 功效主治 祛风化湿、通经活络。主治风疹、皮肤瘙痒、脚气、下肢疼痛、下肢萎缩、脑卒中偏瘫、眩晕。

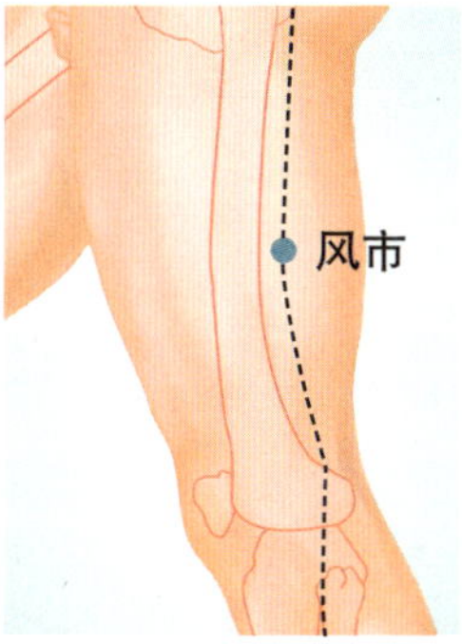

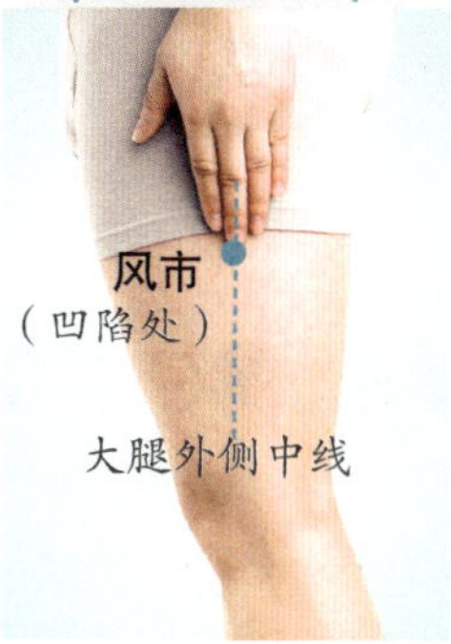

中渎：胆结石找中渎

中，中间；渎，小的沟渠。穴在股外侧两筋之间，如在沟渎之中，故得此名。

- 精准定位 在股外侧，腘横纹上 7 寸，髂胫束后缘。
- 3 秒取穴 先找到风市，直下 3 横指处即是。
- 按摩手法 每天坚持敲打中渎，每次 3~5 分钟。
- 功效主治 化湿止痛、疏通经络。主治胆结石、股外侧皮神经炎、脚气、下肢萎缩、下肢疼痛。

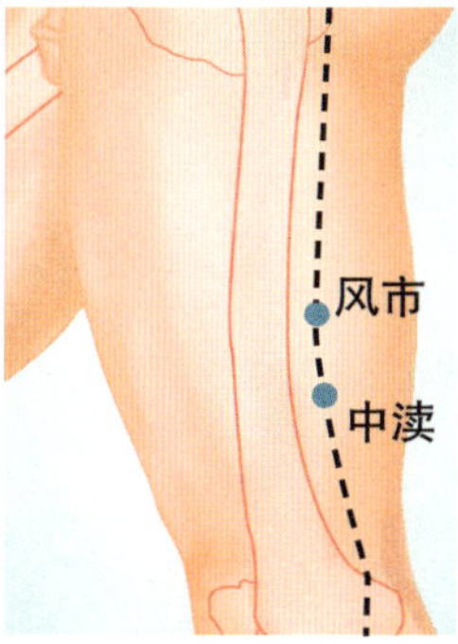

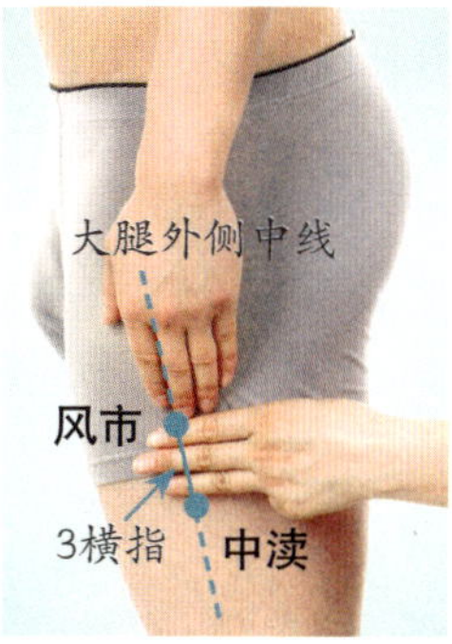

膝阳关：膝盖肿痛按这里

扫一扫 学取穴

膝，膝部；阳，外为阳；关，关节。穴在膝关节外侧，故得此名。

- 精准定位 在膝外侧，股骨外上髁后上缘，股二头肌腱与髂胫束之间的凹陷中。
- 3秒取穴 阳陵泉直上4横指处。
- 按摩手法 用拇指指腹按揉膝阳关，每次1~3分钟。
- 功效主治 疏利关节、祛风化湿。主治膝关节肿痛、膝关节屈伸不利、小腿麻木、小腿抽筋、髌骨周围痛。

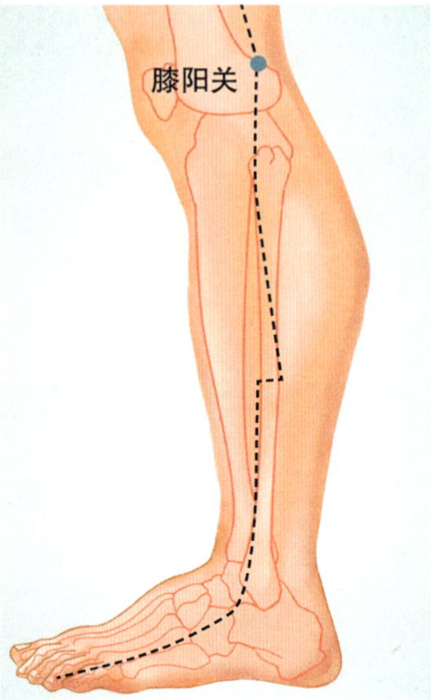

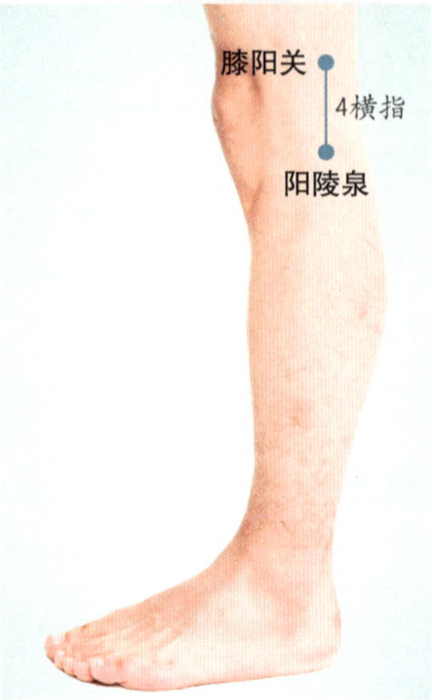

阳陵泉：多治肝胆、筋骨疾病

扫一扫 学取穴

阳，外为阳；陵，大阜；泉，水流。意为外侧隆起下经气深聚之处。

- 精准定位 在小腿外侧，腓骨头前下方凹陷中。
- 3秒取穴 屈膝90°，膝关节外下方，腓骨头前下方凹陷处即是。
- 按摩手法 用拇指指腹按揉阳陵泉，每次1~3分钟。
- 功效主治 疏经通络、疏肝利胆、清热化湿。主治膝骨关节炎、腰椎间盘突出、肩周炎、类风湿关节炎、黄疸、胆囊炎。

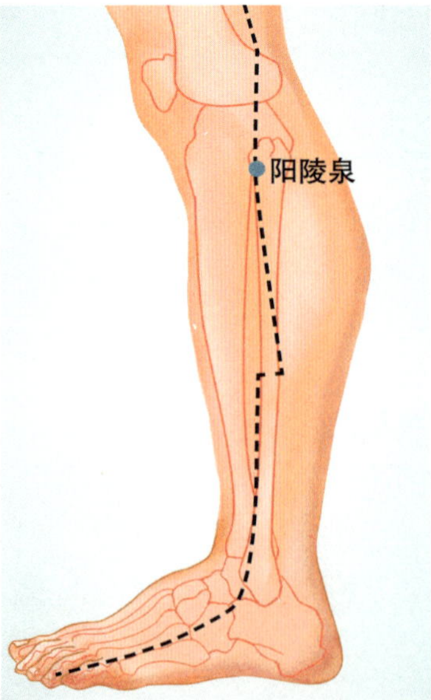

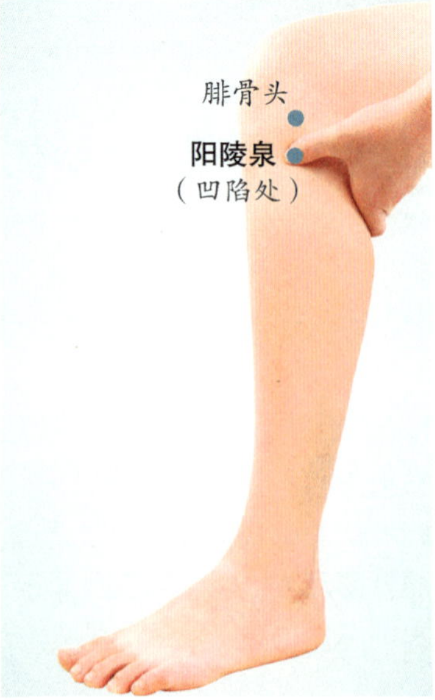

阳交：足胫痿痹找此穴

扫一扫 学取穴

阳，外为阳；交，交会。穴在小腿外侧，与膀胱经交会，故得此名。

- 精准定位 在小腿外侧，外踝尖上7寸，腓骨后缘。
- 3秒取穴 腘横纹头与外踝尖连线上，中点向下1横指，腓骨后缘处即是。
- 按摩手法 用拇指指腹按揉阳交，每次1~3分钟。
- 功效主治 疏经活络、理气降浊。主治膝痛、足胫痿痹、胸胁胀痛、坐骨神经痛、惊悸。

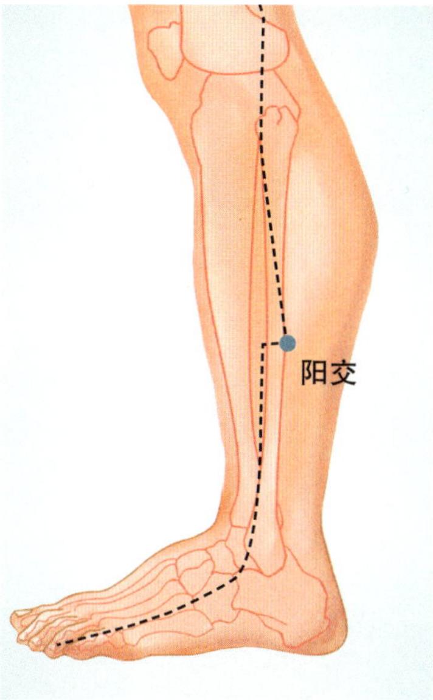

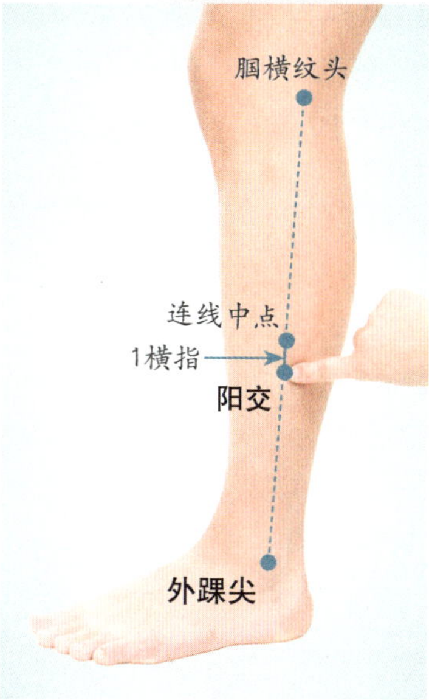

外丘：腹痛多按揉

扫一扫 学取穴

外，外侧；丘，丘陵。穴在外踝上方，局部肌肉隆起如丘，故得此名。

- 精准定位 在小腿外侧，外踝尖上7寸，腓骨前缘。
- 3秒取穴 腘横纹头与外踝尖连线上，中点向下1横指，腓骨前缘处即是。
- 按摩手法 用拇指指腹按揉外丘，每次1~3分钟。
- 功效主治 疏肝理气、通络安神。主治腹痛、下肢萎缩疼痛、小腿肌肉痉挛、腓神经痛、脚气、颈背僵痛、胸胁胀满。

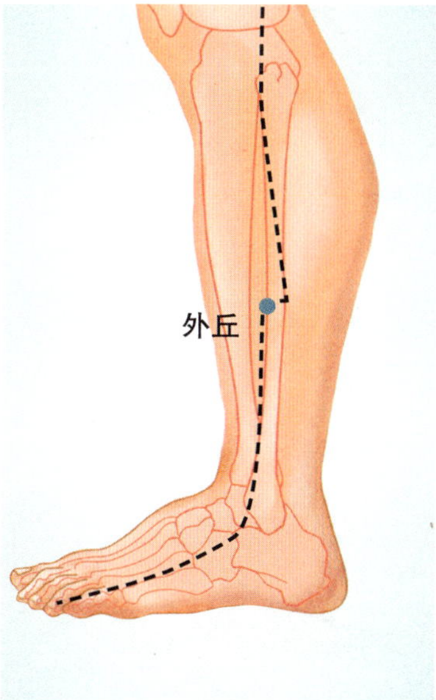

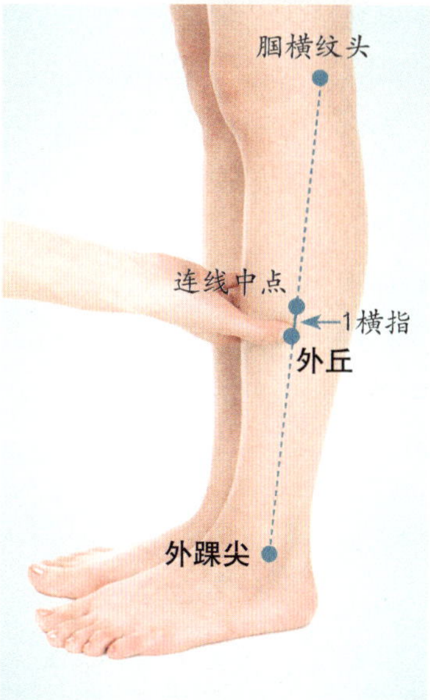

光明：视物不清按光明

扫一扫 学取穴

光明，明亮。本穴主治眼病，使之重见光明，故得此名。

- 精准定位 在小腿外侧，外踝尖上5寸，腓骨前缘。
- 3秒取穴 先找到外丘，其下3横指，腓骨前缘处即是。
- 按摩手法 用拇指指腹按揉光明，每次1~3分钟。
- 功效主治 疏肝明目、通经活络。主治目痛、目肿、近视、视物模糊、偏头痛、下肢疼痛、跟腱炎。

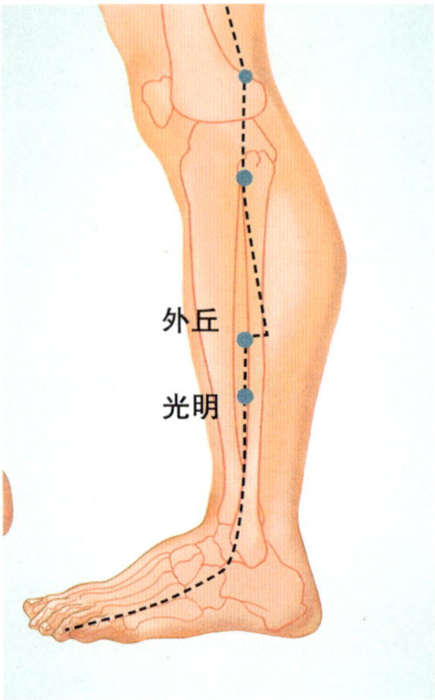

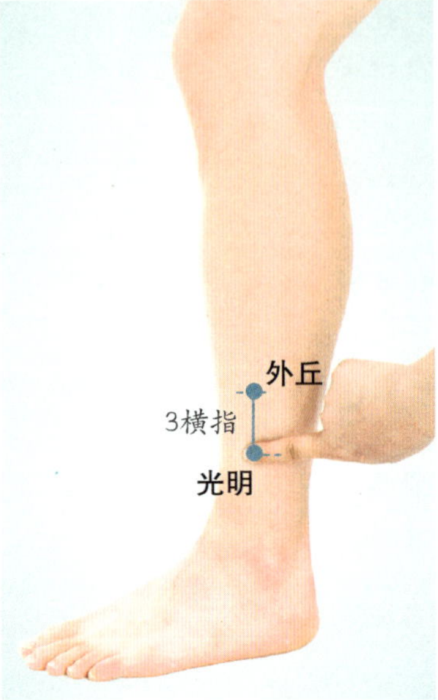

阳辅：膝下肿痛按一按

扫一扫 学取穴

阳，外为阳；辅，指辅骨，即腓骨。穴在小腿外侧腓骨前，故得此名。

- 精准定位 在小腿外侧，外踝尖上4寸，腓骨前缘。
- 3秒取穴 先找到外丘，其下4横指，腓骨前缘处即是。
- 按摩手法 用拇指指腹按揉阳辅，每次3~5分钟。
- 功效主治 祛风止痛、疏经活络。主治膝盖及小腿浮肿、下肢外侧痛、胸胁痛、头痛。

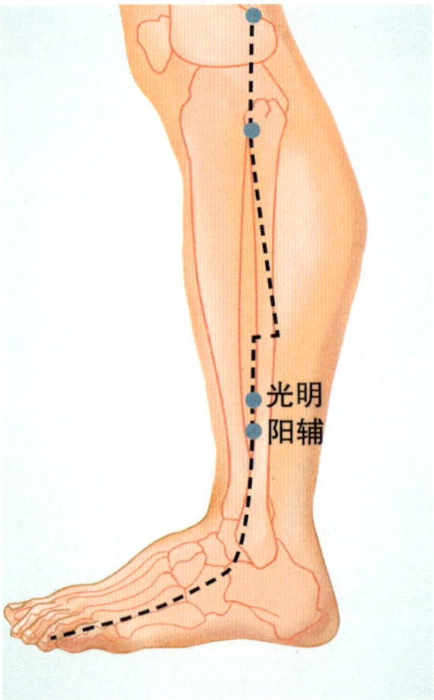

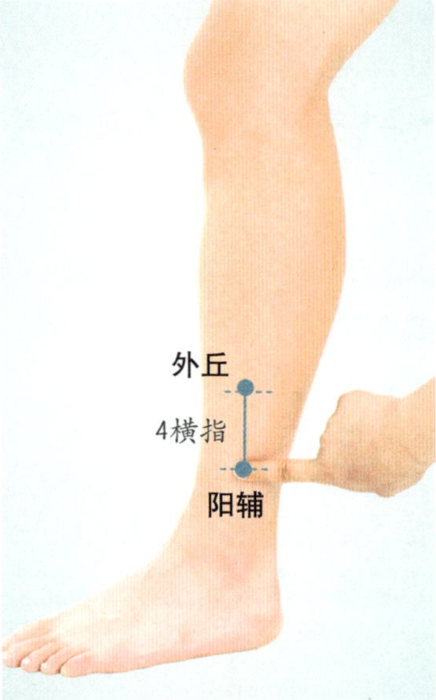

悬钟：降血压就找它

悬，指悬挂；钟，聚也。穴为胆经经气聚注之处，故得此名。

- 精准定位 在小腿外侧，外踝尖上3寸，腓骨前缘。
- 3秒取穴 外踝尖直上4横指处，腓骨前缘处即是。
- 按摩手法 用拇指指腹按揉悬钟，每次1~3分钟，以有酸胀感为宜。
- 功效主治 疏肝益肾、舒筋活络、理气止痛。主治下肢疼痛、下肢无力、腰痛、发热头痛、脚气、鼻出血、高血压、颈椎病、膝关节炎、脑卒中、偏瘫、疟疾、佝偻病。

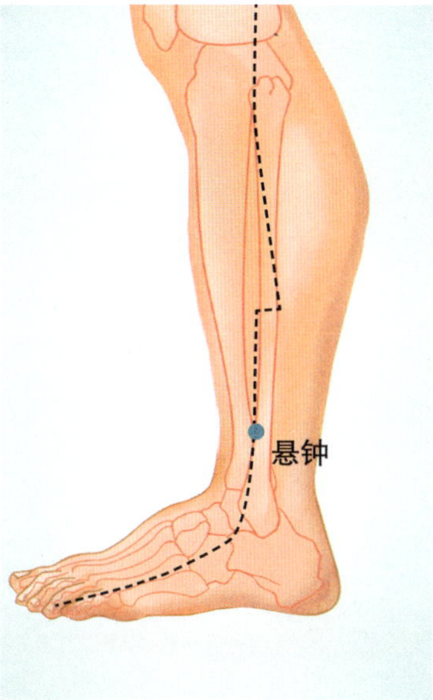

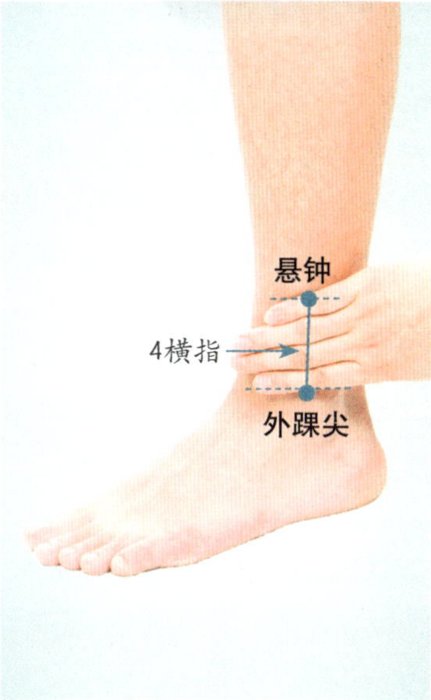

丘墟：踝关节疾患不用愁

丘，小土堆，指跟骨滑车突；墟，大土堆，指外踝。本穴在外踝与跟骨滑车突之间，故得此名。

- 精准定位 在踝前外侧，外踝的前下方，趾长伸肌腱的外侧凹陷中。
- 3秒取穴 脚掌背伸，足背可见趾长伸肌腱，肌腱外侧、足外踝前下方凹陷处即是。
- 按摩手法 用拇指指腹按揉丘墟，每次1~3分钟。
- 功效主治 清胆热、利关节、消肿止痛、通经活络。主治踝关节扭伤、下肢疼痛、腓肠肌痉挛。

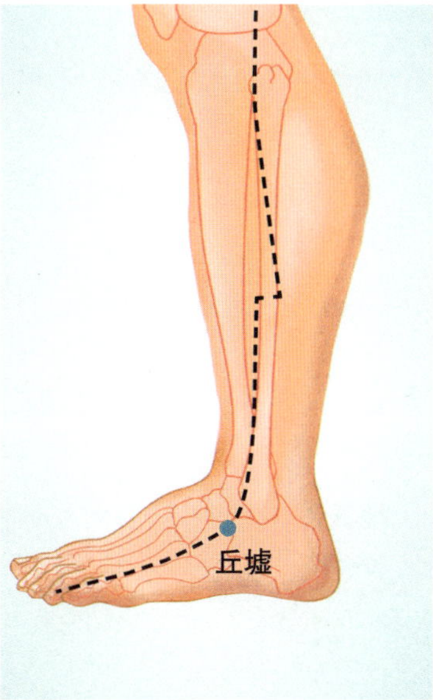

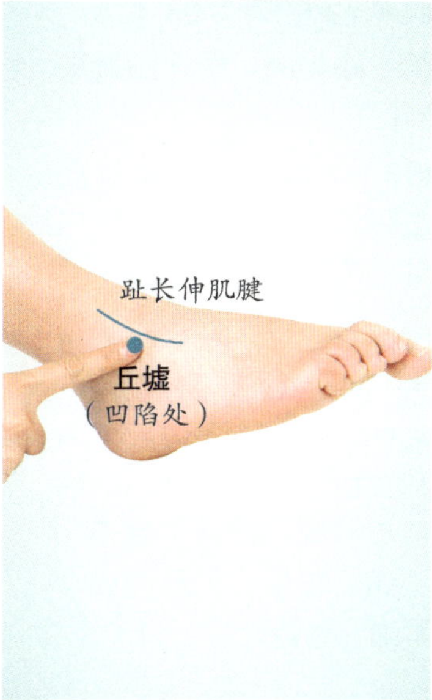

足临泣：目赤肿痛多按揉

足，足部；临，临近、位于；泣，流泪。穴临于足，其气通于目，泣出于目，故得此名。

扫一扫 学取穴

- 精准定位 在足背，第4、第5跖骨底结合部的前方，第5趾长伸肌腱外侧凹陷中。
- 3秒取穴 小趾长伸肌腱外侧凹陷中，按压有酸胀感处即是。
- 按摩手法 用拇指指腹按揉足临泣，每次1~3分钟。
- 功效主治 清泻肝胆、清利头目、通经活络。主治目赤肿痛、头痛、足背肿痛、咳嗽、气喘、眩晕。

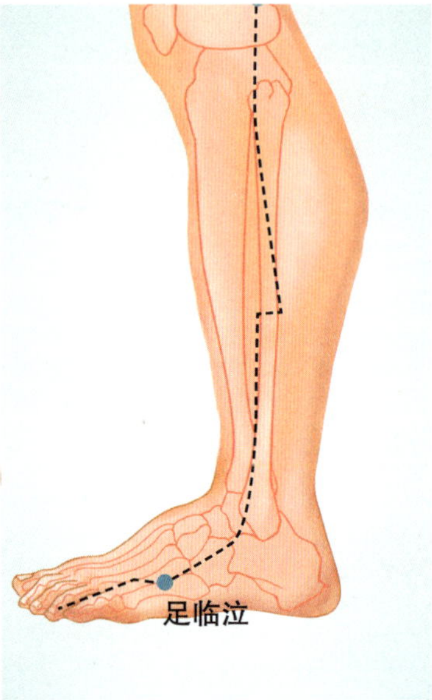

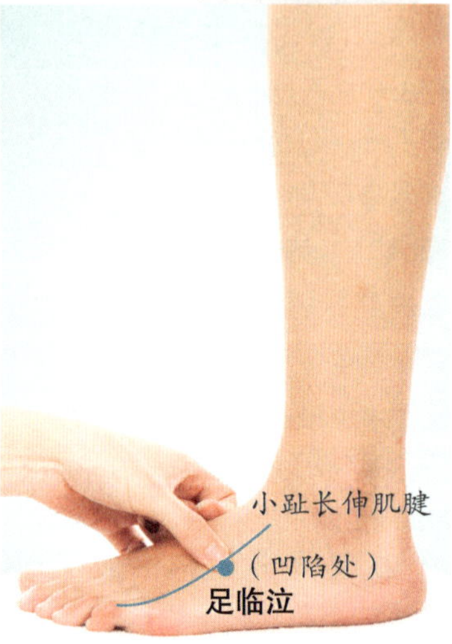

地五会：目痛眼痒常按它

地，土地，指足部；五，五个；会，会合。足部胆经穴位有五个，本穴居其中，故得此名。

- 精准定位 在足背，第4、第5跖骨间，第4跖趾关节近端凹陷中。
- 3秒取穴 坐位，小趾向上翘起，小趾长伸肌腱内侧缘处即是。
- 按摩手法 用拇指指腹按揉地五会，每次3~5分钟。
- 功效主治 疏肝利胆、清利头目、消肿止痛。主治目赤肿痛、眼痒、眼干、头痛、眩晕、足踝肿痛、耳鸣、乳腺炎。

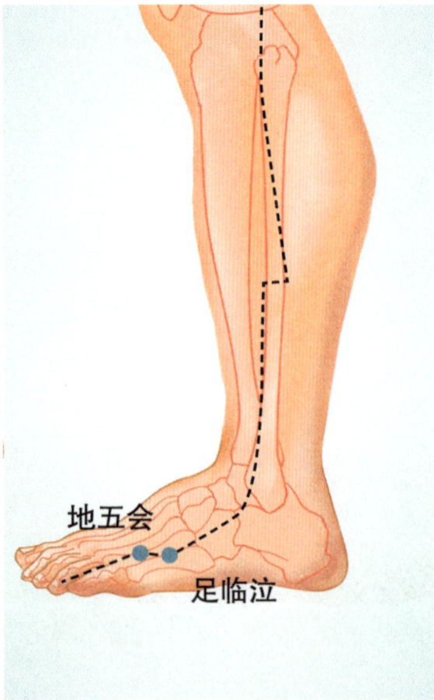

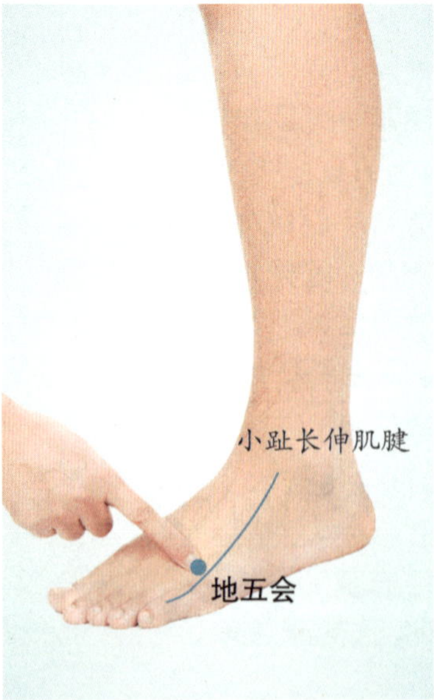

侠溪：胸胁疼痛可多揉

扫一扫 学取穴

侠，通“夹”；溪，沟溪。穴在第 4、第 5 趾的夹缝间，局部犹如沟溪，故得此名。

- 精准定位 在足背，第 4、第 5 趾间，趾蹼缘后方赤白肉际处。
- 3 秒取穴 坐位，在足背第 4、第 5 两趾之间连接处的缝纹头处即是。
- 按摩手法 用拇指指尖拨揉侠溪，每次 1~3 分钟。
- 功效主治 疏肝利胁、清热息风、消肿止痛。主治胸胁痛、肋间神经痛、头痛、耳鸣、眩晕、目赤肿痛、膝腿疼痛、足踝肿痛。

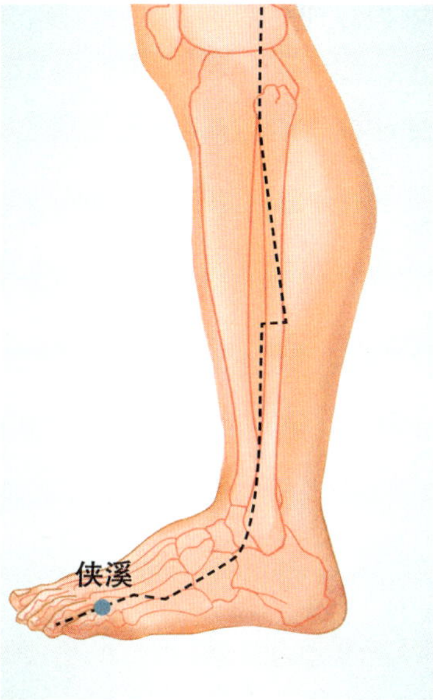

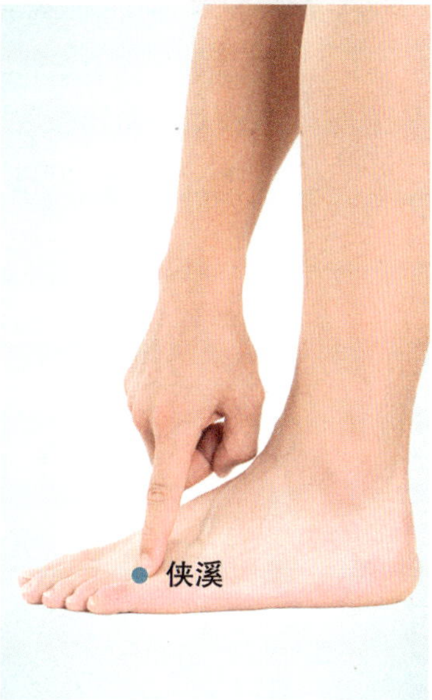

足窍阴：五官疾病就用它

扫一扫 学取穴

足，指足部；窍，孔窍；阴，指五脏之阴。目为肝窍，耳为肾窍，舌为心窍，口为脾窍，鼻为肺窍，本穴能治五脏阴窍之病，故得此名。

- 精准定位 在足趾，第 4 趾末节外侧，趾甲根角侧后方 0.1 寸。
- 3 秒取穴 坐位，第 4 趾趾甲外侧缘与下缘各作垂线，两线垂直相交的交点处即是。
- 按摩手法 用拇指指尖掐按足窍阴，每次 1~3 分钟。
- 功效主治 醒脑开窍、疏肝止痛、清热利胆。主治目赤肿痛、耳鸣、咽痛、口疮、鼻出血、足踝肿痛、头痛、胸胁痛。

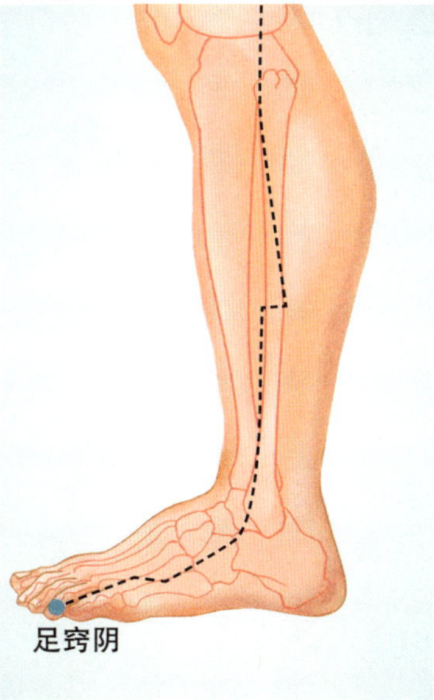

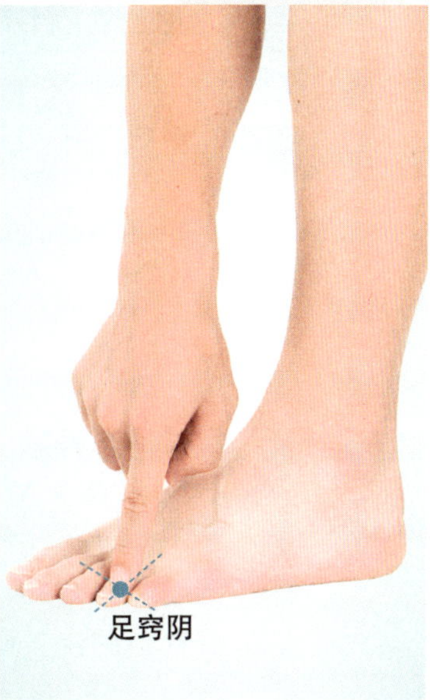

足厥阴肝经的保养

足厥阴肝经起于足大趾趾甲后，沿足背向上，沿胫骨内缘上行过膝内侧，沿大腿内侧，绕过阴部，至小腹，挟胃两旁，向上分布于胁肋部，属肝，络胆。肝与情志密切，保养肝经可改善肝病、情志病。

主治病症

本经腧穴主要调理肝炎、肝肿大等肝脏疾病，月经紊乱、带下、痛经、闭经、疝气、小便不利、前列腺增生等生殖系统疾病，以及经脉循行部位的其他疾病。调理肝病常用太冲、中封；调理妇科病常用蠡沟、曲泉。

丑时（1:00—3:00）

肝经当令

人卧则血归于肝，
此时保持熟睡可养护肝经。
春气通肝，
所以春季为养肝护肝的时节。

肝经上潜伏的疾病

胁满痛不舒

当肝气不舒时，就会出现胁肋症状，如胸胁痛、肋间神经痛，若累及腰、腹，会出现小腹疼痛、腰痛难以俯仰等症状。

头痛眩晕

若出现肝风内动、肝阳上亢，就会表现为头痛、眩晕、高血压等症状。

精神情志异常

肝经不通会阻碍肝气的运行，长期肝气不舒，可能会引起精神、情志异常，主要表现为精神抑郁、沉闷寡欢、悲忧善虑等症状。

眼睛不适

肝开窍于目，如果肝经不畅，会影响视力，造成眼睛酸胀、眼睛肿痛、视物模糊等症状。

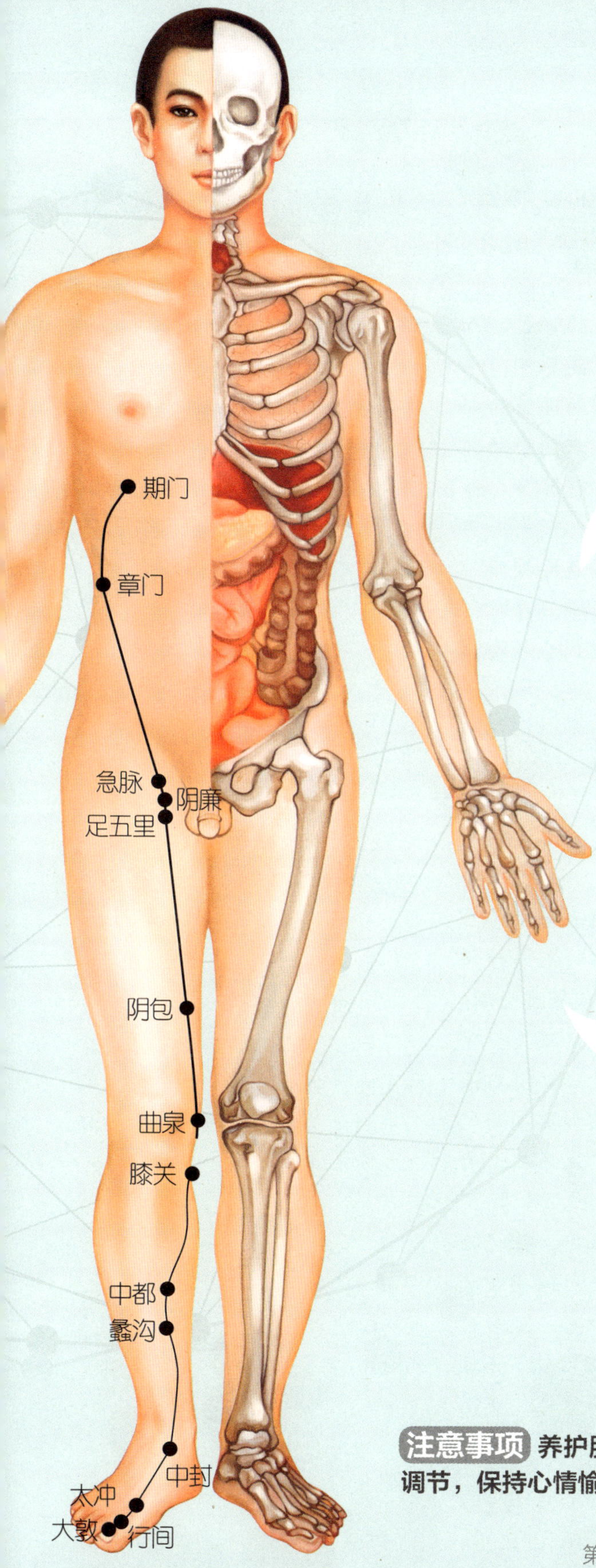

肝经的作用

1. 调节情绪。肝与情绪密切相关，肝郁气滞则抑郁，肝郁化火则烦躁。

2. 明目止痛。肝开窍于目，保养肝经可改善视力、缓解头痛。

3. 调理月经。月经和肝的疏泄功能及藏血功能有关。

日常保养

对于胸胁部腧穴，手法以擦法为主，加强行气功效，沿肝经循行路线横擦至局部温热，每日 3~5 次。如果胸闷明显，可从内向外，以宽胸散结；如果胁痛明显，可由外向内，以理气止痛。对于下肢部腧穴，以拇指点揉、按揉为主，沿经络循行路线操作 2~3 遍，以感到局部酸胀为宜。

注意事项 **养护肝经要做到早睡，还要特别注意情绪的调节，保持心情愉悦放松。**

医案一 两肋胀痛擦期门

蔡某某，女，48岁，主因“胁痛3年”就诊。患者3年前吵架生气后出现胁肋胀痛，偶伴胸闷、气短，长呼气后可缓解，时有胃胀，睡眠差。行胸部CT、胃部造影等检查后未见明显异常。平时间断口服中成药缓解症状。现仍有两侧胁肋部胀痛，胸闷气短。查见胸廓无畸形，双侧胁肋部无明显叩痛，挤压胸廓不痛，舌红，苔薄黄，脉弦。考虑患者为胁痛病、肝郁气滞证，嘱咐患者按摩期门以疏肝解郁。先用拇指指腹点按期门，接着做环状按揉3分钟，随后用双手掌心同时搓擦双侧期门50下，每日2次。患者2周后复诊，诉胁肋胀痛稍缓解，食欲稍改善。

医生有话说

期门有疏肝解郁的功效，按摩的时候可以用按揉法配擦法，以泻为主。因穴位在肋间隙，在操作的过程中需要注意控制力度，以免损伤局部软组织。

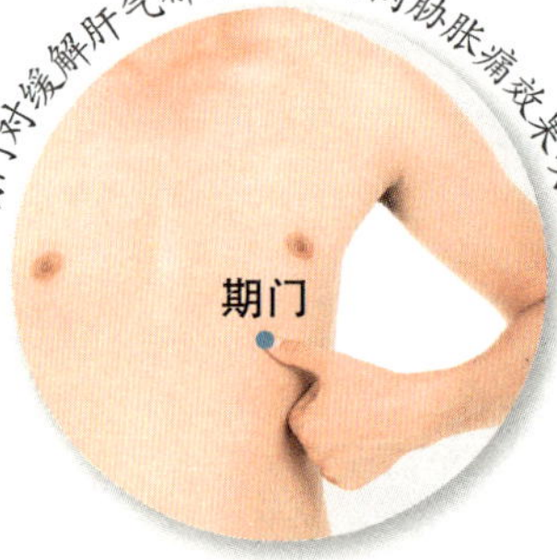

医案二 屈伸不利膝关除

杨某某，女，78岁，主因“右膝关节疼痛2个月”就诊。患者2个月前上下楼梯时不慎抻伤导致右膝关节疼痛，活动时明显，屈伸轻度受限。外用膏药后稍缓解，仍有疼痛，外院行膝关节磁共振成像检查后诊断为“膝骨关节炎”。现右膝关节疼痛，屈伸稍受限，劳累后症状加重。查见右膝关节局部肌肉紧张，髌骨周围广泛压痛，局部皮肤温度略高，屈伸稍受限，舌暗红，苔薄白，脉涩。予以手法松解右膝关节局部肌肉，并轻轻牵拉膝关节后，嘱咐患者按摩膝关。用拇指和食指拿捏膝关3分钟，以感局部酸胀为宜，可同时配合膝关节屈伸，每次3分钟，每日3次。3日后患者复诊，诉疼痛稍缓解，活动稍改善，嘱咐患者减少运动，静卧为主，坚持治疗。

医生有话说

膝关可通利关节，在按摩的时候可用拇指指腹向足三里方向点压，以局部酸胀明显，并向小腿后侧放射为宜，对于膝关节痛、屈伸不利以及小腿酸痛、下肢肌肉紧张均有效果。

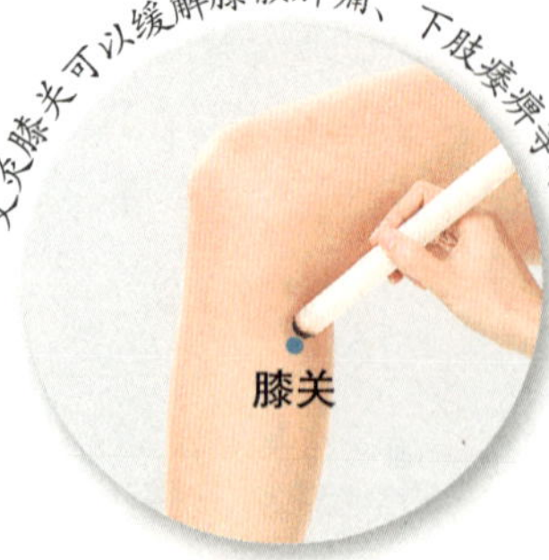

大敦：排尿问题找此穴

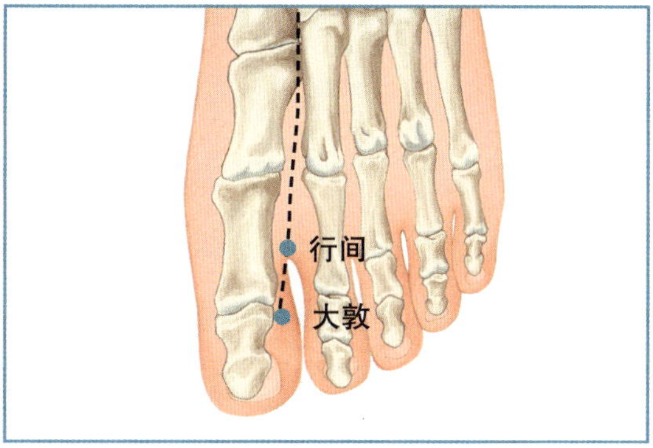

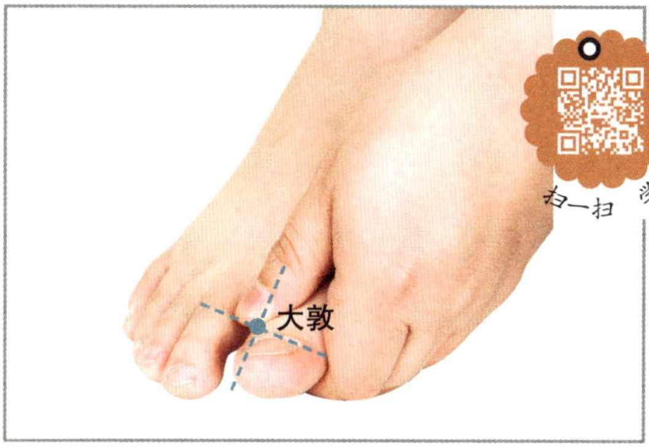

大，指大趾；敦，敦厚。穴在大趾外侧，肌肉敦厚之处，故得此名。

精准定位 在足趾，大趾末节外侧，趾甲根角侧后方 0.1 寸。

3 秒取穴 大趾趾甲外侧缘与下缘各作一线垂直相交，交点处即是。

按摩方法 用拇指指尖掐按大敦，每次 3~5 分钟。

功效主治 回阳救逆、调经通络、疏肝息风。主治昏厥、头晕、腹痛、胀满、便秘、小便淋漓不止、遗尿、心痛大汗、疝气、崩漏。

行间：降压按这里

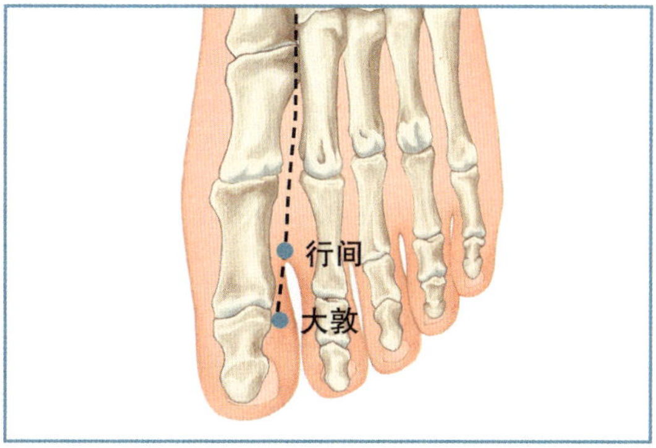

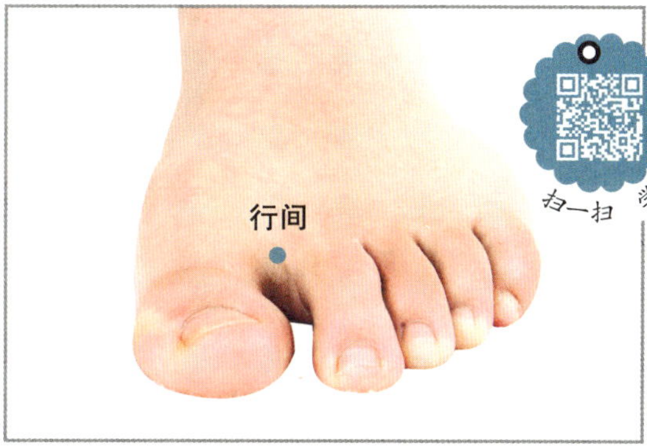

行，运行；间，中间。穴在第 1、第 2 跖趾关节的前方凹陷中，经气运行其间，故得此名。

精准定位 在足背，第 1、第 2 趾间，趾蹼缘后方赤白肉际处。

3 秒取穴 坐位，在足背部，第 1、第 2 趾之间连接处的缝纹头处即是。

按摩方法 用拇指指尖掐揉行间，每次 1~3 分钟。

功效主治 清肝热、凉血安神、息风活络。主治高血压、晕厥、头痛、脑卒中口眼歪斜、视物不清、目赤肿痛、胸胁痛。

太冲：疏肝调经找太冲

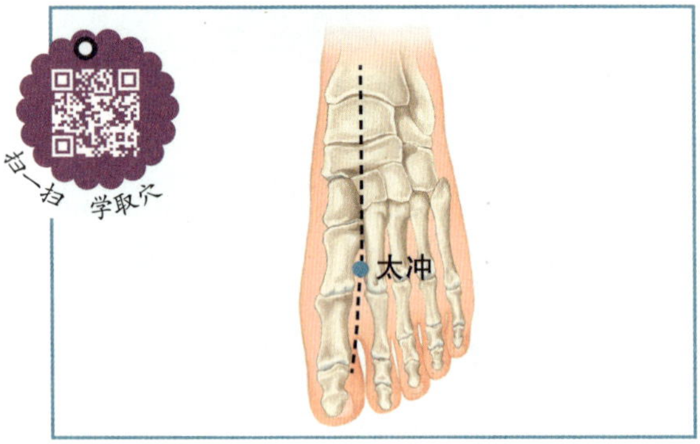

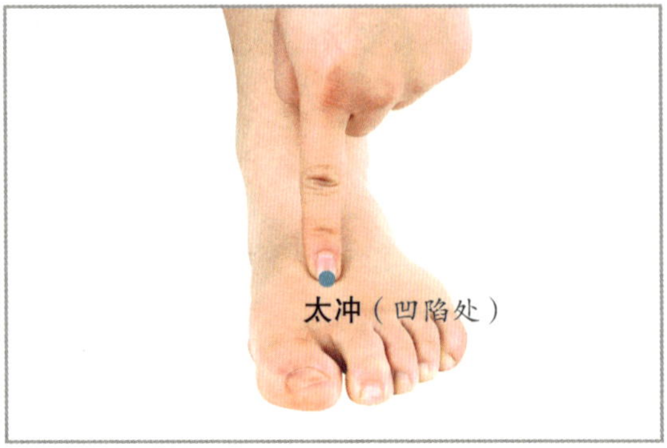

太，极大；冲，冲要、通道。本穴乃肝经大通道所在，亦是原气所居之处，故得此名。

精准定位 在足背，第1、第2跖骨间，跖骨底结合部前方凹陷中，或触及动脉搏动处。

3秒取穴 足背，沿第1、第2趾间横纹向足背后推至凹陷处即是。

按摩方法 用左手拇指指腹揉捻右太冲，以有酸胀感为宜，1分钟后再换右手揉捻左太冲。

功效主治 疏肝理气、调冲摄血。主治目赤肿痛、头痛、眩晕、月经不调、小儿惊风。

中封：内踝肿痛多按按

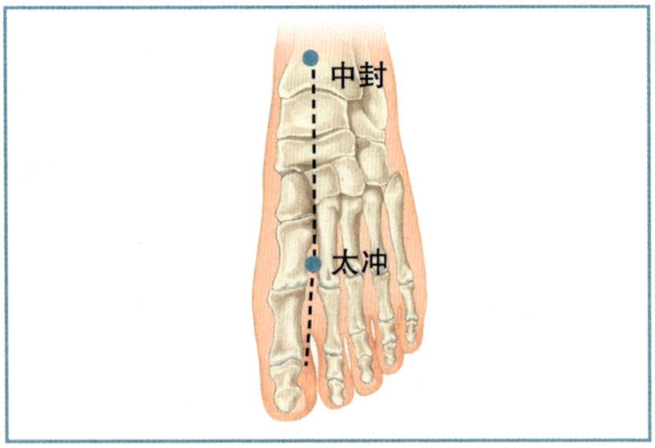

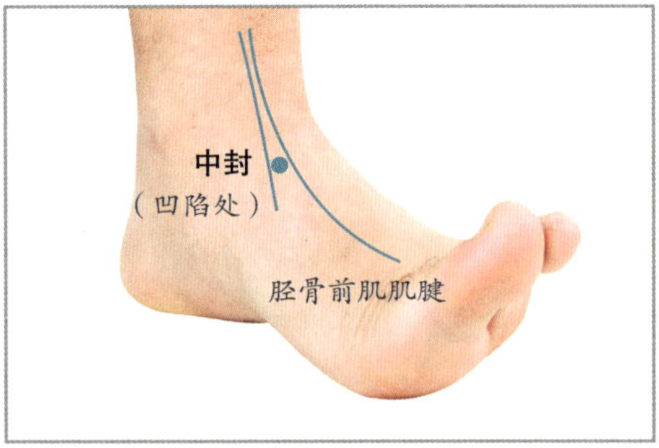

中，中间；封，聚土成堆。穴在内踝高点前方，以胫骨前肌腱内侧为界，前有筋，后有骨，故得此名。

精准定位 在踝前内侧，足内踝前，胫骨前肌肌腱的内侧缘凹陷中。

3秒取穴 坐位，踻趾上翘，足背内侧可见两条大筋，二者之间的凹陷处即是。

按摩方法 用拇指指尖用力掐按中封，每次1~3分钟。

功效主治 通利水道、涩精止遗、理气止痛。主治内踝肿痛、下肢疼痛、小腹疼痛、阴茎痛、小便不利、疝气、遗精。

蠡沟：祛湿止痒不用愁

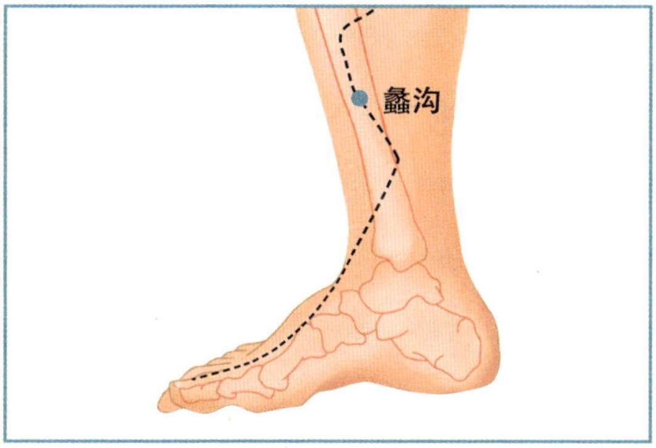

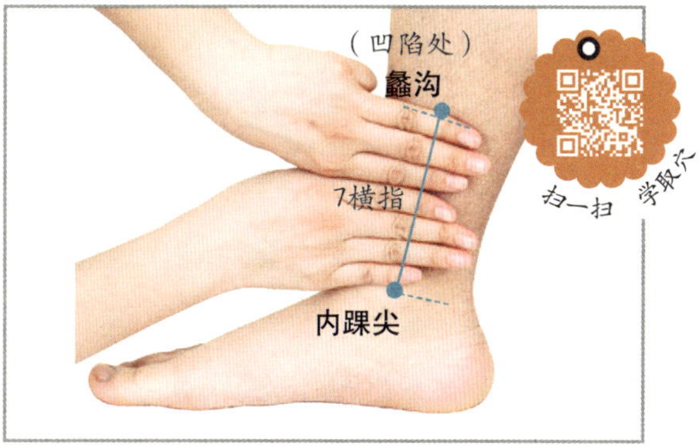

蠡，用葫芦做的瓢，比喻在水中漂浮不定之象；沟，凹渠。穴在沟中，有湿气弥漫漂浮，故得此名。

精准定位 在小腿前内侧，内踝尖上 5 寸，胫骨内侧面的中央。

3 秒取穴 坐位，内踝尖向上 7 横指，胫骨内侧凹陷处即是。

按摩方法 用拇指指腹按揉蠡沟，每次 1~3 分钟。

功效主治 利水止痒、调经止带。主治小便不利、月经不调、带下病、阴部瘙痒、睾丸肿痛、下肢疼痛、疝气、脚气。

中都：疏肝理气效果好

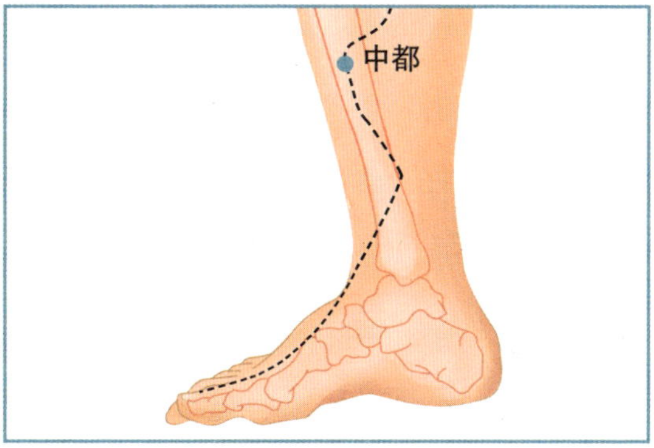

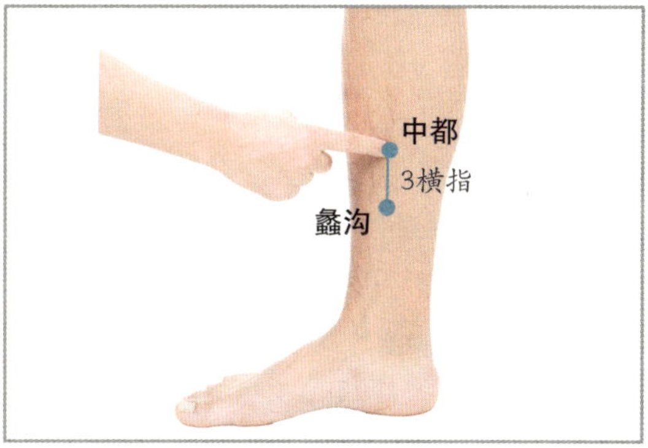

中，中间；都，会聚。穴在小腿内侧中间，为肝经之气收敛、深聚之处，故得此名。

精准定位 在小腿前内侧，内踝尖上 7 寸，胫骨内侧面的中央。

3 秒取穴 先找到蠡沟，再向上 3 横指处即是。

按摩方法 用拇指指腹按揉中都，每次 1~3 分钟。

功效主治 疏肝调经、理气止痛。主治崩漏、恶露不尽、小腹疼痛、下肢疼痛、腹泻、疝气。

膝关：膝髌疼痛按一按

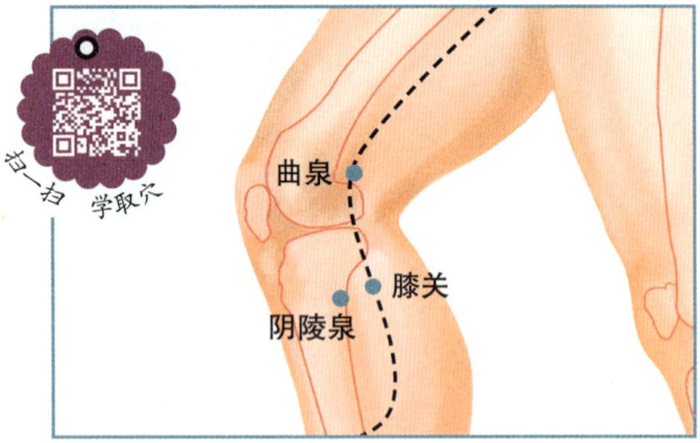

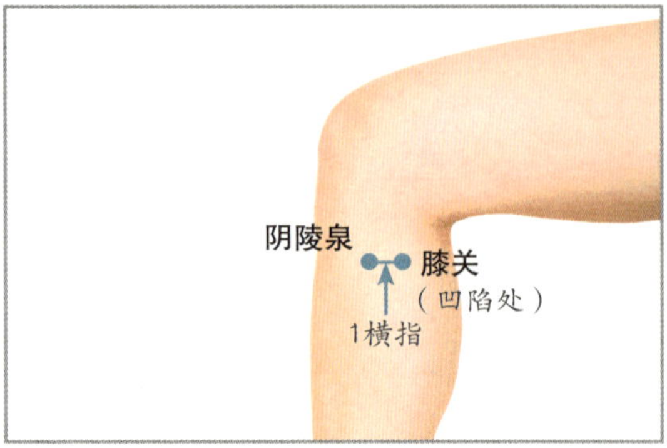

膝，膝部；关，关节。穴在膝关节附近，故得此名。

精准定位 在小腿内侧，胫骨内侧髁的下方，阴陵泉后1寸。

3秒取穴 先找到阴陵泉，向后1横指，可触及一凹陷处即是。

按摩方法 用拇指和食指拿捏按揉膝关，每次1~3分钟。

功效主治 散风祛湿、疏通关节。主治膝髌肿痛、膝关节内侧痛、下肢痿痹。

曲泉：产后腹痛就揉它

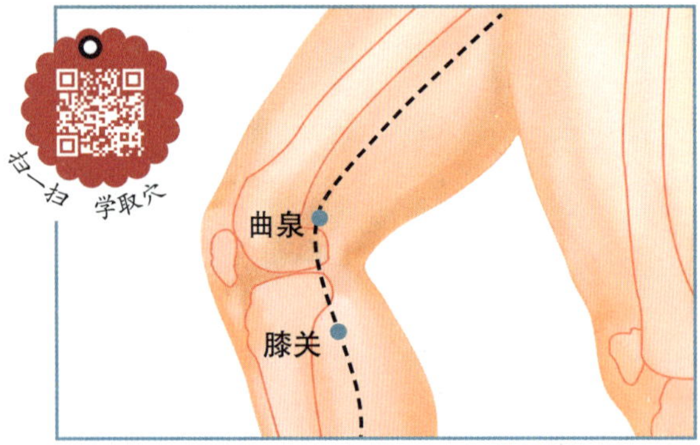

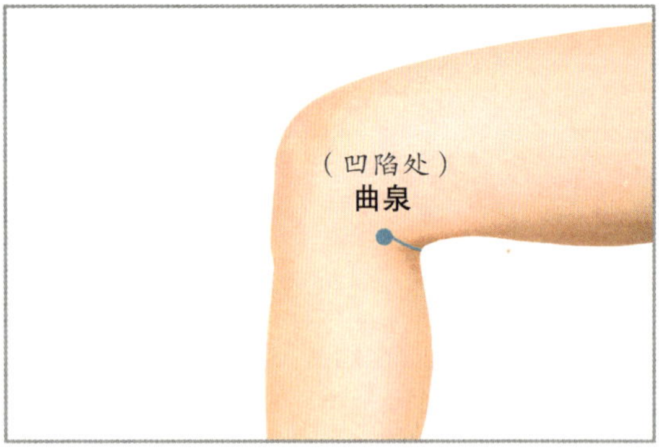

曲，弯曲；泉，泉水。穴在腘横纹内侧端，屈膝时局部呈凹陷状，似泉水欲从山洞中流出，故得此名。

精准定位 在膝内侧，腘横纹内侧端，半腱肌肌腱内缘凹陷中。

3秒取穴 膝内侧，屈膝时可见膝关节内侧面有一横纹，其横纹头凹陷处即是。

按摩方法 用拇指指端拨揉曲泉，每次1~3分钟。

功效主治 清热利湿、通经活络。主治膝痛、月经不调、痛经、带下病、产后腹痛、阳痿、遗精、小便不利。

阴包：子宫疾病靠阴包

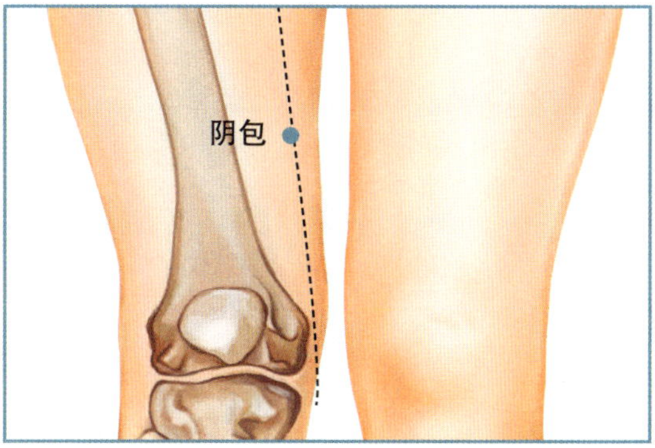

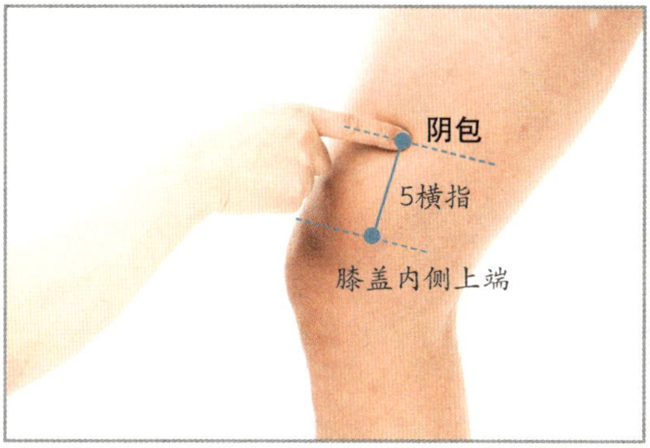

阴，下为阴；包，通“胞”，指胞宫。穴在大腿内侧，主子宫疾病，故得此名。

精准定位 在股内侧，髌底上 4 寸，股薄肌与缝匠肌之间。

3 秒取穴 大腿内侧，膝盖内侧上端，直上 5 横指处即是。

按摩方法 用拇指指腹轻揉阴包，每次 1~3 分钟。

功效主治 调经止痛、利尿通淋。主治子宫肌瘤、遗尿、月经不调、小便不利、腰骶疼痛连及腹部。

足五里：通利小便揉这里

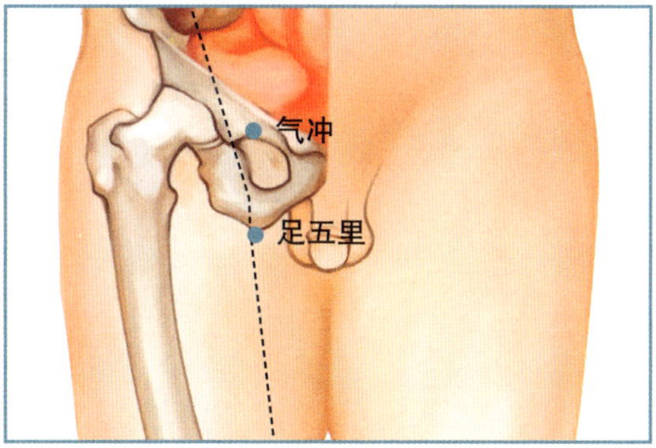

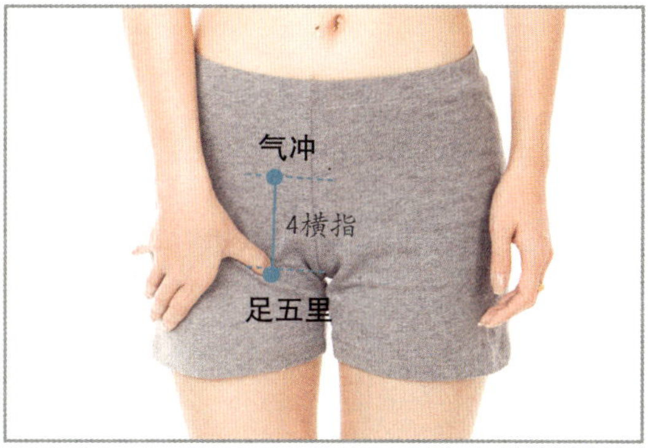

足，下肢；五，数词；里，古居所。穴位居下肢，属足厥阴肝经倒数第五穴，故得此名。

精准定位 在股内侧，气冲直下 3 寸，动脉搏动处。

3 秒取穴 先取气冲，其直下 4 横指处即是。

按摩方法 用食指指腹按揉足五里，每次 1~3 分钟。

功效主治 疏理下焦、除湿止痒。主治小便不通、睾丸肿痛、阴囊湿痒、小腹疼痛、甲状腺结节。

阴廉：调经止带用阴廉

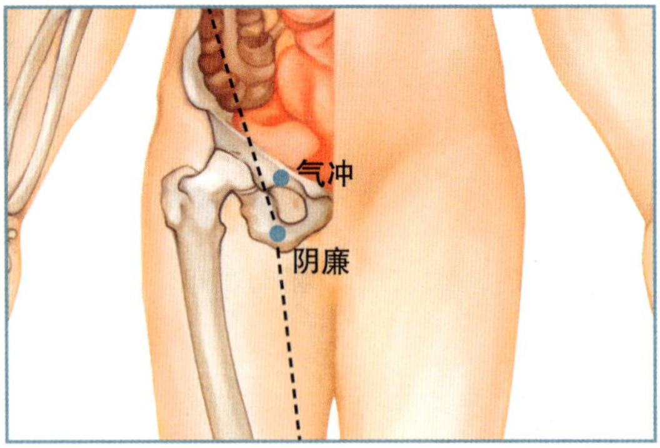

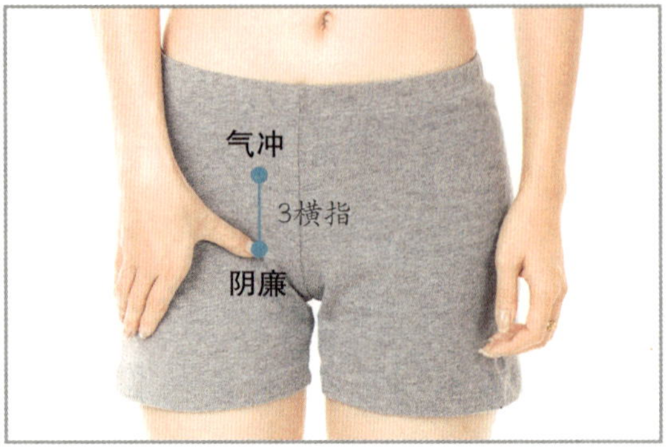

阴，内为阴；廉，边缘。穴在大腿内侧阴器的边缘，故得此名。

精准定位 在股内侧，气冲直下 2 寸。

3 秒取穴 在大腿内侧，先取气冲，其直下 3 横指处即是。

按摩方法 用双手拇指指腹同时按揉双侧阴廉，每次 3~5 分钟。

功效主治 调经止带、疏肝理气。主治月经不调、带下病、小腹疼痛、下肢痉挛、大腿内侧痛。

急脉：缓解阴部疼痛

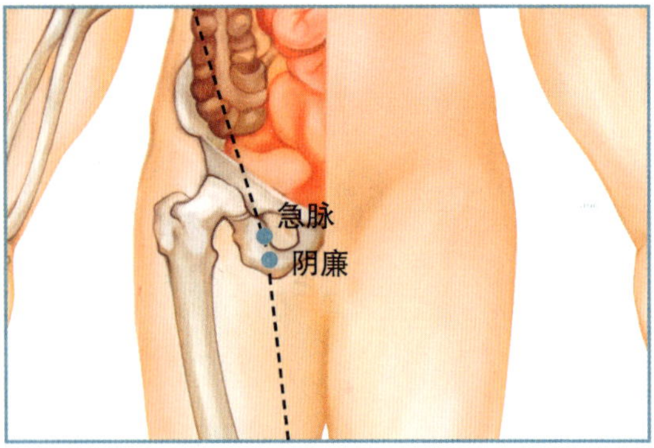

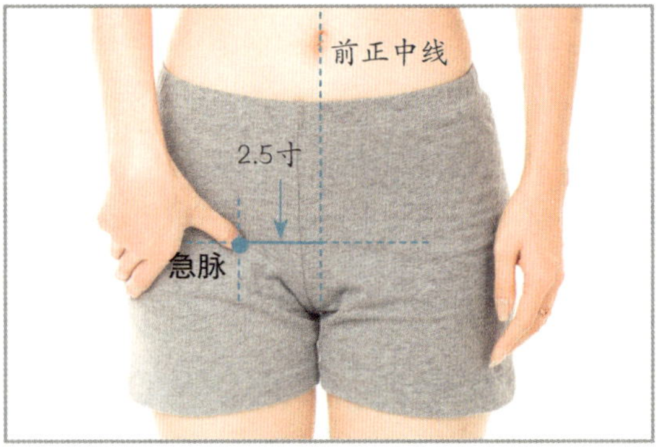

急，急促；脉，经脉。本穴定位于大腿根部内侧，局部动脉急促应手，故得此名。

精准定位 在腹股沟，横平耻骨联合上缘，前正中线旁开 2.5 寸。

3 秒取穴 腹股沟动脉搏动处，前正中线旁开 2.5 寸处即是。

按摩方法 用双手拇指指腹分别轻揉左右急脉，每次 1~3 分钟。

功效主治 疏肝行气、通络止痛。主治下腹痛、疝气、阴茎痛、股内侧部疼痛。

章门：腹部痞块多按按

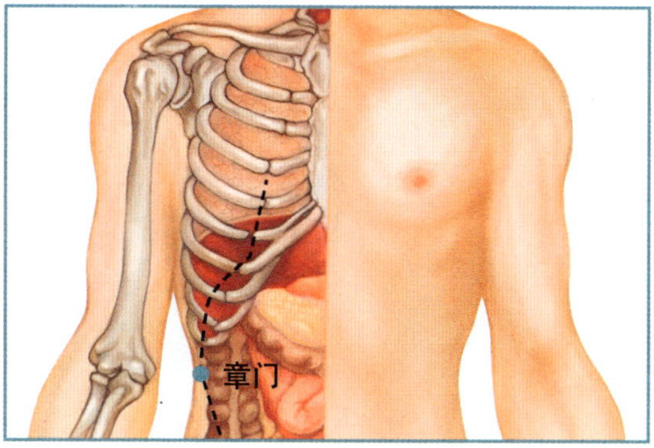

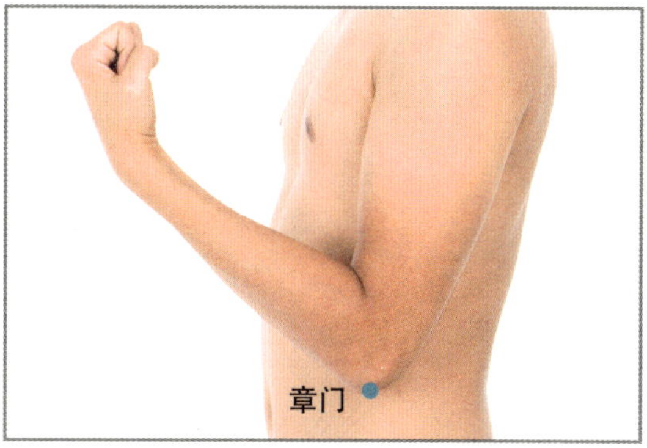

章，同“障”；门，门户。穴在季肋区下，如同保护内脏屏障的门户，故得此名。

精准定位 在侧腹部，第 11 肋游离端的下际。

3 秒取穴 正坐，屈肘合腋，肘尖所指处，按压有酸胀感处即是。

按摩方法 用拇指指腹轻柔地按揉或用双手掌心擦揉章门，每次 3~5 分钟。

功效主治 疏肝利胆、健脾和胃、调气活血、理气散结。主治腹部痞块、腹胀、腹痛、腹泻、呕吐、胸胁痛、困倦疲劳、黄疸。

期门：乳房胀痛按期门

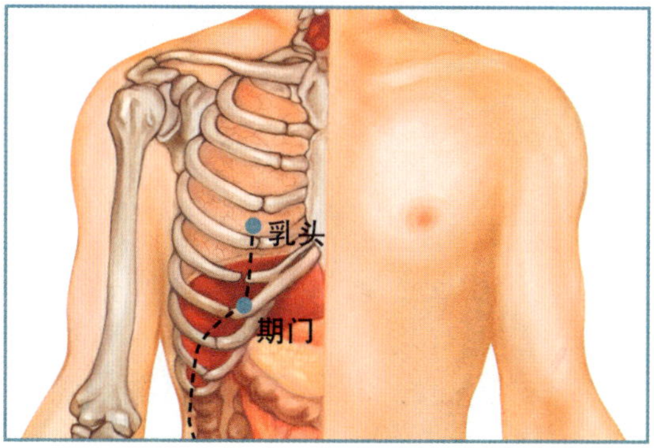

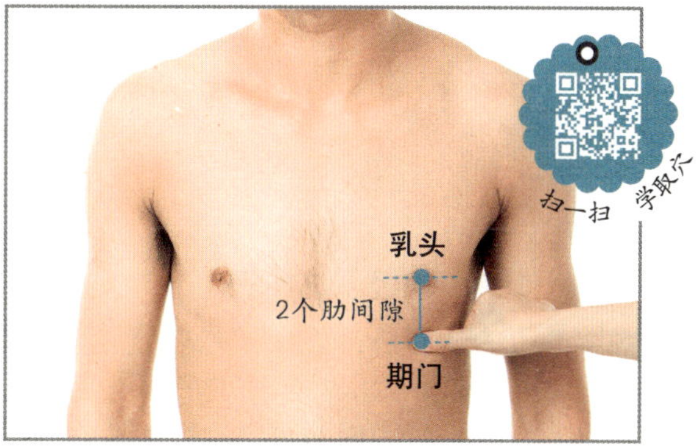

期，周期，经气从云门运行至此，刚好一个周期；门，门户。两侧胁肋如敞开之门户，故得此名。

精准定位 在前胸部，第 6 肋间隙，前正中线旁开 4 寸。

3 秒取穴 正坐或仰卧，自乳头垂直向下推 2 个肋间隙，按压有酸胀感处即是。

按摩方法 用食指、中指、无名指三指并拢按揉期门，每次 3~5 分钟。

功效主治 健脾疏肝、理气活血、和胃利胁。主治胁肋胀痛、乳房胀痛、腹胀、呃逆、呕吐、吞酸、抑郁。

督脉的保养

督脉主干行于身后正中线，关联的脏腑、器官主要有丹田、下焦、肝、胆、肾、膀胱、心、脑、喉、目。督脉总管一身的阳气，被称为“阳脉之海”。保养督脉可缓解脊柱疾病、神志疾病。

主治病症

本经腧穴主要调理神经系统疾病、脊柱疾病、生殖系统疾病、脑血管病、全身性疾病，以及循行路线的其他疾病。调理头痛常用强间、前顶；调理神志疾病常用百会、上星；调理腰痛常用命门、悬枢。

督脉并无特定当令时间

任何季节
都适宜保养督脉。

督脉上潜伏的疾病

神经系统疾病

督脉经络进入颅内络脑，若堵塞不通，会导致清阳之气不能上升，出现脑血管病、脑卒中、癫痫、抑郁、失眠等症状。

小便不畅

督脉与肾的关系密切，督脉异常不通，会影响到肾气固摄的作用，导致出现小便不畅等症状。

脊柱疾病

督脉气血运行不畅，就会出现脊柱疾病，如颈椎病、腰椎病、背痛、脊柱骨关节炎、强直性脊柱炎等症状。

生殖系统病症

督脉经气不畅还会影响到生殖系统，男性会有前列腺肥大、夜尿多等症状，女性会有痛经、月经不调等症状。

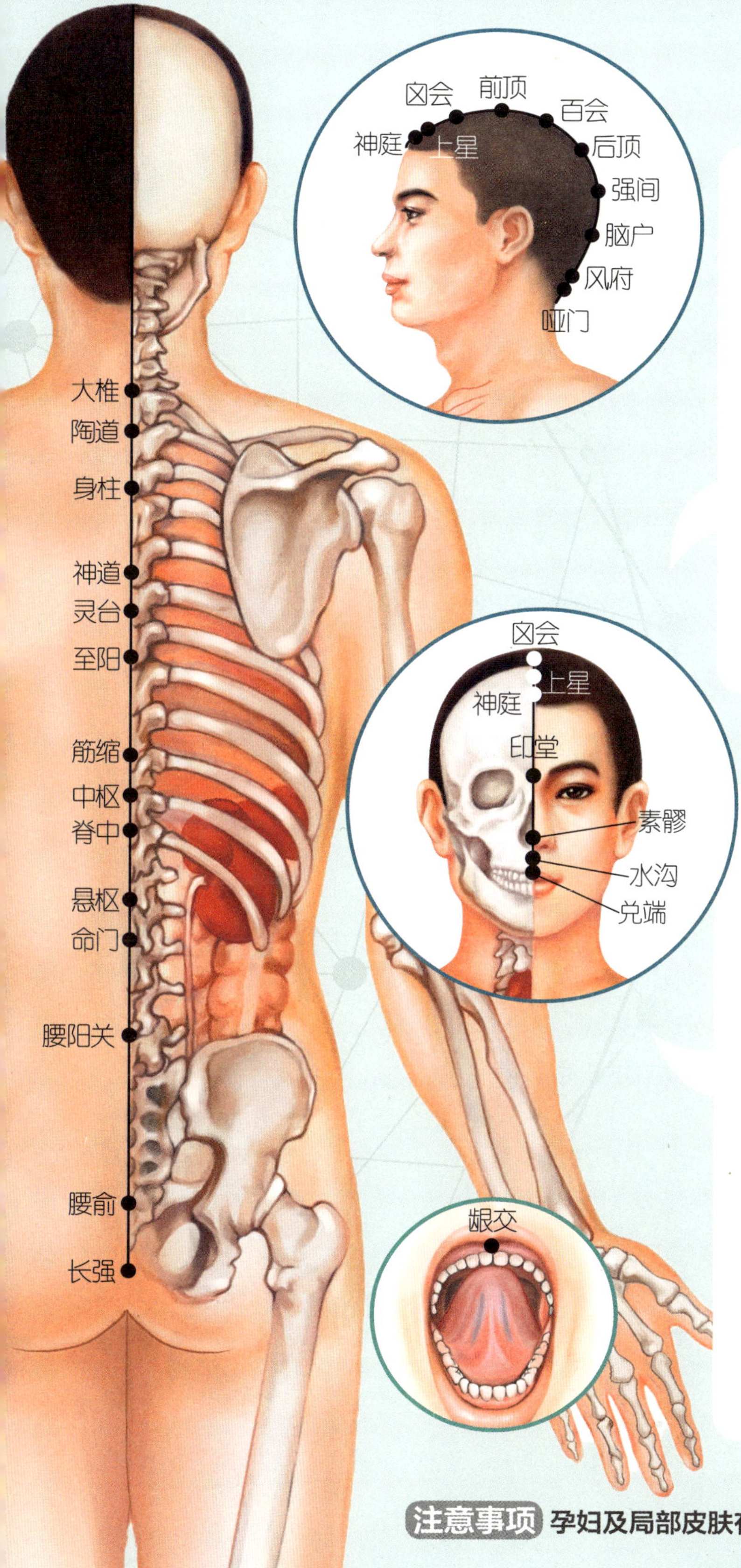

督脉的作用

1. 增强免疫力。督脉主一身阳气，阳气护卫于外则身体不易生病。

2. 调节五脏六腑。督脉循行于背部正中，与五脏六腑功能均有联系。

3. 缓解疲劳。保养督脉可行气活血，气血得通，疲劳自消。

日常保养

1. 空闲时用按摩槌敲打督脉，每日3~5次，敲打时注意避开骨节位置，在敲打“后心处”时，用力不宜过大。

2. 用艾灸盒放置于督脉背部循行路线上，可补气助阳。

3. 用刮痧板蘸取刮痧油或清水，沿督脉反复刮动，使皮肤出痧，以清热退火。

注意事项 孕妇及局部皮肤有破溃的人不建议按摩督脉。

医案一 命门温肾止腰痛

张某某，男，67 岁，主因“反复腰痛 30 年，加重 2 个月”就诊。患者 30 年前不慎抻伤腰部，于外院诊断为“腰椎间盘突出”。2 个月前，受凉后再次出现腰痛加重，双下肢酸沉。查见腰臀部肌肉紧张，双侧臀部外缘压痛，舌暗，苔薄白，脉弱。予以手法按摩，以放松腰臀部肌肉为主，同时点揉曲池、血海、足三里和膀胱经穴位，达到活血化瘀的效果。每周 2 次，治疗 3 周后患者腰痛明显缓解，仍有腰部酸痛，不剧烈，遇冷加重，得热痛缓，查见舌淡红，苔薄白，脉弱。考虑患者目前血瘀气滞已改善，以肾阳亏虚为主，嘱咐患者每日按摩命门。用双手掌来回搓擦命门，直至局部发热，随后用拳在腰部轻轻叩打 3~5 分钟，每日 3 次。1 个月后，患者复诊，诉酸痛基本消失。

医生有话说

腰痛的患者通常在急性期以血淤气滞为主，表现为疼痛明显，活动受限，此时治疗应以活血、化瘀、止痛为主。命门有补肾壮阳、强健腰膝的作用，可缓解肾阳亏虚引起的腰部酸痛，无论有无腰痛均可按摩，以达到强健腰府的效果。

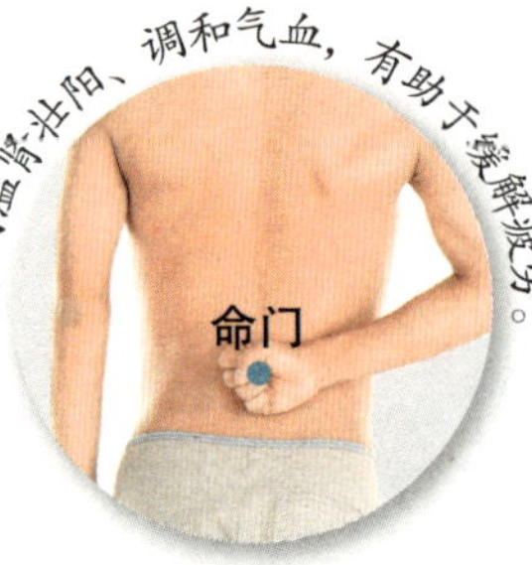

医案二 前额头痛掐印堂

李某，女，28 岁，为笔者的朋友，平素经常头痛，特来咨询。患者诉多在工作劳累后头痛发作，以前额部胀痛为主，伴目涩、眼干，休息后可缓解，但一旦继续工作，上述症状很快就会出现。因患者工作繁忙不便就诊，嘱咐患者每日按摩印堂以明目止痛。用拇指和食指指端掐捏印堂 50~100 下，随后点揉太阳 3~5 分钟，闭目揉眼 2 分钟，每次头痛发作时操作。半个月后随访，患者诉疼痛发作不似之前频繁，持续时间变短，目涩、眼干亦有缓解。

医生有话说

印堂对于前额头痛、目病均有很好的调理效果。可选择按揉、点压、掐揉的方式按摩，对于病程较长、症状持久的患者，可在印堂掐捏至局部皮肤变红，以增强效果。

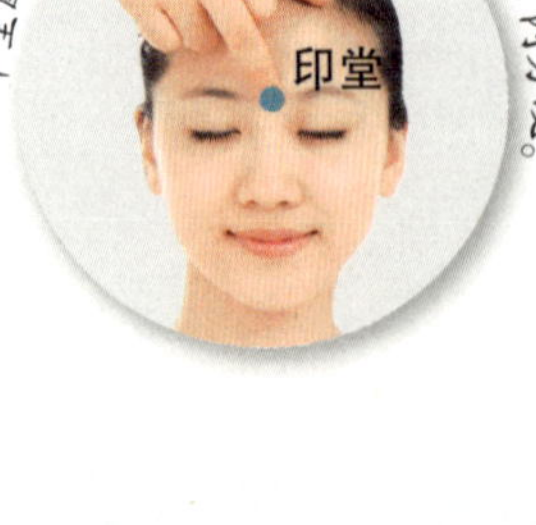

长强：肛周问题多按揉

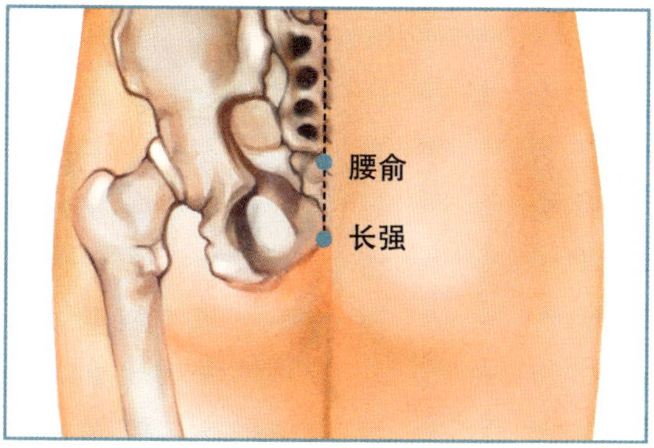

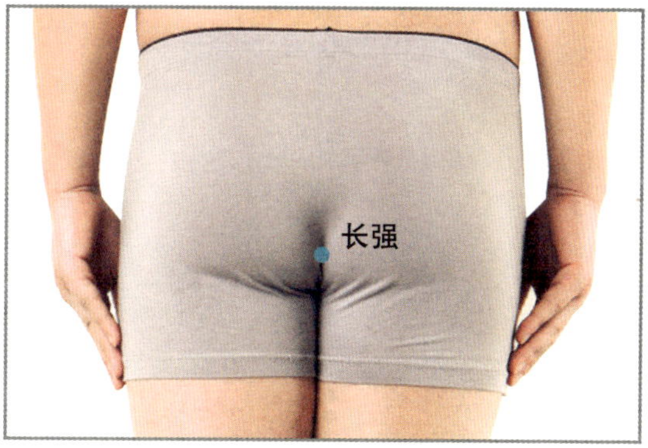

脊柱由下行上，强而有力，其端绵长，穴在其下端，为人体全身依托之处，故得此名。

精准定位 在会阴部，尾骨下方，尾骨端与肛门连线的中点处。

3秒取穴 在尾骨端下，尾骨端与肛门连线中点处即是。

按摩方法 每天晚上睡觉前，趴在床上，将双手搓热，用手顺着腰椎尾骨往下搓，搓100下，以长强处有热感为宜。

功效主治 活血止痛、通便消痔。主治肛肠疾病术后疼痛、肛门痛、肛周瘙痒、痔疮、便秘。

腰俞：便秘痔疮按一按

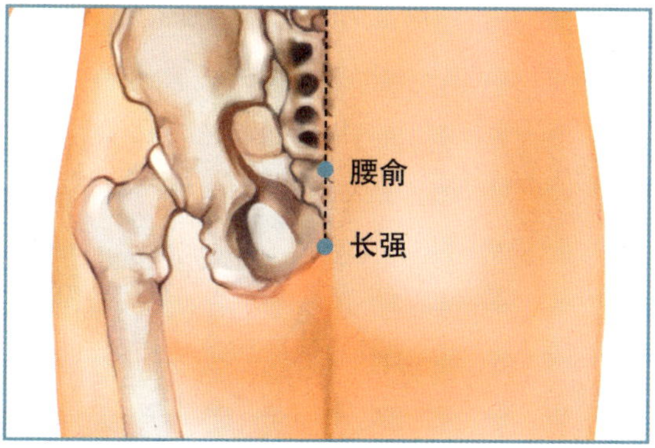

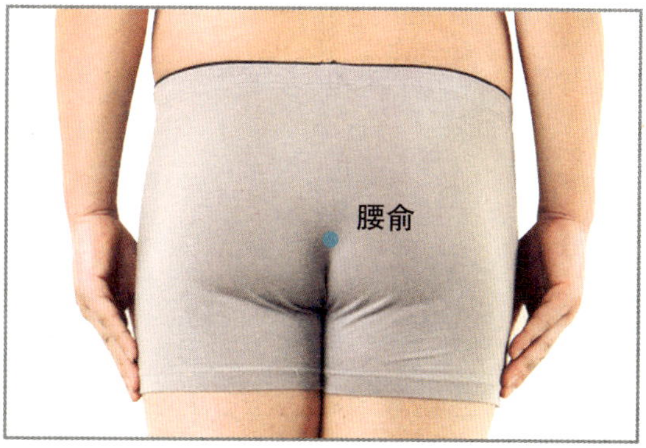

腰，腰部；俞，输注。穴在腰部，是督脉经气输注之处，故得此名。

精准定位 在骶部，正对骶管裂孔，后正中线上。

3秒取穴 后正中线上，顺着脊柱向下，正对骶管裂孔处即是。

按摩方法 用食指指腹按揉腰俞，每次1~3分钟。

功效主治 调经清热、活血止痛。主治骶骨区疼痛、腰痛伴活动受限、下肢疼痛无力、肛周疼痛、痔疮、便秘。

腰阳关：祛寒通经络

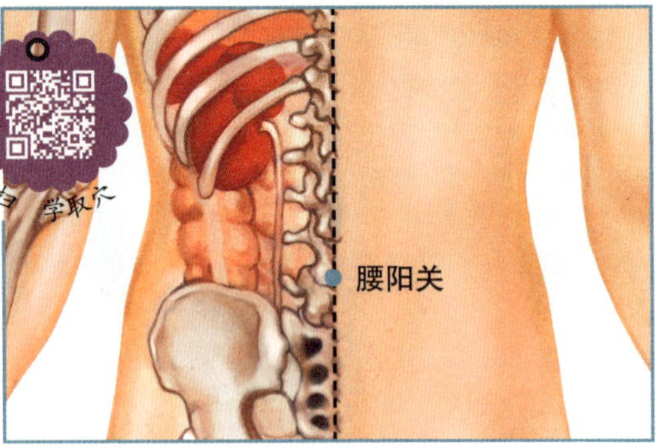

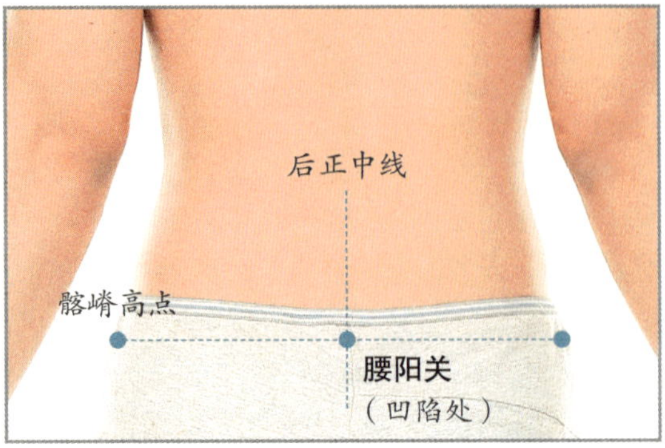

腰，腰部；阳，督脉为阳；关，机关，指门户要会之处。穴属督脉，位于腰部转动处，如腰之机关，故得此名。

精准定位 在腰部，第 4 腰椎棘突下凹陷中，后正中线上。

3 秒取穴 两侧髂嵴高点连线与脊柱交点处，可触及一凹陷处即是。

按摩方法 用拇指指腹按揉腰阳关，每次 3~5 分钟。

功效主治 散寒舒筋、温煦脏腑。主治腰骶冷痛、下肢萎缩疼痛、月经不调、遗精、阳痿、盆腔炎。

命门：调补肾气强腰膝

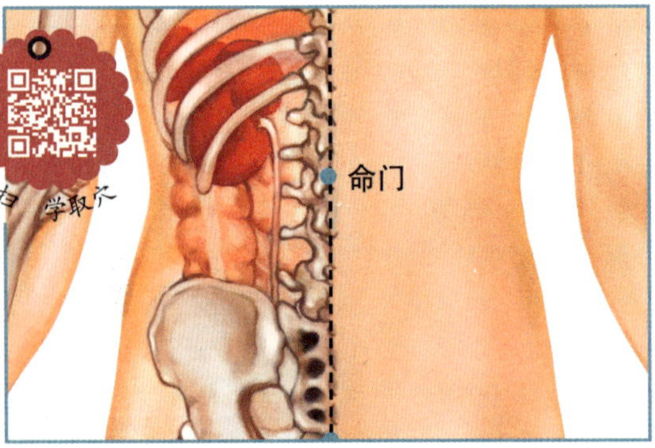

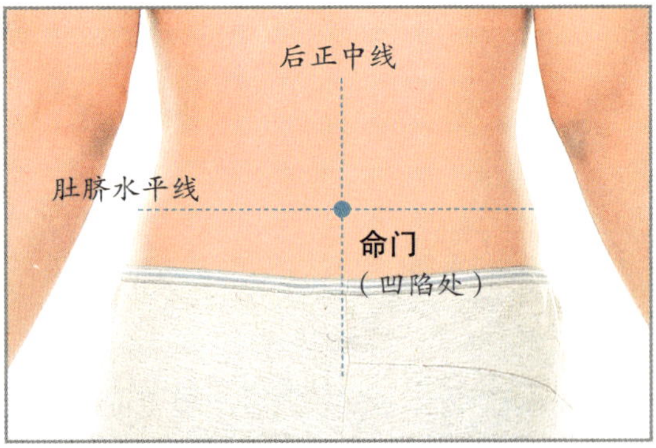

命，生命，肾为生命之源；门，门户。穴在两肾之间，为生命之门，故得此名。

精准定位 在腰部，第 2 腰椎棘突下凹陷中，后正中线上。

3 秒取穴 坐位或俯卧位，肚脐水平线与后正中线交点，按压有凹陷处即是。

按摩方法 用拇指指腹按揉命门，每次 3~5 分钟。

功效主治 补肾壮阳、调经止带、止痛活络。主治下肢萎缩疼痛、腰脊僵硬疼痛、遗精、阳痿、失眠。

悬枢：转腰受限按一按

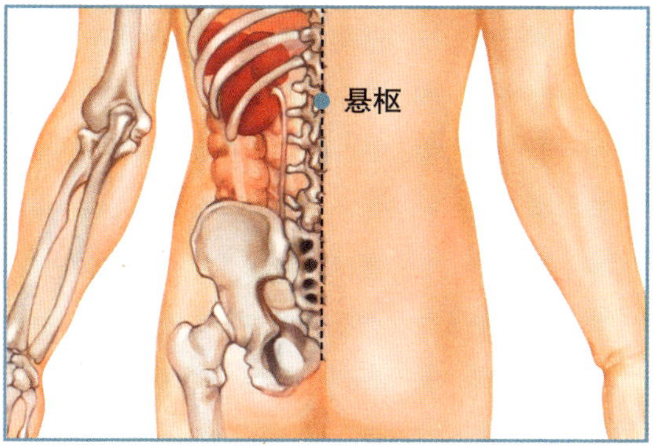

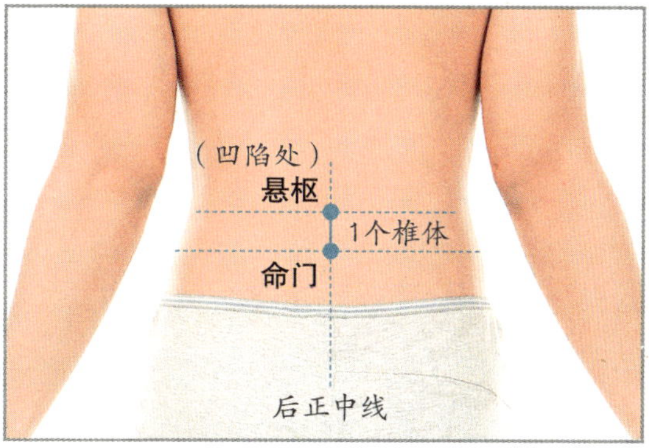

悬，通“旋”，旋转，悬起；枢，枢纽，枢要，通上连下为枢，为致动之机关。穴当人身旋转枢要之处，故得此名。

精准定位 在腰部，第1腰椎棘突下凹陷中，后正中线上。

3秒取穴 从命门沿后正中线向上推1个椎体，下缘凹陷处即是。

按摩方法 用食指指腹点揉悬枢，每次1~3分钟。

功效主治 助阳健脾、舒筋利腰。主治腰痛伴屈伸旋转不利、腹痛、腹泻、消化不良、焦虑、抑郁、慢性疲劳。

脊中：反胃按这里

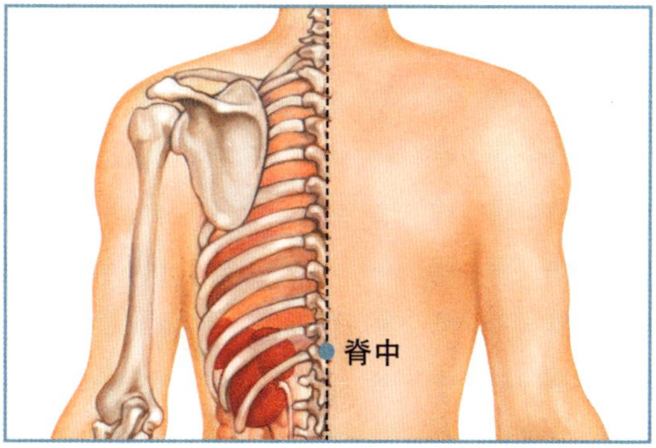

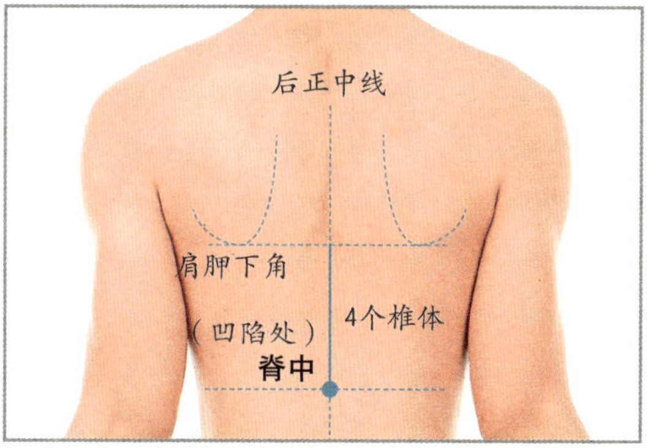

脊，脊柱；中，中间。脊柱古作二十一椎，穴在第十一椎下，正当其中，故得此名。

精准定位 在背部，第11胸椎棘突下凹陷中，后正中线上。

3秒取穴 两侧肩胛下角连线与后正中线相交处向下推4个椎体，下缘凹陷处即是。

按摩方法 取俯卧位，双脚稍分开，用拇指指腹按揉脊中，每次3~5分钟。

功效主治 健脾利湿、宁神镇惊。主治反胃、腹泻、痢疾、痔疮、小儿疳积。

中枢：让脾胃更强健

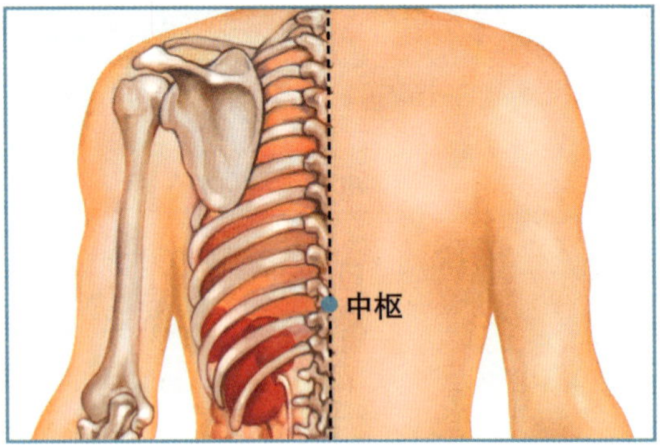

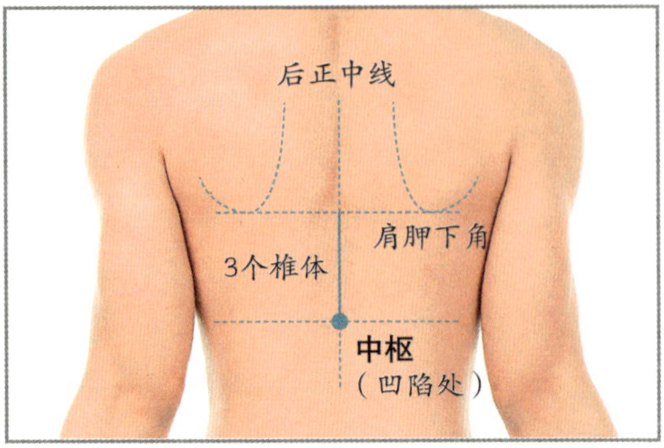

中，中间；枢，枢纽。穴在第 10 胸椎下，相当于脊柱中部之枢纽，故得此名。

精准定位 在背部，第 10 胸椎棘突下凹陷中，后正中线上。

3 秒取穴 两侧肩胛下角连线与后正中线相交处向下推 3 个椎体，下缘凹陷处即是。

按摩方法 用按摩槌敲打刺激中枢，每次 3~5 分钟。

功效主治 健脾利湿、清热止痛。主治呕吐、腹满、胃痛、食欲不振、背痛累及心胸。

筋缩：常按筋不缩

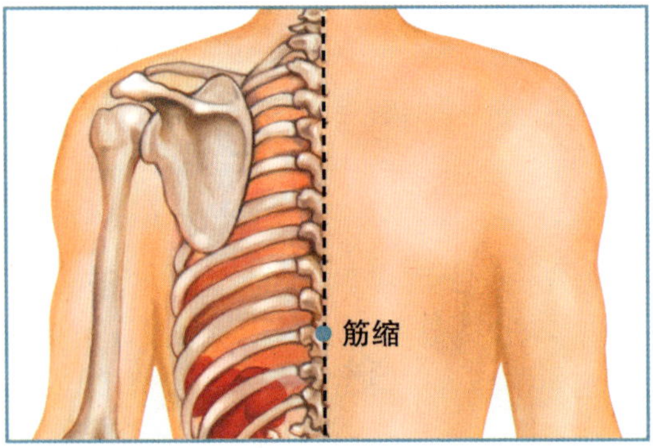

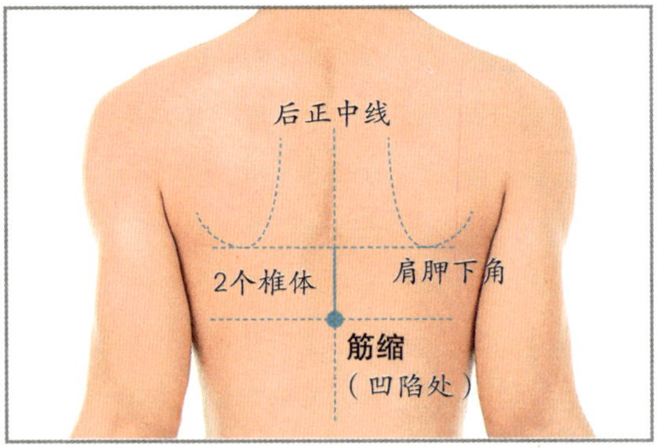

筋，筋肉；缩，挛缩。本穴能治抽搐痉挛之症，故得此名。

精准定位 在背部，第 9 胸椎棘突下凹陷中，后正中线上。

3 秒取穴 两侧肩胛下角连线与后正中线相交处向下推 2 个椎体，下缘凹陷处即是。

按摩方法 用按摩槌敲打刺激筋缩，每次 3~5 分钟。

功效主治 息风镇痉、舒筋止缩。主治癫痫抽搐、胃痉挛、面肌痉挛、四肢痉挛、脑卒中后头颈肢体无力。

至阳：胸背疼痛多敲打

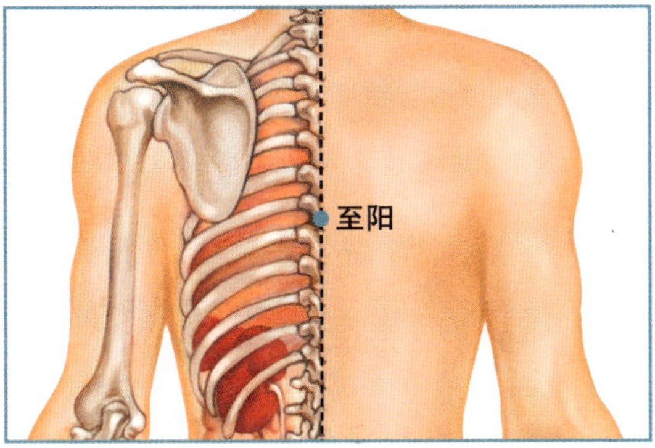

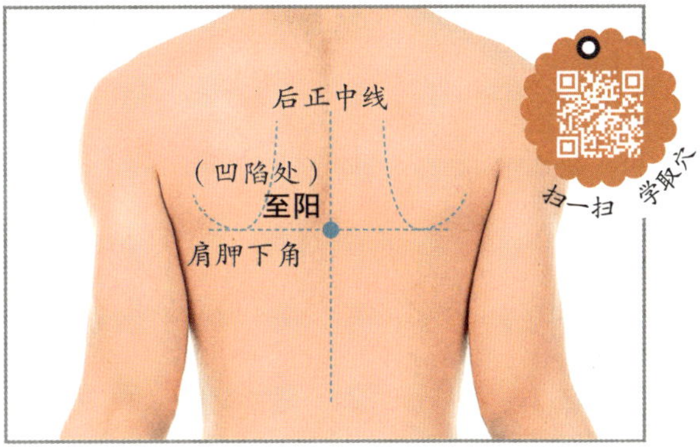

至，达也，又为极也；阳，指心阳，背亦为阳，为阳气至盛与全身仰赖之处。穴属督脉，位于背部，当七椎之下，故得此名。

精准定位 在背部，第7胸椎棘突下凹陷中，后正中线上。

3秒取穴 两侧肩胛下角连线与后正中线相交处椎体，下缘凹陷处即是。

按摩方法 用按摩槌敲打刺激至阳，每次1~3分钟。

功效主治 利胆退黄、宽胸利膈、消热化湿。主治胸背痛、胃痛、咳喘、黄疸、便秘、高血压、肥胖、顽固性呃逆。

灵台：常按可缓解忧郁

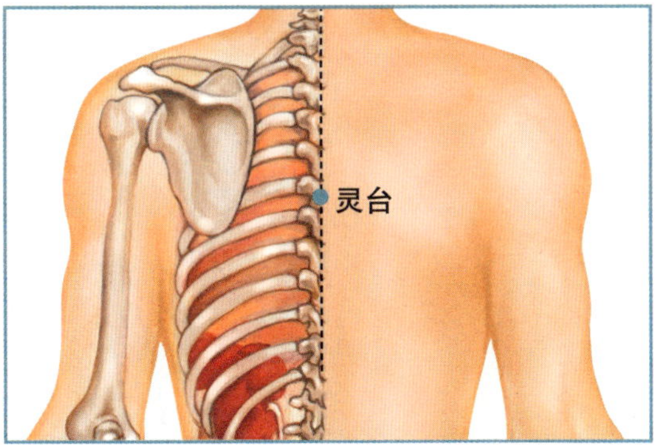

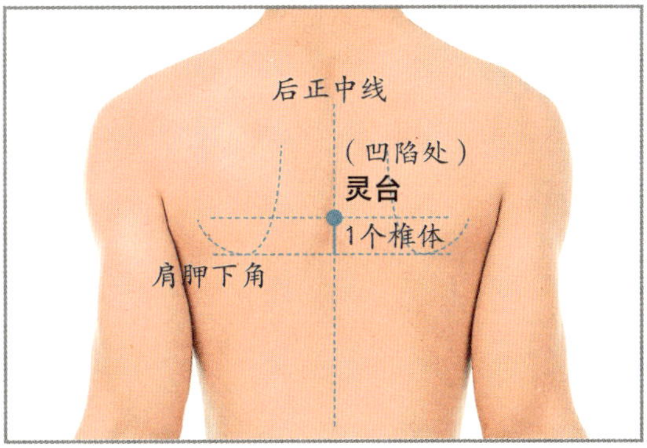

灵，指心；台，指高台与号令之处。本穴在第6胸椎下，内应于心，喻该穴为心灵至尊之地，故得此名。

精准定位 在背部，第6胸椎棘突下凹陷中，后正中线上。

3秒取穴 两侧肩胛下角连线与后正中线相交处向上推1个椎体，下缘凹陷处即是。

按摩方法 用按摩槌敲打刺激灵台，每次3~5分钟。

功效主治 清热化痰、宁神解郁。主治咳嗽、气喘、颈背僵痛、抑郁、失眠、焦虑、疔疮、心绞痛、心肌缺血。

神道：缓解神经衰弱

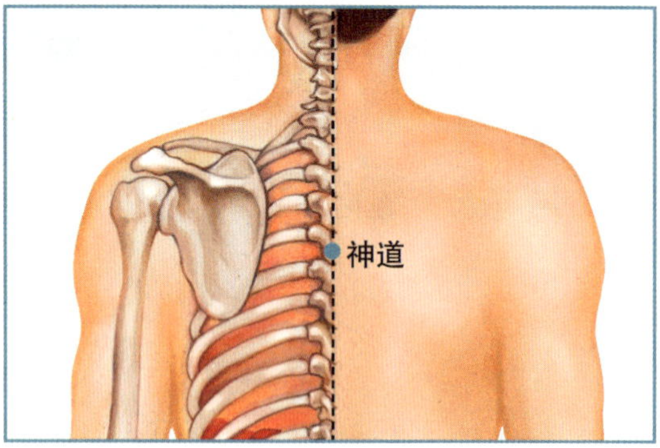

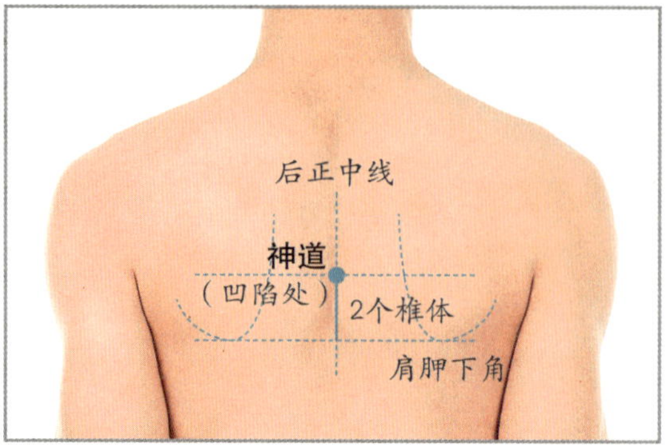

神，心神；道，通道。心藏神，穴在心俞旁，如同心神之通道，故得此名。

精准定位 在背部，第 5 胸椎棘突下凹陷中，后正中线上。

3 秒取穴 两侧肩胛下角连线与后正中线相交处向上推 2 个椎体，下缘凹陷处即是。

按摩方法 用按摩槌敲打刺激神道，每次 1~3 分钟。

功效主治 宁神安心、疏风清热。主治伤寒发热（自觉忽冷忽热）、咳嗽、肩背痛、失眠、神经衰弱、荨麻疹。

身柱：脊柱痛按一按

扫一扫 学取穴

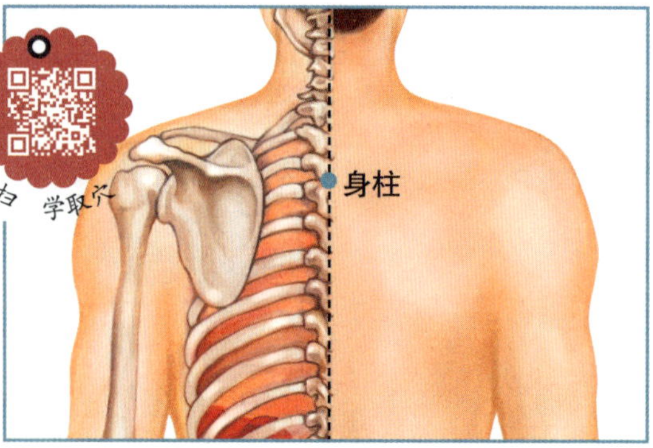

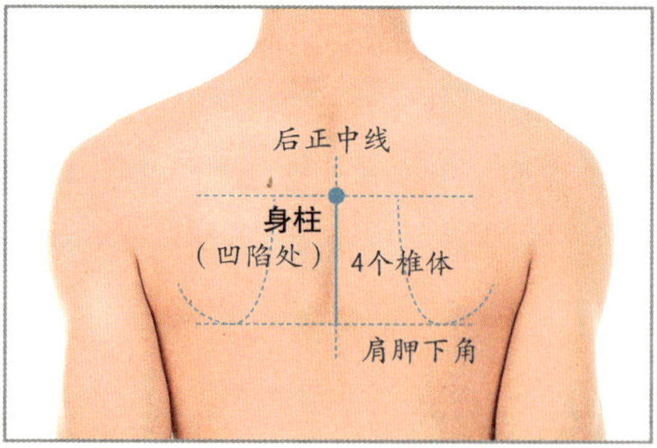

身，身体；柱，支柱。穴在第 3 胸椎下，上连头项，下通背腰，如一身之支柱，故得此名。

精准定位 在背部，第 3 胸椎棘突下凹陷中，后正中线上。

3 秒取穴 两侧肩胛下角连线与后正中线相交处向上推 4 个椎体，下缘凹陷处即是。

按摩方法 用按摩槌敲打刺激身柱，每次 1~3 分钟。

功效主治 清热理肺、通阳补虚、宁神止痛。主治脊柱痛、咳嗽、气喘、高热、脑卒中、小儿厌食、痤疮。

陶道：发热眩晕按陶道

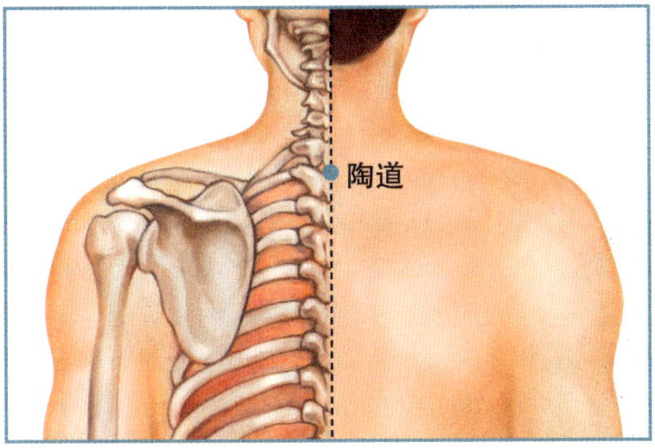

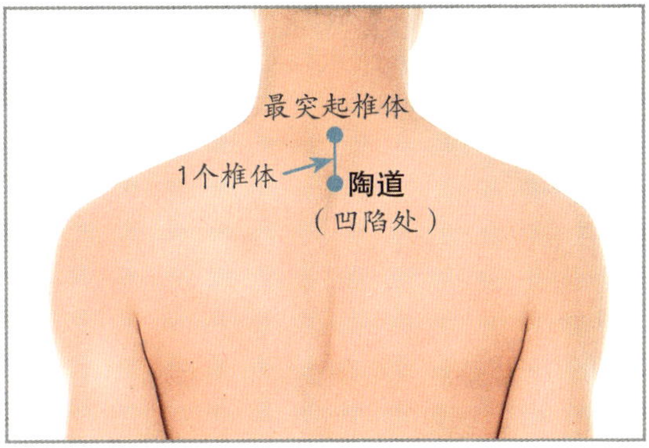

陶，指陶窑；道，为通道。穴当阳气通行上升处，犹如陶窑火气所出之通道，故得此名。

精准定位 在背部，第 1 胸椎棘突下凹陷中，后正中线上。

3 秒取穴 低头，后颈部最突起椎体垂直向下推 1 个椎体，下缘凹陷处即是。

按摩方法 用按摩槌敲打刺激陶道，每次 1~3 分钟。

功效主治 解表清热、截虐宁神。主治头痛、眩晕、发热、疟疾、癫狂、失眠。

大椎：缓解感冒发热

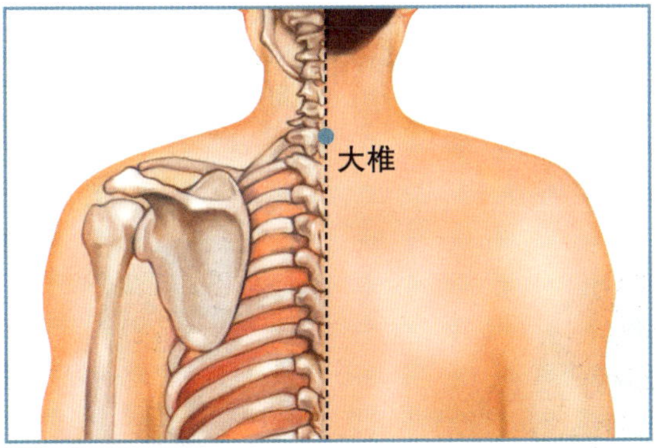

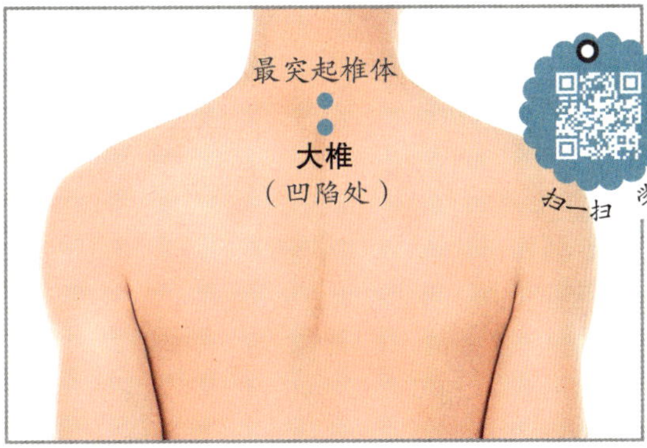

大，巨大；椎，椎骨。穴在第 7 颈椎下，古人排序以此椎为诸椎之长，此椎较其他脊骨更为突起，故得此名。

精准定位 在颈后部，第 7 颈椎棘突下凹陷中，后正中线上。

3 秒取穴 低头，后颈部最突起椎体，下缘凹陷处即是。

按摩方法 用按摩槌敲打刺激大椎，每次 1~3 分钟。

功效主治 解表退热、通阳止痫。主治发热寒战、手足逆冷、感冒、颈椎病、痤疮。

哑门：哑门按时需谨慎

扫一扫 学取穴

哑，不能言；门，关键要地。本穴深刺可以致哑，也可治哑，故被喻为音哑的门户。

- 精准定位 在颈后部，第2颈椎棘突上际凹陷中，后正中线上。
- 3秒取穴 沿脊柱向上，入后发际上半横指处即是。
- 按摩手法 用拇指指腹点按哑门，每次1~3分钟。哑门特殊，若保养方法不当，不但治不了病，反而会致声音嘶哑，所以按摩时要谨慎。
- 功效主治 通经络、开神窍、治失语。主治失语症、脑卒中后失语、鼻血不止。

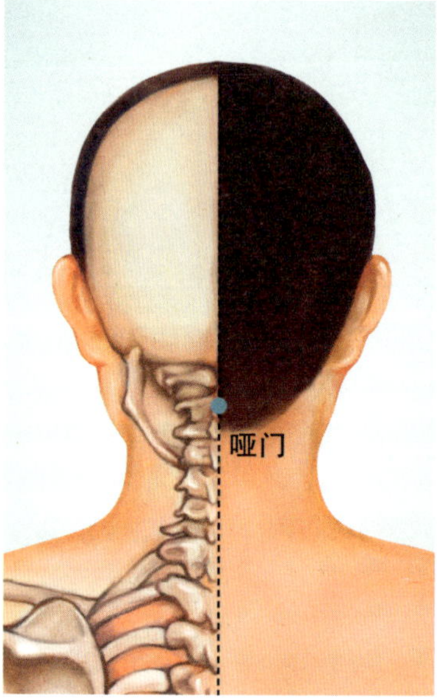

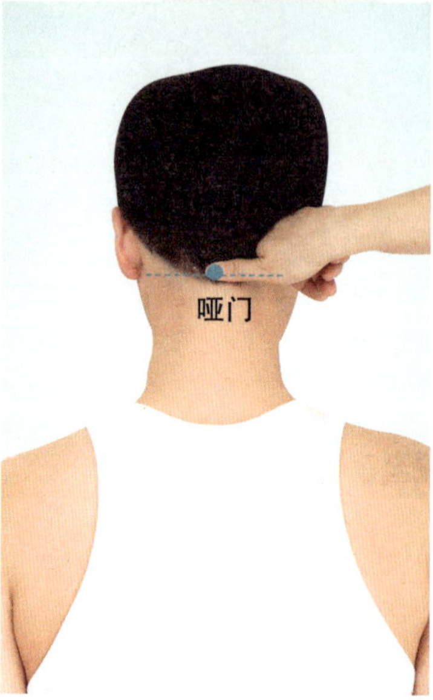

风府：受风揉风府

扫一扫 学取穴

风，风邪；府，处所。本穴犹如统领善治风邪穴位的衙府，为风邪易储积与治风所宜取之处，故得此名。

- 精准定位 在颈后部，枕外隆凸直下，两侧斜方肌之间凹陷中。
- 3秒取穴 沿脊柱向上，入后发际上1横指处即是。
- 按摩手法 用拇指指腹按揉风府，每次1~3分钟。
- 功效主治 散风息风、通关开窍。主治颈背僵痛、眩晕、感冒、脑卒中、帕金森病。

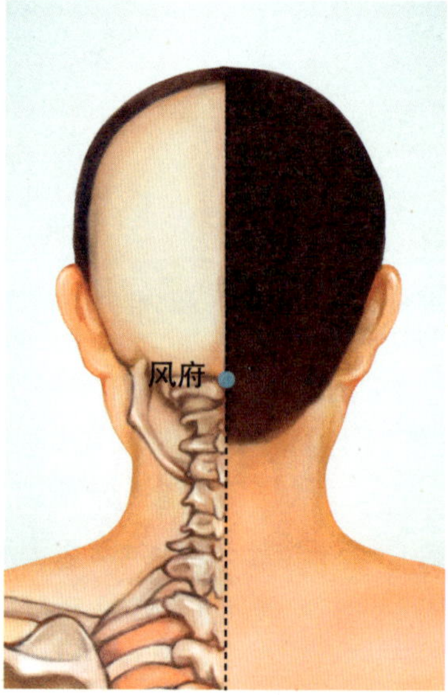

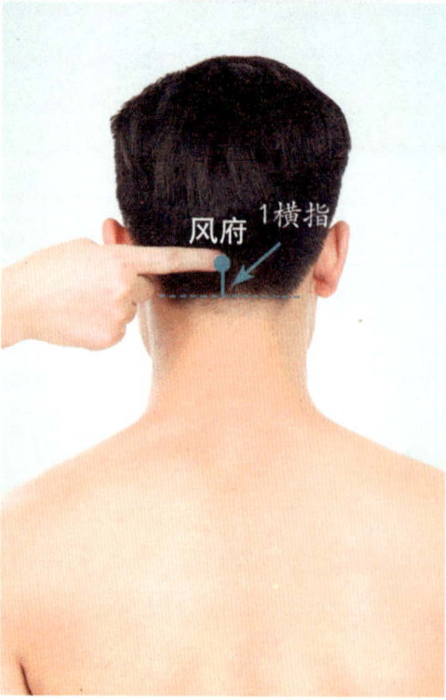

脑户：醒神开窍头不重

脑，脑髓；户，门户。穴在枕部，相当于脉气入脑的门户，故得此名。

- 精准定位 在头部，枕外隆凸的上缘凹陷中。
- 3 秒取穴 先找到风府，直上约 2 横指，按到一突起骨性标志，上缘凹陷处即是。
- 按摩手法 用拇指指腹按揉脑户，每次 1~3 分钟。
- 功效主治 醒神开窍、平肝息风。主治头重眩晕、颈部不适伴头痛、颈肩僵硬、癫狂。

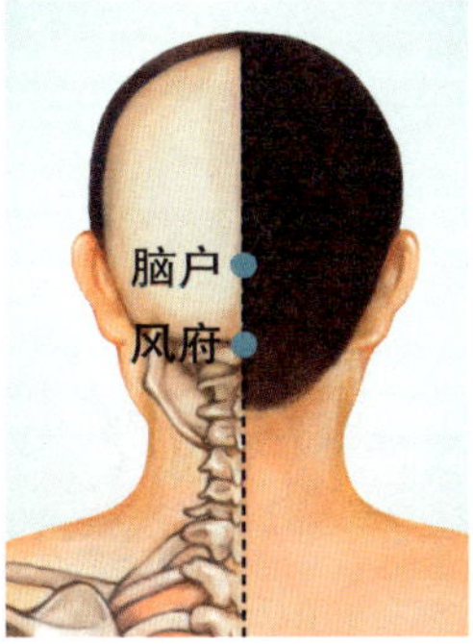

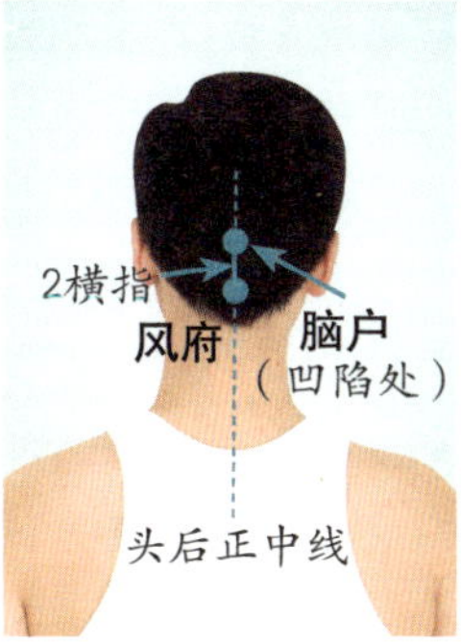

强间：常按项背不僵

强，强硬；间，间隙。因穴当顶骨与枕骨人字缝之间，善治头痛、项强诸病，故得此名。

- 精准定位 在头部，后发际正中直上 4 寸。
- 3 秒取穴 先找到脑户，直上 2 横指处即是。
- 按摩手法 用拇指指腹按揉强间，每次 1~3 分钟。
- 功效主治 醒神宁心、平肝息风。主治头枕僵痛、颈背僵痛伴活动受限、眩晕、心烦。

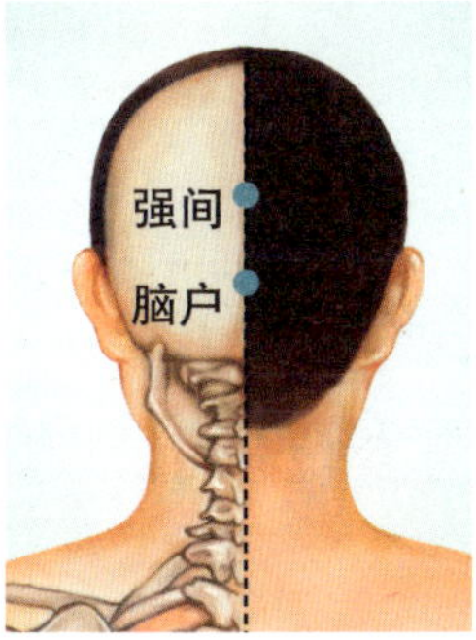

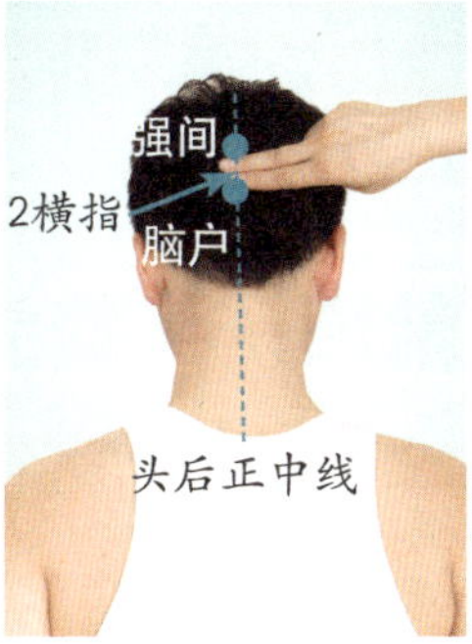

后顶：心烦失眠按后顶

后，后方；顶，头顶。穴在头顶后方，故得此名。

- 精准定位 在头部，后发际正中直上 5.5 寸。
- 3 秒取穴 先找到脑户，直上 4 横指处即是。
- 按摩手法 用拇指指腹按揉后顶，每次 1~3 分钟。
- 功效主治 醒脑安神、息风止痉。主治颈肩背部僵硬、头痛、眩晕、心烦、失眠。

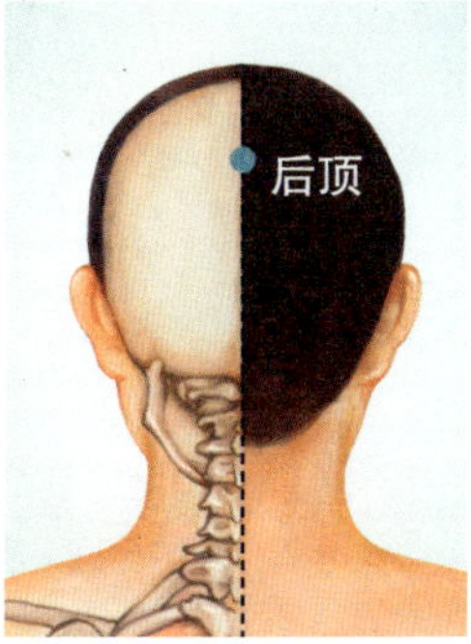

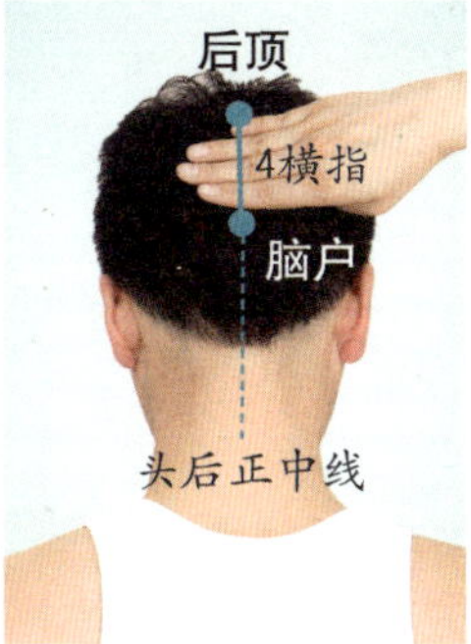

百会：常按好处多

扫一扫 学取穴

百，百脉、百骸；会，朝会。穴居一身之最高，百脉百骸皆仰望朝会，故得此名。

- 精准定位 在头部，前发际正中直上5寸。
- 3秒取穴 正坐，两耳尖与头正中线相交处，按压有凹陷处即是。
- 按摩手法 用拇指指腹按摩百会，每次顺时针和逆时针各按摩50圈，每日2~3次。
- 功效主治 息风醒脑、升阳固脱。主治头痛、头晕、失眠、健忘、耳鸣、脱肛、痔疮、低血压、内脏下垂。

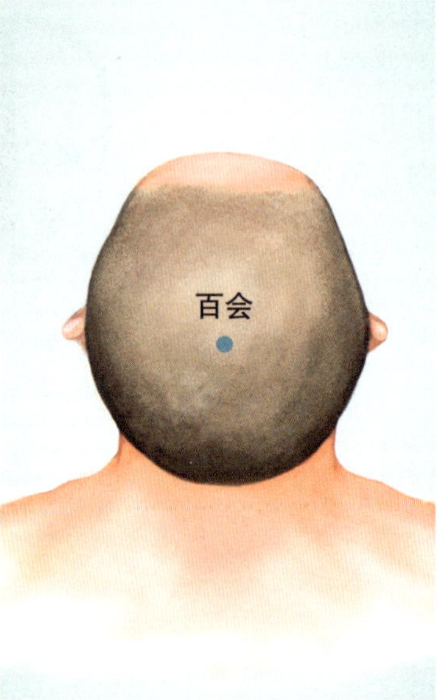

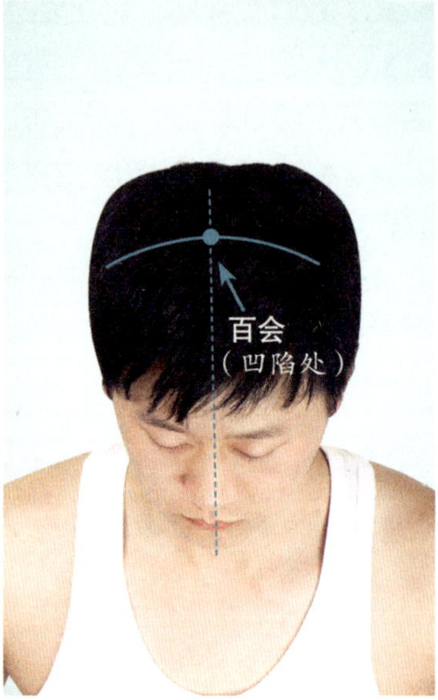

前顶：头痛头晕找前顶

前，前方；顶，头顶。穴在头顶直前方，故得此名。

- 精准定位 在头部，前发际正中直上3.5寸。
- 3秒取穴 正坐，由百会向前2横指处即是。
- 按摩手法 用拇指指端用力向下按压前顶，每次3~5分钟。
- 功效主治 息风醒脑、通窍止痛。主治头痛、头晕、面颊肿痛、鼻塞、脑血管病后遗症、小儿惊风。

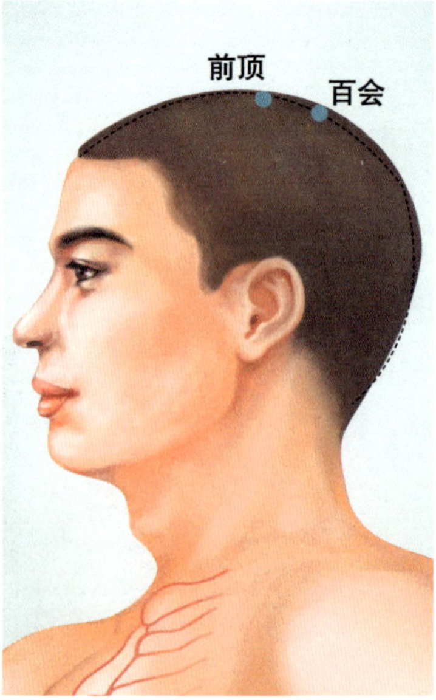

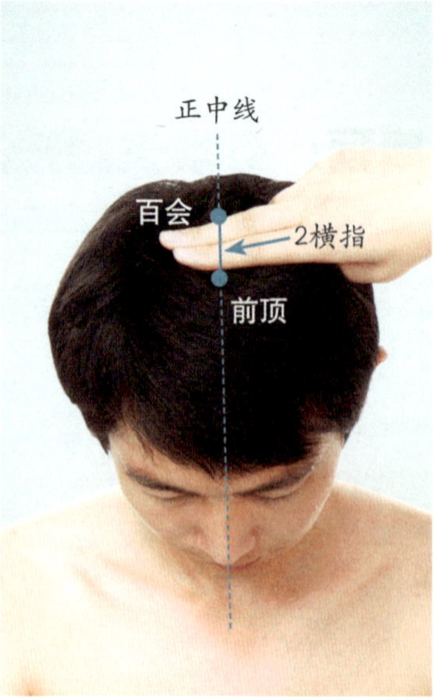

囟会：鼻塞按一按

囟，囟门；会，闭合。穴当囟门的闭合处，故得此名。

- 精准定位 在头部，前发际正中直上 2 寸。
- 3 秒取穴 正坐，从前发际正中直上 3 横指处即是。
- 按摩手法 用拇指指端按压囟会，每次 1~3 分钟。
- 功效主治 安神醒脑、平肝清热。主治头痛、眩晕、鼻塞、鼻出血、癫狂、高血压。

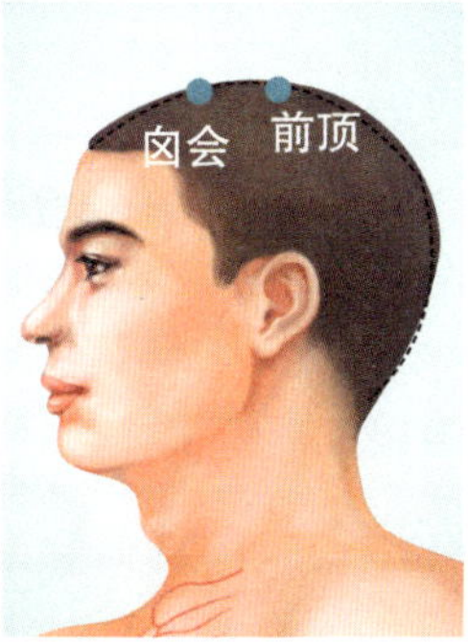

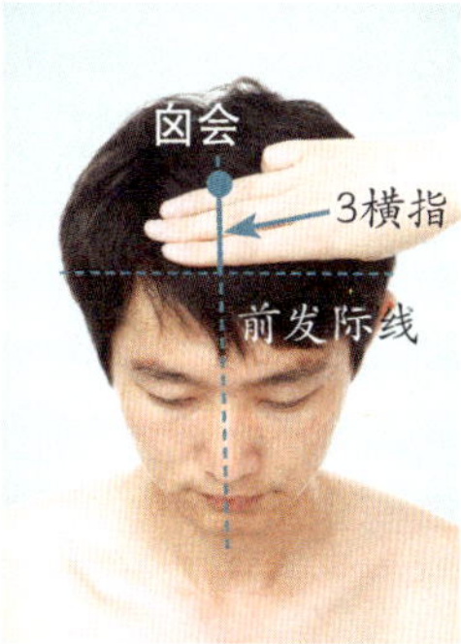

上星：目涩目痛按上星

上，上方，指头部；星，精也。穴在前头部正中，阳精所聚之处，犹如星之居上，故得此名。

- 精准定位 在头部，前发际正中直上 1 寸。
- 3 秒取穴 正坐，从前发际正中直上 1 横指处即是。
- 按摩手法 用拇指指腹垂直向下按压上星，每次 1~3 分钟。
- 功效主治 息风清热、明目止痛。主治头顶疼痛、前额疼痛、面青浮肿、目赤肿痛、目涩、眩晕、鼻出血、疟疾。

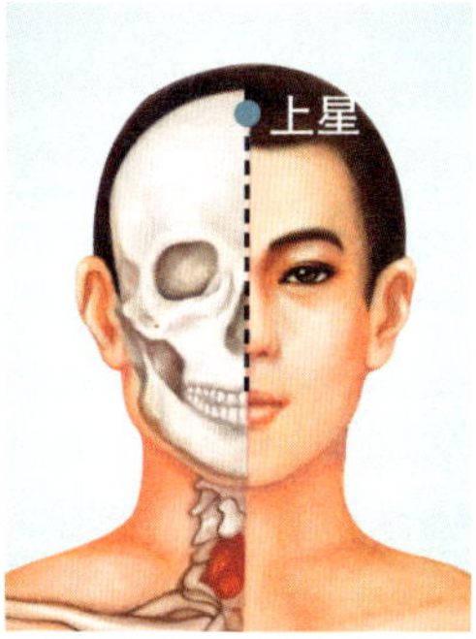

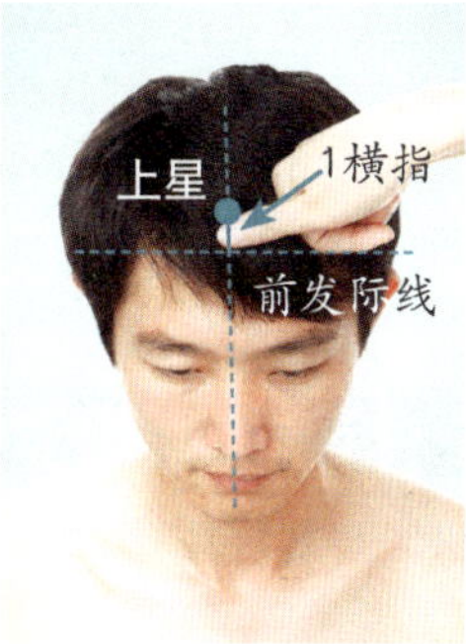

神庭：头晕失眠有办法

神，指脑之元神；庭，宫廷、庭堂。意为脑神所居之处。

扫一扫 学取穴

- 精准定位 在头部，前发际正中直上 0.5 寸。
- 3 秒取穴 正坐，从前发际正中直上半横指，拇指指甲中点处即是。
- 按摩手法 用拇指指尖掐揉神庭，每次 1~3 分钟。
- 功效主治 息风清热、宁神益智。主治睡眠差、头晕目眩、鼻塞、目赤肿痛。

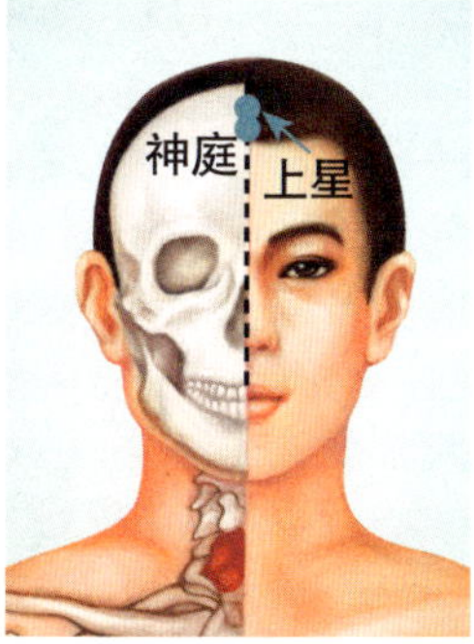

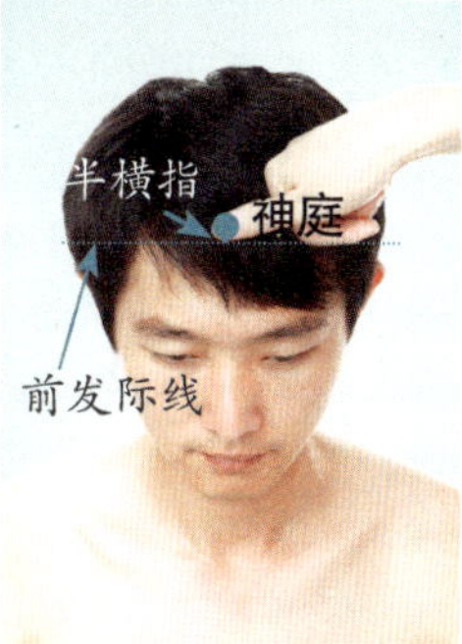

印堂：缓解三叉神经痛

扫一扫 学取穴

印堂，古代指额部两眉头之间为“阙”，星相家称之为“印堂”，穴位在其上，故得此名。

- 精准定位 在头部，两眉毛内侧端中间的凹陷中。
- 3秒取穴 两眉毛内侧端连线中点处即是。
- 按摩手法 用食指指腹按揉印堂，每次2~3分钟。
- 功效主治 清头明目、通鼻开窍。主治头痛、眩晕、失眠、鼻出血、三叉神经痛、过敏性鼻炎、高血压。

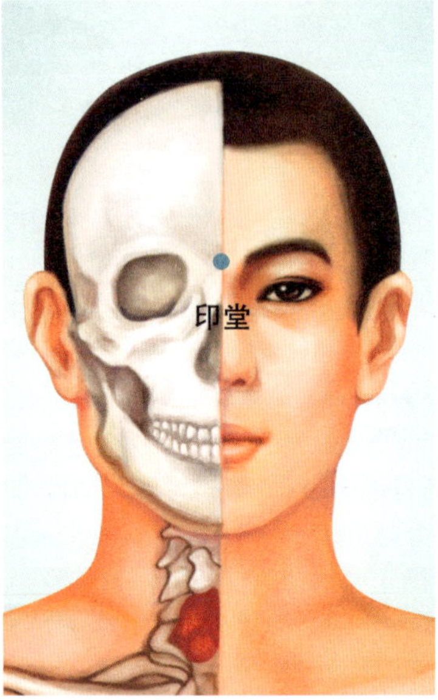

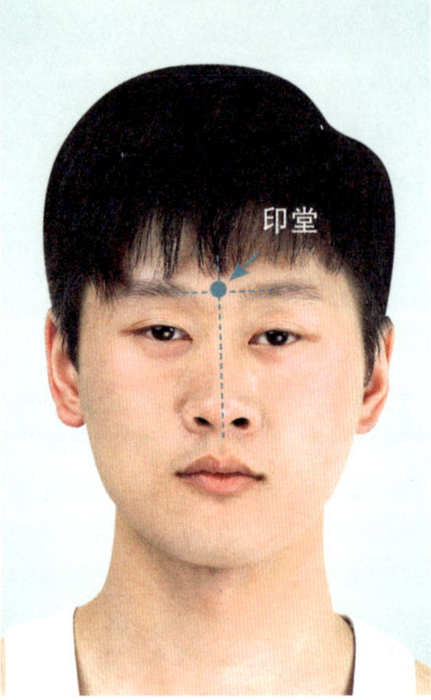

素髎：让鼻子更舒服

素，鼻茎；髎，骨隙。穴在鼻茎下端的骨隙中，故得此名。

- 精准定位 在面部，鼻尖的正中央。
- 3秒取穴 正坐或仰卧，面部鼻尖正中央即是。
- 按摩手法 用食指指端点揉素髎，每次1~3分钟。
- 功效主治 清热消肿、通利鼻窍。主治鼻塞、过敏性鼻炎、玫瑰痤疮、麦粒肿、痛经、急性腰扭伤、昏迷、小儿惊风。

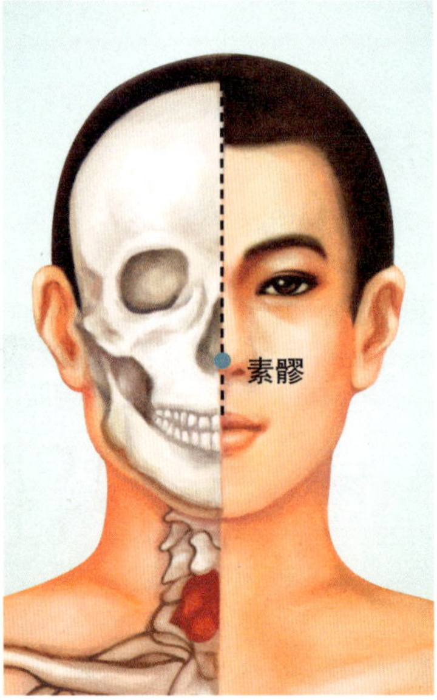

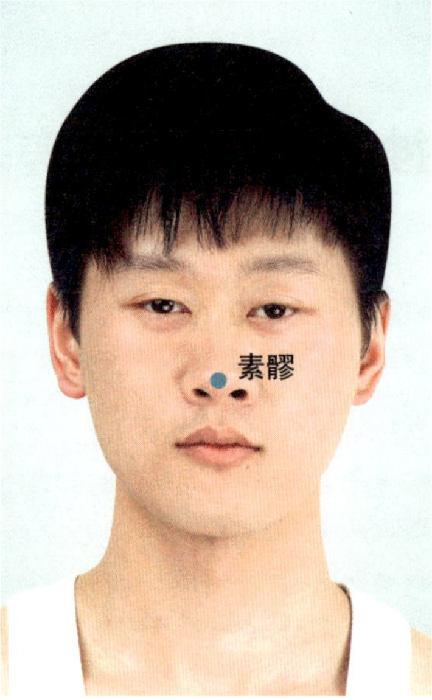

水沟：解暑止嗝常用穴

扫一扫 学取穴

水，水液；沟，沟渠。穴在人中沟中，人中沟形似水沟，又意为涕液之沟渠，故得此名。

- 精准定位 在面部，人中沟的上 1/3 处。
- 3 秒取穴 仰卧，面部人中沟上 1/3 处即是。
- 按摩手法 用食指指端按揉水沟，每次 1~3 分钟。
- 功效主治 醒神开窍、解痉息风、调和阴阳。主治晕厥、中暑、面颊浮肿、打嗝不止。

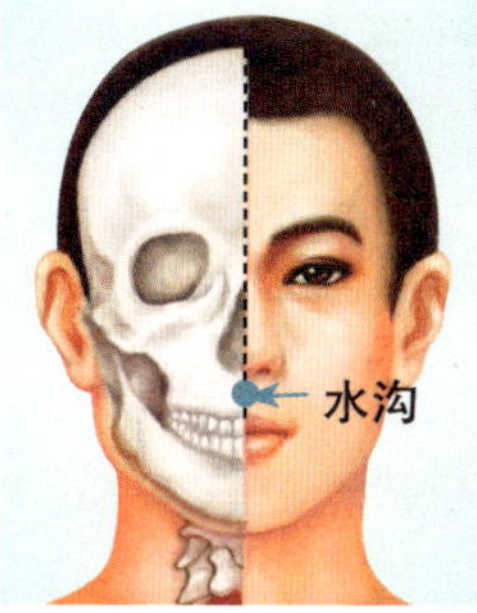

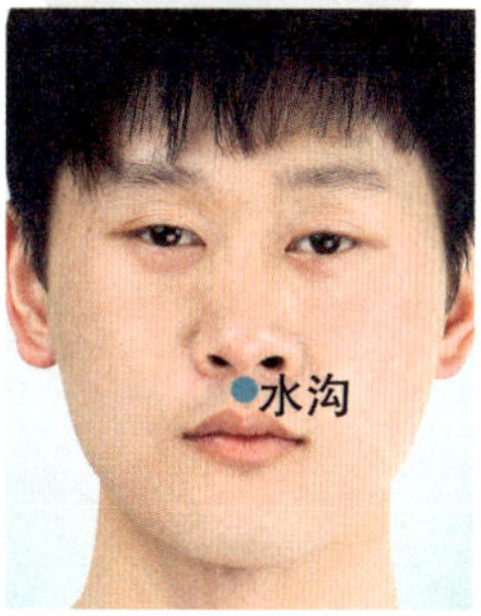

兑端：牙痛按兑端

兑，指口；端，尖端。穴在口的上唇尖端，故得此名。

- 精准定位 在面部，上唇结节的中点。
- 3 秒取穴 面部人中沟下端的皮肤与上唇的交界处即是。
- 按摩手法 用食指指端按揉兑端，每次 1~3 分钟。
- 功效主治 开窍醒神、消肿止痛。主治牙痛、齿龈肿痛、鼻塞、昏迷。

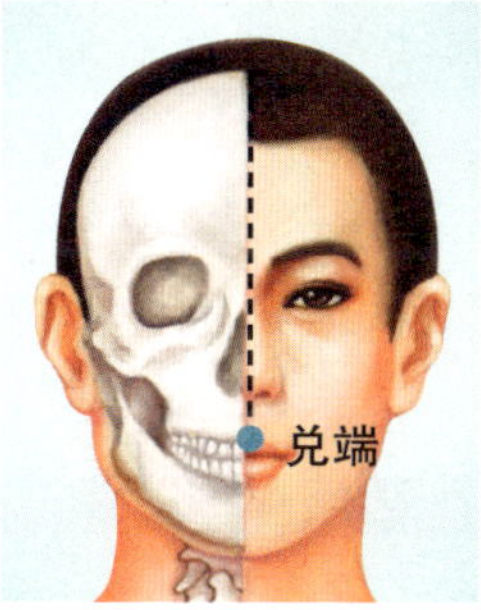

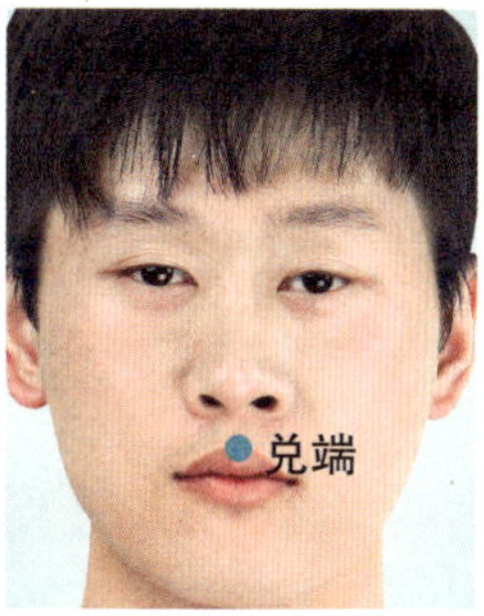

龈交：清热心不烦

龈，齿龈；交，交会。穴居上齿龈中缝，为督脉和任脉的交会处，故得此名。

- 精准定位 在上唇内，上唇系带与上牙龈的交点。
- 3 秒取穴 在唇内的正中线上，上唇系带与上牙龈相接处即是。
- 按摩手法 龈交在口中，不好按摩，每天可用舌头向上唇内侧施力，即可刺激到龈交。
- 功效主治 清热宁心、消肿止痛。主治心烦睡眠差、目赤肿痛、痤疮、痔疮、肛周疾病、急性腰扭伤。

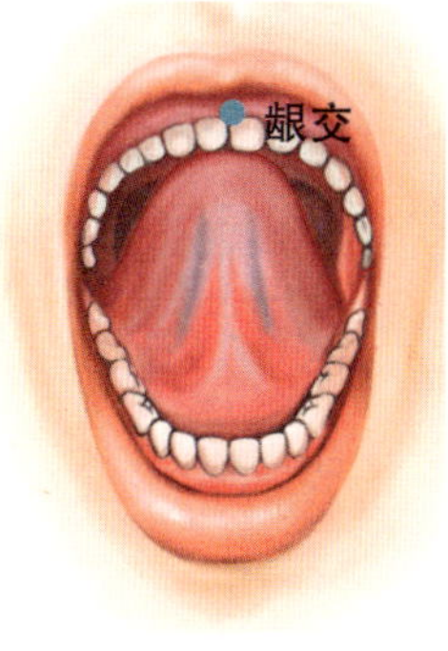

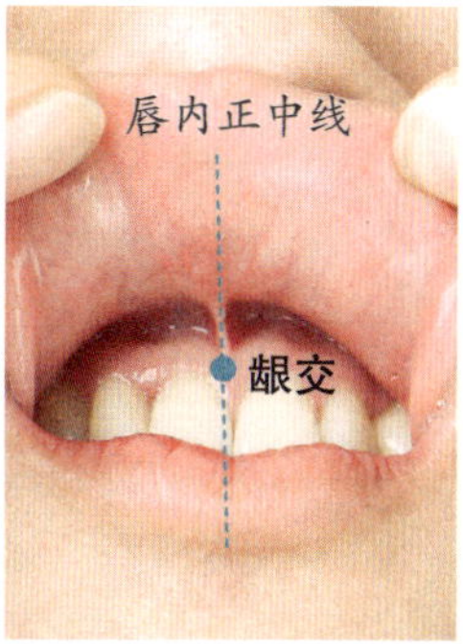

任脉的保养

任脉起于胞中，其主干行于前正中线。关联的脏腑、器官主要有丹田、下焦、肝、胆、肾、膀胱、咽喉、唇口、目。任脉循行的路线和人体的生殖系统相对应，与女子经、带、胎、产等关系密切，保养任脉可缓解生殖系统疾病。

任脉并无特定当令时间

任何季节
都适宜保养任脉。

主治病症

本经腧穴主治少腹、脐腹、胃脘、胸、颈、咽喉、头面等部位的病症及循行线路上的其他病症，同时可治疗神志疾病。调理生殖系统疾病常用会阴、曲骨；调理胃肠疾病常用下脘、建里；调理咳喘常用鸠尾、紫宫。

任脉上潜伏的疾病

崩漏

若损伤、受邪致任脉经气异常，不能约束经血，则可见经血忽然暴下，表现为崩漏、子宫出血、月经过多。

不孕不育

任脉之病候包括任脉虚衰或任脉气血淤滞，均会影响月经，也可能导致不孕不育。

腹痛包块

无论邪气侵袭，或是气衰不运，都可能导致任脉调节失常而产生痰瘀等病理产物凝结。女性可见小腹包块胀满疼痛；男性可见腹胀痛、睾丸胀痛或疝气。

前列腺疾病

由于任脉气血衰减，痰与瘀凝结，阻滞下焦阳气运行，逐渐出现气化不利，表现为前列腺增生、排尿困难。

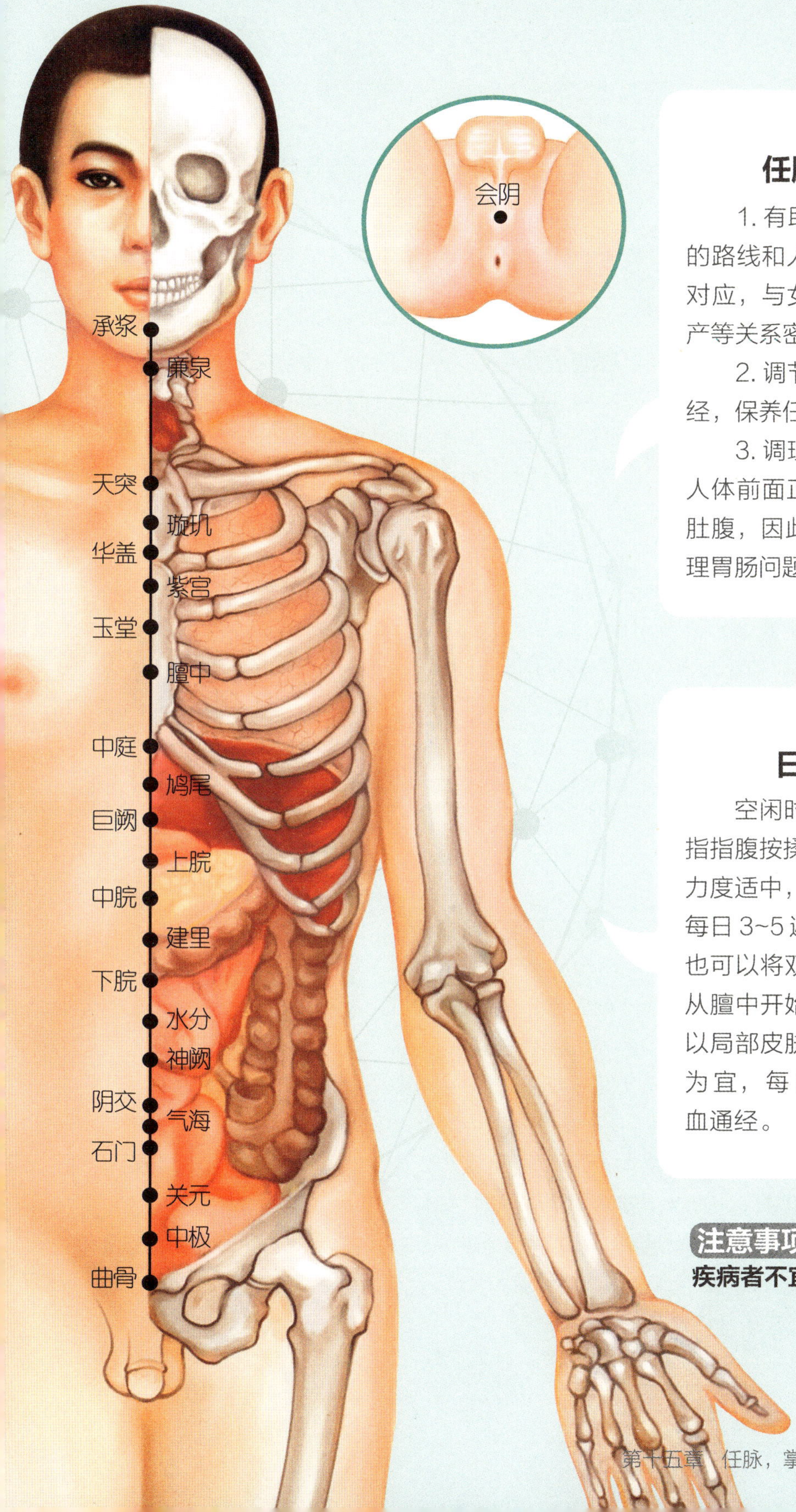

任脉的作用

1. 有助怀孕。任脉循行的路线和人体的生殖系统相对应，与女子经、带、胎、产等关系密切。

2. 调节月经。冲任主月经，保养任脉可调经止痛。

3. 调理胃肠。任脉循行人体前面正中，关联脾胃、肚腹，因此，保养任脉可调理胃肠问题。

日常保养

空闲时用食指指腹和中指指腹按揉任脉，从上往下，力度适中，以局部酸胀为宜，每日 3~5 遍，每次 10 分钟。也可以将双手交叠，用掌根从膻中开始一直推到小腹，以局部皮肤潮红、有温热感为宜，每日 3~5 次，以活血通经。

注意事项 **孕妇、有出血性疾病者不宜刺激任脉。**

医案一 三脘缓胃胀

李某，男，54岁，主因“胃胀20年”就诊。患者20年前无明显诱因出现胃胀，无明显胃痛，进食后胃胀明显，排气后减轻，曾于外院做胃镜检查，未提及显著异常，诊断为“消化不良”，间断服用西药、中成药，缓解欠佳，现仍有胃胀，食欲欠佳。查见上腹部略膨隆，轻度压痛，无肌紧张及反跳痛，肠鸣音未闻及异常，舌白胖大，边有齿痕，苔白腻，脉弦滑。点揉患者足三里、三阴交、内关，横擦两胁后，嘱咐患者在家每日按摩上脘、中脘、下脘（以上合称“三脘”）。用拇指指腹按压三脘，每穴3分钟，以感局部酸胀为宜，随后用掌心从上脘起向下推至下脘，单方向，反复操作10遍。每日三餐前后30分钟各按摩1次。半个月后，患者复诊，诉胃胀较之前缓解，食欲稍改善。嘱咐患者多食易消化食物，睡前拍打足三里3分钟。

医生有话说

按摩三脘可以缓解胃部不适。在做推法的时候，要根据不同的疾病选用合适的方向。治疗胃胀、消化不良时，沿上脘—中脘—下脘的顺序自上而下；而在治疗胃下垂的时候，需沿下脘—中脘—上脘的顺序自下而上，以达托举之功。

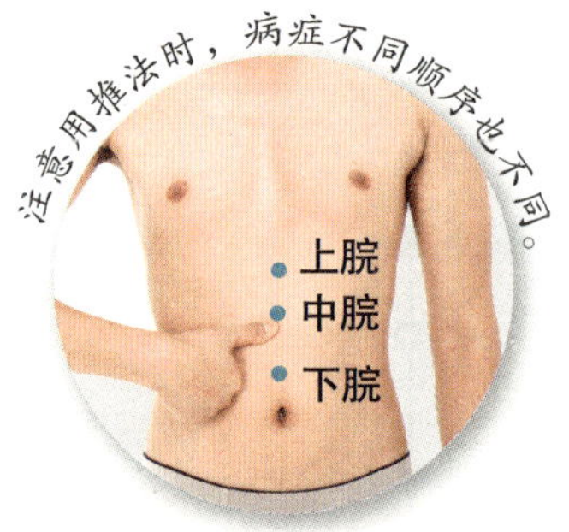

医案二 痛经找关元

冯某，女，23岁，主因“经期腹痛3年”就诊。患者行经期间腹痛，每次持续1~3日，表现为小腹坠胀、冷痛，局部热敷后疼痛减轻，于外院诊断为“痛经”，间断行针灸治疗，治疗期间症状好转，后因工作繁忙暂停治疗，症状反复，现仍有经期腹痛，月经量偏少，色暗，少量血块。查见小腹平软，无压痛及反跳痛，舌暗，苔薄白，脉涩。嘱咐患者按摩关元以温阳调经，用双手掌心相叠在关元做环旋按揉，以局部有热感为宜，每次5分钟，每日2次。月经来之前1周，每日加用艾灸盒灸关元15分钟。3个月后，患者复诊，诉腹痛缓解，月经量较之前增多，色变淡红。嘱咐患者逐步减少按摩和艾灸的频次，观察症状有无反复。

医生有话说

关元可调气回阳，对于月经紊乱、痛经等月经病有良好的效果。在按摩关元的时候可以用按揉、擦、横推等多种手法，以补为主。

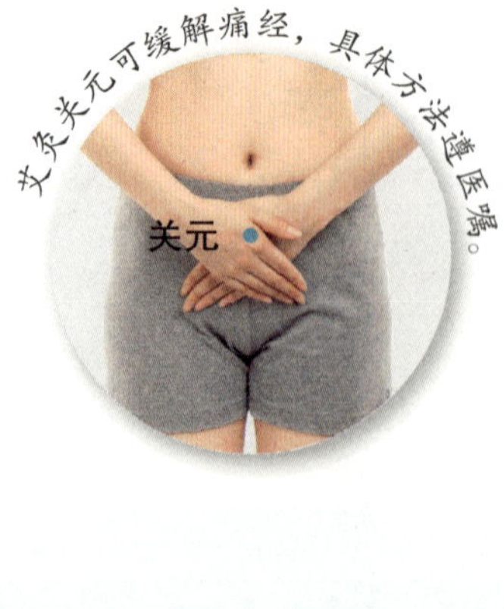

会阴：小便不出就按它

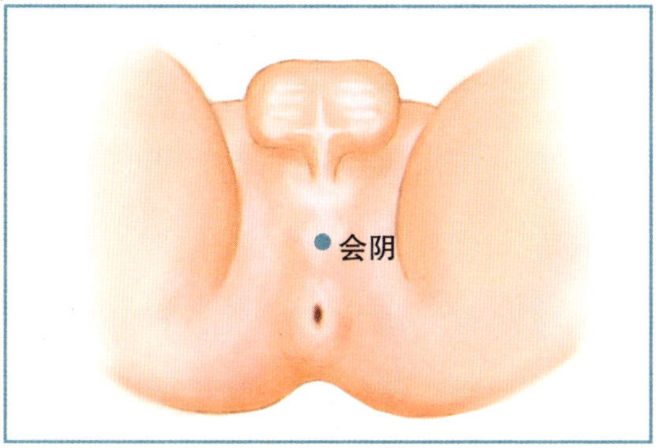

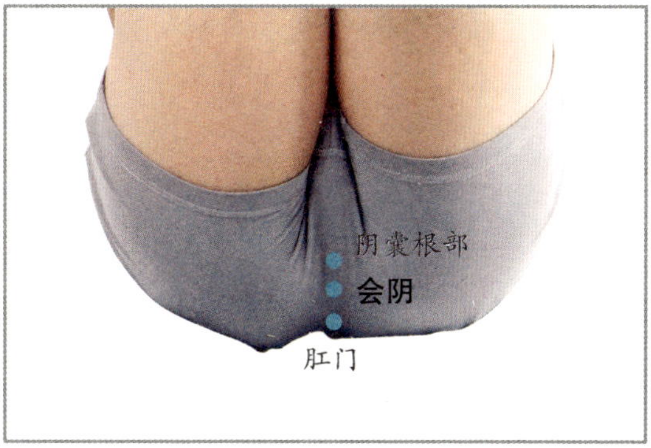

会，交会；阴，在此指下部两阴窍。穴在前后二阴之间凹陷处，且为任、督、冲三脉之交会，故得此名。

精准定位 在会阴部，男性在阴囊根部与肛门连线的中点，女性在大阴唇后联合与肛门连线的中点。

3秒取穴 仰卧屈膝，在会阴部，取二阴连线的中点处即是。

按摩方法 用食指指腹轻轻按揉会阴，每次1~3分钟。

功效主治 涩精止痒、通调二阴。主治排尿障碍、肛周瘙痒、遗精、急慢性前列腺炎。

曲骨：膀胱不适多按揉

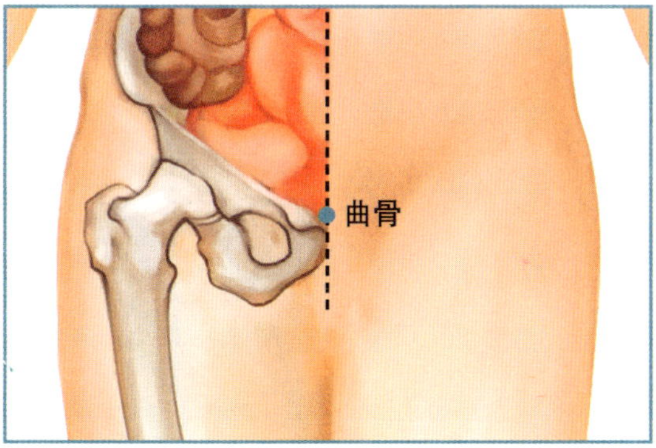

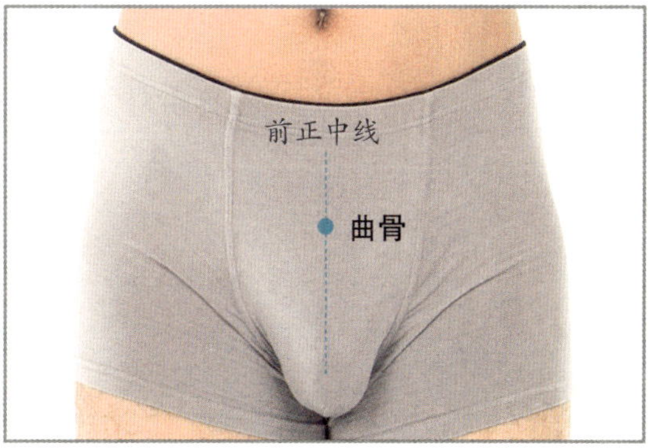

曲，弯曲；骨，横骨，即耻骨。本穴在耻骨联合的上缘，骨形凹曲处，故得此名。

精准定位 在下腹部，耻骨联合上缘，前正中线上。

3秒取穴 在下腹部前正中线上，下腹部向下摸到一个横着走行的骨性标志上缘处即是。

按摩方法 用食指指腹按揉曲骨，每次3~5分钟。

功效主治 通利小便、调经止痛。主治男性勃起功能障碍、尿潴留、遗尿、膀胱炎、前列腺炎、痛经、带下病。

中极：遗精、起夜不担心

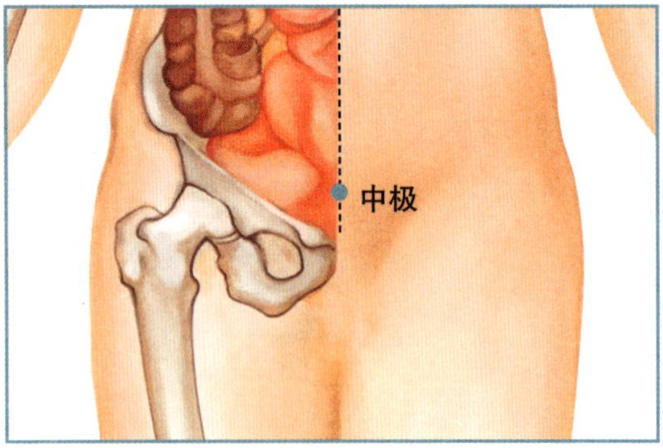

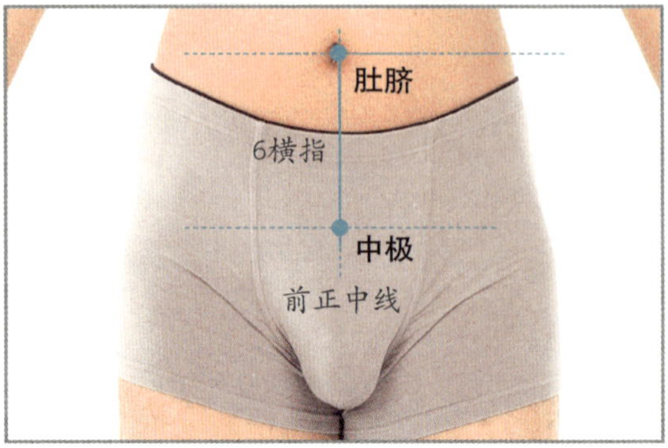

中，中间；极，中正。人体自头部到足跟的全身长度中，本穴正当中点处，故得此名。

精准定位 在下腹部，脐中下 4 寸，前正中线上。

3 秒取穴 在下腹部前正中线上，肚脐中央向下 6 横指处即是。

按摩方法 用食指指腹按揉中极，每次 1~3 分钟。

功效主治 利水通淋、益肾兴阳、通经止带。主治遗精、尿频、尿潴留、痛经、盆腔炎、前列腺增生。

关元：固存人体原气

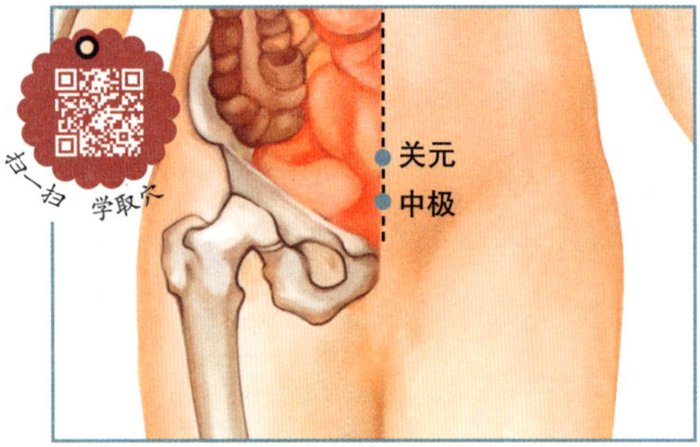

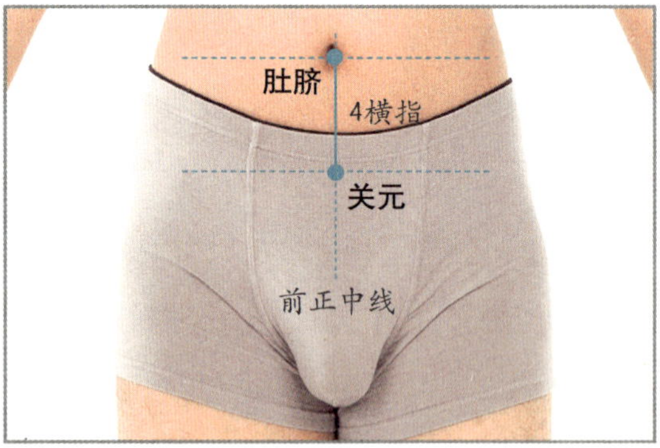

关，关藏；元，原气。穴在脐下 3 寸，为关藏人身原气之处，故得此名。

精准定位 在下腹部，脐中下 3 寸，前正中线上。

3 秒取穴 在下腹部，前正中线上，肚脐中央向下 4 横指处即是。

按摩方法 用手掌按揉关元，每次 1~3 分钟。

功效主治 培肾固本、调气回阳。主治排尿异常（尿潴留、尿失禁）、腰痛、痛经、月经不调、盆腔炎、脱肛、阳痿。

石门：水肿多按揉

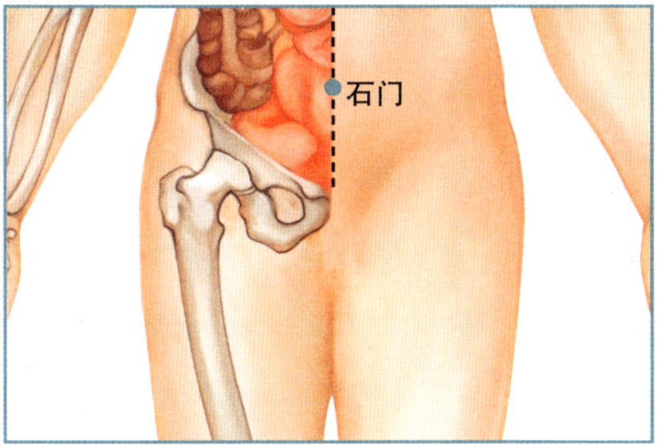

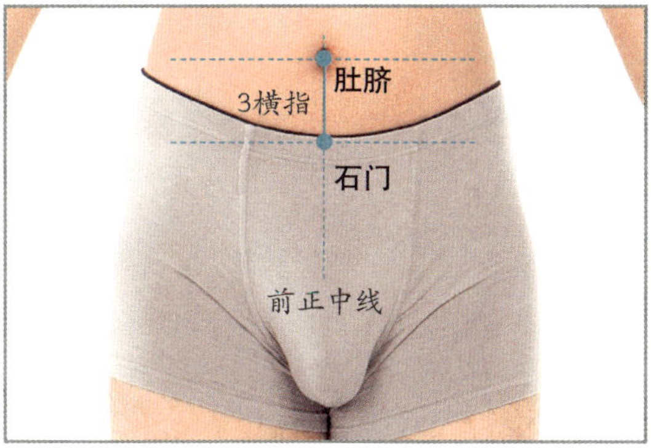

石，岩石；门，门户。本穴既有石室闭藏之功，又有气血出入门户之用，故得此名。

精准定位 在下腹部，脐中下 2 寸，前正中线上。

3 秒取穴 在下腹部，前正中线上，肚脐中央向下 3 横指处即是。

按摩方法 男性可用食指指腹按揉石门 9 分钟，女性可用热毛巾热敷石门。

功效主治 通经散结、通利水道、收敛固脱。主治下肢水肿、小腹绞痛、小便不利、便秘、闭经、带下病、崩漏。

气海：人体补气大穴

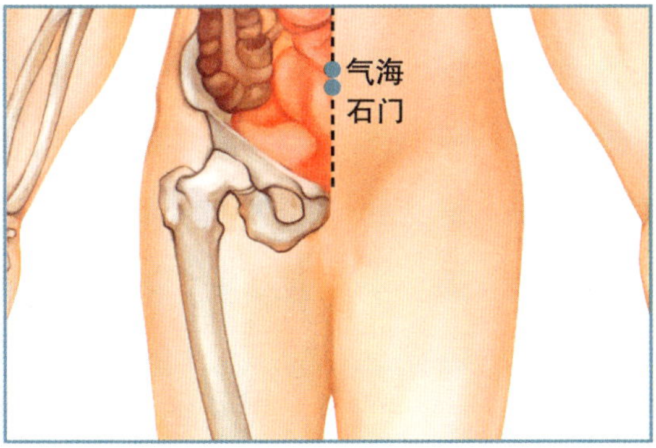

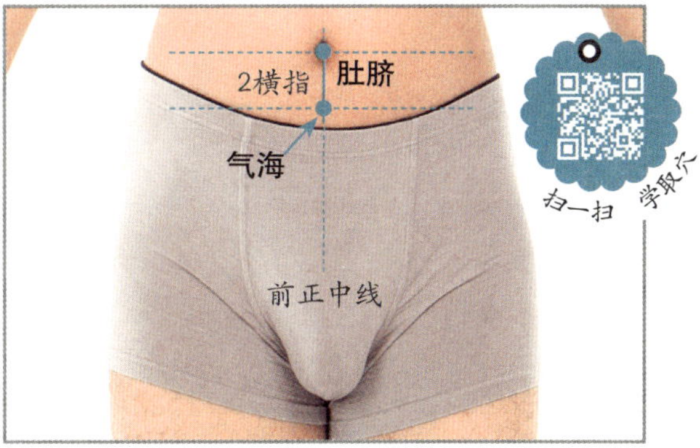

气，原气；海，海洋。穴在脐下，为大气所归，犹百川之汇海，故得此名。

精准定位 在下腹部，脐中下 1.5 寸，前正中线上。

3 秒取穴 在下腹部，前正中线上，肚脐中央向下 2 横指处即是。

按摩方法 双手搓热，掌摩气海，每次 1~3 分钟。

功效主治 助阳调经、补中益气。主治下腹胀痛、胃胀胃痛、消化不良、遗精、尿潴留、遗尿、痛经、便秘、疲劳困倦。

阴交：妇科疾病患者福音

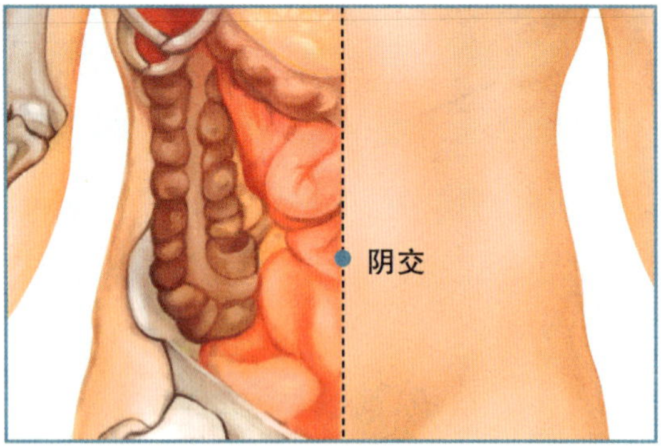

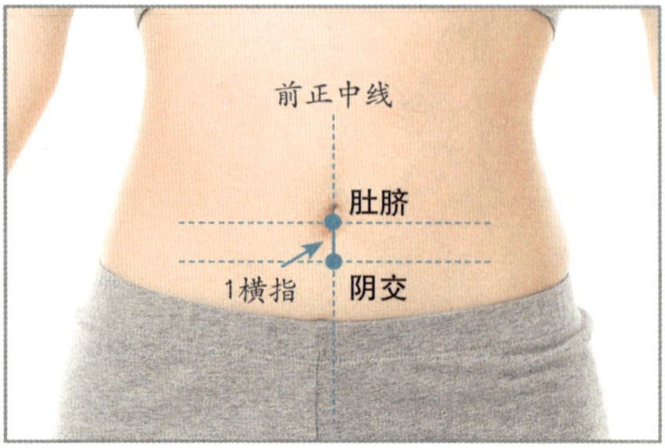

阴，指任脉、肾经、冲脉；交，交会。穴在脐下 1 寸，为三条阴经的交会穴，故得此名。

精准定位 在下腹部，脐中下 1 寸，前正中线上。

3秒取穴 在下腹部，前正中线上，肚脐中央向下 1 横指处即是。

按摩方法 用食指指腹轻揉阴交，每次 3~5 分钟。

功效主治 调经固带、利水消肿。主治阴部湿痒、带下病、小便不利、水肿、腹泻。

神阙：多揉补气血

扫一扫 学取穴

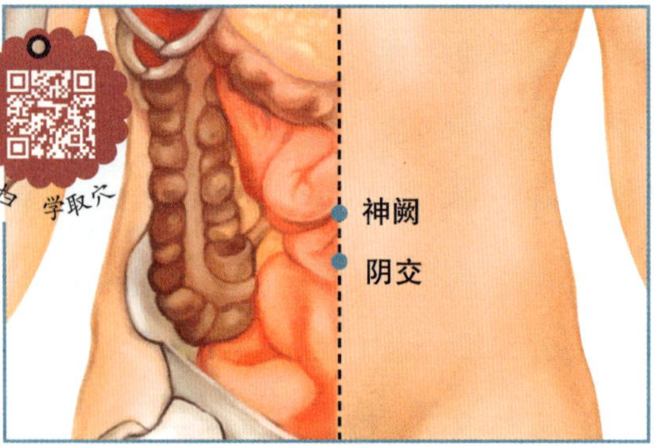

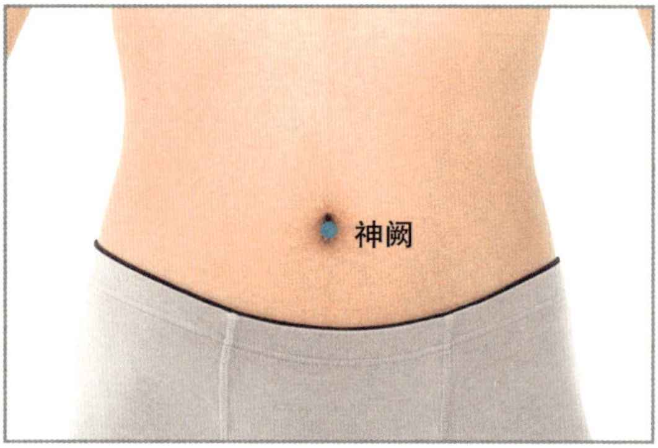

神，神气；阙，宫门。穴在脐中，脐为胎儿气血运行之要道，如神气出入之宫门，故得此名。

精准定位 在上腹部，脐中央。

3秒取穴 在上腹部，肚脐中央即是。

按摩方法 用手掌揉神阙，每次 1~3 分钟。

功效主治 益气壮阳、补血活血、利水固脱。主治腹胀、腹痛、腹水、腹泻、便秘、疲劳困倦、月经不调、产后综合征、荨麻疹。

水分：肠鸣多按揉

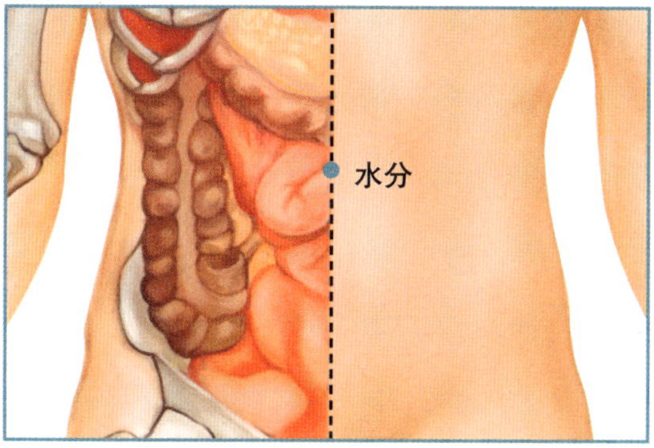

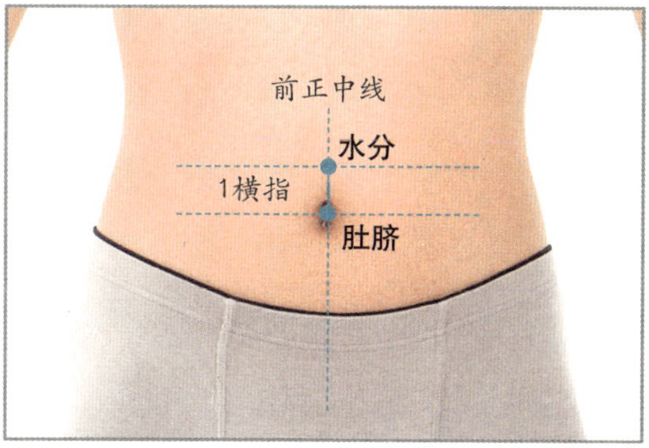

水，水谷；分，分别。穴在脐上 1 寸，内应小肠，水谷至此分别清浊，故得此名。

精准定位 在上腹部，脐中上 1 寸，前正中线上。

3秒取穴 在上腹部，前正中线上，肚脐中央向上 1 横指处即是。

按摩方法 用食指指腹按揉水分，每次 1~3 分钟。

功效主治 通调水道、理气止痛。主治腹胀、肠鸣腹泻、水肿、肚脐周围疼痛。

下脘：缓解胃痛促消化

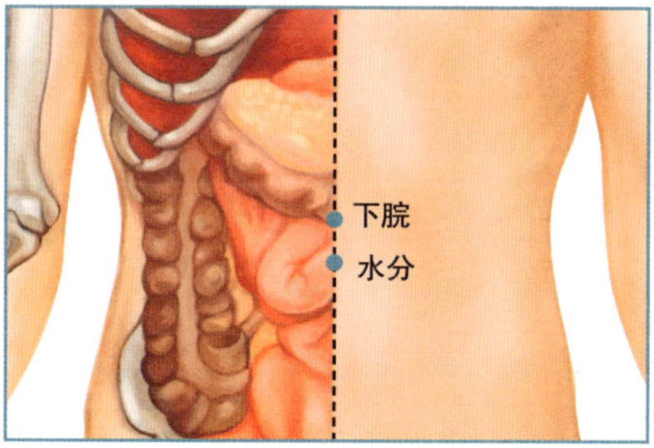

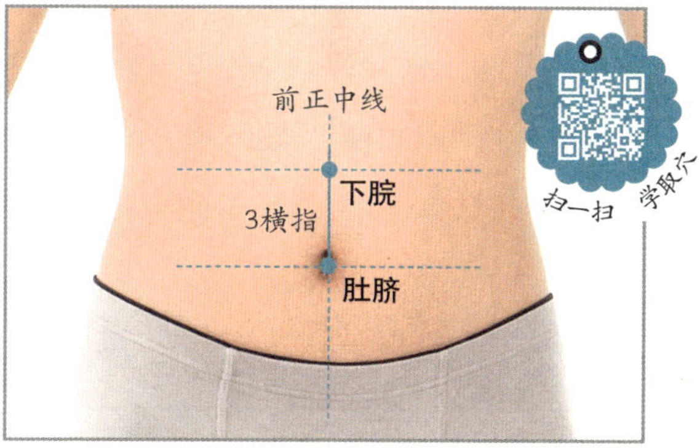

下，下方；脘，胃脘。穴在胃脘下部，故得此名。

精准定位 在上腹部，脐中上 2 寸，前正中线上。

3秒取穴 在上腹部，前正中线上，肚脐中央向上 3 横指处即是。

按摩方法 用拇指指腹按揉下脘，每次 1~3 分钟。

功效主治 健脾和胃、降逆止呕。主治胃痛、腹痛、腹胀、呕吐、打嗝、反胃、腹泻。

建里：培补脾胃原气

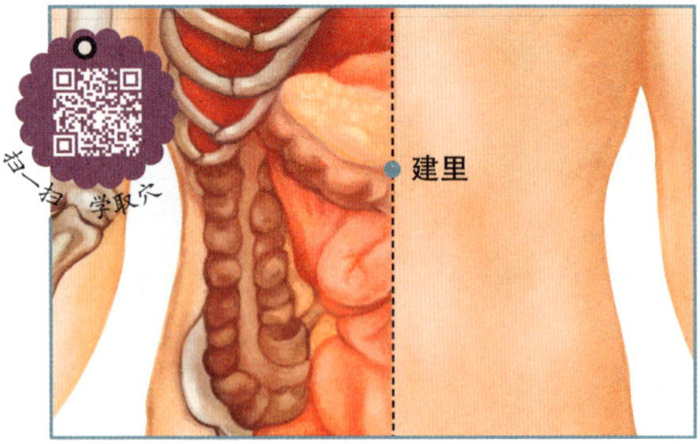

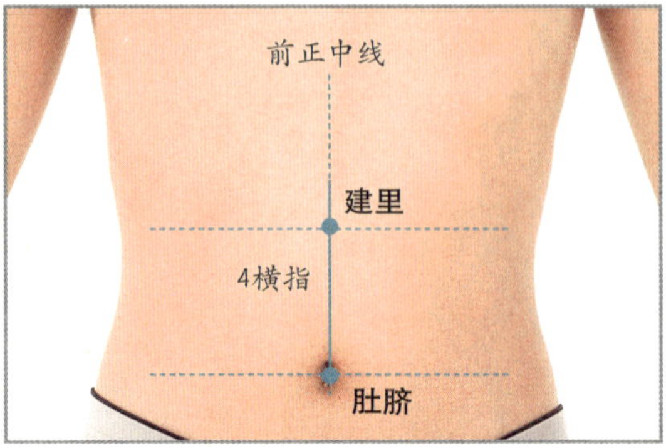

建，设置、建立；里，古代地方行政组织，其制不一 。此穴正当下脘、中脘之间，建置本腧穴以安定闾里， 故得此名。

精准定位 在上腹部，脐中上 3 寸，前正中线上。

3 秒取穴 在上腹部，前正中线上，肚脐中央向上 4 横指处即是。

按摩方法 掌根置于建里上，做环状按摩，每次 1~3 分钟。

功效主治 和胃健脾、通降腑气。主治胃痛、腹痛、食欲不振、消化不良、呕吐、抑郁。

中脘：胃痛呕吐按一按

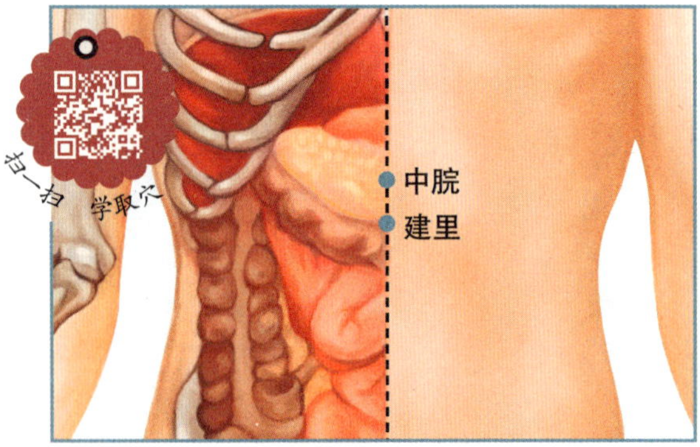

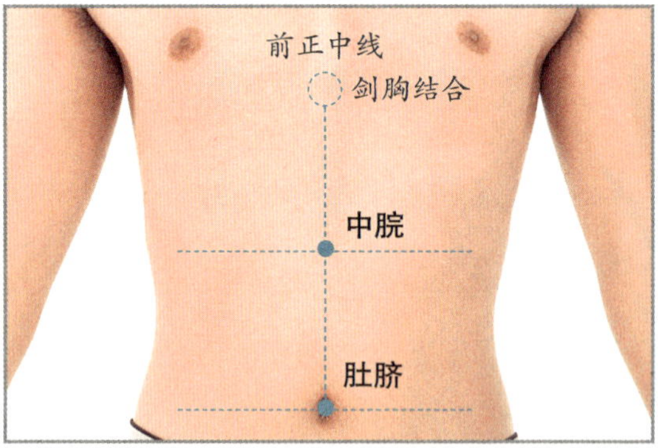

中，中间；脘，胃脘。穴在胃脘中部，故得此名。

精准定位 在上腹部，脐中上 4 寸，前正中线上。

3 秒取穴 在上腹部，前正中线上，剑胸结合与肚脐连线的中点即是。

按摩方法 用中间三指按揉中脘，每次 3~5 分钟。

功效主治 和胃降逆、健脾补虚。主治胃痛、腹痛、呃逆、呕吐、反胃、消化不良、慢性胃炎、失眠。

上脘：改善胃痛呃逆

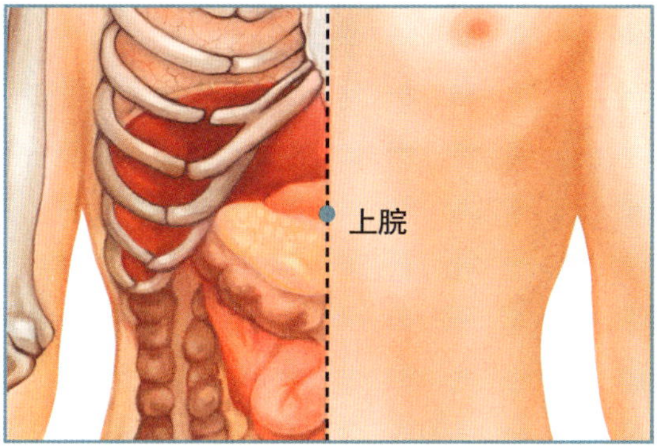

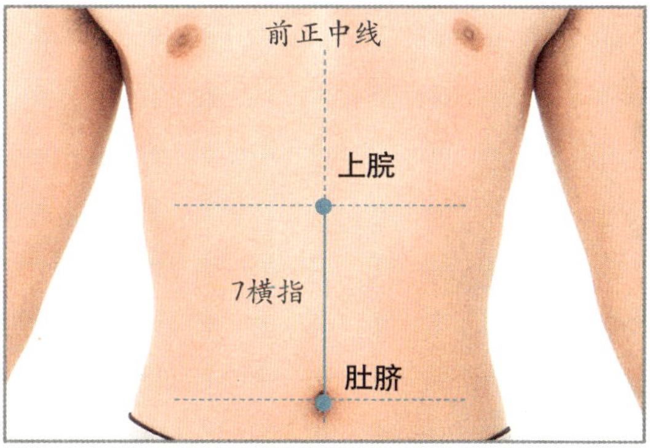

上，上方；脘，胃脘。穴在胃脘上部，故得此名。

精准定位 在上腹部，脐中上 5 寸，前正中线上。

3秒取穴 在上腹部，前正中线上，肚脐中央向上 7 横指处即是。

按摩方法 用拇指指腹按揉上脘，每次 3~5 分钟。

功效主治 和胃降逆、化痰宁神。主治胃痛、呃逆反胃、呕吐、咳嗽痰多、癫狂、黄疸。

巨阙：缓解急性心胸痛

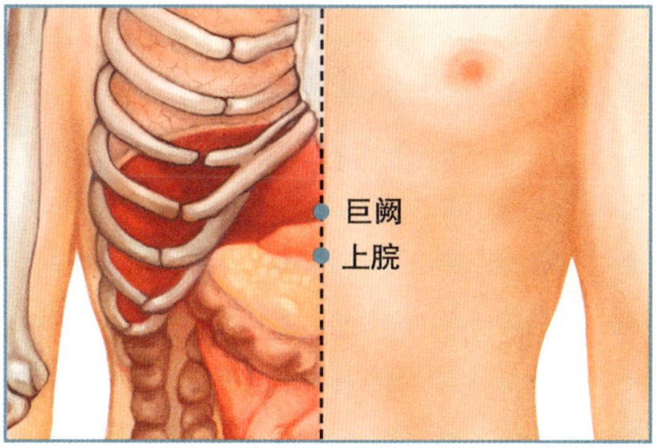

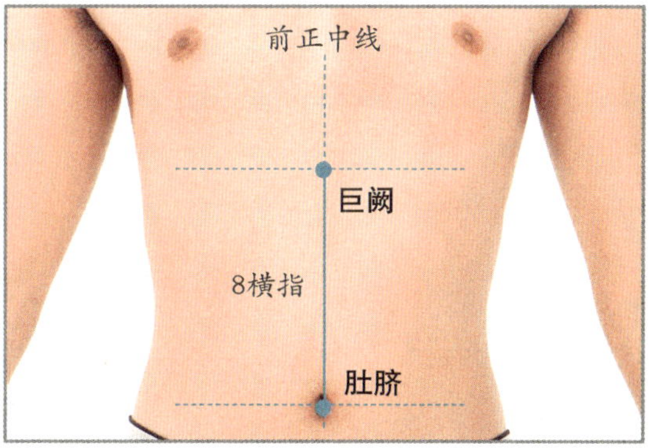

巨，巨大；阙，宫门。此为心之募穴，如心气出入的大门，故得此名。

精准定位 在上腹部，脐中上 6 寸，前正中线上。

3秒取穴 在上腹部，前正中线上，肚脐中央向上 8 横指处即是。

按摩方法 用食指指腹按揉巨阙，每次 3~5 分钟。

功效主治 安神宁心、宽胸止痛。主治胸痛、心绞痛、胆绞痛、胃痛、心动过速、急性胃肠炎。

鸠尾：胸痛胸闷急按之

鸠，鸠鸟；尾，尾巴。胸骨剑突形如鸠鸟之尾，穴在其下，故得此名。

- 精准定位 在上腹部，剑胸结合下1寸，前正中线上。
- 3秒取穴 从剑胸结合处沿前正中线直下1横指处即是。
- 按摩手法 四指并拢，力度适中地叩击鸠尾，每次1~3分钟。
- 功效主治 安心宁神、宽胸定喘。主治前胸胀痛伴呕逆、胸闷、心悸、胃痛、哮喘、呕吐、荨麻疹。

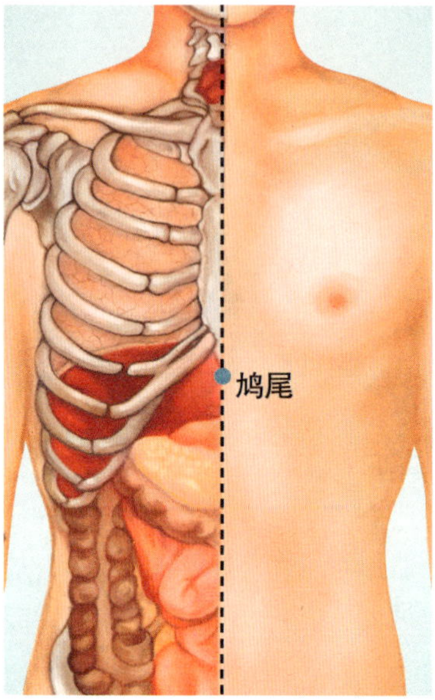

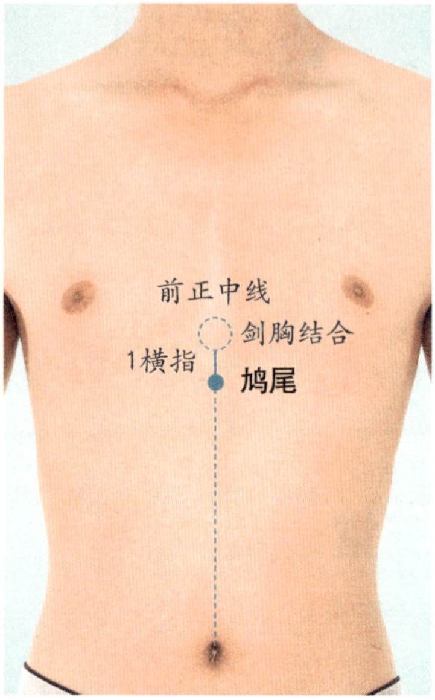

中庭：胸满、呕吐常按揉

中，中间；庭，庭院。穴在心下，犹如在宫殿前的庭院之中，故得此名。

- 精准定位 在前胸部，剑胸结合中点处，前正中线上。
- 3秒取穴 胸部前正中线上，剑胸结合的凹陷处即是。
- 按摩手法 用食指指腹按揉中庭，每次1~3分钟。
- 功效主治 宽胸消胀、降逆止呕。主治心痛、胸胀痛满闷、餐后呕吐、消化不良、小儿吐奶。

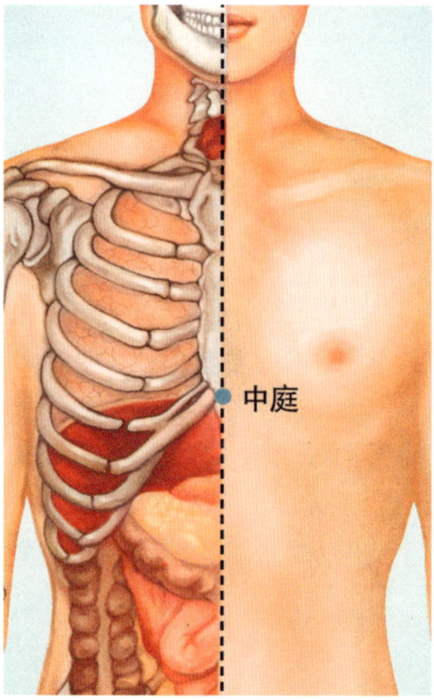

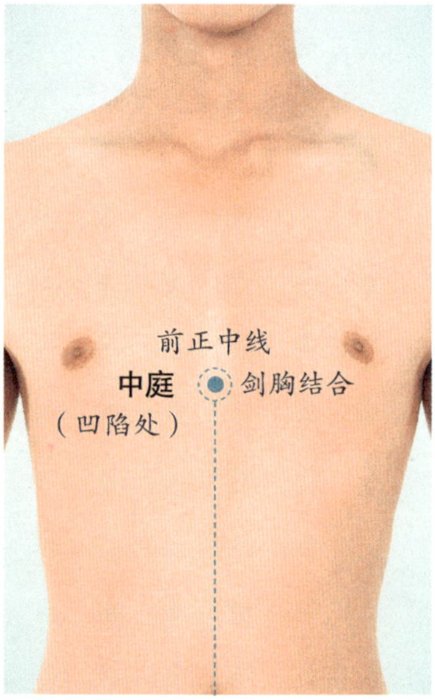

扫一扫 学取穴

膻中：呵护乳房健康

膻，袒露；中，中间。古人称胸部袒露出的中间部位为“膻中”，穴当其处，故得此名。

- 精准定位 在前胸部，横平第 4 肋间隙，前正中线上。
- 3 秒取穴 仰卧位，两乳头连线中点，前正中线上。
- 按摩手法 中间三指并拢，轻轻按摩膻中，每天 50 次。
- 功效主治 理气止痛、生津增液。主治胸闷气短、产妇乳少、乳房胀痛、咳喘、呕吐、呃逆、更年期综合征。

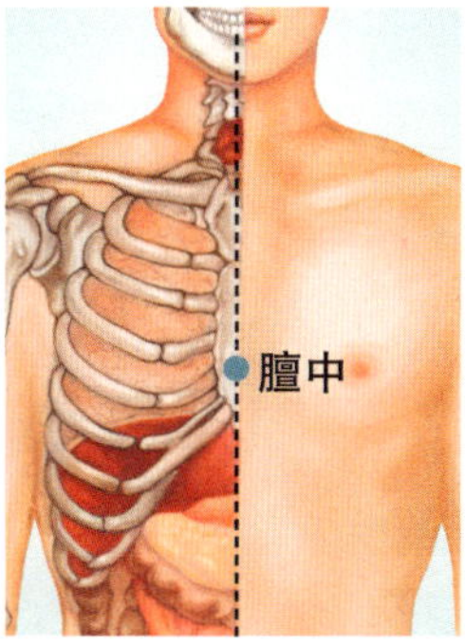

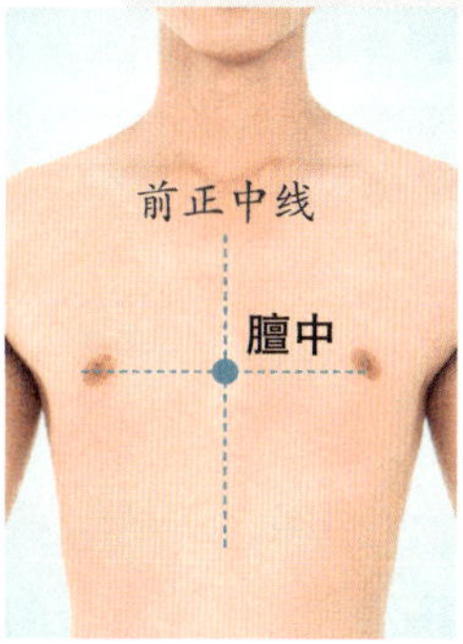

玉堂：宽胸又平喘

玉，玉石，指贵重；堂，殿堂。穴在前胸，内应心位，为心主治事之前堂，故得此名。

- 精准定位 在前胸部，横平第 3 肋间隙，前正中线上。
- 3 秒取穴 先找到膻中，沿前正中线向上推 1 个肋间隙，按压有酸痛感处即是。
- 按摩手法 用食指指腹按揉玉堂，每次 1~3 分钟。
- 功效主治 宽胸止痛、止咳平喘。主治咳嗽、胸痛、呕吐、气短喘息、心烦。

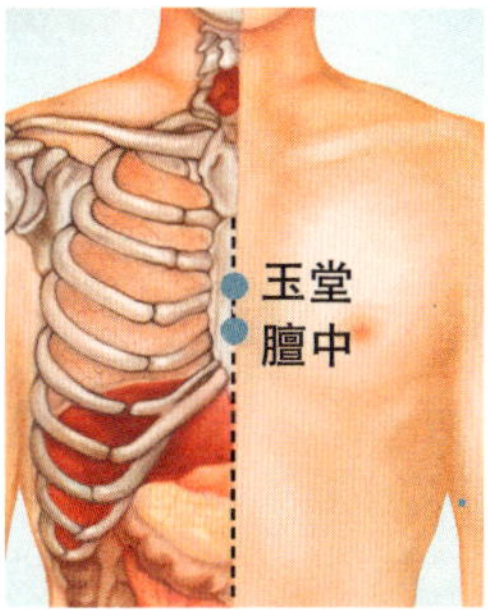

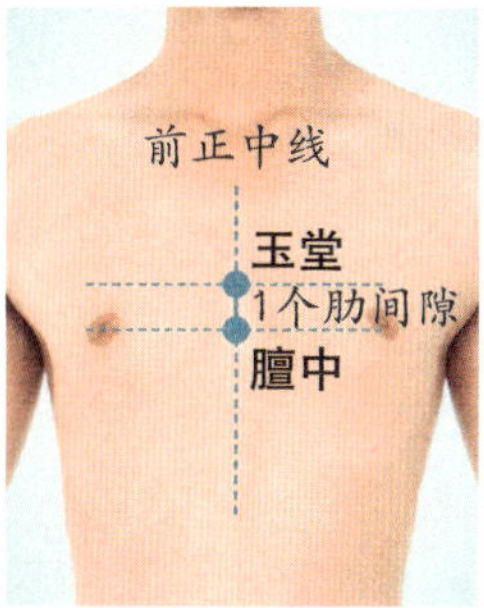

紫宫：让呼吸更通畅

紫宫，星名，代表帝王所居之处。穴对应心的部位，心为君主之官，故得此名。

- 精准定位 在前胸部，横平第 2 肋间隙，前正中线上。
- 3 秒取穴 先找到膻中，沿前正中线向上推 2 个肋间隙，按压有酸痛感处即是。
- 按摩手法 用中间三指指腹按揉紫宫，每次 5~15 分钟。
- 功效主治 宽胸理气、化痰平喘。主治咳嗽、气喘、咯血、心烦、胸痛、食欲不振。

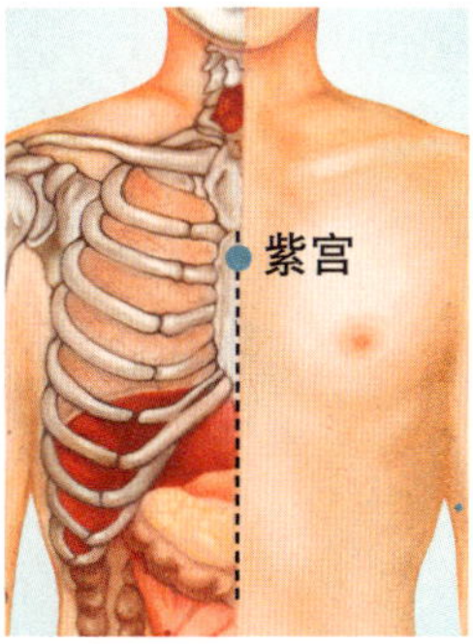

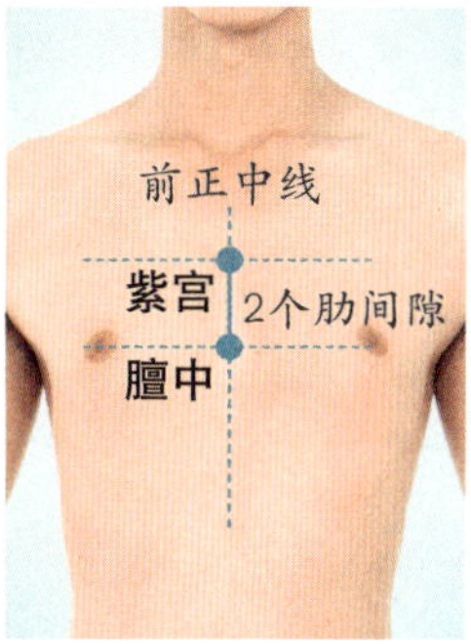

华盖：调理肺部问题

华盖在此指帝王所用的盖伞。穴位所在相当于肺脏部位，肺在心君之上，犹如心之华盖，故得此名。

- 精准定位 在前胸部，横平第1肋间隙，前正中线上。
- 3秒取穴 仰卧位，由锁骨往下数，横平第1肋间隙，前正中线上即是。
- 按摩手法 双手食指指腹相互叠加用力按压华盖，每次3~5分钟。
- 功效主治 宽胸利肺、止咳平喘。主治咳嗽气喘、咽喉肿痛、胸闷胸痛、甲亢。

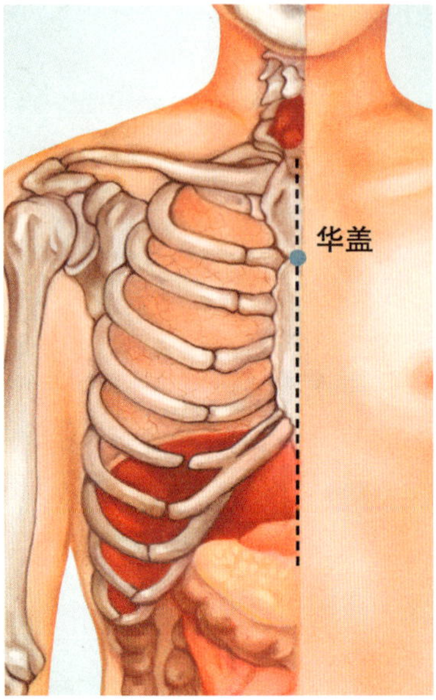

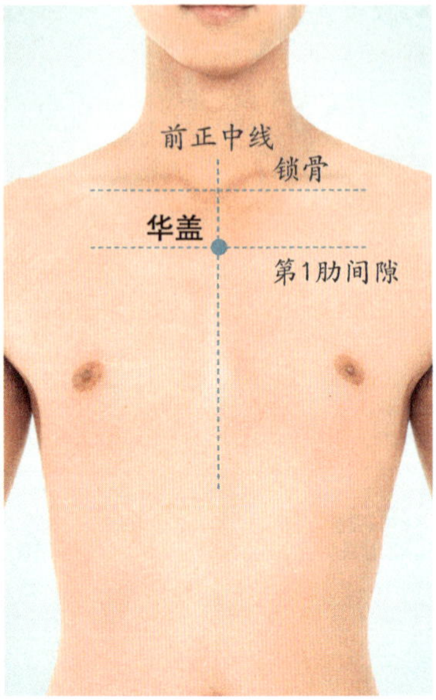

璇玑：专治气管疾患

璇玑，旋转枢机之意。穴对气管，为气管与肺气转运之枢机，故得此名。

- 精准定位 在前胸部，胸骨上窝下1寸，前正中线上。
- 3秒取穴 仰卧，从天突沿前正中线向下1横指处即是。
- 按摩手法 用拇指指腹点压璇玑，每次3~5分钟。
- 功效主治 宽胸利肺、降逆平喘、通利气道。主治咳嗽气喘、支气管哮喘、支气管炎、支气管扩张。

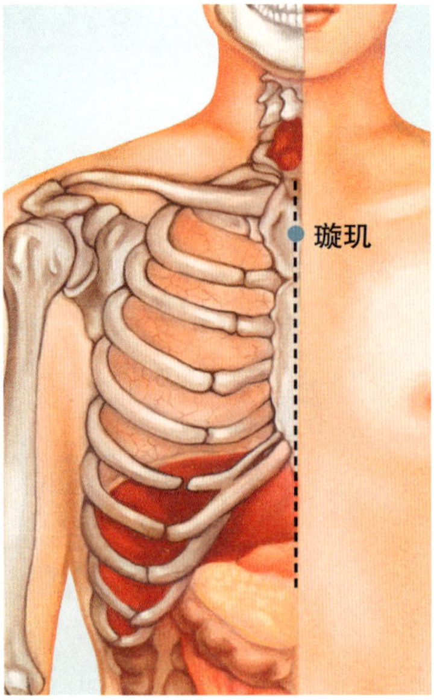

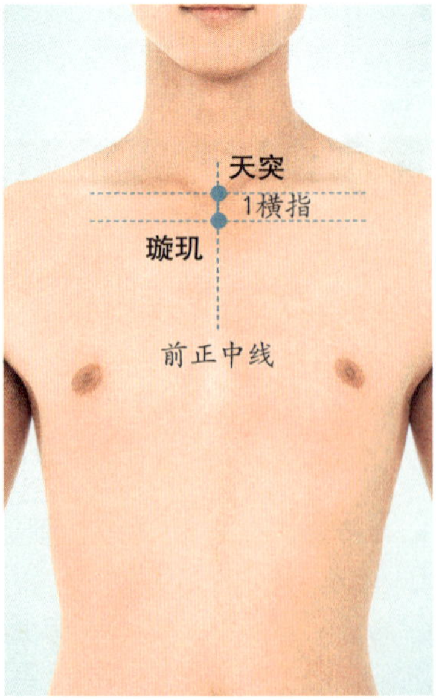

天突：缓解声音嘶哑

天，天空；突，烟囱、通道。穴位于气管上段，喻为肺气上通于天的通道、门户。

扫一扫 学取穴

- 精准定位 在颈前部，胸骨上窝中央，前正中线上。
- 3秒取穴 仰卧，由喉结直下可摸到一凹窝，中央处即是。
- 按摩手法 用拇指指腹按压天突，每次1~2分钟。
- 功效主治 宣通肺气、消痰止咳。主治咳嗽、气喘、突然失音、声音嘶哑、慢性咽炎、小儿感冒。

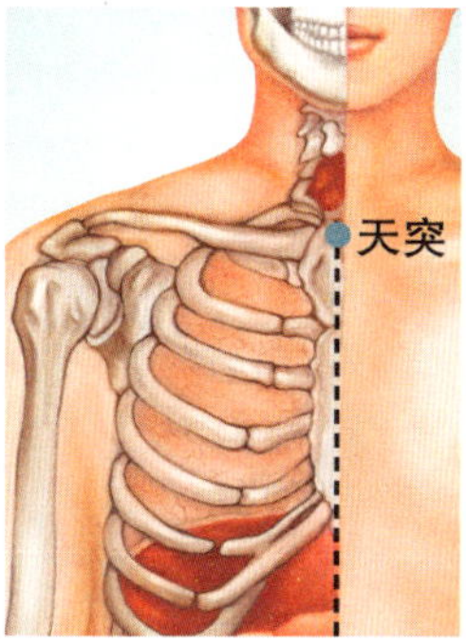

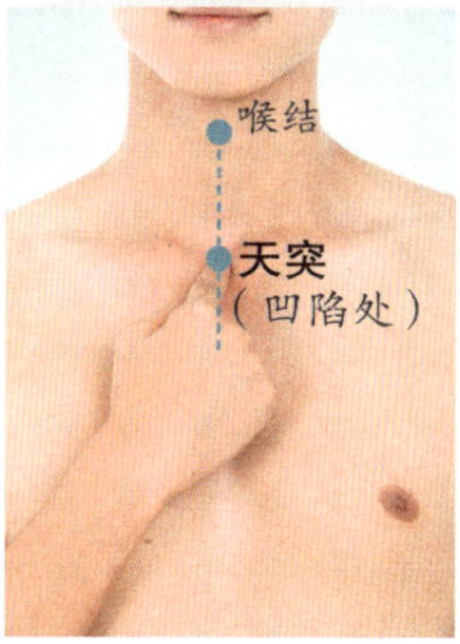

廉泉：舌疾找廉泉

廉泉，指涎唾之道，穴当其处，故得此名。

扫一扫 学取穴

- 精准定位 在颈前部，甲状软骨上缘上方，舌骨上缘凹陷中，前正中线上。
- 3秒取穴 从下巴沿颈前正中线向下推，喉结上方可触及舌骨体，上缘中点处即是。
- 按摩手法 用拇指和食指提捏廉泉，每次1~3分钟。
- 功效主治 利喉舒舌、消肿止痛、生津利液。主治舌下肿痛、舌强不语、口舌生疮、口苦、咽干、口干、吐字不清、干燥综合征。

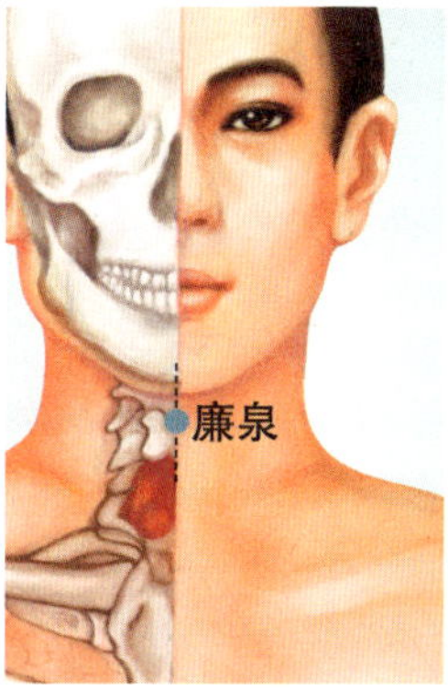

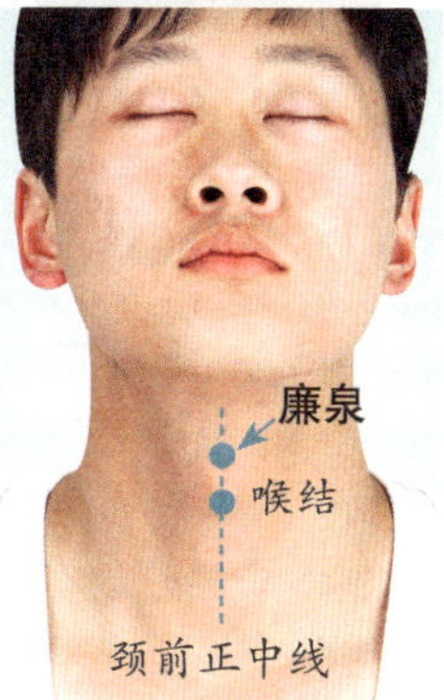

承浆：口眼歪斜常点压

承，承受；浆，水浆。穴在颏唇正中的凹陷中，为承受从口流出的水浆之处。

- 精准定位 在面部，颏唇沟的正中凹陷处。
- 3秒取穴 正坐，颏唇沟正中，按压有凹陷处即是。
- 按摩手法 用拇指指腹直接点压承浆1~3分钟。
- 功效主治 开窍醒脑、生津敛液、疏经活络。主治脑卒中昏迷、口眼歪斜、流涎、牙关紧闭、面肿、口渴嗜饮、更年期综合征、失眠。

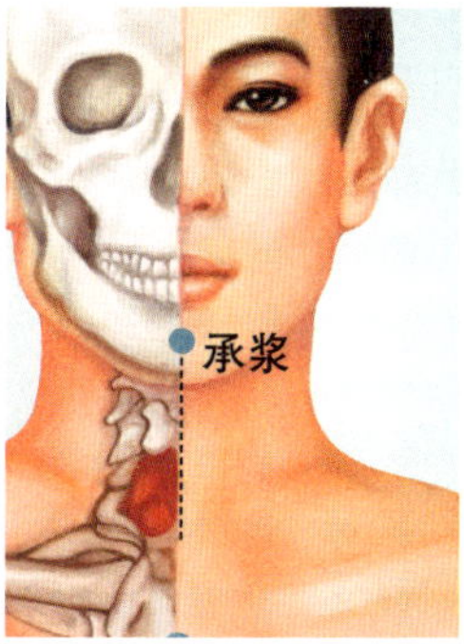

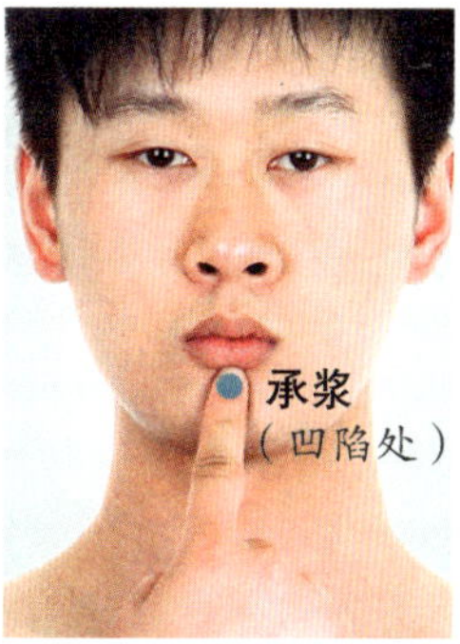

临证医案

医案一 太阳明目又止痛

苏某，女，27岁，主因“双目胀痛1个月”就诊。患者1个月前因备考劳累导致目胀、头痛，无头晕，无恶心、呕吐。查见双眼结膜轻度充血，舌红，苔薄白，脉弦。嘱咐患者平卧，双手拇指指腹点揉双侧太阳3分钟，患者诉目涩、头痛明显减轻。嘱咐患者回家后每日热毛巾熨目5分钟，同时按摩太阳。以双手拇指指腹点揉双侧太阳，以感局部酸胀明显、微欲流泪为宜，每日3次。2周后患者复诊，诉目涩、头痛基本消失。

医生有话说

对于有眼部不适并伴有头痛的患者，可重点刺激太阳，同时配合热敷改善眼部血液循环。在按摩太阳的时候，需要注意取穴的准确，两侧同时按摩，相对用力，效果更佳。

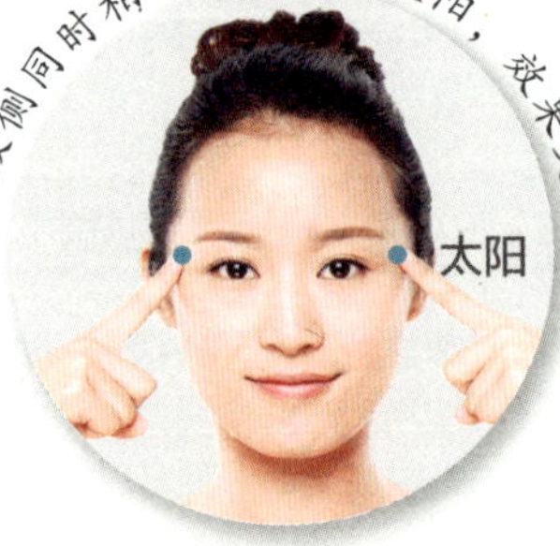

双侧同时相对用力按揉太阳，效果更佳。

医案二 外劳宫治颈痛

张某某，女，38岁，主因“颈肩部疼痛1日”就诊。患者1日前晨起出现颈肩部疼痛难忍，颈部活动明显受限，外用膏药后疼痛缓解不明显。查见颈肩部肌肉紧张，压痛明显，活动度检查因疼痛配合欠佳，舌暗红，苔薄白，脉涩。因患者肌肉局部压痛明显，轻轻触碰即觉疼痛难忍，遂远端取外劳宫，以拇指指端按压、拨揉，5分钟后，嘱咐患者转头，患者自觉稍轻松，令患者颈部慢慢活动配合，5分钟后，患者颈部活动度增大，自述疼痛减轻。停止治疗，嘱咐患者每日按摩外劳宫3分钟，方法同前，每日2次。3日后患者复诊，颈肩部疼痛较之前明显缓解，颈部活动明显改善，仍有酸痛，予以系统手法按摩，做进一步治疗。

医生有话说

外劳宫能通络止痛，对于痛证，尤其是颈痛，有活血止痛的作用，如疼痛严重、活动受限明显，按摩刺激量宜大，并配合颈部活动以加强疗效，尤其适合疼痛剧烈，局部肌肉难以触碰者。

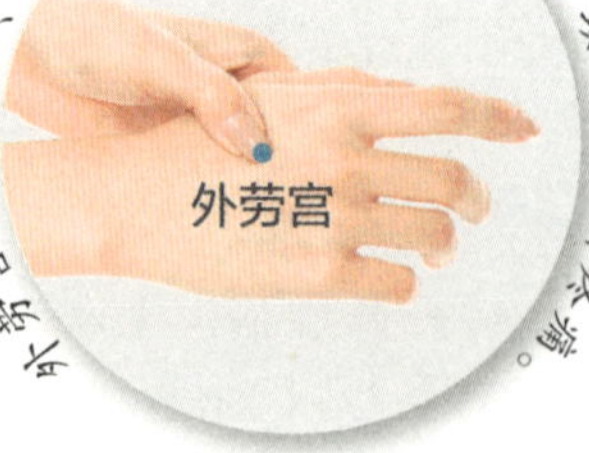

外劳宫息风通络、活血止痛，有助于缓解手部、颈部的各种疼痛。

四神聪：健忘抓揉它

四，四个、四周；神，修养心神的方法；聪，聪明。此穴一名四穴，取通过耳听、眼看、口述、心悟“四法”，最终使人聪明之意。

- 精准定位 在头部，百会前、后、左、右各旁开1寸，共4穴。
- 3秒取穴 先找百会，其前后左右各1横指处即是，共4穴。
- 按摩手法 用一手四指抓揉四神聪，每次1~3分钟。
- 功效主治 安神益智、健脑调神、清利头目。主治健忘、失眠、抑郁、痴呆、尿失禁、头痛、眩晕。

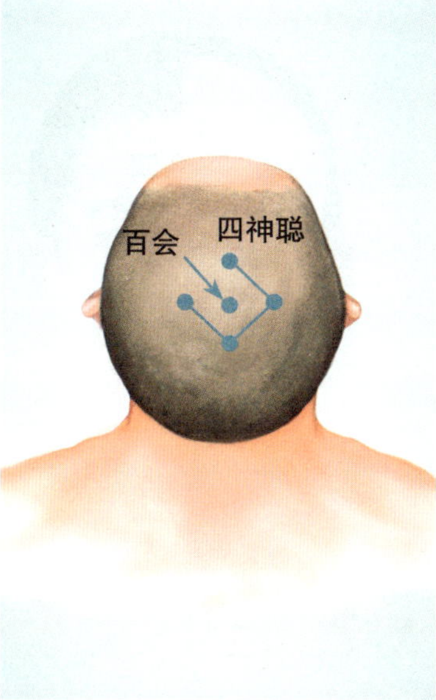

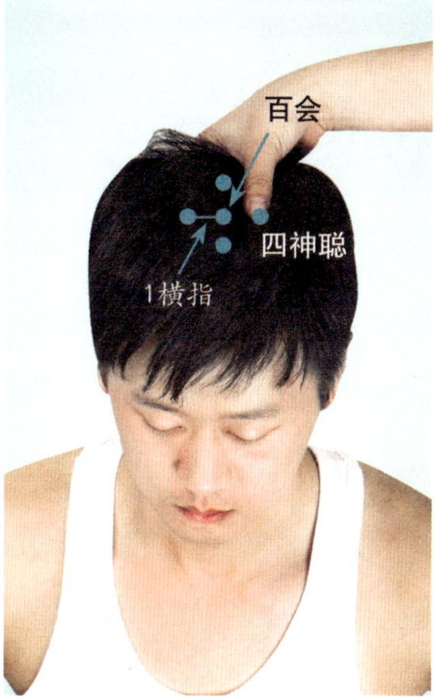

当阳：头痛眩晕找当阳

当，在，位于；阳，头前部为阳。穴在头前部，故得此名。

- 精准定位 在头部，瞳孔直上，前发际上1寸。
- 3秒取穴 直视前方，沿瞳孔垂直向上，前发际直上1横指处即是。
- 按摩手法 用食指和中指指腹按揉当阳，每次1~3分钟。
- 功效主治 疏风通络、明目醒神。主治头痛、眩晕、目赤肿痛、鼻塞、失眠、健忘。

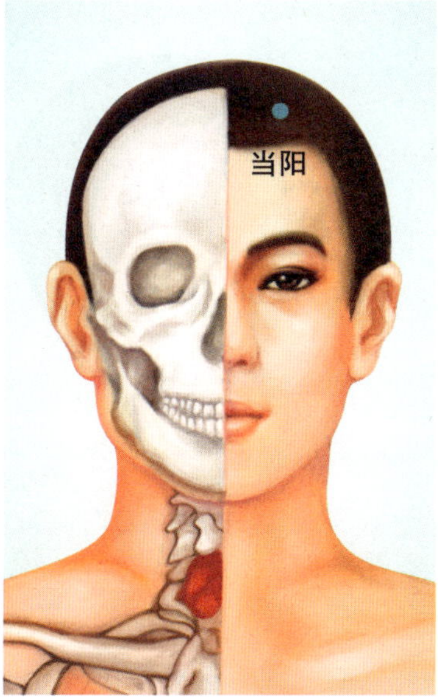

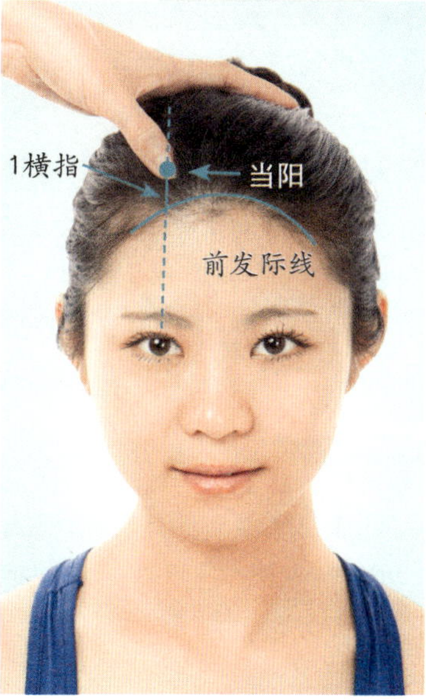

鱼腰：擅治面、额、目

扫一扫 学取穴

鱼，鱼形；腰，泛指物体中部。人的眼眉状如小鱼，穴在其中央处，故得此名。

- 精准定位 在头部，瞳孔直上，眉毛中。
- 3 秒取穴 正坐，平视前方，瞳孔直上与眉相交处即是。
- 按摩手法 用双手食指指腹按揉双侧鱼腰，每次 1~3 分钟。
- 功效主治 疏风通络、镇痛安神。主治面瘫、三叉神经痛、前额头痛、前庭神经炎、近视眼、视疲劳综合征、干眼症。

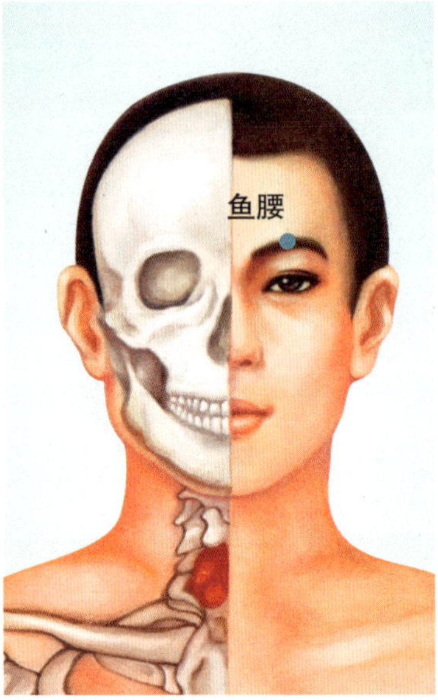

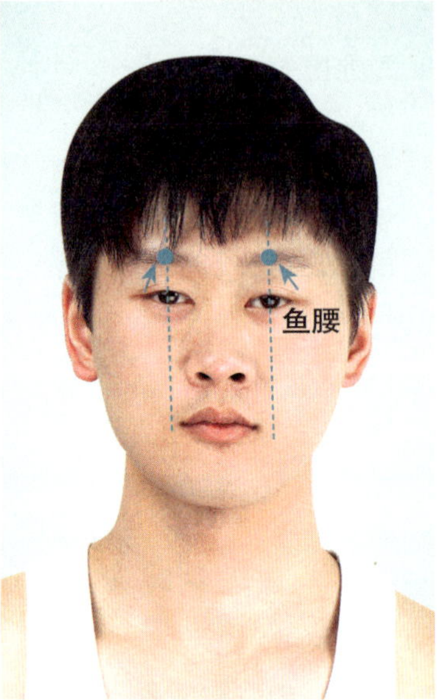

太阳：常按清热又泻火

扫一扫 学取穴

太，指非常大；阳，阳气。穴为阳气汇聚之所，三阳交汇之地，故得此名。

- 精准定位 在头部，眉梢与目外眦之间，向后约 1 横指（中指）的凹陷中。
- 3 秒取穴 眉梢与目外眦连线中点向后 1 中指，触及一凹陷处即是。
- 按摩手法 用中间三指并拢按揉太阳，每次 1~3 分钟。
- 功效主治 通络止痛、清热息风、镇静安神。主治目赤肿痛、热病头痛、面肌痉挛、风热感冒、三叉神经痛、抑郁、失眠。

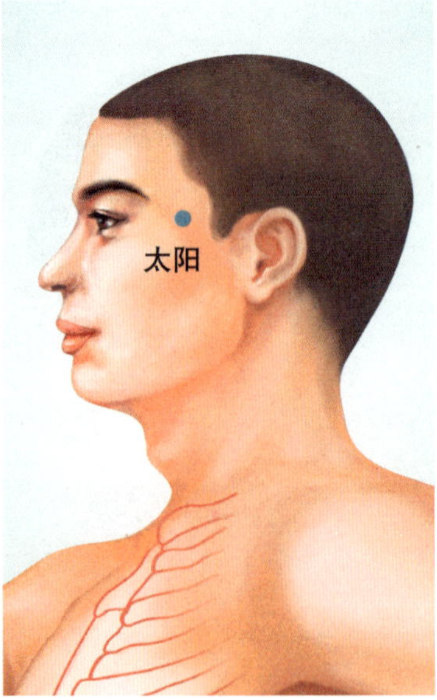

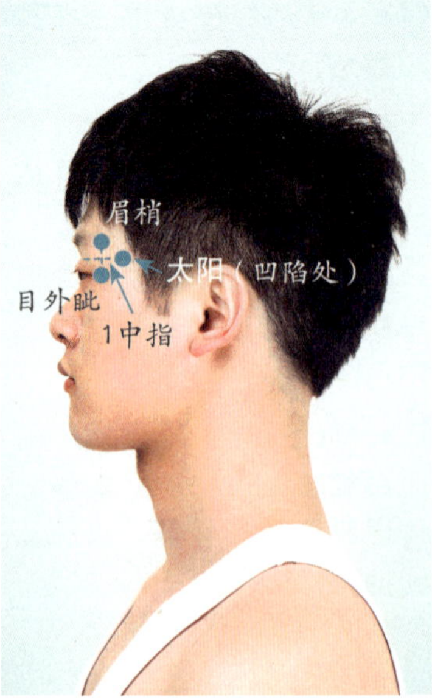

耳尖：缓解眼睛红肿

扫一扫 学取穴

耳，耳朵；尖，高或顶端。本穴位于耳朵耳郭的上方尖端处，故得此名。

- 精准定位 在耳区，在外耳轮的最高点。
- 3秒取穴 将耳郭折向前方，耳郭上方尖端处即是。
- 按摩手法 用拇指和食指掐揉耳尖，每次1~3分钟。
- 功效主治 清热息风、醒脑明目、镇静降压。主治目赤肿痛、急性结膜炎、发热、头痛、心悸、皮肤瘙痒（过敏反应）、失眠、扁桃体炎、肝昏迷。

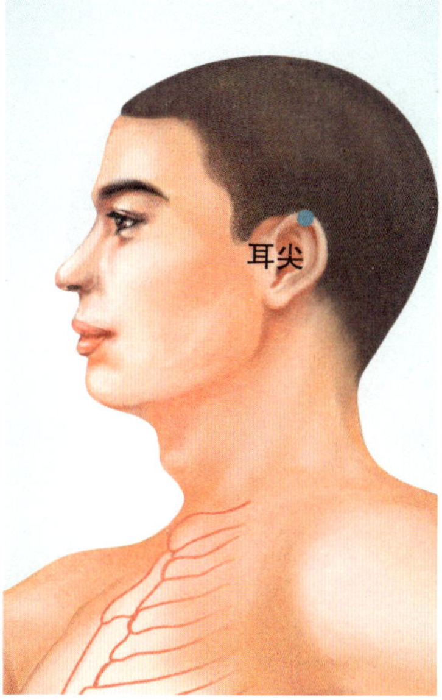

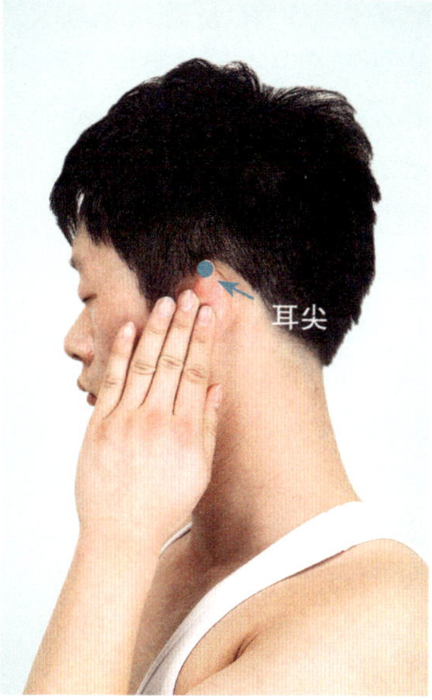

球后：眼疾专用穴

球，眼球；后，后部。此穴位置较深，在眼球后部，故得此名。

- 精准定位 在面部，眼球与眶下缘之间，眶下缘外1/4处。
- 3秒取穴 把眼眶下缘分成4等份，外1/4处即是。
- 按摩手法 用食指指腹按揉球后，每天早晚各1次，每次1~3分钟。
- 功效主治 清热明目、活血通络。主治视神经炎、青光眼、视神经萎缩、动眼神经麻痹、斜视病、视疲劳综合征。

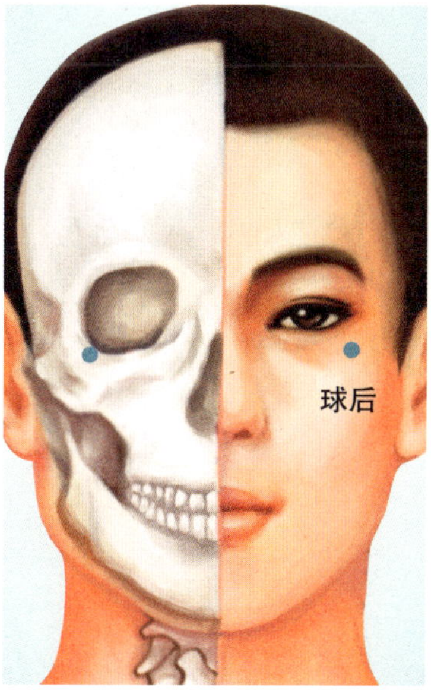

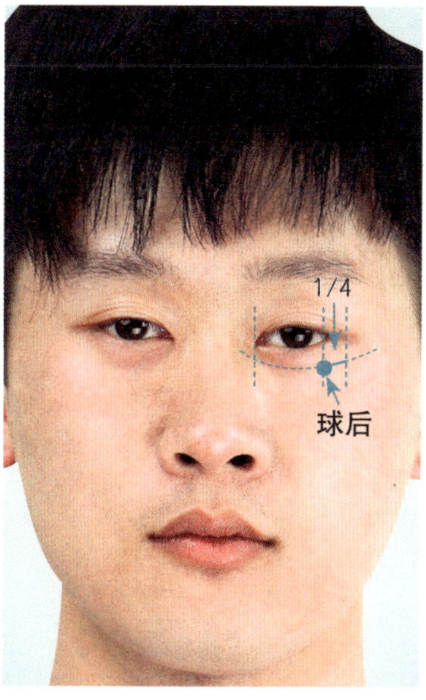

扫一扫 学取穴

上迎香：擅治顽固鼻疾

穴在鼻部，位于迎香之上，故得此名。

- 精准定位 在面部，鼻翼软骨与鼻甲的交界处，近鼻唇沟上端处。
- 3秒取穴 沿鼻侧鼻唇沟向上推，上端尽头凹陷处即是。
- 按摩手法 用食指指腹按揉上迎香，每次1~3分钟。
- 功效主治 祛风散邪、清利鼻窍、消肿止痛。主治鼻塞、喷嚏不止、流鼻涕、鼻出血、过敏性鼻炎、鼻窦炎、打鼾症。

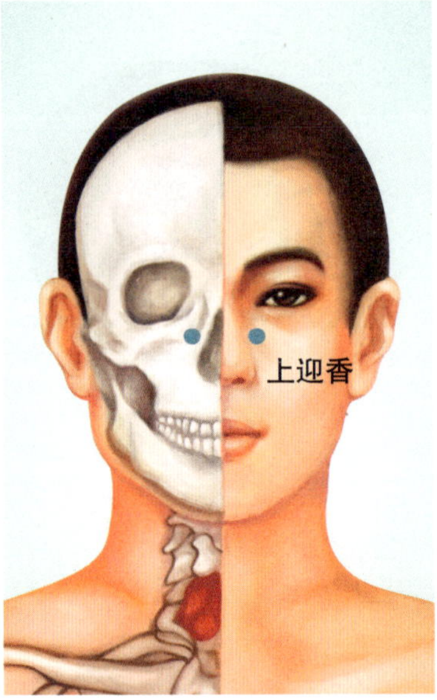

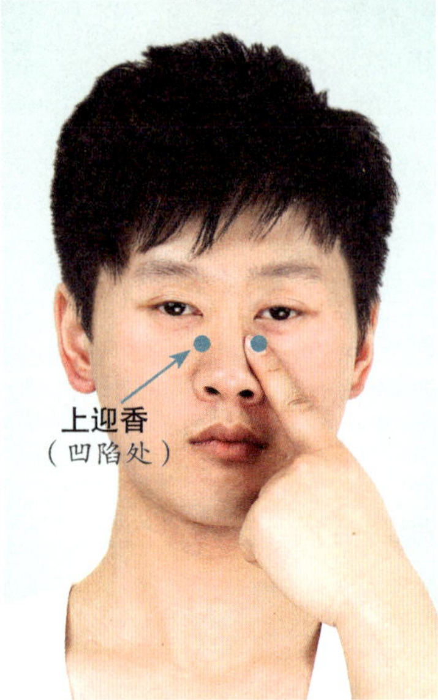

内迎香：擅治头目病

穴在鼻腔内，与迎香隔鼻翼相对，故得此名。

- 精准定位 在鼻孔内，鼻翼软骨与鼻甲交界的黏膜处。
- 3秒取穴 正坐，在鼻孔内，与迎香相对处的黏膜上。
- 按摩手法 用两手食指指腹从外部间接按摩两侧内迎香，每次1~3分钟。
- 功效主治 疏通郁滞、清热降火、宣窍止痛。主治目赤肿痛、头痛、打嗝、咽痛、青光眼、急性鼻炎、急性扁桃体炎、中暑。

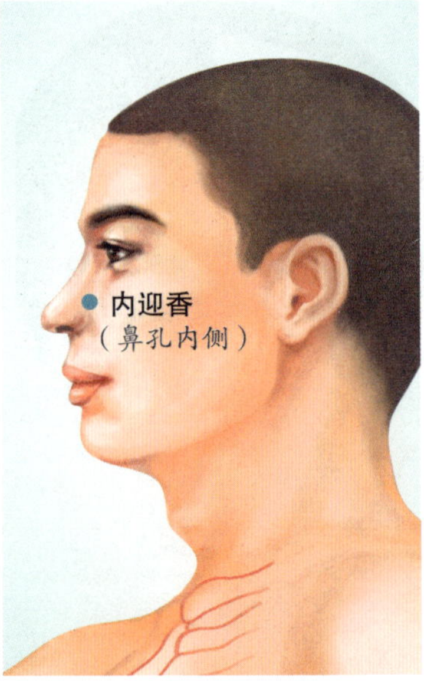

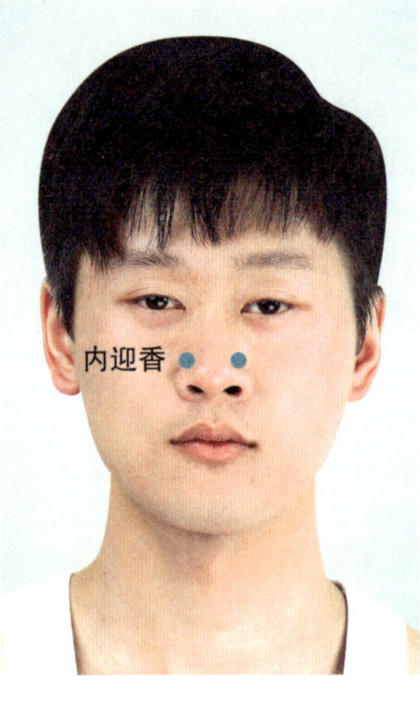

聚泉：舌头问题就找它

聚，聚集；泉，泉水。古人认为口腔内的津液出自此处，此处如泉水汇聚之处，故得此名。

- 精准定位 在口腔内，舌背正中缝的中点处。
- 3 秒取穴 正坐，张口伸舌，舌正中缝的中点处即是。
- 按摩手法 聚泉在口中，不便按摩，可用三棱针点刺出血。此操作需由医师执行。
- 功效主治 化瘀清热、祛邪开窍。主治舌头僵硬、舌头麻痹、舌头短缩、味觉减退、脑卒中失语、糖尿病口渴。

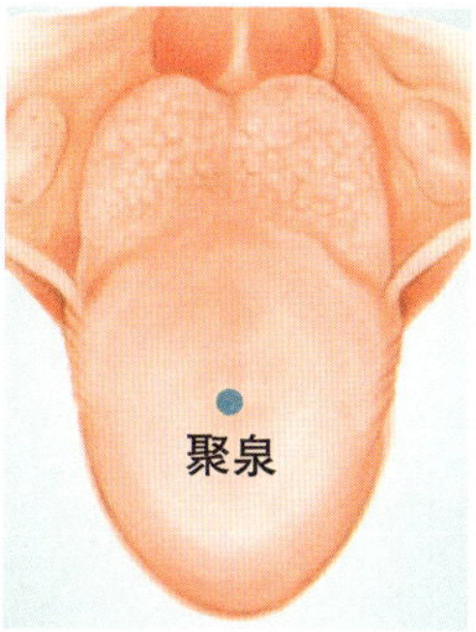

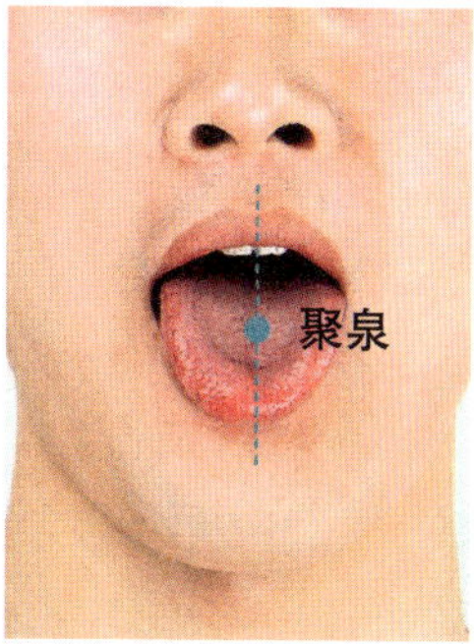

海泉：口舌生疮找海泉

海，大海，形容广阔无垠；泉，源泉，喻指津液之源泉。穴在舌下，为津液的发源与汇聚之地，故得此名。

- 精准定位 在口腔内，舌下系带中点处。
- 3 秒取穴 正坐，张口，舌转卷向后方，舌下系带中点处即是。
- 按摩手法 海泉在口中，不便按摩，可用三棱针点刺出血。此操作需由医师执行。
- 功效主治 祛邪开窍、调津清热。主治口舌生疮、咽炎、舌肌萎缩、脑卒中失语、吞咽困难、糖尿病口干、唾液过多。

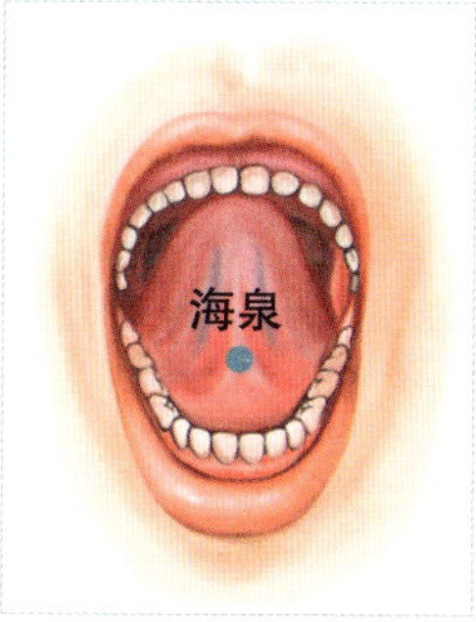

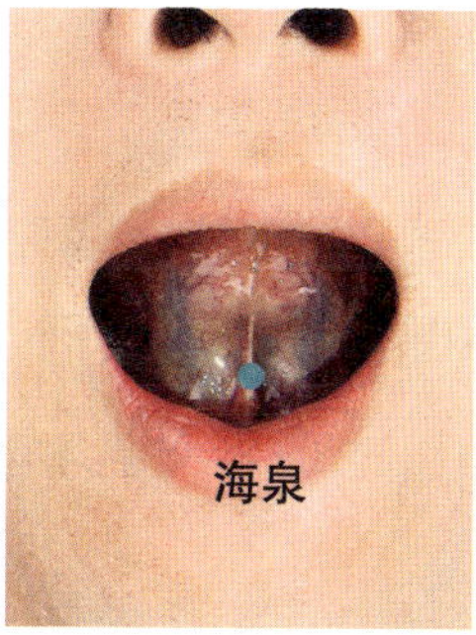

金津玉液：脑卒中失语点刺之

舌底紫脉有穴位，左为金津，右为玉液。

- 精准定位 在口腔内，舌下系带两侧的静脉上，左曰“金津”，右曰“玉液”。
- 3 秒取穴 伸出舌头，舌底面系带两侧的静脉上即是。
- 按摩手法 金津玉液在口中，不便按摩，可用三棱针点刺出血。此操作需由医师执行。
- 功效主治 清热开窍、祛瘀生新。主治昏迷、中暑、脑卒中语言障碍、脑卒中吞咽困难。

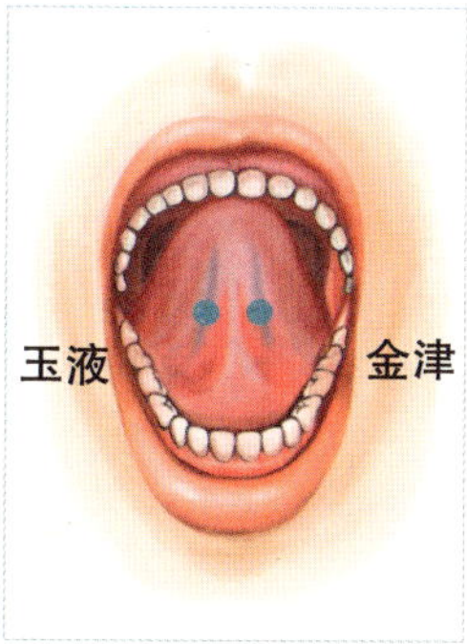

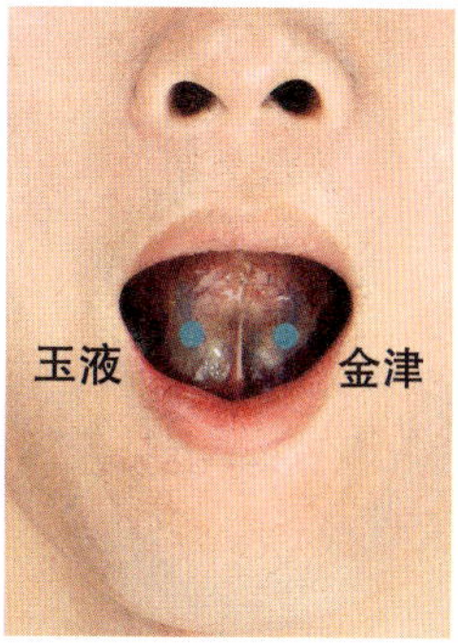

翳明：明目退翳清邪热

翳，翳障；明，光明。穴在翳风后 1 寸，能治眼病，如除去翳障重见光明，故得此名。

扫一扫 学取穴

- 精准定位 在颈部，翳风后 1 寸。
- 3 秒取穴 找到翳风，向后 1 横指处即是。
- 按摩手法 用食指和中指搓揉翳明，每次 1~3 分钟。
- 功效主治 清热降火、调神止痛、行气活血。主治白内障、青光眼、近视眼、头痛、枕神经痛、眩晕症、失眠。

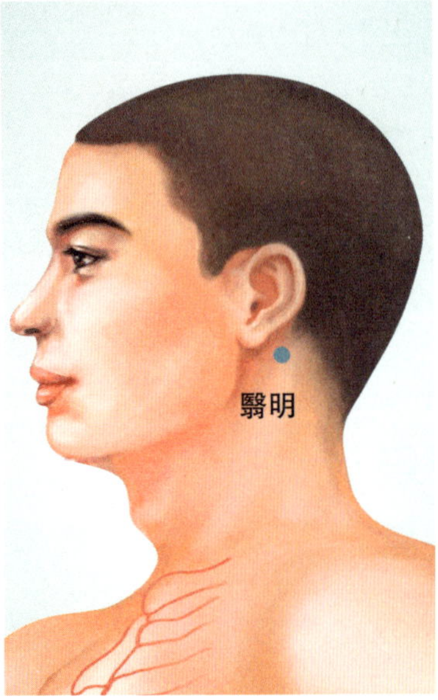

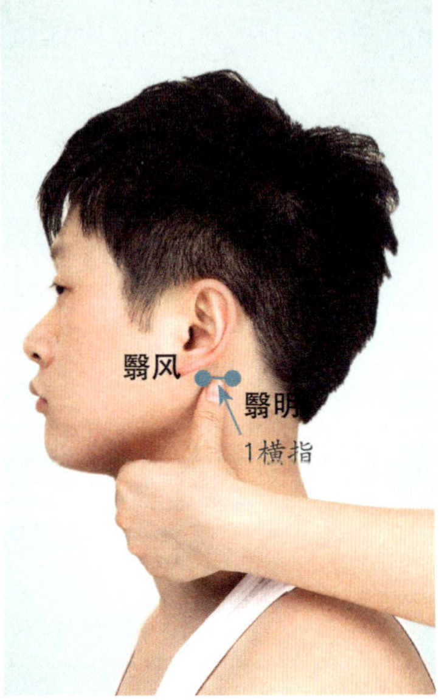

颈百劳：颈椎病常拨揉

颈，颈部；百，意为多；劳，虚劳。本穴有主治多种虚劳之症的作用，故得此名。

扫一扫 学取穴

- 精准定位 在颈部，第 7 颈椎棘突直上 2 寸，后正中线旁开 1 寸。
- 3 秒取穴 先找大椎，直上 3 横指，再旁开 1 横指处即是。
- 按摩手法 用拇指指腹拨揉颈百劳，每次左右各 1~3 分钟。
- 功效主治 疏经通络、活血止痛、益气补虚。主治颈椎痛、眩晕、上肢麻木、哮喘、肺结核。

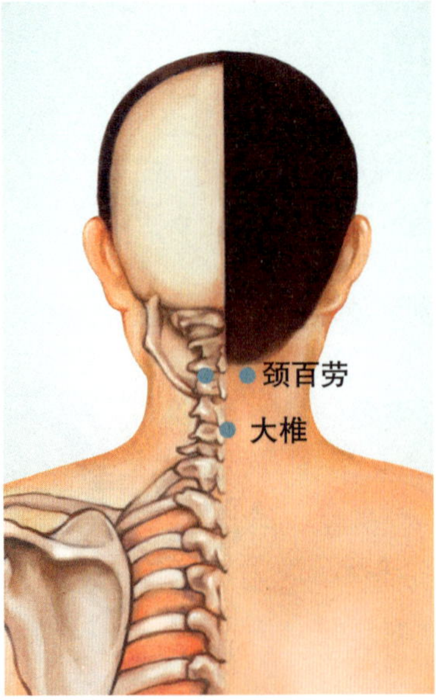

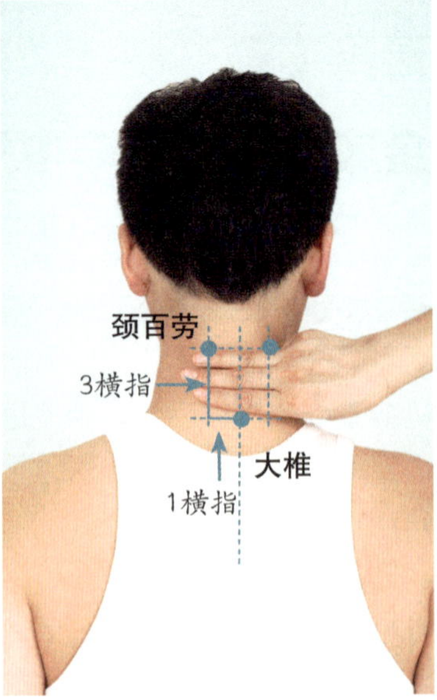

定喘：哮喘特效穴

定，安定；喘，咳喘、哮喘。本穴具有止咳平喘的效果，故得此名。

- 精准定位 在脊柱区，横平第 7 颈椎棘突下，后正中线旁开 0.5 寸。
- 3 秒取穴 低头，大椎旁开半横指处即是。
- 按摩手法 用拇指指腹按揉定喘，每次 1~3 分钟。
- 功效主治 止咳平喘、通宣理肺。主治咳嗽、哮喘、肩背痛、落枕、支气管炎、肺炎、肺气肿、感冒。

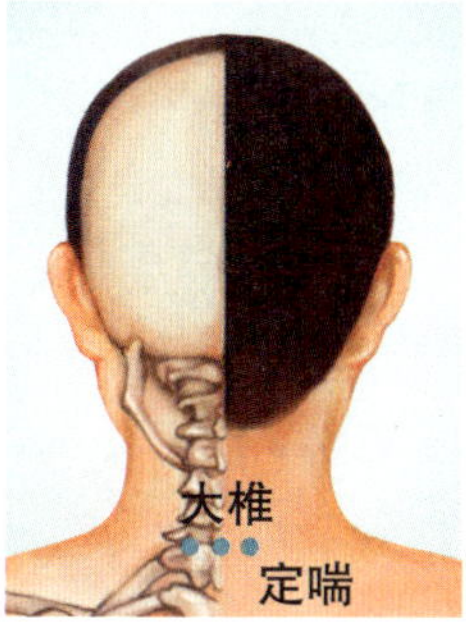

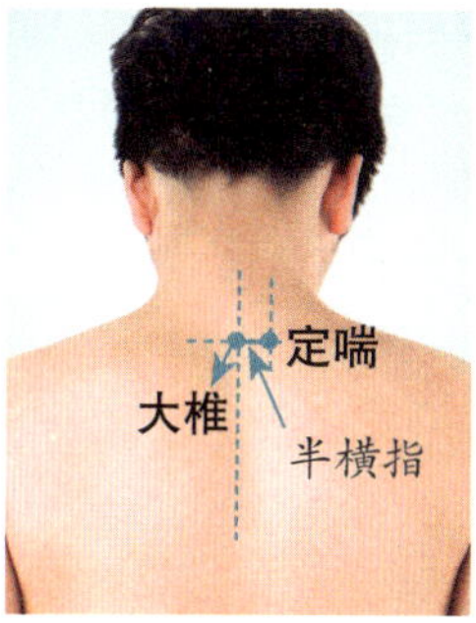

夹脊：保养全身脏腑

因位于脊柱两旁，从第 1 胸椎至第 5 腰椎，就好像将脊柱固定，故得此名。

- 精准定位 在脊柱区，第 1 胸椎至第 5 腰椎棘突下两侧，后正中线旁开 0.5 寸，一侧 17 穴。
- 3 秒取穴 低头，后颈部最突起椎体，向下推共有 17 个椎体，旁开半横指处即是。
- 按摩手法 平时晚上睡觉前，可用手掌从上向下推揉夹脊，每次 3~5 分钟。
- 功效主治 调理脏腑、息风止痛、疏经活络。主治心病、肺病、肠胃病、腰病、腹病。

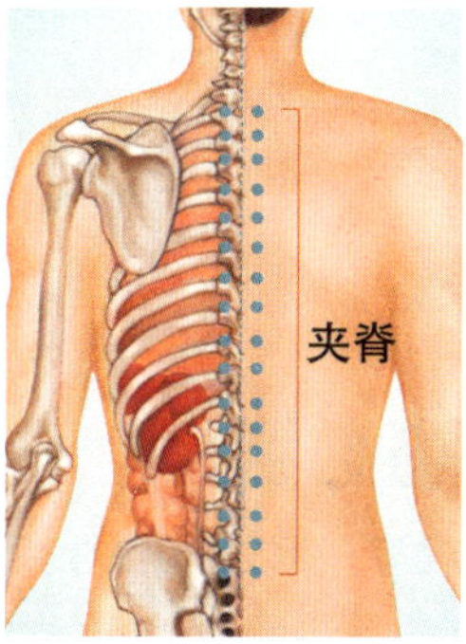

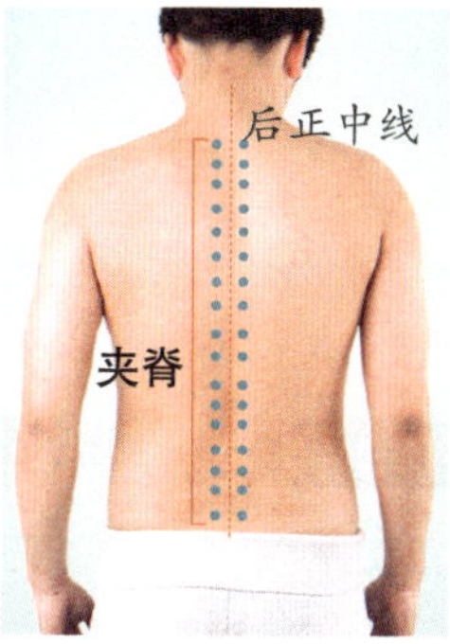

胃脘下俞：按揉缓解胰腺炎

此穴古又名“胃管下俞”，可以治疗胃管下段的疾病。胃管即食管，胃管下俞即食管下段组织器官之气输注于背部的腧穴。

扫一扫 学取穴

- 精准定位 在脊柱区，横平第 8 胸椎棘突下，后正中线旁开 1.5 寸。
- 3 秒取穴 两侧肩胛下角连线与后正中线相交处向下推 1 个椎体，下缘旁开 2 横指处即是。
- 按摩手法 用双手拇指指腹按揉双侧胃脘下俞，每次持续 1~3 分钟。
- 功效主治 健脾和胃、理气止痛。主治胰腺炎、糖尿病、呕吐、呃逆、胸胁痛、肋间神经痛、胃痛、腹痛。

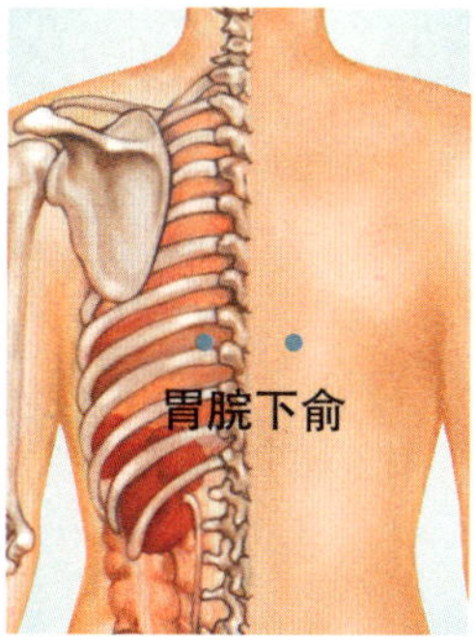

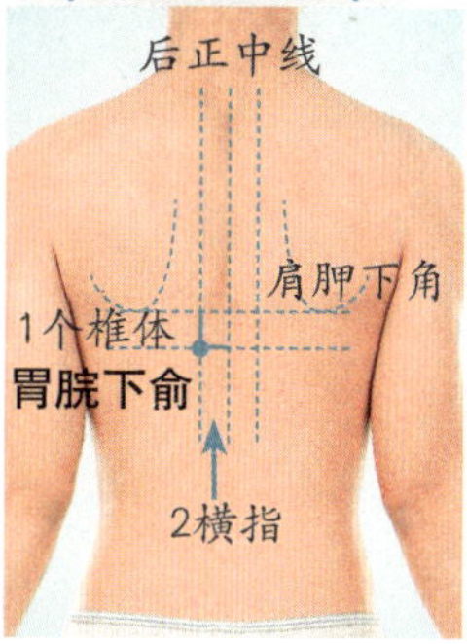

痞根：身体肿块按痞根

痞，通“否”，天地不交通之意；根，根本、根除。此穴可治疗气血运行不畅而导致的疾病，对痞证有奇效，故得此名。

- 精准定位 在腰区，横平第1腰椎棘突下，后正中线旁开3.5寸。
- 3秒取穴 坐位或俯卧位，肚脐水平线与后正中线交点向上推1个椎体，下缘旁开3.5寸处即是。
- 按摩手法 用按摩槌敲打刺激痞根，每次3~5分钟。
- 功效主治 消痞散结、理气止痛。主治腹部肿块、肝脾肿大、肠炎、腰痛、疝痛。

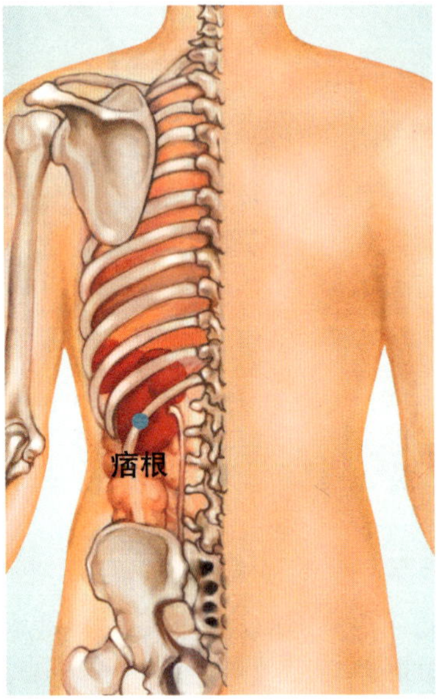

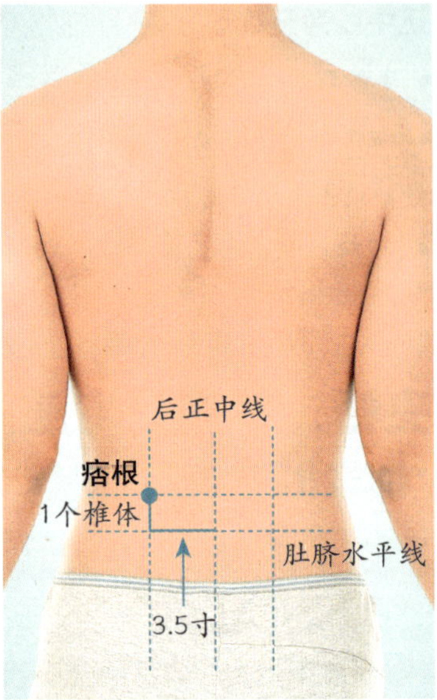

腰宜：各种腰痛均适用

穴在腰部，为治腰部病症适宜选用之穴，故得此名。

- 精准定位 在腰区，横平第4腰椎棘突下，后正中线旁开3寸。
- 3秒取穴 找到腰阳关，旁开4横指处即是。
- 按摩手法 用食指指腹按揉腰宜，每次1~3分钟。
- 功效主治 通络止痛、强腰舒筋。主治腰痛、腰肌劳损、月经不调、肾结石、肾炎。

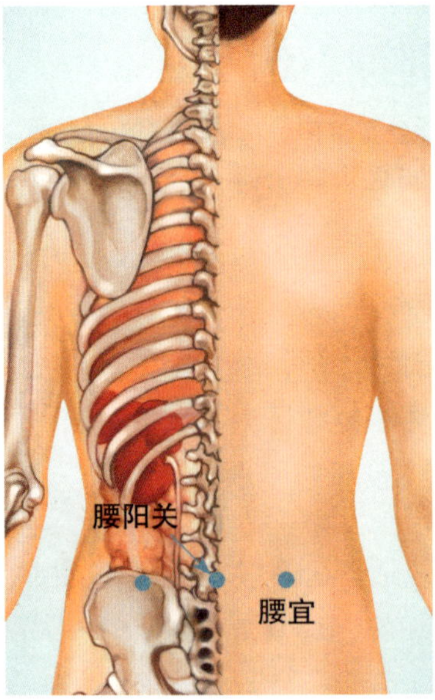

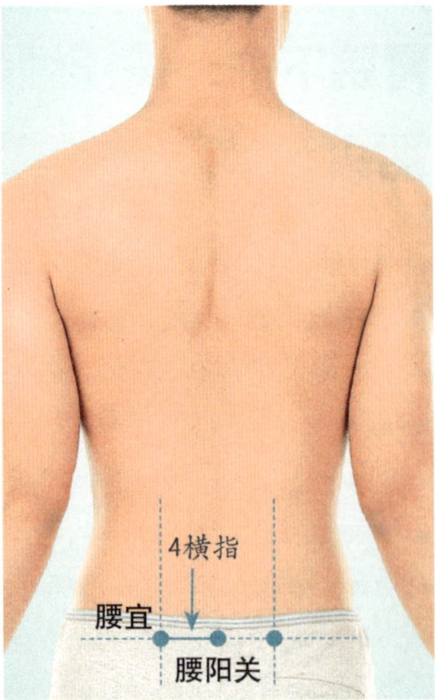

腰眼：弯腰不利腰眼除

穴位于腰的两侧，形似腰之眼，故得此名。

- 精准定位 在腰区，横平第 4 腰椎棘突下，后正中线旁开约 3.5 寸凹陷中。
- 3 秒取穴 找到腰阳关，旁开 3.5 寸处即是。
- 按摩手法 用双手拇指指腹按揉两侧腰眼，每次 1~3 分钟。
- 功效主治 温肾强腰、通络止痛、调经活血。主治腰痛、腰部活动不利、腰肌劳损、坐骨神经痛、月经不调、肾炎、高血压。

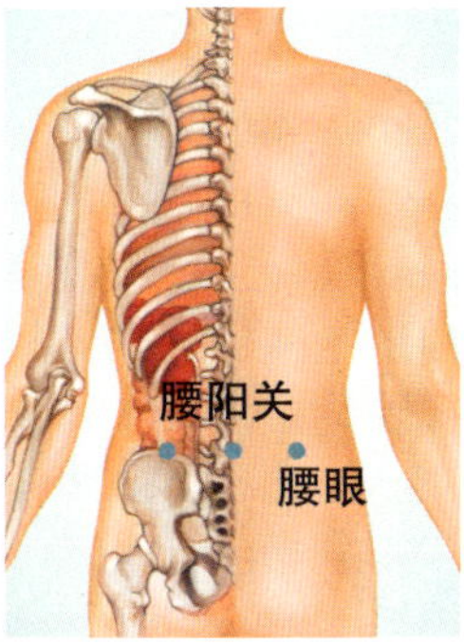

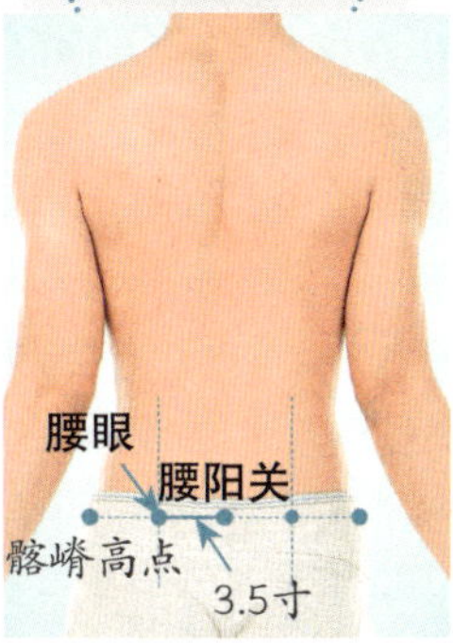

十七椎：月经问题它来帮

中医学称第 1 胸椎为“一椎”，第 5 腰椎为“十七椎”，穴在其棘突下，故得此名。

- 精准定位 在腰区，第 5 腰椎棘突下凹陷中。
- 3 秒取穴 腰阳关向下推 1 个椎体，凹陷中即是。
- 按摩手法 双手拇指相叠，按压十七椎，每次 3~5 分钟。
- 功效主治 行气活血、补益肝肾、调节冲任。主治痛经、闭经、月经过多、胎位不正、遗尿、腰骶痛。

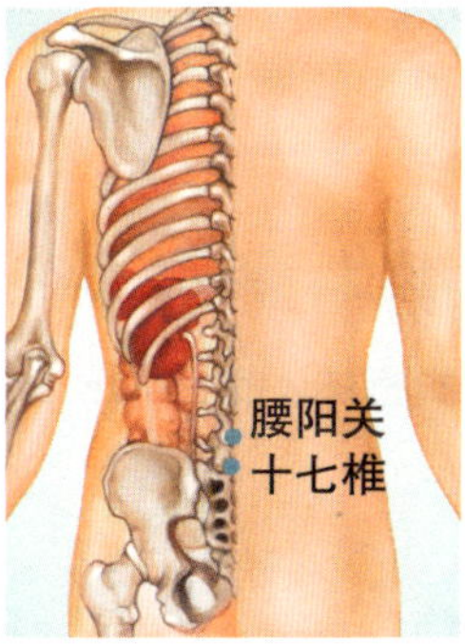

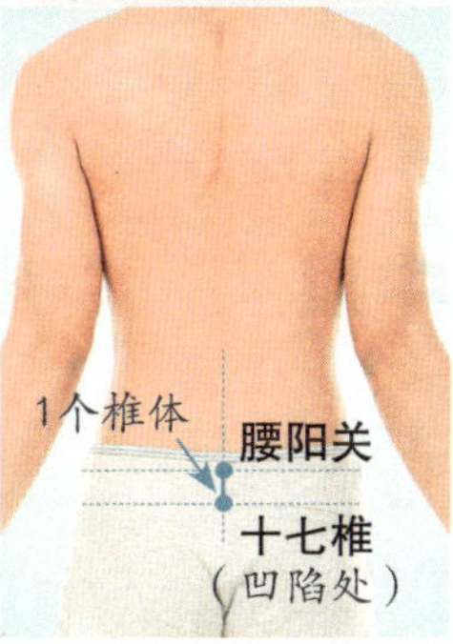

肘尖：结节硬块掐肘尖

本穴位于肘关节尖部，故得此名。

- 精准定位 在肘后区，尺骨鹰嘴的尖端。
- 3 秒取穴 屈肘，摸到肘关节的最尖端处即是。
- 按摩手法 用拇指和食指掐揉肘尖，每次 1~3 分钟。
- 功效主治 软坚散结。主治乳腺增生、乳房肿块、结节类疾病。

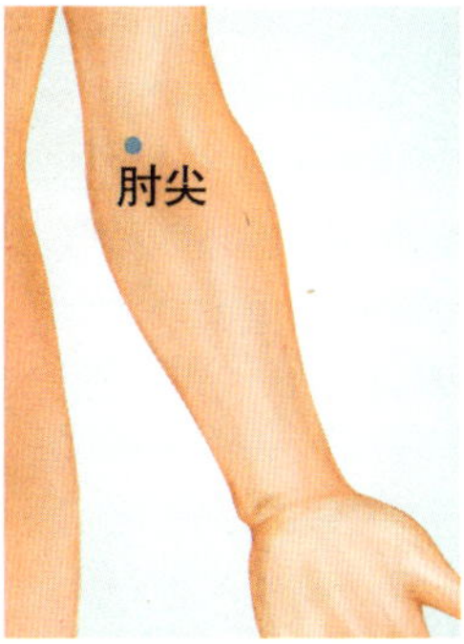

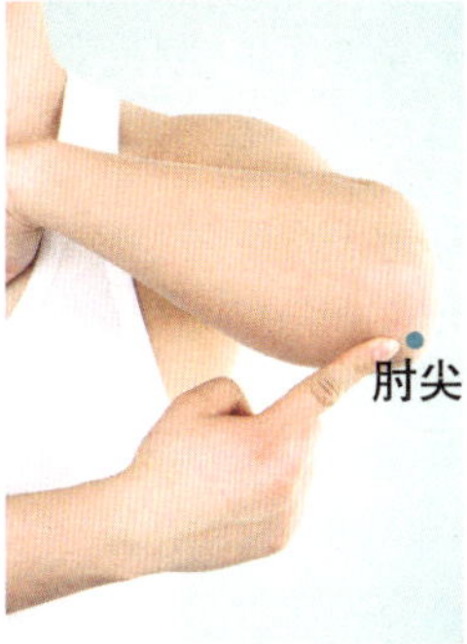

二白：肛肠疾病按一按

二，数词，两个；白，白色，为肺之色。穴有两处，在肺经之旁，故得此名。

- 精准定位 在前臂前区，腕掌侧远端横纹上4寸，桡侧腕屈肌腱的两侧，一肢2穴。
- 3秒取穴 握拳，拇指侧一筋凸起，腕横纹直上5横指处与筋交点两侧即是。
- 按摩手法 用拇指指腹推按二白，每次1~3分钟。
- 功效主治 调和气血、提肛治痔。主治痔疮、脱肛、便血、前臂神经痛、胸痛、月经紊乱。

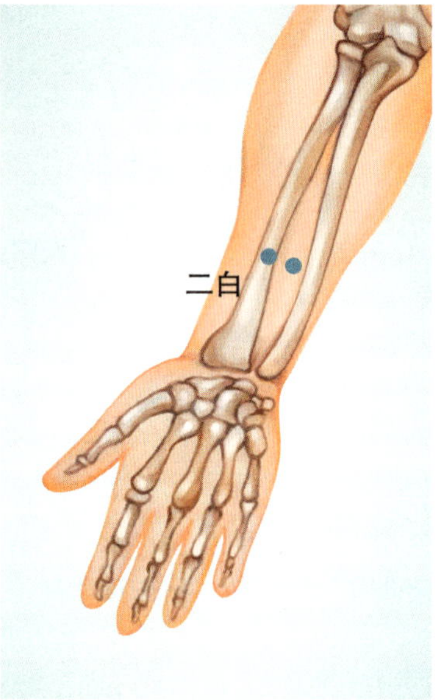

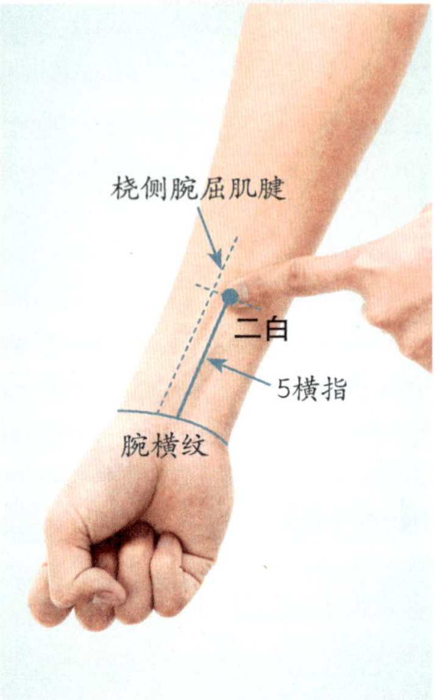

中泉：掌心热揉中泉

中，中间；泉，泉眼，在此指体表的凹陷处。本穴在手腕背面桡侧中央的凹陷中，故得此名。

- 精准定位 在前臂后区，腕背侧远端横纹上，指总伸肌腱桡侧的凹陷中。
- 3秒取穴 手用力撑开，指总伸肌腱与腕背横纹交点靠拇指侧的凹陷处即是。
- 按摩手法 用拇指指腹按揉中泉，每次1~3分钟。
- 功效主治 宽胸理气、和胃止痛。主治掌心热、腕关节痛、胸闷心痛、咳嗽、气喘、胃痛。

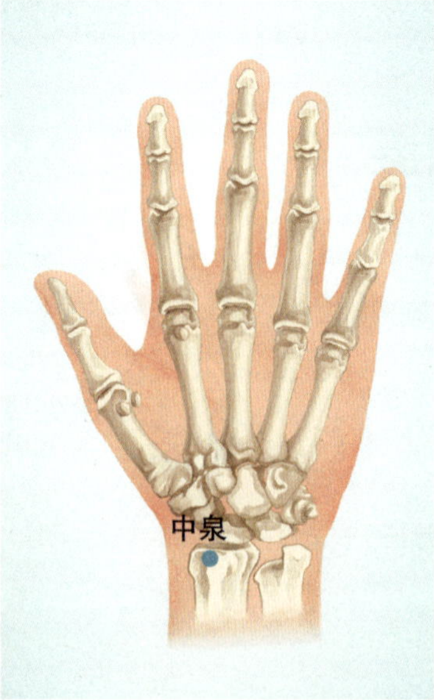

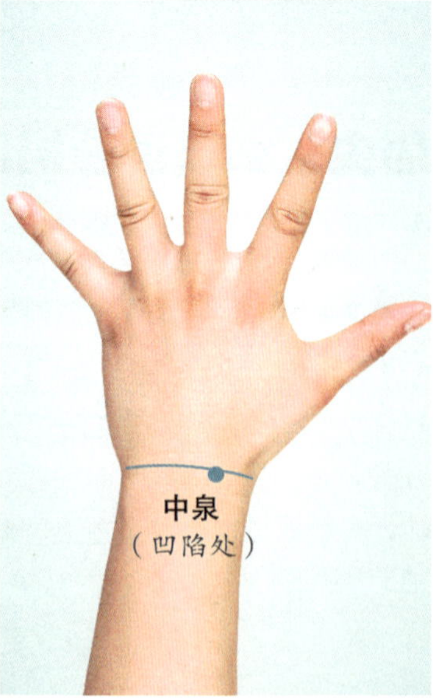

中魁：反胃呕吐用中魁

中，中间、正中；魁，首。握拳屈指时，穴位所在处即为手指最高点，为其他四指之魁首，故得此名。

- 精准定位 在手指，中指背面，近侧指间关节的中点处。
- 3秒取穴 握拳屈指，中指关节最高处即是。
- 按摩手法 用拇指和中指拿捏按揉中魁，每次1~3分钟。
- 功效主治 疏通经络、降逆和胃、通痹止痛。主治反胃、恶心、呕吐（贲门梗阻）、食欲不振、鼻出血、牙痛、指关节痛（类风湿关节炎）。

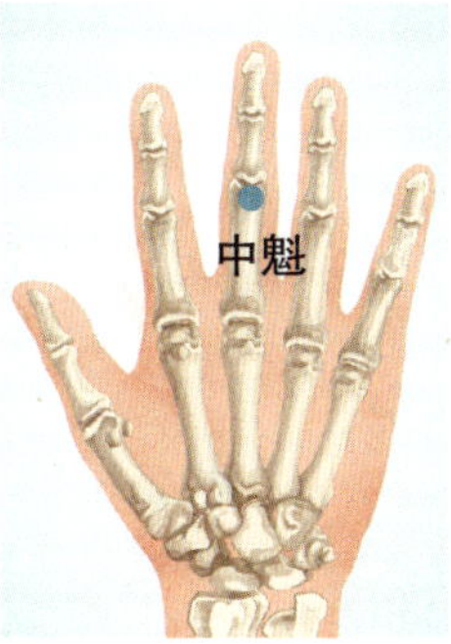

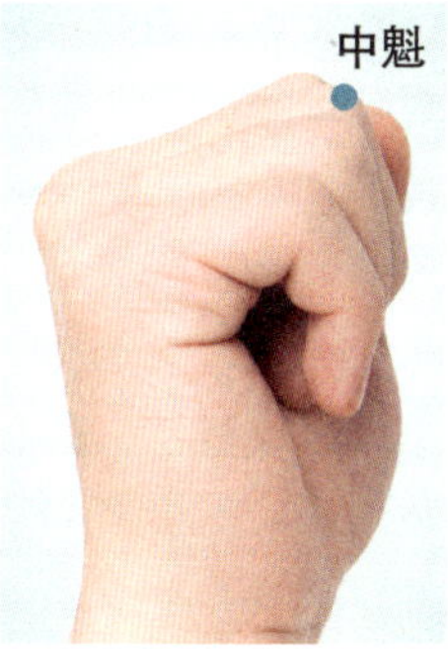

大骨空：眼疾专用穴

大，指拇指；骨，关节；空，空陷、凹陷。穴居拇指大关节空陷处，故得此名。

- 精准定位 在手指，拇指背面，指间关节的中点处。
- 3秒取穴 拇指指间关节背侧横纹中点处即是。
- 按摩手法 用拇指和食指拿捏按揉大骨空，每次3~5分钟。
- 功效主治 疏风调肝、活血退翳。主治睑板腺囊肿、干眼症、复视、角膜溃疡。

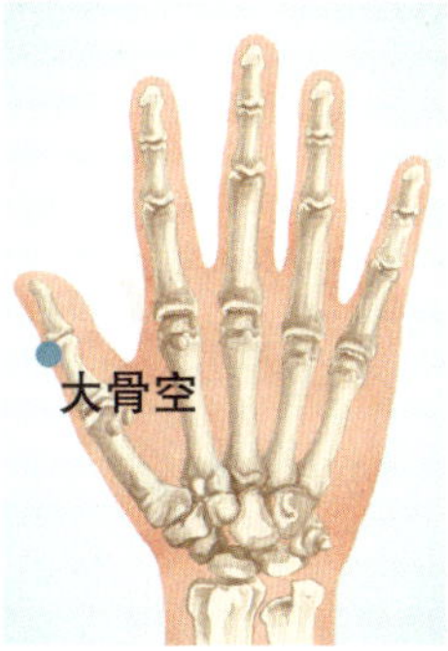

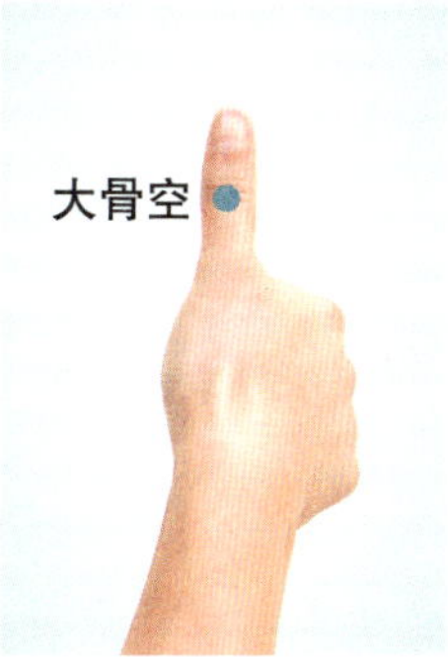

小骨空：明目退翳止目痛

小，指小拇指；骨空，关节空隙。穴在小手指近侧两指骨之间的关节空隙处，故得此名。

- 精准定位 在手指，小指背面，近侧指间关节的中点处。
- 3秒取穴 小指背侧近端指间关节横纹中点处即是。
- 按摩手法 用拇指和食指拿捏按揉小骨空，每次3~5分钟。
- 功效主治 明目退翳、消肿止痛。主治目胀、目痛、咽痛、角膜溃疡、外耳道炎。

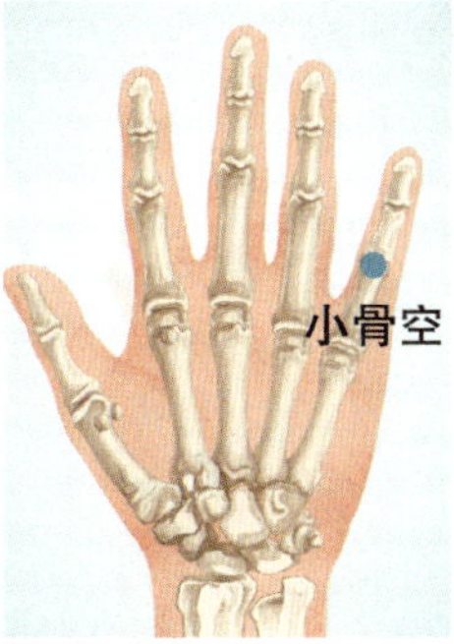

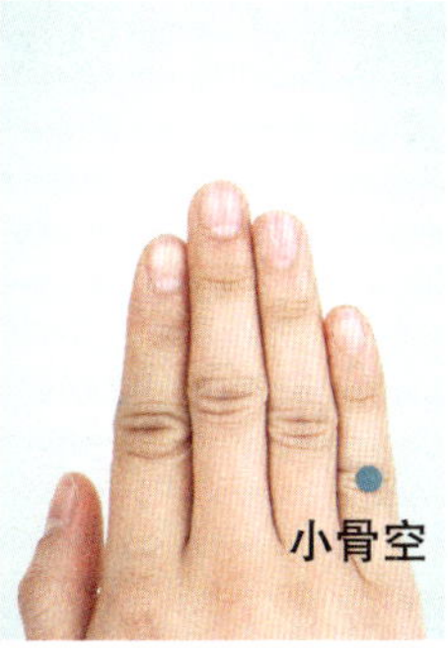

腰痛点：缓解急性腰扭伤

扫一扫 学取穴

腰，腰部；痛，疼痛；点，穴位。此穴能缓解急性腰痛，故得此名。

- 精准定位 在手背，第2、第3掌骨间及第4、第5掌骨间，腕背远端横纹与掌指关节的中点处，一手2穴。
- 3秒取穴 手背第2、第3掌骨间，第4、第5掌骨间，掌背中点的凹陷处即是。
- 按摩手法 用双手拇指掐揉腰痛点，每次1~3分钟。
- 功效主治 疏经通络、化瘀止痛。主治急性腰痛、腰扭伤。

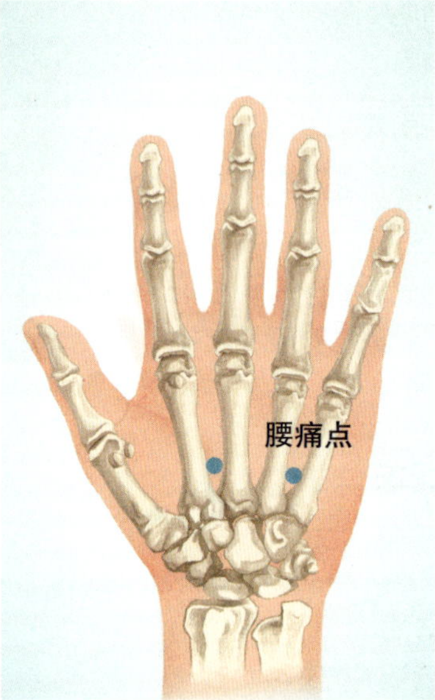

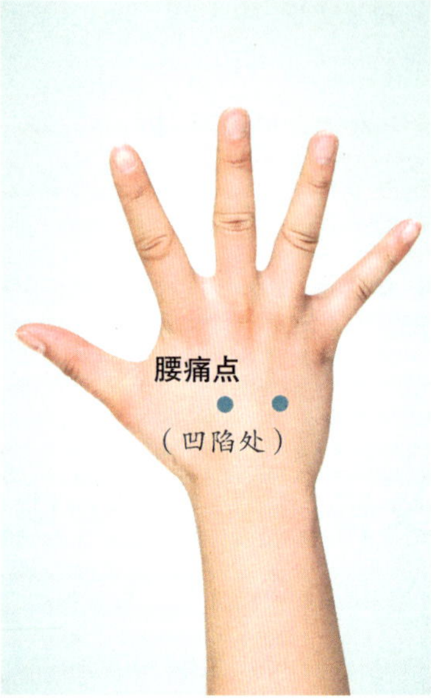

外劳宫：缓解颈椎疼痛

扫一扫 学取穴

穴居手背，正对掌心劳宫穴，故得此名。

- 精准定位 在手背，第2、第3掌骨间，掌指关节后0.5寸（指寸）凹陷中。
- 3秒取穴 手背第2、第3掌骨间，从掌指关节向后半横指的凹陷处即是。
- 按摩手法 用拇指指尖掐揉外劳宫，每次1~3分钟。
- 功效主治 温阳散寒、升阳举陷、通经止痛。主治颈椎疼痛、落枕、手麻、小儿腹泻、脑卒中后遗症。

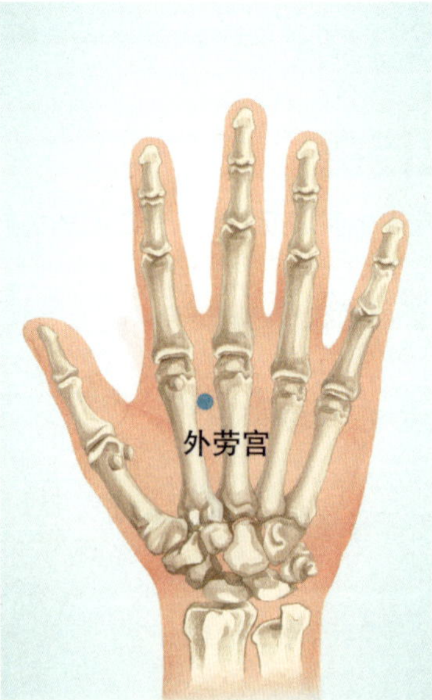

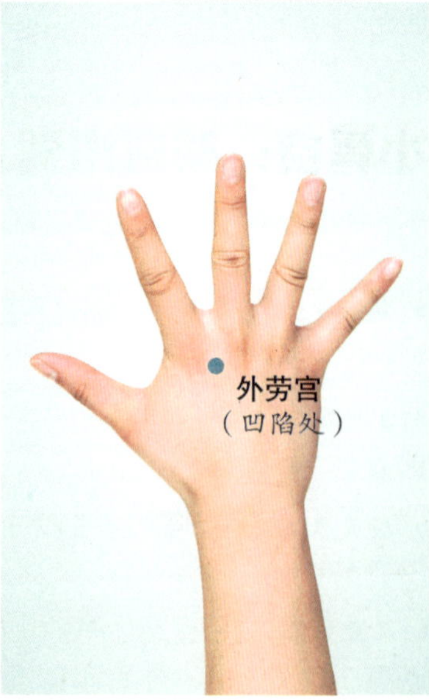

八邪：祛除人体内外邪气

八邪，指风、寒、饥、暑、湿、饱、劳、逸。本穴能祛除这些邪气，故得此名。

- 精准定位 在手背，第 1~5 指间，指蹼缘后方赤白肉际处，左右共 8 穴。
- 3 秒取穴 手背，第 1~5 指间，双手指根部之间，皮肤颜色深浅交界处即是。
- 按摩手法 用手指指腹点揉八邪，每次 1~3 分钟。
- 功效主治 祛邪、通络、止痛。主治手麻、手背红肿、脑卒中、颈椎病、类风湿关节炎。

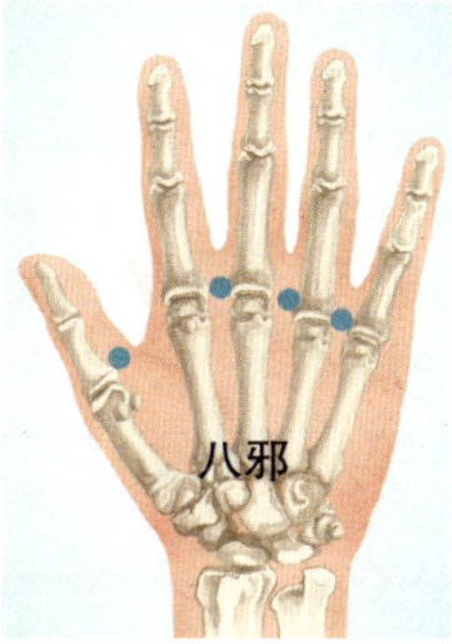

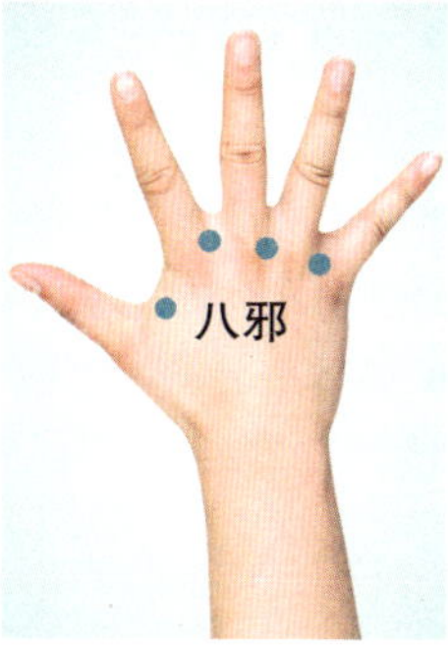

四缝：小儿食积常按揉

四，数量；缝，是骨关节横纹的缝，一手 4 穴，故得此名。

- 精准定位 在手指，第 2~5 指掌面的近侧指间关节横纹的中央，一手 4 穴。
- 3 秒取穴 手掌，第 2~5 指近端指间关节中点处即是。
- 按摩手法 用拇指和中指拿捏按揉四缝，每次 1~3 分钟。
- 功效主治 消食导滞、祛痰退热。主治小儿积食、小儿厌食、小儿胃肠炎、百日咳、小儿发热、成人便秘。

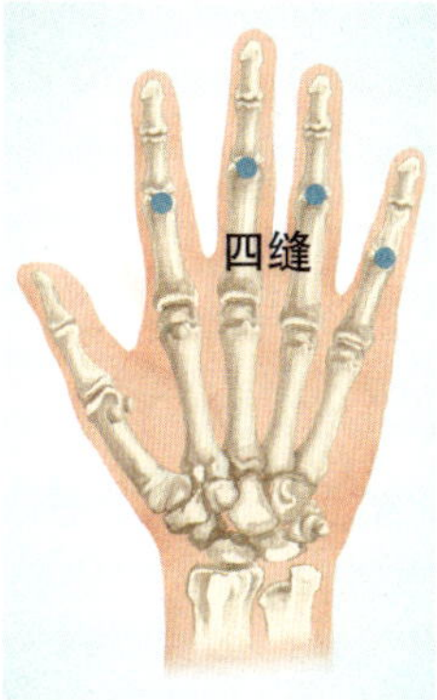

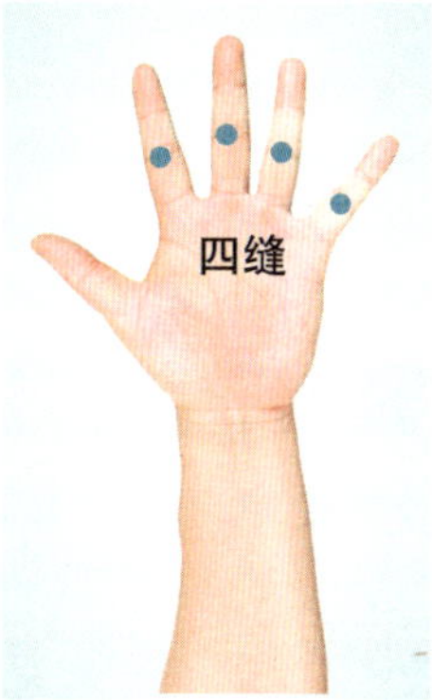

十宣：昏迷用十宣

十，指本穴在双手有 10 个穴；宣，宣泄，意为有宣泄、消除病邪的功能。

- 精准定位 在手指，十指尖端，距指甲游离缘 0.1 寸（指寸），左右共 10 穴。
- 3 秒取穴 十指微屈，手十指尖端，指甲游离缘尖端处即是。
- 按摩手法 让双手十指相对，一起活动手指，即可刺激十宣。
- 功效主治 清热开窍、活血化瘀。主治昏迷、中暑、高热、惊厥、急性胃痉挛、高血压。

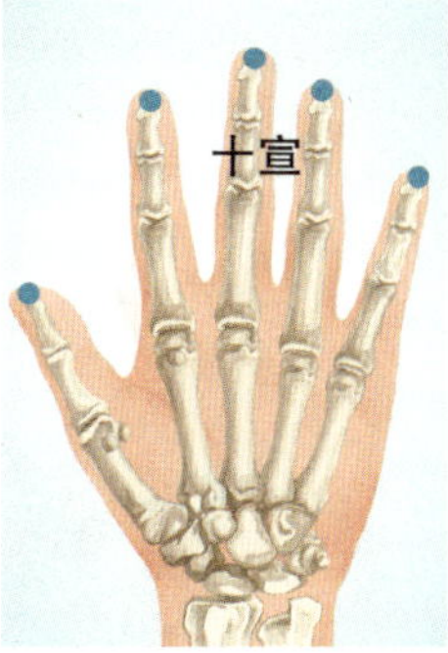

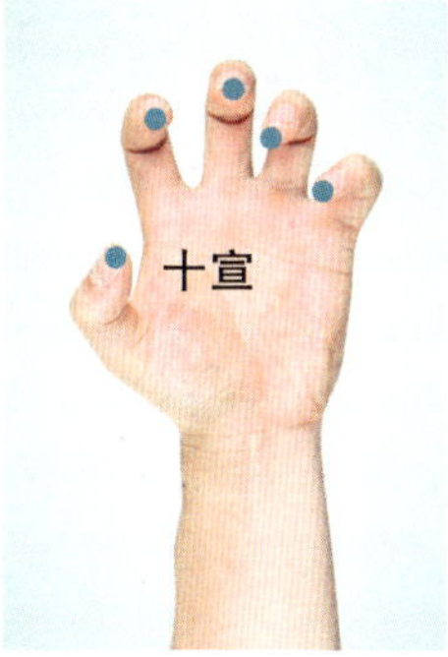

髋骨：膝腿痛按髋骨

髋骨，即股骨，穴近股骨，故得此名。

- 精准定位 在股前区，梁丘两旁各1.5寸，一肢2穴。
- 3秒取穴 先定梁丘，在梁丘两侧各2横指处即是。
- 按摩手法 用拇指指腹按揉髋骨，每次1~3分钟。
- 功效主治 祛湿清热、通利关节。主治膝关节痛、下肢疼痛、膝骨关节病。

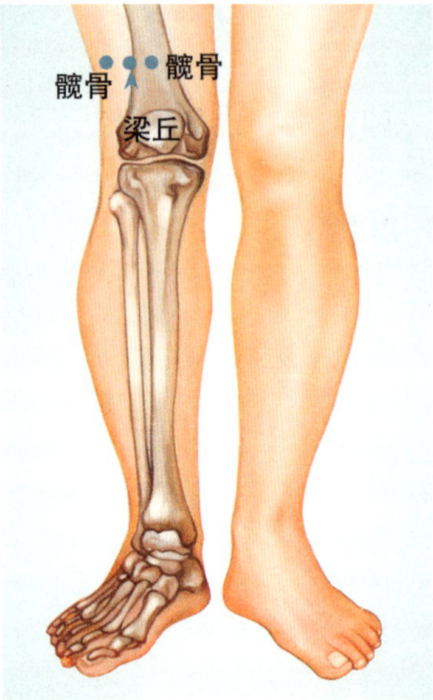

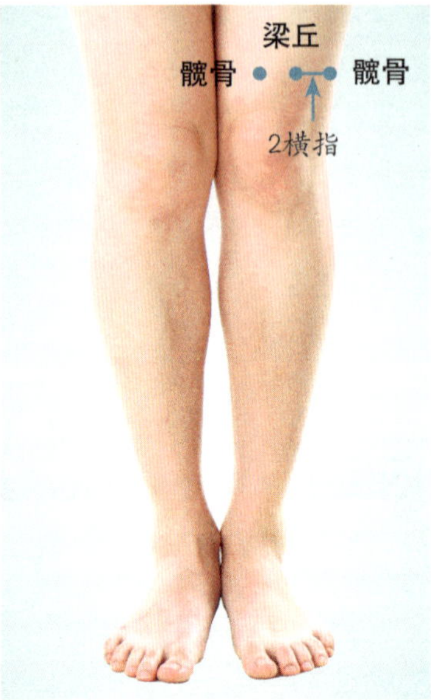

鹤顶：常揉通利膝关节

本穴主治鹤膝风，又居膝髌上方似鹤膝之顶，故得此名。

扫一扫 学取穴

- 精准定位 在膝前区，髌底中点的上方凹陷中。
- 3秒取穴 膝部正中骨头上缘正中凹陷处即是。
- 按摩手法 用拇指指腹横揉鹤顶，每次1~3分钟。
- 功效主治 通经活络、通利关节、祛风除湿、消肿止痛。主治膝关节痛、下肢疼痛、腿软无力、脑血管病后遗症。

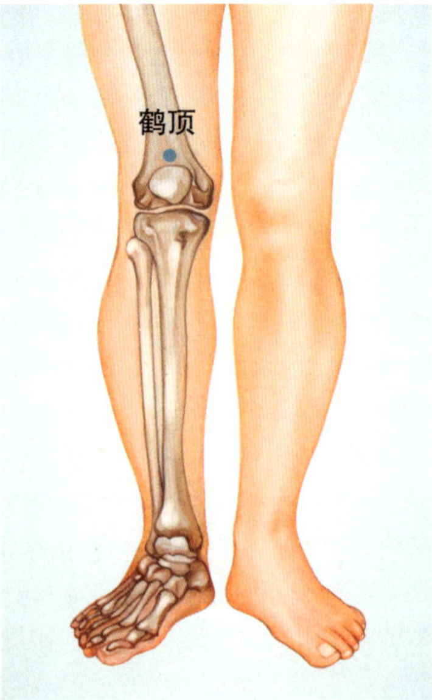

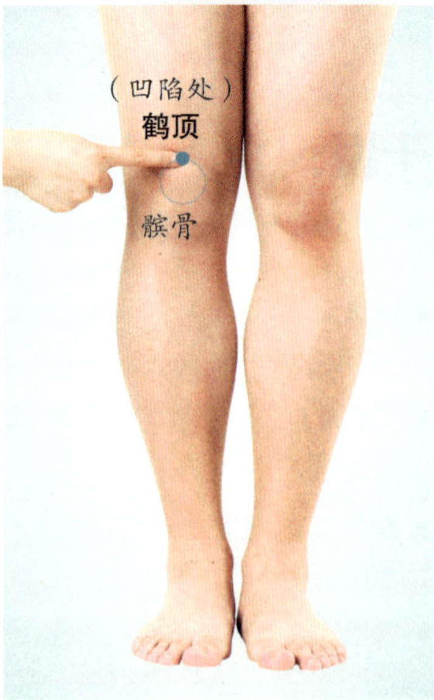

百虫窝：不怕皮肤瘙痒

百，基数词，众多之意；虫窝，致病之虫类寄居之处。此穴有驱虫止痒之功，故得此名。

扫一扫 学取穴

- 精准定位 在股前区，髌底内侧端上 3 寸。
- 3 秒取穴 屈膝，血海上 1 横指处即是。
- 按摩手法 用拇指指尖掐按百虫窝，每天早晚各 1 次，每次 1~3 分钟。
- 功效主治 祛风活血、驱虫止痒。主治荨麻疹、风疹、湿疹、皮肤瘙痒症、蛔虫病。

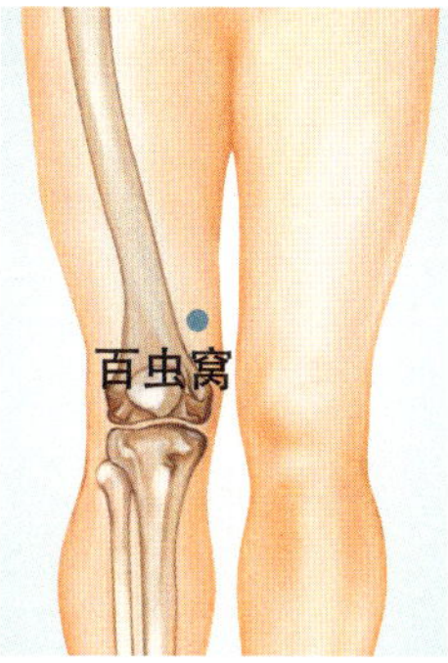

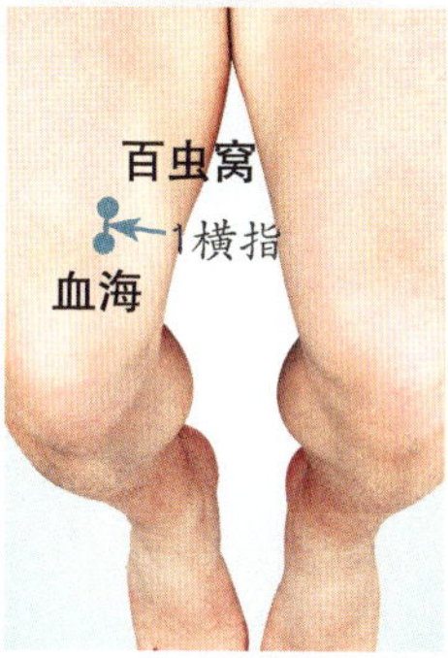

内膝眼：专治膝关节炎

穴在髌韧带内侧凹陷处，故得此名。

- 精准定位 在膝部，髌韧带内侧凹陷处的中央。
- 3 秒取穴 坐位，微伸膝关节，膝盖下内侧凹窝处即是。
- 按摩手法 用拇指指腹按揉内膝眼，每次 1~3 分钟。
- 功效主治 活血通络、疏利关节。主治膝关节内侧痛、下肢疼痛、膝关节炎、膝骨关节病。

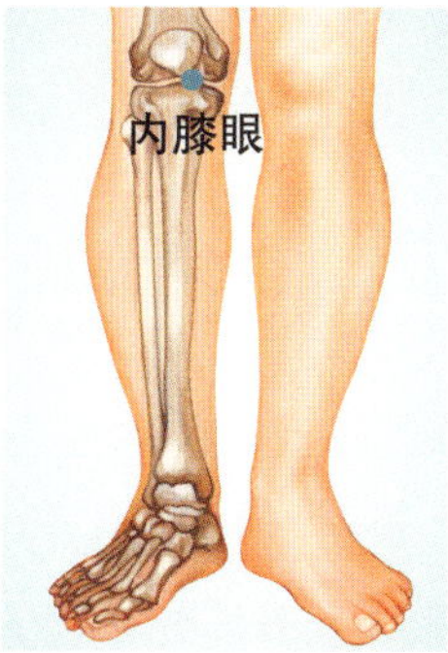

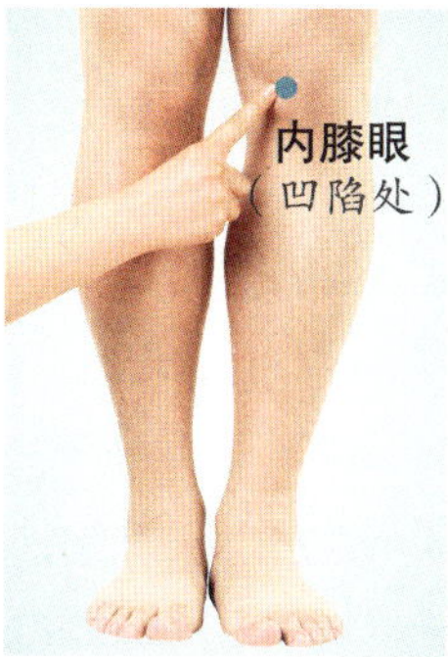

胆囊：胆病找胆囊

本穴有辅助诊断和治疗胆囊疾病的作用，故得此名。

扫一扫 学取穴

- 精准定位 在小腿外侧，腓骨小头直下 2 寸。
- 3 秒取穴 小腿外侧上部，阳陵泉直下 3 横指处即是。
- 按摩手法 双手拇指相叠按揉胆囊，每次 1~3 分钟。
- 功效主治 疏肝利胆、利湿通络。主治胆囊炎、胆结石、胆绞痛、下肢疼痛。

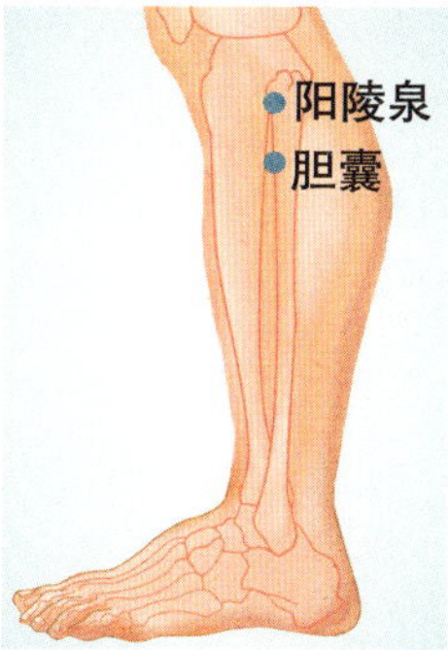

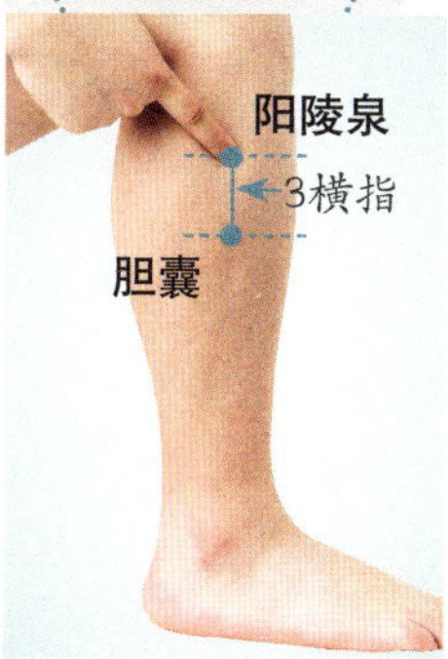

八风：足部肿痛用八风

八，数词；风，风邪，泛指外邪。穴在足 5 趾趾间，可祛风散邪，共 8 穴，故得此名。

- 精准定位 在足背，第 1~5 趾间，趾蹼缘后方赤白肉际处，左右共 8 穴。
- 3 秒取穴 正坐或仰卧，足五趾各趾间缝纹头尽处即是，一侧 4 穴。
- 按摩手法 用拇指指腹点揉八风，每次 1~3 分钟。
- 功效主治 祛风通络、活血消肿、清热解毒。主治足背红肿、足踝无力、足背麻木、脚气病、风湿病、末梢神经炎。

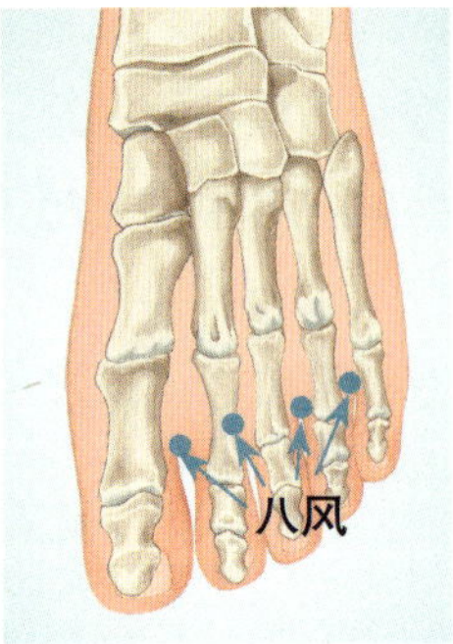

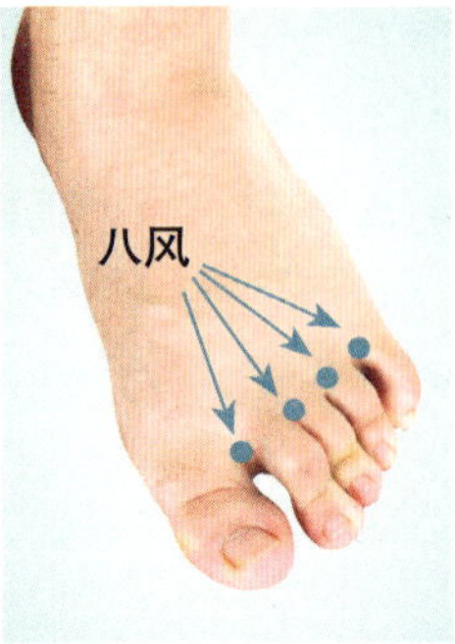

独阴：有效缓解心绞痛

独，1 个；阴，下为阴。穴在足趾下面且只有此 1 穴，故得此名。

- 精准定位 在足底，第 2 趾的跖侧远端趾间关节的横纹中点。
- 3 秒取穴 仰足，第 2 足趾掌面远端趾间关节横纹中点处即是。
- 按摩手法 用拇指指尖掐揉独阴，每次 3~5 分钟。
- 功效主治 理气止痛、和胃降逆、调节冲任。主治胸闷心痛、心绞痛、呕吐、月经不调、小便不利。

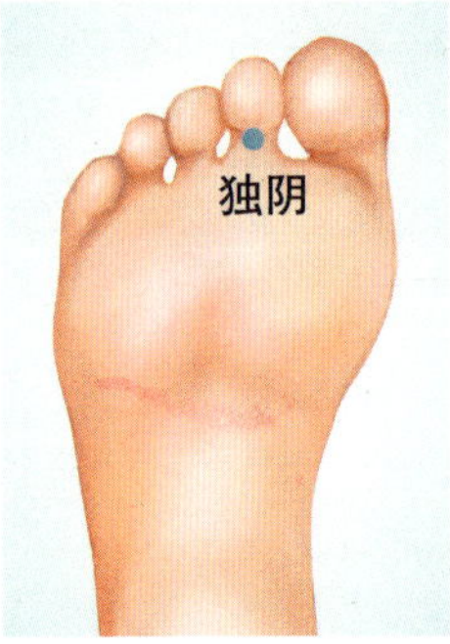

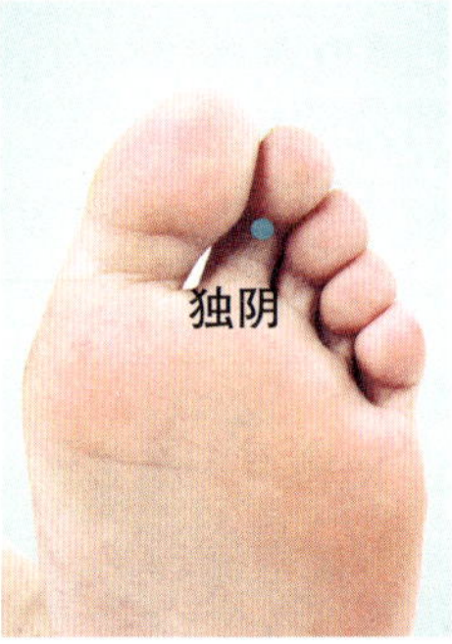

气端：缓足麻，止足肿

气，经脉之气；端，趾端。足趾端是经脉之气所出之处，穴在其上，故得此名。

- 精准定位 在足趾，趾端的中央，距趾甲游离缘 0.1 寸（指寸），左右共 10 穴。
- 3 秒取穴 正坐，足趾尖端趾甲游离尖端处即是。
- 按摩手法 晚上睡觉前，用拇指指尖掐揉气端，每次 3~5 分钟。
- 功效主治 通经活络、清热止痛、醒脑开窍。主治足背肿痛、足趾麻木、晕厥、脑卒中、发热。

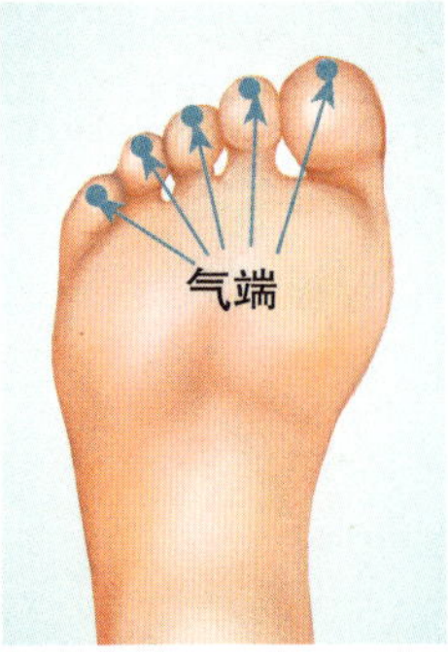

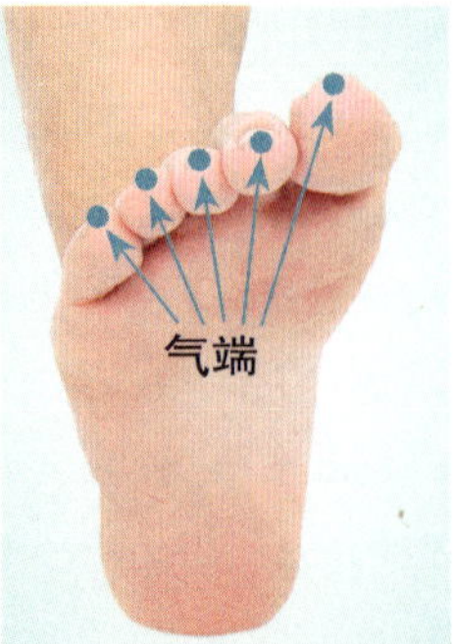